临床神经认知及社会功能评估手册

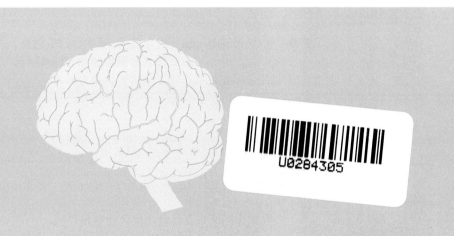

顾　　问　张明园

主　　编　金　华

副 主 编　徐一峰　于　欣　石　川　李春波

人民卫生出版社

·北　京·

图书在版编目（CIP）数据

临床神经认知及社会功能评估手册 / 金华主编 . —
北京：人民卫生出版社，2023.4
ISBN 978-7-117-34069-4

Ⅰ. ①临…　Ⅱ. ①金…　Ⅲ. ①神经系统疾病 —评估 —
手册　Ⅳ. ①R741–62

中国版本图书馆 CIP 数据核字（2022）第 225529 号

人卫智网	www.ipmph.com	医学教育、学术、考试、健康， 购书智慧智能综合服务平台
人卫官网	www.pmph.com	人卫官方资讯发布平台

临床神经认知及社会功能评估手册

Linchuang Shenjing Renzhi ji Shehui Gongneng Pinggushouce

主　　编：金　华
出版发行：人民卫生出版社（中继线 010-59780011）
地　　址：北京市朝阳区潘家园南里 19 号
邮　　编：100021
E - mail：pmph @ pmph.com
购书热线：010-59787592　010-59787584　010-65264830
印　　刷：中煤（北京）印务有限公司
经　　销：新华书店
开　　本：787 × 1092　1/16　印张：22　插页：1
字　　数：468 千字
版　　次：2023 年 4 月第 1 版
印　　次：2023 年 5 月第 1 次印刷
标准书号：ISBN 978-7-117-34069-4
定　　价：128.00 元

打击盗版举报电话：010-59787491　E-mail：WQ @ pmph.com
质量问题联系电话：010-59787234　E-mail：zhiliang @ pmph.com
数字融合服务电话：4001118166　　E-mail：zengzhi @ pmph.com

编 者（按姓氏笔画排序）

于　欣（北京大学第六医院）

王　亚（中国科学院心理研究所）

王　刚（上海交通大学医学院附属瑞金医院）

王　湘（中南大学湘雅二医院）

王长明（首都医科大学宣武医院）

王华丽（北京大学第六医院）

王荫华（北京大学第一医院）

王喜今（哈尔滨市第一专科医院）

孔　丽（上海师范大学教育学院）

石　川（北京大学第六医院）

申　远（上海交通大学医学院附属精神卫生中心）

冯　威（复旦大学附属肿瘤医院）

刘　芳（昆明医科大学第一附属医院）

刘登堂（上海交通大学医学院附属精神卫生中心）

刘寰忠（安徽医科大学附属巢湖医院）

江文庆（上海交通大学医学院附属精神卫生中心）

孙云闯（北京大学第一医院）

杜亚松（上海交通大学医学院附属精神卫生中心）

李　婷（上海市长宁区精神卫生中心）

李春波（上海交通大学医学院附属精神卫生中心）

肖世富（上海交通大学医学院附属精神卫生中心）

何燕玲（上海交通大学医学院附属精神卫生中心）

汪　凯（安徽医科大学第一附属医院）

陈楚侨（中国科学院心理研究所）

陈新贵（安徽医科大学第一附属医院）

金　华（上海交通大学医学院附属精神卫生中心 / 加州大学圣地亚哥分校医学院）

周显波（华盛顿临床研究学院阿尔茨海默研究中心）

周晓华（北京大学公共卫生学院 / 北京国际数学研究中心 / 北京大学人民医院）

周爱红（首都医科大学宣武医院）

赵　敏（上海交通大学医学院附属精神卫生中心）

钟　娜（上海交通大学医学院附属精神卫生中心）

姚树桥（中南大学湘雅二医院）

徐　群（上海交通大学医学院附属仁济医院）

徐一峰（上海交通大学医学院附属精神卫生中心）

郭起浩（上海交通大学附属第六人民医院）

黄　佳（中国科学院心理研究所）

黄延焱（复旦大学附属华山医院）

曹歆轶（上海交通大学医学院附属精神卫生中心）

盛建华（上海交通大学医学院附属精神卫生中心）

梁　英（北京大学第六医院）

彭代辉（上海交通大学医学院附属精神卫生中心）

程　章（北京大学第六医院）

谭淑平（北京回龙观医院）

潘锋丰（上海交通大学附属第六人民医院）

编写秘书　曹歆轶

主 编 简 介

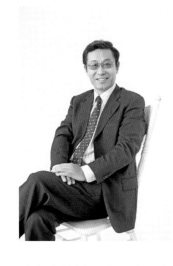

金 华

美国加州大学圣地亚哥分校（UCSD）医学院精神科教授、上海交通大学医学院附属精神卫生中心特聘客座教授、圣地亚哥退伍军人医院精神科医生。现任美国斯坦利研究基金会顾问，*Schizophrenia Bulletin*、《上海精神医学》和《中华精神科杂志》编委，并担任 10 余本国际精神科杂志的审稿人。

1983 年毕业于上海第一医学院（现复旦大学上海医学院），1987 年赴美进修老年痴呆和临床精神药理，后通过美国执业医师资格考试并在 UCSD 精神科完成住院医师培训。在中美两国从事精神科临床和研究工作 30 余年，对诊治各类精神疾病有着丰富的临床经验。早期参与国内精神科评定量表和老年痴呆评估工具的引进和临床研究，并在精神药物临床试验及评估标准、抗精神病药引起的代谢障碍机制与治疗，以及重性精神病引起的神经认知损害等领域积累了丰富的研究经验。主要成果包括：发表 90 项症状检核表（SCL-90）中国人常模等系列精神科量表研究和中国最早的老年痴呆研究；与中国同道合作开展抗精神病药物引起代谢障碍的机制及治疗研究，并在《美国医学会杂志》（*The Journal of the American Medical Association*，*JAMA*）、《美国精神病学杂志》（*American Journal of Psychiatry*，*AJP*）、《美国医学会杂志 - 精神病学》（*JAMA Psychiatry*）等重要学术期刊上发表 SCI 论文 100 余篇，对这一领域产生重要影响。曾负责引进改善精神分裂症认知功能的测量与治疗研究共识认知成套测验（MCCB）和 UCSD 基于任务表现的社会技能评估简明版（UPSA-B），并制定中国常模。

序

很高兴看到这本由金华教授主编的《临床神经认知及社会功能评估手册》。主编邀请我为这本书写几句。我就说点个人体会。

我承认，我对心理评估感兴趣，甚至有点偏爱。我是在二十世纪六十年代初当上精神科医师的。当时，国内精神科不应用任何心理测验和临床量表，也没有任何可以在临床上应用的量化评估工具。作为一名医师，我很羡慕高血压科的医师可以通过测量血压来诊断患者有没有高血压，判断患者病情的严重程度；感染科的医师，通过测量体温可以估计病情的严重性和治疗的效果。我相信国内许多同道都有同感。

二十世纪八十年代初出访美国，在学习精神科研究方法学时，我接触了精神科评定量表，便觉得这是个好东西，花了点功夫。回国后，在上海市精神卫生研究所成立了心理评估和心理测量研究室。后来，又牵头建立了没有任何专项经费的、有全国二十几个单位参与的量表协作组，以当年美国相关部门推荐的一组临床试验用量表为重点，进行临床应用研究。时隔三十余年，我依然能回忆起协作组同道的热情奉献、科学严谨和团队合作的生动景象。协作组在两三年的时间内，完成了十来个量表的研究，撰写了二十几篇文章。更可贵的是涌现出一批热爱量表研究的人才。本书的主编金华医师，当年上海铁道医学院的住院医师，便是其中之一。他作为第一作者发表的学术论文，便是 90 项症状检核表（SCL-90）的中国常模和临床应用研究；他的第一篇 SCI 论文——《Blessed 常识 - 记忆 - 注意测验》，也是在这个领域。浏览本书的作者名单，可以看到若干学界知名、正当盛年的学科带头人，也有不少年轻研究人员，预示本领域还在蓬勃持续发展，前途似锦。

本书集中于认知和社会功能的临床评估，都是当前大家关注的热点。前者我在参加老年痴呆研究时做过一些工作，后者也在社区精神医学、老年精神医学等临床和研究中有所接触。由于学科发展迅速，现在已经跟不上了。本书的出版，让我有机会学习学习、补补课。至于这两个领域评估的重要性及其意义，还是留给作者们自己来说，他们肯定说得比我好，更能说到点子上。我就不妄加评论了。

本书的主要读者对象,应该是精神和神经科的临床和研究工作者。神经和精神本来就是一家,现在依然是关系最密切的姐妹学科。神经认知评估是两科共同关心的问题。心理评估,也是临床心理学的重要内容。社会功能,则是社会学和社会工作专业关注的专题,如果能有跨领域跨专业的合作和互动,研究将会更好更有成效。发达国家有许多成功的先例,希望在不久的将来能够在我国见到。

衷心感谢本书作者的辛勤劳动和奉献。

张明园

2022 年 10 月

前　言

本手册经编委会的共同努力，现已顺利完成。在此首先感谢编委会成员及所有参与编写的同仁，没有大家的合作、努力和付出，这一工作很难圆满完成。

神经心理测验已有百年以上历史，近年来，随着世界各国对大脑和神经精神疾病认识的不断提高和重视，临床神经认知测验也发展迅速，并广泛应用于评估各类大脑疾病所造成的神经认知改变。临床神经认知评估之所以越来越受到重视并得以广泛应用，一个主要原因是，到目前为止还没有任何可靠的生物学指标能早期识别大脑神经认知功能改变，或对不同的神经认知损害特征及程度给出较客观和可靠的评估。因此，能够对认知损害进行定量评估的神经认知测验有着不可或缺的临床诊断和研究价值，并成为各类大脑神经认知障碍疾病诊断系统的一个重要组成部分。不同的测验评估能为大脑损伤的程度，以及各类大脑疾病损伤所表现的不同特征，包括记忆、语言、执行等认知功能缺损，提供较为客观的临床判定标准。同时，为治疗干预和康复效果提供较为客观的大脑神经认知功能的改善依据。

改革开放以来，我国社会不断进步和发展，人们对大脑疾病和神经认知科学的认识不断加强和提高。尤其伴随着人口的老龄化，各种认知障碍和痴呆患者日益增多，对标准化临床神经认知功能评估的需求也与日俱增。然而，我国在神经认知科学和神经认知心理评估方面，与发达国家仍存在着相当大的差距。目前，我们临床上广泛使用的各类神经认知评估工具，基本以引进为主。但国外神经心理评估测量工具种类繁多，且评估过程具有高度的专业性和操作规范性。如何就不同类型的神经精神疾病选择针对性强的神经认知评估工具、如何科学合理地设定评估结果标准，以及如何根据不同认知评估结果做出大脑认知损害程度和特征的辅助性诊断，从事大脑神经精神科学和认知障碍的临床医生和研究者仍存在不少困惑。

笔者于 20 世纪 80 年代中期开始涉足临床神经认知功能评估领域，当时参与了上海交通大学医学院附属精神卫生中心张明园教授牵头的中美老年痴呆合作研究，并参与引进了一组用于老年痴呆的筛选和帮助临床老年痴呆诊断的神经认知功能评估工具。90年代末,因和北京大学精神卫生研究所合作开展艾滋病对大脑神经认知损害和精神分裂症等研究,又相继引进介绍了一组临床上常用的神经认知功能评估工具,以及针对精神分裂症认知损害的标准评估 MCCB,并和国内同道一起将这些评估工具翻译修订成中文版,建立了中国的常模标准。基于这些工作,笔者和国内同道多年来一直想编撰一本专门介绍临床神经认知功能评估的参考书,希望能为临床神经认知功能评估的普及和提高尽一份力。经与几位主要编委会同仁协商讨论,正式开始着手编写。本手册收录介绍的神经认知评估工具,主要以临床实用性为主,且基本都有经修订的中文版并经过国内的临床或研究实践,具有较好的信度和效度。希望为从事临床神经精神科和各类认知障碍的临床医生和研究人员提供参考。

本手册编撰期间,得到了许多同仁和前辈的建议和帮助,包括张明园老师为本书作序,以及很多业内知名专家对手册内容进行审核和修改,在此,对大家的热情支持和帮助表示衷心的感谢。由于这次参与编写的人员较多,文稿风格各异,加之我们的水平所限,虽经编委会多次审改,仍难免存在不少错处,诚挚欢迎大家的批评指正。

金　华

2022 年 9 月

目　录

不熟悉人体结构怎敢当医生！

——几代解剖学家集腋成裘，为你揭示人体结构的奥妙

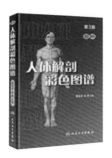

《人体解剖彩色图谱》（第3版/配增值）

——已是 100 万[+] 读者的选择

读者对象：医学生、临床医师

内容特色：医学、美学与 3D/AR 技术的完美融合

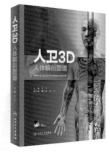

《人卫 3D 人体解剖图谱》

—— 数字技术应用于解剖学出版的"里程碑"

读者对象：医学生、临床医师

内容特色：通过数字技术精准刻画"系解"和"局解"所需展现的人体结构

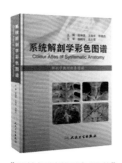

《系统解剖学彩色图谱》

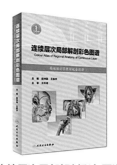

《连续层次局部解剖彩色图谱》

——"系解"和"局解"淋漓尽致的实物展现

读者对象：医学生、临床医师

内容特色：分别用近 800 个和 600 个精雕细刻的标本"图解"系统解剖学和局部解剖学

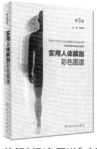

《实用人体解剖彩色图谱》（第3版）

——已是 10 万[+] 读者的选择

读者对象：医学生、临床医师

内容特色：通过实物展现人体结构，局解和系解兼顾

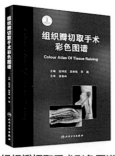

《组织瓣切取手术彩色图谱》

——令读者发出"百闻不如一见"的惊叹

读者对象：外科医师、影像科医师

内容特色：用真实、新鲜的临床素材，展现了 84 个组织瓣切取手术入路及线管的解剖结构

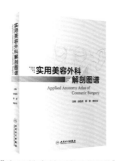

《实用美容外科解剖图谱》

——集美容外科手术操作与局部解剖于一体的实用图谱

读者对象：外科医师

内容特色：用 124 种手术、176 个术式完成手术方法与美学设计的融合

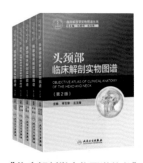

《临床解剖学实物图谱丛书》（第2版）

——帮助手术医师做到"游刃有余"

读者对象：外科医师、影像科医师

内容特色：参照手术入路，针对临床要点和难点，多方位、多剖面展现手术相关解剖结构

临床诊断的"金标准"

——国内病理学知名专家带你一起探寻疾病的"真相"

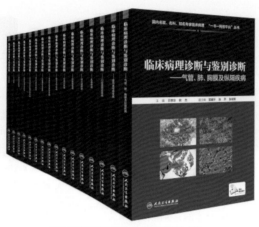

《临床病理诊断与鉴别诊断丛书》

——国内名院、名科、知名专家对临床病理诊断中能见到的几千种疾病
进行了全面、系统的总结,将给病理医师"震撼感"

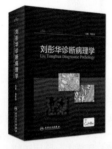

《刘彤华诊断病理学》
(第4版/配增值)

——病理科医师的案头书,二十年
打磨的经典品牌,修订后的第4版在
前一版的基础上吐陈纳新、纸数融合

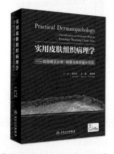

《实用皮肤组织病理学》
(第2版/配增值)

——5000余幅图片,近2000个二
维码,973种皮肤病有"图"(临
床图片)有"真相"(病理图片)

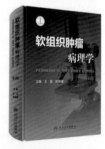

《软组织肿瘤病理学》(第2版)

——经过10年精心打磨,以4000
余幅精美图片为基础,系统阐述各
种软组织肿瘤的病理学改变

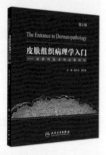

《皮肤组织病理学入门》(第2版)

——皮肤科医生的必备知识,皮肤
病理学入门之选

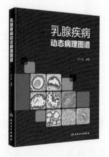

《乳腺疾病动态病理图谱》

——通过近千幅高清图片,系统展
现乳腺疾病病理的动态变化

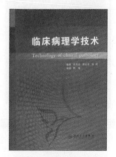

《临床病理学技术》

——以临床常用病理技术为单元,
系统介绍临床病理学的相关技术

"视触叩听"飞翔的翅膀

——国家行业管理部门和权威专家为你制定的临床检验诊断解决方案

购书请扫二维码

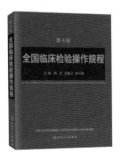

《全国临床检验操作规程》（第4版）

——原国家卫计委医政司向全国各级医院推荐的临床检验方法

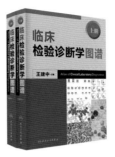

《临床检验诊断学图谱》

——一部国内外罕见的全面、系统、完美、精致的检验诊断学图谱

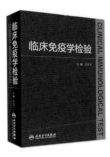

《临床免疫学检验》

——以国内检验专业的著名专家为主要编写成员，兼具权威性和实用性

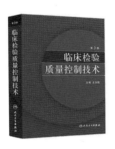

《临床检验质量控制技术》（第3版）

——让临床检验质量控制有章可循，有据可依

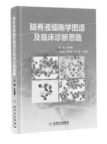

《脑脊液细胞学图谱及临床诊断思路》

——近千张高清细胞学图片，50余例真实临床案例，系统阐述脑脊液细胞学

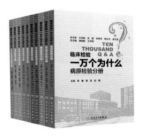

《临床检验一万个为什么丛书》

——囊括了几乎所有临床检验的经典问题

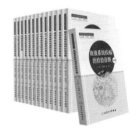

《常见疾病检验诊断丛书》

——临床医师与检验科医师沟通的桥梁

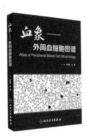
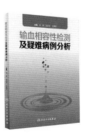
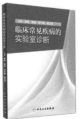
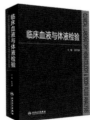
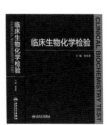

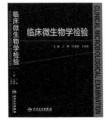
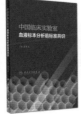
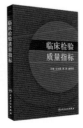
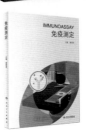
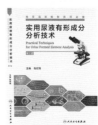

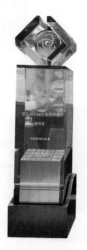

中华影像医学丛书 · 中华临床影像库

第五届中国出版政府奖获奖图书

编写委员会

顾　　问　刘玉清　戴建平　郭启勇　冯晓源　徐　克

主任委员　金征宇

副主任委员（按姓氏笔画排序）

王振常　卢光明　刘士远　龚启勇

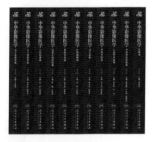

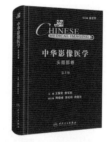

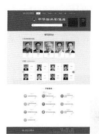

中华临床影像库

分卷	主编
头颈部卷	王振常　鲜军舫
乳腺卷	周纯武
中枢神经系统卷	龚启勇　卢光明　程敬亮
心血管系统卷	金征宇　吕　滨
呼吸系统卷	刘士远　郭佑民
消化道卷	梁长虹　胡道予
肝胆胰脾卷	宋　彬　严福华
骨肌系统卷	徐文坚　袁慧书
泌尿生殖系统卷	陈　敏　王霄英
儿科卷	李　欣　邵剑波
介入放射学卷	郑传胜　程英升
分子影像学卷	王培军

子库	主编
头颈部疾病影像库	王振常　鲜军舫
乳腺疾病影像库	周纯武
中枢神经系统疾病影像库	龚启勇　卢光明　程敬亮
心血管系统疾病影像库	金征宇　吕　滨
呼吸系统疾病影像库	刘士远　郭佑民
消化道疾病影像库	梁长虹　胡道予
肝胆胰脾疾病影像库	宋　彬　严福华
骨肌系统疾病影像库	徐文坚　袁慧书
泌尿生殖系统疾病影像库	陈　敏　王霄英
儿科疾病影像库	李　欣　邵剑波

了解更多图书
请关注我们的公众号

关注公众号
开启影像库 7 天免费体验

第三轮全国高等学校医学研究生"国家级"规划教材

购书请扫二维码

创新的学科体系，全新的编写思路

授之以渔，而不是授之以鱼 回顾历史，揭示其启示意义
述评结合，而不是述而不评 剖析现状，展现当前的困惑
启示创新，而不是展示创新 展望未来，预测其发展方向

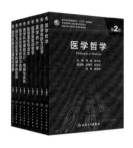

《科研公共学科》

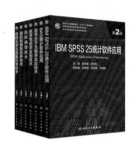

《实验技术与统计软件系列》

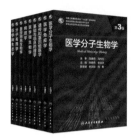

《基础前沿与进展系列》

在研究生科研能力（科研的思维、科研的方法）的培养过程中起到探照灯、导航系统的作用，为学生的创新提供探索、挖掘的工具与技能，特别应注重学生进一步获取知识、挖掘知识、追索文献、提出问题、分析问题、解决问题能力的培养

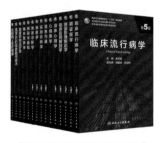

《临床基础与辅助学科系列》

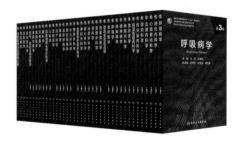

《临床专业学科系列》

在临床型研究生临床技能、临床创新思维培养过程中发挥手电筒、导航系统的作用，注重学生基于临床实践提出问题、分析问题、解决问题能力的培养

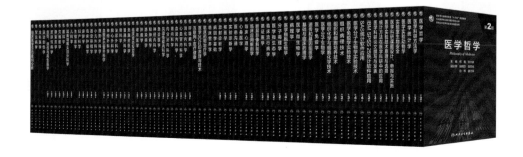

临床医生洞察人体疾病的"第三只眼"

——数百位"观千剑而识器"的影像专家帮你练就识破人体病理变化的火眼金睛

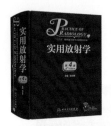

《实用放射学》第4版

——放射医师的案头书，内容丰富、翔实，侧重于实用，临床价值高

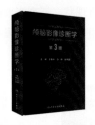

《颅脑影像诊断学》第3版

——续写大师经典，聚焦颅脑影像，疾病覆盖全，知识结构新

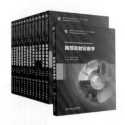

放射诊断与治疗学专业临床型研究生规划教材

专科医师核心能力提升导引丛书

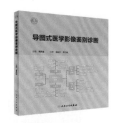

《导图式医学影像鉴别诊断》

——以常见病和多发病为主，采用导图、流程图、示意图及表格式、条目式编写，以影像征象入手，着重传授看片技巧和征象、分析思路

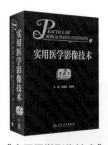

《实用医学影像技术》（第2版）

——影像技师临床操作的案头必备

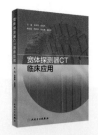

《宽体探测器CT临床应用》

——从讲解技术理论到展示临床病例，详细剖析宽体探测器CT临床应用

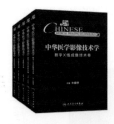

《中华医学影像技术学》

——国内该领域专家理论与实践的全面展现，为中华医学会影像技术分会的倾心之作

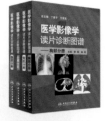

《医学影像学读片诊断图谱丛书》

——内容简洁、实用性强，影像学诊断的入门之选

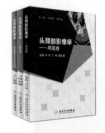

《头颈部影像学丛书》

——头颈部影像诊断的权威之作、代表之作

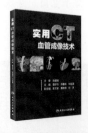

《实用CT血管成像技术》

——全面介绍多层螺旋CT血管成像技术，病例丰富，图片精美

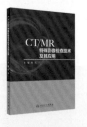

《CT/MR特殊影像检查技术及其应用》

——图片丰富，使用方便，服务临床。

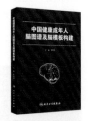

《中国健康成年人脑图谱及脑模板构建》

——建立中国人"标准脑模版"，填补"人类脑计划"空白！

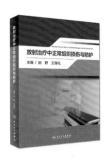

《放射治疗中正常组织损伤与防护》

——迄今为止国内正常组织放射损伤与防护方面较为全面的一本参考书

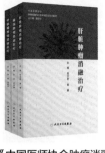

《中国医师协会肿瘤消融治疗丛书》

——规范、权威、新颖、实用，中国医师协会"肿瘤消融治疗技术专项能力培训项目"指定用书

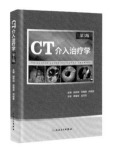

《CT 介入治疗学》（第 3 版）

——全面介绍 CT 介入治疗在临床中的应用，理论与实践相结合

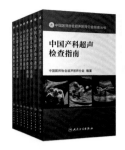

《中国医师协会超声医师分会指南丛书》

——中国医师协会超声医师分会编著的用于规范临床超声实践的权威指南

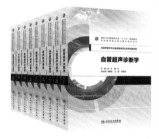

超声医学专业临床型研究生规划教材

专科医师核心能力提升导引丛书

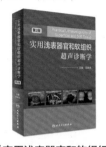

《实用浅表器官和软组织超声诊断学》（第 2 版）

——对浅表器官超声诊断的基础知识和临床应用进行了系统描述

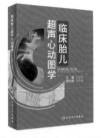

《临床胎儿超声心动图学》

——图像精美，内容丰富；包含大量胎儿心脏及小儿心脏超声解剖示意图、二维超声心动图和彩色多普勒血流图

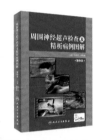

《周围神经超声检查及精析病例图解》（第 2 版）

——200 余幅经典病例图＋实体解剖图＋手术实景图（病灶一目了然）+100 余段视频＋主编解说（一语道破关键）

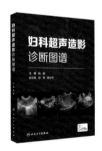

《妇科超声造影诊断图谱》

——解剖、临床与病理有机融合，典型图与超声造影动态图互补，完美呈现妇科超声造影理论与实践

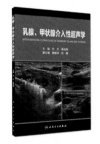

《乳腺、甲状腺介入性超声学》

——乳腺、甲状腺疾病超声引导穿刺活检、治疗的临床指导用书

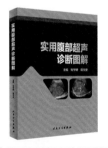

《实用腹部超声诊断图解》

——完美结合超声影像图和手绘示意图，易会、易懂、易学

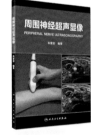

《周围神经超声显像》

——强调规范的周围神经超声探测方法，涵盖了以超声诊断为目的显像的几乎所有神经

"治疗－康复－长期护理"服务链的核心

——全面落实《"健康中国2030"规划纲要》所提出的"早诊断、早治疗、早康复"

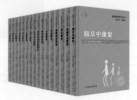

《康复医学系列丛书》

——康复医学的大型系列参考书，突出内容的实用性，强调基础理论的系统与简洁、诊疗实践方面的可操作性

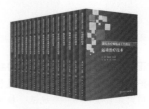

《康复治疗师临床工作指南》

——以临床工作为核心，对操作要点、临床常见问题、治疗注意事项进行重点讲述

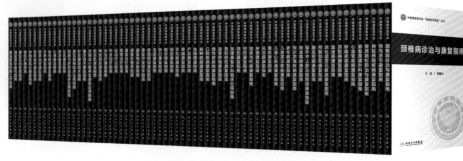

《中国康复医学会"康复医学指南"丛书》

——康复医学领域权威、系统的工作指南

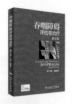

《吞咽障碍评估与治疗》
（第2版/配增值）

——八年酝酿、鸿篇巨制，包含大量吞咽障碍相关新知识、新技术、新理论

《康复科医生手册》

——全国县级医院系列实用手册之一，服务于基层康复医务工作者

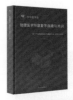

《物理医学与康复学指南与共识》

——中华医学会物理医学与康复学分会推出的首部指南，提供规范系统的康复临床思路以及科学的临床决策指导

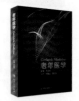

《老年医学》

——体现了老年医学"老年综合征和老年综合评估"的核心内涵，始终注重突出老年医学特色，内容系统权威

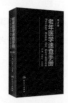

《老年医学速查手册》
（第2版）

——实用口袋书，可方便快捷地获取老年医学的知识和技能

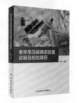

《老年常见疾病实验室诊断及检验路径》

——对老年人群的医学检验进行了严谨的筛查、分析及综合诊断

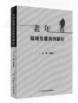

《老年疑难危重病例解析》

——精选老年疑难、复杂、危重病例，为读者提供临床诊治思辨过程以及有益的借鉴

第一章 神经心理评估简论

　　神经心理学(neuropsychology)是从脑损伤患者的功能损害或行为表现的角度,探索脑结构和功能关系的一门学科。而神经心理评估(neuropsychological assessment)是进行神经心理学研究与临床实践的重要手段,主要用于测查和评价与大脑功能相关的技能和能力。评估的主要内容包括患者的认知功能(如注意、记忆、语言、智力、问题解决能力以及视觉空间技能等)、社会情感与人格整合。在临床工作中,神经心理评估对象主要是大脑损伤、脑器质性疾病和精神心理疾病的患者,评估重点是测量患者行为的变化情况,根据其行为表现确定脑功能受损的程度和范围。评估在疾病发展过程中可以多次进行,以全面了解患者的功能损害程度、心理行为改变的性质和类别,及其对患者自身体验和行为的影响,为评估神经系统的恢复情况、速度及方式提供有效的心理学依据。

　　总的来说,进行神经心理评估的主要目的包括①诊断与鉴别诊断:根据脑损伤后行为的改变来推断病变部位或疾病性质;②评估治疗反应、帮助制订治疗和康复计划:在疾病过程中定期评估,帮助准确描述患者心理功能的损害程度、智力和情绪状态等,制订客观、现实的治疗与康复目标;③预测病情转归和功能恢复:无论是已确诊还是尚待确诊的患者,进行神经心理评估均有助于预测其功能减退的程度和质量,以及病情转归;④脑 - 行为研究:通过患者的认知损害推断脑损伤与行为障碍的相互关系,从而探索脑结构和功能的关联。

　　神经心理评估在过去几十年中经历了巨大的发展,越来越多的神经心理学家开始运用各种新型技术手段,以临床有意义的方式对大脑活动及其外在行为表现提供客观测量,发展跨生物、认知科学和基于技术平台的大脑功能评估方法。尽管如此,在更好地发展神经心理评估技术与工具并将评估结果转化为治疗干预手段方面,仍然存在许多挑战。本章将从神经心理评估发展简史、信度和效度、神经心理评估工具的选择、评估相关专业人员、评估的优势与局限性等方面进行阐述。

第一节　神经心理评估发展简史

一、神经心理评估的历史沿革

神经心理评估的主要任务是通过结构化和系统的行为观察来评估大脑功能。早在17世纪，科学家们就通过研究战伤来考察大脑区域与特定功能之间的联系，并进行文字记录。而此前历史阶段的钻孔颅骨也提示，人们可能在更早的时期就已开始认识与评估脑功能。1796年，Gall将脑的各个部位与不同的心理功能联系起来，并强调皮质的作用与功能定位，为神经心理学的系统研究提供了理论基础。此后近一个世纪，许多临床工作者不断补充和修正上述理论，比如19世纪后半叶布罗卡（Broca）及韦尼克（Wernicke）等人对于言语功能解剖基础的临床系列研究，加强了倾向于定位学说的观点，也刺激了寻求其他心理功能"中枢"的研究工作。人们逐渐认识到皮质可以被划分为包含不同结构与组成成分的区域，在形成复杂的心理活动时，特定的脑皮质部分发挥不同的功能。上述对于皮质形态学与功能之间相互关系的深入研究，形成了20世纪初的"皮质分区理论"，将大脑皮质划分为50个左右的不同区域，并阐明其功能与组织结构的关系，至今仍得以广泛应用[1]。与此同时，以英国著名神经学家Hughlings Jackson等为代表的学者反对将复杂的心理活动简单定位并与功能-皮质中枢一一对应，提出"心理活动的复杂形式部分是整个脑活动的结果"。这些早期的学术研究与发展为现代神经心理学的出现奠定了基础。

1929年，波林首先提出"神经心理学"这一术语，标志着以脑-行为关系为对象的现代系统神经心理学研究的开端，人们开始将基于神经解剖学的观察与心理学技术相结合，对正常人及不同部位脑损伤患者进行客观行为观察，并使用统计分析的方法来区分功能水平和定义损伤。在这一阶段，神经心理学家鲁利亚（Aleksandr R.Luria）做出了重要贡献：他根据对失语症、大脑损伤后的功能恢复、语言表达和高级皮质功能的研究，设计了一系列针对不同皮质功能的检测方法，来对心理行为障碍的性质和严重程度进行评定，并提出"功能系统学说"，提出"由一系列脑区协同工作完成高级复杂的心理功能，而且这些协同的脑区还有可能在空间上相距很远""高级心理过程在脑皮质中的定位是可变的（具有可塑性）""存在三个基本功能联合区，是实现任一心理活动必不可少的部分"等重要观点。鲁利亚的工作结束了此前对脑皮质单一定位和整体脑活动的争论，确定了神经心理学的两个主要目标——通过行为观察来定位脑部病变，并揭示心理活动与行为相对应的脑功能组织。鲁利亚的工作从理论和研究方法两个方面大大促进了神经心理学及现代神经心理评估方法的发展，奠定了近代神经心理学的基础。他在1973年出版了《神经心理学原理》一书，被认为标志着神经心理学这一学科正式形成，成为心理学中一个独立的分支[2]。

鲁利亚对于脑功能损伤的评估是基于他对第二次世界大战后大量脑外伤患者所做的

研究工作,主要是在自然状态下研究患者的行为损伤。一般来说,在这种评估方式当中,神经心理学家只对与患者症状直接相关的功能进行评估,可以说是临床医生早期判断的自然延伸,并没有预先计划好的方案,也没有可以定量的测评,是高度灵活和非标准化的,但这也导致此类神经心理评估方法难以重复或比较。因此,研究者不断尝试定性和定量两个方面的结合,采用实验心理学的方法对大脑高级神经心理功能进行研究,并应用统计学方法分析处理研究结果。这一时期涌现了大量与记忆、知觉、注意、情绪以及执行功能等有关的单项神经心理测验,这些测验往往仅针对单一种类的大脑功能进行测查,范围较局限,但操作简便易行,患者的接受度较高,其结果还可以与正常人进行比较并进行定量分析。其中最具代表性的是20世纪50年代起阿瑟·本顿(Arthur L.Benton)发展的一系列用于测量失语、失认等临床综合征的标准化评估工具,例如用于测查视知觉能力与视觉记忆能力的本顿视觉保持测验(Benton visual retention test)等,至今仍被广泛使用。此外,斯佩里(Roger W.Sperry)等人运用精巧的神经心理学测验对割裂脑系统进行研究,大大推进了人们对于大脑左右两半球功能分工的认识,他也因此获得1981年诺贝尔生理学或医学奖。总之,在这一阶段,临床神经心理学作为一个新的研究及实践领域得到了蓬勃发展。

当一些神经心理学研究者致力于心理行为的特异性功能定位与评估时,以霍尔斯特德(Ward Halstead)及他的学生瑞坦(Ralph M.Reitan)为代表的研究者则致力于开发可以全面测查受试者脑功能损害程度和范围的成套神经心理测验。这种测验方法并不考虑个体的特异性症状及病史,且一般含有多个分测验,每个分测验的形式不同,可以较为全面地测查受试者脑功能损害的程度和范围,但操作时间较长,不易被受试者所接受。从研究角度来说,成套神经心理测验具有以下突出优势:测试条件恒定,不同类型的受试者之间可以直接比较测量结果,用其进行的研究可以收集更为全面规范的数据并进行解释。霍尔斯特德在芝加哥大学建立了第一个研究人类脑损伤-行为相关性的实验室,对成年人的各种类型脑损伤进行观察,最终于1947年开发了一套较为全面的皮质功能标准化测试工具,即霍尔斯特德范畴测验(Halstead category test)。瑞坦此后不断对这套工具进行修订与标准化,并于1985年发表了霍尔斯特德-瑞坦神经心理成套测验(Halstead-Reitan neuropsychological test battery),使其真正成为一套高度定量和可重复的系统工具,实现了神经心理评估从"艺术到科学"的转变。另一套著名的成套神经心理测验是1979年由内布拉斯加大学的戈尔登(Charles J Golden)及其同事根据鲁利亚编制的神经心理测验修订和标准化而成,被称为鲁利亚-内布拉斯加神经心理成套测验(Luria-Nebraska neuropsychological battery)。这些成套神经心理测验多与智力和记忆测验等联用,例如同一时期的心理学家大卫·韦克斯勒(David Wechsler)开发的《韦克斯勒成人智力量表》(Wechsler adult intelligence scale,WAIS)和《韦克斯勒记忆量表》(Wechsler memory scale,WMS)[3],可以更全面地反映受试者的神经心理功能。

二、神经心理评估领域近年来的方法学探索

20 世纪 70 年代,随着认知心理学与计算机科学的兴起,从信息加工的角度建立心理模型,并开发可用于神经心理学解释的计算机算法,尝试利用计算机的预测能力更准确地定位、分类和推断可能的脑损伤病因,逐渐成为新的研究热点。许多研究者先后在此领域发表了具有前瞻性的著作,力争"使一个不懂神经病学、神经心理学或心理测量学的技术员或普通职员也能够使用这些工具进行神经心理评估"。但在当时,这些计算机化系统自动评估的准确性并不一致,正如肯尼斯·亚当斯(Kenneth M.Adams)在 1984 年所总结的:"这些程序能够可靠地识别出脑损伤的存在,但是其对脑损伤的定位和病因的推断是不精确的"[4]。

在此后二十余年,神经心理评估领域出现了一系列方法学的发展:伊迪丝·卡普兰(Edith Kaplan)所领导的波士顿过程研究法(Boston process approach)是其中一项重要的转变[5]。波士顿过程研究法强调患者是如何得到其独特的反应或答案的(例如所犯错误的类型),而不是依赖于单一的客观定量评分。运用这一方法测试的目标是可引起患者外在行为反应的认知能力局限,而这方面的信息在传统的标准化测试中很难表现出来。此后卡普兰参与《韦克斯勒成人智力量表(第 4 版)》(Wechsler Adult Intelligence Scale-Ⅳ,WAIS-Ⅳ)的修订,并帮助制订"过程分数"(process scores)这一评估指标,使施测者可以了解导致答错一道问题的过程,而不仅仅只得到一个简单的评分。在操作手册中还提供一些解释来帮助临床工作者理解受试者对测验项目做出独特反应的原因。除《韦克斯勒成人智力量表》外,加利福尼亚词语学习测验(California verbal learning test,CVLT)、Delis-Kaplan 执行功能系统(Delis-Kaplan executive function system,D-KEFS)等工具,也都运用了这一方法。卡普兰的波士顿过程研究法对神经心理评估方法学的发展做出了独特贡献,它从观念上提供了一种革新与转变,强调"神经心理评估是基于临床观察进行的,比起一堆测验分数,测验过程能为技术娴熟的专业测试人员提供更多信息"。

在神经心理评估工具发展过程中,另一个明显的观念转变是:人们越来越认识到鲁利亚所提出的文化环境在大脑塑造中的重要性。也就是说,一些非神经系统的、发病前的因素(如价值观、习惯、经验和认知风格等)会对测验成绩存在显著影响。许多关于种族和文化的因素所导致的社会经济地位差异,操作动机、对测验指导语的理解以及认知风格等因素的差异,也已被证实可以显著影响神经心理评估的分数。被评估的个体与测验所采用的主流文化之间差异越大,测验分数就越有可能无法反映所测量的心理结构。因此,传统神经心理评估工具的常模制订过程只考虑较为单一的人口统计学因素,如年龄、教育程度等,是远远不够的,需要发展系统的方法来调整这些因素的影响。在这一思想的影响下,发展出了一些新的神经心理评估方法,比较有代表性的是共同常模测验(co-normed batteries),如 WAIS-Ⅳ、WMS-Ⅳ 与 CVLT-Ⅱ。共同常模测验采用了同样的常模来源,因而具有相同的人口统计因素,并在此基础上进行调整,以提供一种通用的、公平的标准来

比较和解释所有测验成绩。由梅奥诊所开展的梅奥老年美国人常模研究(Mayo's older Americans normative studies),则从1992年开始发布各种常用神经心理评估工具的老年常模标准,包括针对少数民族的调整以及考虑到老年人神经系统正常衰退情况的调整数据等,以提高这些神经心理评估工具应用于老年人的有效性。除上述研究外,发展中国家近几十年还涌现了大量关于神经心理测验的跨文化等值性研究[6]。

由于在临床工作中往往需要多次重复同一类型神经功能的评估,故而如何考虑神经心理学量化评估结果的纵向发展与变化,就成为临床应用中需要解决的新问题,也由此引发了一系列新的方法学研究。如雅各布森(Neil S.Jacobson)等提出可信改变指数(reliable change index),以确定初始和后续的测验分数之间的差异是否超过了随机变化与临床显著变化之间的差异;Chelune等开发了变化模型(change modeling),提出了调整基线分数及其他潜在影响因素(如重测间隔、人口统计学、非线性效应)的多元回归模型。这些方法学的研究帮助人们更有效地量化认知障碍及其纵向改变,并被纳入WAIS-Ⅳ/WMS-Ⅳ高级临床解决方案(advanced clinical solutions)软件的系列评估报告当中。

上述发生在20世纪晚期的一系列针对神经心理评估方法学的改进,创新性地纳入了心理测量统计学以及认知神经科学领域的最新进展,有效地推动了整个领域的发展。

三、神经心理评估的新趋势

在过去二三十年里,认知心理学和神经科学研究领域的新技术和新工具得到了极大发展,无论从理论还是研究方法上均极大地促进了人们对脑-行为关系的理解,主要包括两个方面:现代认知神经科学技术手段的发展,以及神经心理评估的计算机化。

认知神经科学是近年来进展极快的一门心理学交叉学科,为神经心理评估领域提供了研究心理与脑之间关系的新工具,加强了神经心理学科对各种潜在认知加工成分的基础认知。脑电图(electroencephalography)、脑磁图(magnetoencephalography)、正电子发射断层成像(positron emission tomography)、功能性近红外光谱成像技术(functional near infrared spectroscopy)和功能磁共振成像(functional magnetic resonance imaging)等新型技术与分析手段,通过对人脑自发或诱发的电活动及磁场变化、局部葡萄糖利用、血流、血容积、血氧消耗或受体密度的影像扫描,评估脑与神经元的生物化学及生物物理学活动变化,为神经心理功能提供了客观的在体测量指标。早期借助现代认知神经科学技术手段的神经心理评估研究,主要是应用新技术来证实已知的脑功能定位,例如用听觉刺激激活听觉皮质等。随着功能影像技术逐渐成熟,人们开始结合多种实验手段对构成某种认知功能(例如物体识别、工作记忆)的亚过程进行拆分,进行时间或空间的精确定位,再以特定部位损伤的病例来验证,最终构建详尽的脑认知功能模型。

目前认知神经心理学在分析感知客体、注意、形成和使用表象、阅读和语言加工、记忆等基本认知过程与活体大脑功能活动的关系方面已取得显著进展,使神经心理评估领域对脑-行为关系的研究也达到了新的水平。人们可以通过研究健康个体的行为而不是通过脑损伤个体的缺陷来推断脑 - 行为关系，这与传统神经心理评估建立常模的意义是类似的。在此基础上，人们即使仅对一例脑损伤患者进行精细的实验分析，也能得出有科学价值的结果。到目前为止，尽管这类研究主要在实验室开展，并未成为临床评估的主流，但神经外科领域的一些先驱者已经开始了神经心理评估的最新临床应用，如将功能磁共振成像技术用于术中导航：在术中进行语言、运动功能评估，并观察患者相应功能皮质的激活区域大小，从而协助判断切除肿瘤、保留功能区域的范围。此外，在成套神经心理评估工具的编制过程中，人们也越来越多地开始结合认知神经科学的最新研究成果，尝试对可精准测量不同认知成分的单项测验进行较全面的组合，并为不同类型的脑损伤患者提供不同组合的测量模式，大大增强了对特异性认知损伤的检测敏感性。

在计算机化的神经心理学测验方面，1993 年发布的 MicroCog 软件（MicroCog: assessment of cognitive functioning）是首批进行商业化运作的、可用于临床的认知功能测试工具，其他诸如剑桥自动化成套神经心理测试（Cambridge neuropsychological test automated battery, CANTAB）也已经在超过 50 个国家应用，积累了可观的信度和效度数据并开发了新的评估平台。此外，临床和实验室数据积累较丰厚的还有自动化神经心理评估工具（automated neuropsychological assessment metrics）。2007 年 *Archives of Clinical Neuropsychology* 的一期专刊详细介绍了自动化神经心理评估工具的开发和应用状况。最近美国国立卫生研究院（national institutes of health, NIH）也开始致力于开发计算机化的神经心理评估工具，如 NIH 的执行能力 - 神经行为评估与研究用测量和工具（executive abilities: measures and instruments for neurobehavioral evaluation and research）以及 NIH 神经与行为功能评估工具集（NIH toolbox for assessment of neurological and behavioral function）等，进一步推进了神经心理评估计算机化趋势的发展。

此外，基于网络在线、平板电脑和智能手机的神经心理测验和基于可穿戴设备和虚拟现实（virtual reality）的认知评估，也是新兴的神经心理评估模式的代表。这类神经心理评估方法的突出优势是可以在诊所以外的现实生活中完成筛查或可视化的神经行为学数据采集。例如，基于平板电脑的认知评估工具（tablet-based cognitive screener, TabCAT），不仅可以对大脑的健康状况进行整体评估，还可以提供自动分析及相应的多媒体教育材料。利用上述平台可以让患者足不出户，在数天或数周内进行多次重复的系列认知评估，而这种序贯动态检测的方法也被证明具有较好的信度和效度，以及比经典测验更好的生态效度（ecological validity）。尤其是将传统的一次性综合神经心理评估和上述动态的简短测试相结合，可以为疾病早期变化或损伤后康复过程提供更有效的临床变化检测手段，这大大促进了神经心理评估工具应用的有效性，与医学领域里其他一次性全面检查结合实时监测的方法类似。

不仅如此，神经心理评估的计算机化在标准化测试流程、反应时间（reaction time）记录、进行复杂分数转换与统计学检验、快速准确地给出评分结果等方面，均极大地提高了神经心理评估的有效性。计算机技术还促进了一些新的测验方法的产生，比如将项目反应理论(item response theory,IRT)方法与计算机结合编制而成的计算机化自适应测验,能够根据受试者的前后回答自动给出相应难度的问题,从而达到在最短的时间内,准确地测量受试者神经心理特征的目的。这些敏感性、操作简便性、便携性更高的计算机化测量技术的发展,为大脑健康状态的实时动态变化提供了高度标准化和生态有效的评估,有力地促进了疾病诊断和早期治疗、康复的标准化。从经济学角度而言,服务的可及性与便利性的提高大大降低了评估成本,使得将神经心理评估纳入初级卫生保健成为可能。未来,将神经心理评估领域的重要进展进一步转化为可实际临床应用的诊疗措施,将是神经心理学重要的发展方向。

值得注意的是,神经心理评估领域中新技术的整合和应用也带来了一些新的问题,比如计算机版的神经心理测验或在线评估的有效应用,不仅需要克服受试者对于指导语理解程度不一、受试者努力程度不一致或在测试过程中注意力分散、网络连接问题等限制因素,还依赖于不断变化的计算机技术。从心理测量学的角度来说,对已经经过信度和效度检验的成熟测量工具的任何更改,都有可能改变其心理测量学特性,如果不重新进行耗资巨大的常模标准化过程,新的测验版本就有可能无效或者结果难以解释。在2012年美国临床神经心理学学会和美国国家神经心理学学院发布的意见书中,对于上述自动评估报告服务部分的相关内容、相应的伦理与心理测量的隐私保护以及测量工具市场化等问题,做出了较为具体的阐述[7]。未来这些新技术方法的整合应用还需要更多一线神经心理学家的参与,以积累更多的数据与经验。

四、我国神经心理评估的历史与发展

20世纪60年代初,中国科学院心理研究所成立了神经心理学研究组,被看作是中国神经心理学发展的开端。从80年代开始,我国神经心理评估领域的发展较为迅速,当时以王新德、汤慈美、李心天、龚耀先等为代表的一批老心理学家一致认为,开展神经心理学研究首先必须解决好研究手段与工具的问题,因此相继编制或引进、修订了《汉语失语症检查法》《常用单项神经心理测验方法》《HR神经心理成套测验》《韦克斯勒成人智力量表》《韦克斯勒记忆量表》《临床记忆量表》等神经心理评估工具,为我国开展神经心理学研究提供了本土化的方法和工具[8]。此后,我国学者在语言、记忆、智力障碍、大脑功能偏侧化等研究主题上,对神经科疾病(例如脑血管病、癫痫、脑外伤、帕金森病、轻度认知损害等)的认知功能改变进行了大量研究,相应开发了《神经心理学成套测验》《中国老年成套神经心理测验》(neuropsychological test battery for elderly,NTBE)、汉语失语成套测验(aphasia battery in Chinese,ABC)等一系列成套或单项测试工具,也引进、修订了大量可用于精神心理疾病的神经心理评估工具,例如来源于改善精神分裂症认知功能的测量与治疗研究(measurement and treatment research to improve cognition in schizophrenia,MATRICS)的MATRICS共识认知成套测验(MATRICS consensus cognitive battery,MCCB)、加州大学圣地亚哥分校(university of California,San Diego,UCSD)

的 UCSD 基于任务表现的社会技能评估 - 简明版(UCSD performance-based skills assessment-brief version,UPSA-B)等。目前,越来越多的临床工作者选择在术前或治疗前应用神经心理评估标准化工具,对患者进行个体化的神经心理学特征评价及预后估计。2019 年中华医学会还发布了常用神经心理认知评估量表临床应用专家共识[9]。

随着认知神经心理学新技术的发展,我国研究者对脑 - 行为关系的探索也取得了较丰硕的研究成果。一方面,开展了大量有关正常人及神经精神类疾病患者脑功能评估的研究,并应用数学模型与神经网络分析技术对其进行模式识别和系统分类,在此基础上建立了一系列有关特定神经心理功能的生理、病理模型,为进一步评估人脑内部的潜在信息加工成分及神经元组织模式提供了有效途径;另一方面,在基于在线评估、可穿戴设备和虚拟现实的神经心理评估新技术方面进行了有益的探索,突破了以纸笔测验为代表的传统方法在特征性、生态有效性方面的限制,促进了神经心理评估有效性和可靠性的提高。

第二节　信度与效度

神经心理评估作为心理测量的一个分支,既符合心理测量的主要特点,又有自身的典型特征。因此,神经心理评估工具首先需要在其标准化方面达到测量学的统一标准,其次要根据本学科对脑 - 行为关系的研究,将患者所测得的数据与常模进行有意义的比较和解释。标准化是指在测验编制与实施过程中,需尽可能控制与测验无关的因素,遵循一套标准程序,包括条目编制标准化、测验实施标准化、测验的信度(测量的稳定性与可靠性)与效度(所测得结果相对测验目的而言的有效性)检验以及建立常模等。由于神经心理评估工具多应用于临床,在其标准化过程中如何保证常模的大样本与代表性,尤其是针对某类疾病个体应用的评估工具的常模代表性;以及如何在临床应用过程中通过系统培训与质控,确保测验实施过程与结果解释的标准化,是需要特别注意的两个问题。

在神经心理评估领域,建立规范的常模数据库一直是有待加强和发展的方向。没有标准化常模,我们就不可能了解某一特定群体或个人的测验分数或分数分布模式的具体异常程度。神经心理评估工具的应用范围不如智力或人格测量工具广泛,往往没有适用于不同人群的、全面的常模资料;即便有,样本量也普遍偏小,这就大大降低了其应用准确性。进行大规模的常模取样和标准化研究耗资巨大,而且随着国家人口组成的不断变化,常模资料可能会过时,导致神经心理评估工具的测量结果经常会不稳定甚至无效,这一点在基于计算机技术的评估工具中更为突出。因此,神经心理评估领域的专业工作者应当特别重视所使用的测量工具的标准化数据,在评估特定的疾病或大脑功能损害时,要注意采用包含对照组,至少是有健康对照组数据的工具,并查阅其最新的测量学研究资料,还要报告研究结果是否适用于现有的常模。

信度和效度是评价神经心理评估工具的重要指标,大多数正式发表的神经心理学测验或工具在上述可靠性和有效性方面已基本达到测量学要求。经典心理测量学理论所要求的测验信度指标包括：测验工具的跨时间稳定性（重测信度，test-retest reliability），在测验内容、题目类型、测验长度、难度和分数变异程度等方面被认为等值的两个平行测验版本间的一致性（复本信度，alternate form reliability），同一个测验内部不同条目间的一致性（内部一致性信度，internal consistency reliability），以及不同评分者所评分数的一致性（评分者间信度，inter-rater reliability or consistency）等[10]。标准化的神经心理测验通常用于对个体的评估或预测，而不仅仅是进行团体比较，因此对信度系数的要求相对较高，一般要求在 0.85 以上，但在具体应用时，还应当视不同的信度指标与测验类型而定。比如在神经心理评估中最受重视的信度指标——评分者间信度和重测信度，往往要求评分者间信度系数大于 0.90，而重测信度系数至少在一周内不低于 0.85[11]。

效度指测验能够达到评估的目的，或能够测得需要测验的功能。基于经典心理测量学理论对效度的考察主要包括评估工具对所测内容的覆盖程度（内容效度，content validity），考察测验条目取样的恰当性问题；评估分数能够根据某种心理学结构来解释的程度（结构效度，construct validity），考察心理学理论框架或心理特质的抽象概念对所测行为的解释程度；以及评估工具与所测领域的"金标准"或其他同类经典测验（效标）的相关程度（效标效度，criterion-related validity），考察测验对于某类相关的特殊行为表现的预测程度[10]。这些指标可以从不同的方面来证实某种特定的神经心理评估工具的有效性高低。在神经心理评估领域，相对更重视的指标为内容效度和效标效度，一般要求效度系数最好超过 0.70，如果没有达到 0.60 以上，则不推荐应用于神经心理评估[11]。

目前在神经心理评估领域，对测量工具信度和效度的报道还是以上述基于经典心理测量学理论的信度和效度指标为主，而基于项目反应理论（IRT）等新型测量学理论的分析较少。IRT 对项目的不同属性进行评估，并在受试者对项目做出反应的概率与受试者的潜在特质之间建立某种函数关系或模型，以提供对项目、测量工具及其各维度性能的更完整的描述，进一步提高神经心理评估的准确性。利用 IRT 研究神经心理评估的有效性，有助于选择最具代表性的项目来评估特定的认知功能，也可以帮助识别与特定缺陷相关的具有人群公平性的项目。基于 IRT 的信度和效度研究目前已得到初步应用，如在梅奥老年美国人常模研究，以及简易精神状态检查（mini-mental state examination，MMSE）中的应用，但总体来说其对神经心理评估工具的影响还相对有限。近年来发展起来的计算机自适应测试（computerized adaptive test）也是以 IRT 为基础，在题库建设、选题策略等方面形成新的理论和方法，能够针对每个受试者不同的能力水平匹配一套适合其水平的测验，从而节省测验时间、高效准确地估计出受试者的能力水平。应用这种方法可以将复杂样本（如神经系统疾病患者）的研究难度降到最低。我国学者也已开始采用这种新方法编制神经心理测验，如应征公民计算机自适应化拼图测验等[12]。未来，将经典和现代心理测量学理论的信度和效度指标相结合、纳入编制程序，是神经心理测验信度和效度检验发展的新方向之一。

第三节　神经心理评估工具的选择

如前所述,神经心理评估的主要任务在于阐明脑与行为的关系,确定脑功能受损的程度和范围。随着脑影像技术的发展,通过神经心理评估来判断病变部位已不再是神经心理测验的主要目的。然而,在测量优势半球功能、辅助诊断、评估干预手段(手术、药物或康复训练)对脑功能的影响等方面,神经心理评估仍然发挥重要作用。尤其是康复领域的神经心理学家,需要结合认知功能受损的程度和范围以及尚保留完好的认知功能两方面的信息对患者进行脑损伤预后估计以及康复方案的设计。因此,评估者在选择适当的测验之前,必须大概了解各种测验的功能及优缺点,然后遵循一定的原则进行选择。简单来说,所选测验必须适合测量目的,也必须符合心理测量学的要求。在此前提下,再根据神经心理评估工具的编制方法、结构、测查范围、操作特点,以及患者的病史、神经病学检查结果、治疗目的等,来选择恰当的测验组合。

从神经心理评估工具编制的方法来看,常用的神经心理测验可以分为定量和定性两种类型。定量评估工具主要是运用数学与统计方法来描述和关注功能损害,必须经过严格的标准化过程,并提供适用的正常人及患者常模和特征,然后对接受相同工具测试的患者,比较其得分相对于常模数据的偏离程度。由于大脑不同区域的损伤可能导致特征性的缺陷模式,还可将患者的测试结果与具有不同认知损害的患者结果进行比较,以确定患者是否符合某种特定损害模式,再用其解释该患者的认知、情感和功能损害的神经过程。根据定量评估工具结果制订的治疗方案,其目标往往是恢复到发病前的功能水平,并在康复的过程中不断运用测量工具来评估与正常水平的差距是否减小。但是,这类工具的测试结果与现实世界中的功能行为(如打字、开车、购物、按规定服药等)的关系,即生态有效性问题,一直受到质疑。定量类型的神经心理评估工具以霍尔斯特德-瑞坦神经心理成套测验为代表。

与侧重定量的评估工具不同,选用定性测验工具会更多地基于神经心理学家的理论和临床知识,以及对患者进行临床检查的结果,工具选择也很灵活。心理学家通常致力于寻找在功能丧失过程中所表现出来的进行性减退,以及这种功能下降的实际意义。相应的治疗方案往往是以帮助患者达到认知与行为的一致性和独立性的最佳水平为目的,但不一定能恢复到正常。鲁利亚-内布拉斯加神经心理成套测验被看作是定性神经心理评估工具的代表。目前定量评估法还是最广泛使用的评估工具编制方法,但许多临床神经心理学家在实际应用时会同时运用定量与定性方法。

从神经心理评估工具的结构来看,常用的神经心理测验也可分为两类:一类是专为测查某一种或几种心理功能而设计的单项神经心理测验,如本顿视觉保持测验和CVLT;另一类是含有多个分测验、可以较为全面地评估神经心理功能的成套神经心理测验,如霍尔斯特德-瑞坦神经心理成套测验和鲁利亚-内布拉斯加神经心理成套测验。在实际应用过程中,神经心理评估的方式也由此分为两种:一种是根据不同患者的病变性质和部位,采用各种不同的测验或测验组合;另一种是所有的患者都采用统一标准化的成套神经心理测验。这两种方式各有利弊,前一种方法可以避免做那些与诊断无关的测验项目,节省时间,减轻患者负担,便于在有限时间内重点测查受试者某方面的障碍,但选择测验主要依靠神经心理学家的经验,因而可能存在遗漏,不能有效全面地发现功能异常,进而影响患者的治疗和恢复。另外,根据施测者的经验来选择测验,在资料的解释中也容易产生一些偏见。成套神经心理测验则较全面,可以防止遗漏一些重要的表现,而且操作统一,评分客观。其缺点是测验时间长,易使患者疲乏而影响测验结果,而且成套测验有时也不一定适合所有脑损伤患者。此外,成套测验的操作与解释需要具备相当的技巧、知识和经验,往往需要较长时间的严格培训。因此,目前在实际应用中往往采用折中的测验选择方法:先进行能全面检查脑损伤患者心理功能的成套测验,必要时再根据测查结果选择适当的单项测验进一步深入检查。

从神经心理评估的测查范围来说,选择测验工具大致可以遵循"一般性检查 - 提供定侧信息测验 - 提供定位信息测验"的顺序。一般性检查主要是为获得对大脑功能状态的总体了解,可使用各种智力量表、记忆量表、注意测验并进行恰当的组合;接下来可以根据大脑功能的偏侧化以及测验的具体性质来选取能提供定侧信息的适合工具,如左半球功能可选用各种言语测验以及与抽象思维相关的测验,而右半球功能可选用非言语材料的测验,以及与时间、空间定向和知觉相关的测验;最后可以进行提供定位信息的测验,如威斯康星卡片分类测验(Wisconsin card sorting test,WCST)、言语流畅性(verbal fluency)测验等额叶功能测验,本顿视觉保持测验、人面再认、音乐节律、语音知觉等颞叶功能测验,两点辨认测验、《韦克斯勒成人智力量表》的积木测验、霍尔斯特德 - 瑞坦神经心理成套测验之触摸操作测验等顶叶功能测验,以及线段等分测验、颜色命名、面孔再认等枕叶功能测验等。

随着计算机化神经心理评估工具的逐渐普及,如何在传统的基于纸笔的神经心理成套测验与基于计算机的成套测验之间选择,也成为评估者在日常工作中经常遇到的问题。目前的文献表明,尽管传统的纸笔测试和计算机化的成套测验都能有效判别患者有或无神经认知功能损害,但两类工具仍各有利弊。传统的纸笔成套测验对实施条件要求通常不高,便于携带和操作,经济实用,也便于对行为操作进行细致的观察和管理,但相对缺乏时间精度,难以准确测量患者的认知和心理运动速度的下降。此外,传统的成套测验在很大程度上依赖于施测者的运动和感觉技能,施测者必须精确地记下神经心理评估过程中的所有细节,尤其是反应时间,最后计算得分和得出正式报告也往往需要较长时间。而计算机化的神经心理成套测验提高了对反应时间等指标测量的精确性和准确度,需要的操作时间更少,是快速筛选或分类的理想选择,但也存在对实施环境条件的要求较高、有效常模数据不足、缺乏与经典测试工具的信度和效度指标比较等问题。尽管近年来发展迅速,目前计算机化成套测试在神经心理评估领域的应用仍未广泛应用。

除上述因素外,神经心理评估结果容易受到患者个体特征的显著影响,因此在临床实际应用中选择测验还要特别注意以下几个问题:

1. **评估对象的病变性质与常模的可比性** 患者脑损伤的性质如果与建立常模的样本特征不同,测验分数就不能互相比较,比如对弥散性脑损伤患者应用只具有正常人常模及局部脑损伤/脑外科手术患者常模数据的测试工具,进行脑病变-行为改变的判断准确性就会较低。

2. **测验的针对性与全面性** 在神经心理评估过程中,要注意全面测查与针对性选用特定功能损害的测验工具相结合的原则,才有可能得到准确有效的评估结果。评估目的不同,则选择的测验也不同。筛查需选用敏感性相对较高的测试工具,辅助诊断要用特异性较高的评估工具,在康复和预后过程中则要注重较全面的功能测查。

3. **受试者的背景与人口学特征分析** 根据测验分数来对脑功能进行评定,很难去除患者的病前功能高低所造成的影响,因此将患者的生活史、教育背景、职业、工作成就、休闲活动和其病前的行为表现作为个人参照标准,来帮助判断个体功能损害十分必要,甚至可以说和与正常群体的常模分数比较同样重要,如病前智商水平超常的大学教授,脑损伤后虽言语及记忆测试仍可达到常模平均水平,但其实个体脑功能已显著下降。

4. **选择测验组合进行模式分析(pattern analysis)** 正常人的各种认知功能之间具有高度一致性,若某受试者在多项测验中都有显著异常,则应分析这些异常是否有共同的特征,在神经解剖学、神经心理学上是否相互吻合,这种基于测验组合的模式分析可较为准确地推断脑功能缺损的性质和程度。

总体来说,神经心理评估工具的选择是以尽可能地暴露患者的脑功能缺陷,提供有助于探讨大脑认知功能和疾病诊断的可靠信息为主要原则。根据患者个体特征(临床表现、受教育程度、发病前功能水平、感官能力、身体限制、疲劳程度、年龄、种族)和评估目标(辅助诊断、衡量治疗效果)等不同,对神经心理评估工具的选择也应当有所不同。

第四节 评估相关专业人员在评估中的角色

在临床工作中,最有可能涉及神经心理评估的专业人员有以下三种:心理测量师(psychometrist)、神经心理学家(neuropsychologist)和临床医师(clinician),可以是同一个专业团队的成员,也可以是同一个人的不同角色。但在专业高度分工的医院,这三种角色多分属于不同部门,彼此间只有业务上的联系。参与神经心理评估工作的临床医师最有可能是神经科、精神科以及儿科医生,他们往往根据患者的临床症状,发起神经心理评估申请,以对患者脑功能损害的性质和范围进行定性和定量评价;而收到神经心理评估报告以后,临床医师又需要详细了解患者的评估结果并做出临床决策,制订相应的治疗及康复方案,有时还需要根据评估结果来判断病情进展或治疗效果。

在进行神经心理评估的过程中,神经心理学家是最关键的人物,主要负责神经心理评估过程的管理、测验选择、向患者或家庭成员进行有关测验的解释、完成临床访谈并收集信息、报告评估结果，并负责对报告的具体内容进行解释与沟通，有时还需要对诊断、治疗、康复提出相关建议。由于神经心理学涉及中枢神经系统正常与异常功能以及对脑-行为关系的理解，因而作为神经心理学家，要将心理学发现与神经病学、精神病学及其他医学信息、心理社会及其他行为信息，还有认知神经科学的知识相结合，并基于对社会、文化和伦理相关问题的理解来解释这些发现，需要具备相当专业的知识，因此，对神经心理学家的培养要求也较高。

目前，不同国家对神经心理学家的教育要求有所不同，一般需要先有心理学本科学位，然后接受神经心理学、神经解剖学以及脑功能相关疾病与康复的训练，获得临床神经心理学硕士或博士学位。许多国家还要求完成固定时长的临床神经心理学实习，以积累对不同类型脑损伤和疾病患者的认知行为评估经验，然后申请专业执照并在专业机构注册，才能成为执业临床神经心理学家。美国职业心理学委员会（American board of professional psychology）对神经心理学家的审查及考核认证方式与医学委员会授予医学执照的方式非常相似，相关要求在休斯敦临床神经心理学专业教育和培训会议相关指南中有详细的叙述[13]，在网站上也可查询到美国临床神经心理学不同培训项目的具体培训计划。在我国，由于没有神经心理学家的专业执照，因而这一领域的具体工作往往由其他专业人员兼任，例如在高校工作的心理学专业工作者或者在医院从事医学心理学/临床心理学的专业工作者，前者主要从事基础方法学研究以及神经心理评估工具的编制与开发，后者则更多地参与临床操作或管理神经心理评估过程，以帮助解决各类神经行为问题。

心理测量师则是由神经心理学家在整个神经心理评估过程中指定的、具有特定角色和高度职业化技能的专业人员，可以由护士、心理学硕士/博士研究生，或其他任何经过相关专业训练并获得资质证明的人员担任。这些技术人员经过严格的培训，具有操作某些特定神经心理测验工具的资格，有时也有进行评分和书写报告的资格，但仅在神经心理学家的监督下负责神经心理测验工具的管理和评分。整个神经心理评估的流程以及对心理测量师的培训仍由神经心理学家负责。

第五节　优势与局限性

与传统的能力测验与成就测验相比，神经心理评估对个体认知特征的测查通常更为广泛和深入，因此也可以对大脑功能提供更全面和详细的描述，比如同时包含智力、记忆、执行功能、感知觉等多方面测量。神经心理评估还是量化评估皮质局部功能异常及其对认知行为影响的唯一方法，而脑电图或磁共振等神经成像技术仅可帮助定位脑损伤的部位。神经心理评估也可以在澄清病因学机制方面发挥一定作用，经过专门培训的神经心理学家可以综合多方信息，来初步确定行为异常是由于脑损伤还是其他原因（例如各种环境因素)。此外,根据神经心理评估结果进行功能优势和劣势的特征性模式分析,可以辅助临床诊断与医疗决策,为康复和预后提供特定信息,帮助设计个性化的治疗和教育干预方案,并监控治疗进展,譬如神经心理学测验不仅可以显著提高痴呆的诊断准确性,还可以帮助区分正常老化、轻度认知损害(mild cognitive impairment,MCI)和各种痴呆亚型,准确预测疾病的长期转归并指导药物治疗[14]。在 MCI、阿尔茨海默病(Alzheimer's disease,AD)、亨廷顿病(Huntington disease)、精神障碍高风险个体等研究中,已有大量证据证实,神经心理评估在前驱期或疾病早期可有助于做出适当的诊断与治疗判断。另外,在有头部外伤史的儿童中,尽早检测创伤性脑损伤(traumatic brain injury)相关的注意力、记忆力和执行功能联合缺陷,可有效降低儿童创伤性脑损伤的漏诊率。除了上述临床益处之外,成本-效益的经济学评估也表明,神经心理评估在神经精神疾病领域的应用可大大降低疾病负担。因此,在有关神经发育、神经及精神类疾病、器质性脑损伤领域的各项诊疗工作中,神经心理评估的应用具有非常高的价值。

尽管具有上述优势,神经心理评估也存在其自身局限性。首先是评估结果与现实生活中个体功能适应的相关性,也就是神经心理评估的生态效度问题,至今为止并没有一个特定的神经心理学测量工具可以准确预测脑损伤患者在日常或职业环境中的实际表现。不过,如果所测神经心理功能与个人的日常和职业需求密切相关,则基于神经心理评估数据的预测会更准确一些,这一方面的代表是 UCSD 基于任务表现的社会技能评估-简明版(UPSA-B)。此外,结合患者的病史、损伤特征、情绪和行为功能、恢复生活和工作的动机以及家庭情况等进行全面详细的评估也会有所帮助。未来运用神经心理评估对社会能力、日常生活技能和长期职业成就方面进行预测,可能成为生态效度研究的主要方向。

其次,神经心理评估作为一种大脑功能的间接测量手段,存在天然的局限性,导致评估结果会受到很多因素的制约和影响,评估者应清楚了解此局限性及相应的解决方法。比如年龄是首要的影响因素,40~45 岁以后,正常人在神经心理测验中的表现就开始有衰退趋势,因此需要辨明测验结果受年龄的影响程度,尤其需要注意区分老年期脑功能的正常衰退与脑部病理性改变所致的功能损害,按不同年龄段分别建立常模是解决办法之一。此外,智力与教育程度对神经心理测验的完成水平均有显著影响。一般而言,在要求语文能力、知识或问题解决能力的测验中,教育或学业成就是有利因素,而在反应速度、感觉运动或应对新情境的能力中,年龄是不利因素。

神经心理评估的有效性还十分依赖受试者的依从性。受试者的动机和主动配合程度,以及紧张、疲劳、服用药物等因素会直接影响他们对指导语的理解和遵从,以及测验中的表现能否准确反映其最佳功能水平。因此,在神经心理评估中,施测者应最大程度地保证受试者不是因为不理解指导语或不愿完成测试而导致评估成绩下降,并结合情绪等心理状态评估来综合分析与解释评估结果。有时,受试者由于经济利益或其他原因(如获取赔偿、病假、提前退休等)故意不配合、夸大症状或装病,就更有可能对神经心理评估的结果造成影响。评估者应注意受试者的反应偏向与已知大脑功能模式间的显著差异,或是测试数据与行为观察或其他可靠来源信息之间的差异。随着新技术的发展,将神经心理评估和神经影像/电生理检查的客观结果相结合,可极大地帮助鉴别诈病造成的评估偏差。

（王　湘　姚树桥）

参 考 文 献

［1］STANLEY F. Origins of neuroscience: a history of explorations into brain function [M]. New York: Oxford University Press, 2001.

［2］LURIA A R. The working brain: an introduction to neuropsychology [M]. London: Penguin Books, 1973.

［3］STRAUSS E, SHERMAN E M S, SPREEN O. A compendium of neuropsychological tests: Administration, norms, and commentary [M]. New York: Oxford University Press, 2006.

［4］ADAMS K M. Relative accuracy of 3 automated systems for neuropsychological interpretation [J]. Journal of Clinical Neuropsychology, 1984, 6 (4): 413-431.

［5］HEBBEN N, KAPLAN E, MILBERG W P. The boston process approach to neuropsychological assessment//neuropsychological assessment of neuropsychiatric and neuromedical disorders [M]. New York: Oxford University Press, 2009.

［6］CASSITTO M G, CAMERINO, HÄNNINEN H, et al. International collaboration to evaluate the who neurobehavioral core test battery//Advances in neurobehavioral toxicology: Applications in environmental and occupational health [M]. Chelsea, MI: Lewis, 1990.

［7］BAUER R M, IVERSON G L, CERNICH A N, et al. Computerized neuropsychological assessment devices: joint position paper of the american academy of clinical neuropsychology and the national academy of neuropsychology [J]. The Clinical Neuropsychologist, 2012, 26 (2): 177-196.

［8］汤慈美. 神经心理学评定// 神经心理学 (神经病学第 7 卷)[M]. 北京: 人民军医出版社, 2001.

［9］中华医学会神经病学分会神经心理学与行为神经病学组. 常用神经心理认知评估量表临床应用专家共识 [J]. 中华神经科杂志, 2019, 52 (3): 166-176.

［10］姚树桥. 心理评估 [M]. 北京: 人民卫生出版社, 2018.

［11］LEZAK M D, HOWIESON D B, BIGLER E D, et al. Neuropsychological assessment [M]. New York: Oxford University Press, 2012.

［12］田健全, 苗丹民, 杨业兵, 等. 应征公民计算机自适应化拼图测验的编制 [J]. 心理学报, 2009, 41 (2): 167-174.

［13］HANNAY H J, BIELIAUSKAS L A, CROSSON B A, et al. Proceedings: the houston conference on specialty education and training in clinical neuropsychology [J]. Archives of Clinical Neuropsychology, 1998, 13 (2): 157-158.

［14］BRAUN M, TUPPER D, KAUFMANN P, et al. Neuropsychological assessment: a valuable tool in the diagnosis and management of neurological, neurodevelopmental, medical, and psychiatric disorders [J]. Cogn Behav Neurol, 2011, 24 (3): 107-114.

第二章 认知损害筛查工具

第一节 简易精神状态检查

简易精神状态检查（MMSE）由 Folstein 等于 1975 年编制[1]，又被译为"简易精神状态检查""简易智力状态检查"[2-5]。该量表主要用于评定认知功能障碍，可用于痴呆的筛查和认知功能改变的检测。

一、概述

20 世纪 70 年代以前，有研究者就已开始在标准化检查中增加对认知表现的定量评估，但通常需要花费大量时间才能得到相对可靠的结果，如标准的《韦克斯勒成人智力量表》（WAIS）需花费 30 分钟以上[1]。对于认知能力相对较低、注意力集中相对偏弱的老年群体来说，这类测验不仅实施起来较困难，还很容易造成地板效应，导致无法对其智能状态进行快速而准确地判断，特别是谵妄或痴呆综合征患者，只能在短时间内配合。因此，需要一种更加简化的认知状态评估工具来满足这类群体的评估需求。

MMSE 是目前最具影响力的标准化智能状态检查工具之一，已被广泛应用于临床和社区人群筛查。在复合性国际诊断交谈检查表（composite international diagnostic interview）中，MMSE 被选为认知功能障碍的测评量表[6]，《中国痴呆与认知障碍诊治指南》也推荐 MMSE 作为筛查正常老人和痴呆的评定量表。MMSE 还被用于评估其他人群的认知功能，包括帕金森病、抑郁症、多发性硬化症患者以及脑卒中患者[1]。不同国家或地区引进 MMSE 时，在相应文化背景下对其信度和效度进行系统研究，一致认为该量表有较好的文化适用性、简洁、快速、易于使用以及信度和效度理想等优点，适合作为认知功能障碍的筛选工具之一[3,6-9]。

最初的英文版 MMSE 分为两部分，第一部分仅需要话语回应，涵盖对定向、记忆力、注意力、计算能力以及回忆能力的测量，共 5 题，最高分为 21 分。第二部分则进一步测试读写能力,受试者需遵循施测者的口头或书面命令,完成视物命名、复述句子、自发地写一个句子、复画一个多边形及其他要求,共 6 题,包括对命名能力、复述能力、三步命令、阅读能力、书写能力和复写能力的测试,最高分为 9 分。两个部分加起来最高得分为 30[1]。

国内有张明园和李格两种中文修订版[2-5]。张明园版本以在美国芝加哥唐人街和在上海试验研究的修订版本为主,被广为采用[2,7]。目前使用版本量表共 19 个问题(项目)[5],其内容覆盖时间定向(问题 1~5)、地点定向(问题 6~10)、言语即刻记忆(项目 11)、注意力和计算能力(项目 12)、短时记忆(项目 13)、物品命名(项目 14)、句子复述(项目 15)、阅读理解(项目 16)、命令理解(项目 17)、言语表达(项目 18)和视空间能力(项目 19图形描画)。

二、评分方法

MMSE 的计分方法是以正确分的总分来反映认知功能的水平。得分越低,说明认知损害越严重。MMSE 有 19 个问题或项目,总计 30 个小问题,每一个小问题正确记 1 分、错误记 0 分,总分为 30 分。认知损害的分界值根据受教育程度进一步划分,以张明园版本[3,5,7]为例,文盲组分界值为 17 分、小学组为 20 分、中学或中学以上组为 24 分。整个测验没有时间限制。

大量研究表明,MMSE 得分与受试者的受教育程度和年龄密切相关。受教育程度越低,MMSE 得分越低,尤其是文盲者,得分显著降低;随着年龄的增长,MMSE 得分亦降低。因此在使用这一工具时,尤其是面向老年和受教育程度不高的群体时,需重视其受教育程度、年龄等因素对测试结果的影响。目前中文版 MMSE 在内容上进行一定的修订,并对不同受教育程度者采用不同分界值以减少其他因素对结果的影响[2-4,8]。O'Bryant 等[9]在高学历人群中验证 MMSE 评估认知功能障碍的效用,传统 MMSE 划分痴呆的分界值为 24 分,显示出中等敏感性(0.66)与高特异性(0.99),检测痴呆的总体正确率为 88.9%;当分界值为 27 分时显示出敏感性和特异性的最佳平衡(分别为 0.89 和 0.91),总体正确率为 90.1%。此外,认知障碍组(痴呆和轻度认知损害)的分界值为 27 分或 28 分可能更合适。因此,接受大学教育的老年患者如果出现认知能力下降(由他们自己或他人报告),并且 MMSE 得分低于 27 分时,其发展为痴呆的风险更高,应该转诊进行全面的痴呆评估。

三、操作要求

MMSE 需要由经过培训的专业人员来完成。整个测验需要 5~10 分钟,通过面对面直接交谈和纸笔测验进行评估。MMSE 测验项目和使用说明以往并没有通过商业途径提供,本书介绍的是上海交通大学医学院附属精神卫生中心张明园版本[5]。

四、信度和效度

（一）信度

不同研究中，MMSE 的内部一致性信度系数在 0.54 到 0.96 之间，临床样本中相关系数达到 0.96（$n=66$），在受教育年限为 8 年及以上的样本中相关系数为 0.54（$n=269$），社区样本中相关系数为 0.68（$n=274$）和 0.77（$n=4\,917$）[7]。

Folstein 等研究显示，无论是相同还是不同施测者实施测验，MMSE 在 24 小时或 28 天后的重测一致性都令人满意。对于同一个患者，间隔 24 小时施测，两次测验的皮尔逊（Pearson）相关系数为 0.89。为检验其重测信度的可靠性，研究进一步将两次施测换为不同的施测者，两次测验的 Pearson 相关系数仍能达到 0.83。当选择老年抑郁和痴呆患者进行两次 MMSE 施测，且施测时间间隔为 28 天时，Wilcoxon T 得分无显著差异，两次同一个施测者和不同施测者的评分相关性为 0.99[1]。

大量研究表明，无论受试者认知完好还是认知受损，MMSE 均具有良好的可重复性；但重测间隔过长、疾病变化可能对信度估计产生影响。当重测间隔为 2 个月或更短时，各研究可靠性系数通常介于 0.80 和 0.95 之间[7]。

李格等将 MMSE 应用于中国受试者，其重测信度较好，秩相关系数为 0.90[4]。王征宇等[6]的研究表明，无论是联合检查还是重测法，MMSE 的信度均良好，检测结果稳定，具有良好的可重复性，即使间隔 8 个月，两次测验的 Pearson 相关系数仍能达到 0.67。

（二）效度

研究表明 MMSE 与检测认知功能的量表，例如 Blessed 痴呆评定量表（Blessed dementia rating scale）（$r=0.86$）和长谷川痴呆量表（Hastgawa dementia scale）（$r=0.87$），以及检测自我照料能力的日常生活能力量表（activity of daily living scale）（$r=-0.41$）和 Pfeffer 功能活动量表（Pfeffer outpatient disability scale）（$r=-0.54$）等工具之间均具有良好的平行效度（$p<0.001$）[6]。

Tombaugh 等[10]的综述总结了 MMSE 与其他相关测验的平行效度。MMSE 与认知筛查测验的相关系数通常在 -0.93 到 -0.66 之间。MMSE 与智力和记忆测验的相关性尚不统一。Folstein 等[1]的研究中，MMSE 与《韦克斯勒成人智力量表》中言语量表的相关系数为 0.78，操作量表的相关系数为 0.66；一些研究显示，MMSE 与《韦克斯勒记忆量表》也具有中到高度的相关性，部分研究未能获得显著相关性结果。MMSE 得分与神经心理评估中使用的各种认知测验（例如，数字广度、故事回忆和词语回忆）得分之间存在中高度相关性。MMSE 得分与日常生活能力量表得分之间的相关性通常在 0.40 到 0.75。

五、临床应用

（一）国外应用

MMSE 已被翻译成多种语言，并在多个国家和地区得到验证。在实际使用中，研究者会依据测试对象、文化背景修订测验项目的表述内容和评分标准,或使用替代项目。MMSE 与其他神经心理测验相结合,能够对一系列精神疾病患者进行临床诊断和划分,评估其认知功能。MMSE 不仅可用于检查临床认知障碍,还可用于初步筛查社区人群的痴呆风险。

一项 meta 分析[11]表明,在社区中使用 MMSE 评估 65 岁以上老年人,以 24 分为分界值时,MMSE 敏感性达到 0.85,特异性为 0.90。根据受教育程度调整后的 MMSE 更适合筛查,敏感性达到 0.97,但假阳性较多,特异性降低至 0.70。MMSE 有助于在低患病率环境中辅助痴呆诊断,但无法单用该量表来确认或排除疾病。若需要进一步识别轻度认知障碍,多数研究更推荐使用蒙特利尔认知评估(Montreal cognitive assessment,MoCA),其在区分轻度认知障碍和无认知障碍个体方面优于 MMSE[12]。

MMSE 对中度和重度认知障碍敏感。美国一项纳入 18 056 名成年人的研究[13]显示,随着年龄的增长,MMSE 得分下降。其中,18~45 岁成年人得分中位数为 29 分。相比之下,65~69 岁老年人得分中位数为 28 分,数据显示出天花板和地板效应。在受教育程度方面,至少受过 9 年教育者的 MMSE 得分中位数为 29 分,受过 5~8 年教育者的 MMSE 得分中位数为 26 分,受教育年限为 0~4 年者的 MMSE 得分中位数为 22 分。

Park 等[14]采用智能手机远程实施 MMSE,结果显示该方法与面对面施测同样有效,尤其适用于因距离、成本和移动性限制而无法就诊的患者,但该研究样本量相对较少,且需要受试者会使用智能设备,测试时也更加考验施测者的专业水平。

(二)国内应用

MMSE 于 20 世纪 80 年代被首次引入中国,有张明园版和李格版两个版本[2-4,8]。

张明园版来源于 1986 年起上海交通大学医学院附属精神卫生中心与美国多所院校和机构合作的一项社区老年人痴呆流行病学调查。该版本依据 E.YU 等在芝加哥唐人街和蔡国钧等在上海市虹口区的预实验结果,对量表进行了一定的改动:具体主要将量表中的州、郡、镇改为符合我国国情的省(市)、县(区)、乡镇(街道);将英文的句子复述改为中国式绕口令"四十四只石狮子";取消倒拼单词;把"写一句句子"改为"说一句话",以适应我国文化和语言表达特点[2,3]。目前这一版本得到广泛应用。

李格版由其团队[4,8]引入并修订,应用于北京地区。在这一版本中,由于无对应中文词汇,将原表中的"倒拼词语"删去,且将"100 连续减 7"改为"100-7""93-7"…等 5个独立小问题,简化题目以适应受教育程度较低的老年人[4]。此版本以 17 分作为痴呆分界值。

MMSE 引入国内后被广泛使用。李春波等通过 10 年随访数据,发现时间定向、连续减 7 计算、阅读理解项目对痴呆的预测具有显著性意义[15]。Li 等[16]使用 MMSE 对9 629 名 65 岁及以上中国居民进行筛查,样本来自中国 5 个具有代表性的区域中心(东北为长春,华北为北京,华中为郑州,华南为广州,西南为贵阳),涵盖随机抽样的 30 个城市社区和 45 个农村村庄。研究显示受教育年限、年龄和性别对 MMSE 得分有显著影响。

该研究针对不同受教育年限得出的痴呆筛查分界值比国内其他研究稍低,文盲的分界值为 16 分,1 至 6 年受教育程度的分界值为 19 分,7 年或以上受教育程度的分界值为 23 分(样本量为 5 367 的北京城乡居民调查中[17],每个受教育组别判断痴呆的分界值分别为 19、22、26 分,该分界值取自 60 至 65 岁年龄组中每个受教育组别后 10% 的低分值,通过减少假阴性的数量来提高疾病检测率,具有高敏感性;样本量为 5 055 的张明园版参考 90% 百分位数确定各教育组别的分界值,每个受教育组别判断痴呆的分界值分别为 17、20 和 24 分)。

六、总结

MMSE 是评价患者认知功能的常用工具,主要用于评估老年痴呆患者,它能有效地区分认知障碍与非认知障碍者,可定量评估认知障碍的严重程度,其评分遵循患者认知状态的变化。但 MMSE 对区别正常与 MCI 老年人、MCI 与痴呆老年人的作用有限,还需配合其他认知功能量表进行全面评估。整个测验由言语对话和简单的纸笔测验组成,一般需要 5~10 分钟。MMSE 得分与标准认知测验相关,如《韦克斯勒成人智力量表》。

MMSE 的优点是简洁、快速及易于被患者所接受,能够在短时间内对患者进行全面评估,在临床检查中更有优势,被广泛使用。但由于缺乏标准化、易受教育程度和年龄等因素影响,MMSE 在特殊群体中使用时应注意相关因素对测验结果的影响。

(罗金晶　何燕玲)

参 考 文 献

［1］FOLSTEIN M F, FOLSTEIN S E, MCHUGH P R. "Mini-Mental State": a practical method for grading the cognitive state of patients for the clinician [J]. Journal of Psychiatric Research, 1975, 12 (3): 189-198.

［2］蔡国钧, 张明园, 张少平, 等. MMSE 和 BDRS 的应用效度 [J]. 中国神经精神疾病杂志, 1988 (05): 298-299.

［3］王征宇, 张明园, 瞿光亚, 等. 中文版简易精神状态检查 MMSE 的应用 [J]. 上海精神医学, 1989, 7 (3): 108-111.

［4］李格, 沈渔邨, 陈昌惠, 等. 简易精神状态检查表在不同人群中的试测研究 [J]. 中国心理卫生杂志, 1989 (04): 148-151.

［5］薛海波, 张明园. 简易智力状态检查 (MMSE)// 张明园, 何燕玲. 精神科评定量表手册 [M]. 长沙: 湖南科学技术出版社, 2015, 280-283.

［6］KOHN R, VICENTE B, RIOSECO P, et al. The mini-mental state examination: age and education distribution for a Latin American population [J]. Aging & Mental Health, 2008, 12 (1): 66-71.

［7］KATZMAN R, ZHANG M Y, OUANG YA-QU, et al. A Chinese version of the Mini-Mental State Examination; impact of illiteracy in a Shanghai dementia survey [J]. J Clin Epidemiol, 1988, 41 (10): 971-978.

［8］李格, 沈渔邨, 陈昌惠, 等. 老年痴呆简易测试方法研究——MMSE 在城市老年居民中的测试 [J]. 中国心理卫生杂志, 1988, 2 (1): 13-18.

［9］ O'BRYANT S E, HUMPHREYS J D, SMITH G E, et al. Detecting Dementia With the Mini-Mental State Examination in Highly Educated Individuals [J]. Archives of neurology, 2008, 65 (7): 963-967.

［10］ TOMBAUGH T N, MCINTYRE N J. The Mini-Mental State Examination: A Comprehensive Review [J]. Journal of the American Geriatrics Society, 1992, 40 (9): 922-935.

［11］ CREAVIN S T, WISNIEWSKI S, NOELSTORR A H, et al. Mini-Mental State Examination (MMSE) for the detection of dementia in clinically unevaluated people aged 65 and over in community and primary care populations [J]. Cochrane Database of Systematic Reviews, 2016, 1 (4): 1-182.

［12］ PINTO T C C, MACHADO L, BULGACOV T M, et al. Is the Montreal Cognitive Assessment (MoCA) screening superior to the Mini-Mental State Examination (MMSE) in the detection of mild cognitive impairment (MCI) and Alzheimer's Disease (AD) in the elderly？ [J]. International Psychogeriatrics, 2019, 31 (4): 1-14.

［13］ CRUM R M, ANTHONY J C, BASSETT S S, et al. Population-based norms for the Mini-Mental State Examination by age and educational level [J]. JAMA, 1993, 269 (18): 2386-2390.

［14］ PARK H, JEON S, LEE J Y, et al. Korean Version of the Mini-Mental State Examination Using Smartphone: A Validation Study [J]. Telemedicine journal and e-health, 2017, 23 (10): 1-7.

［15］ 李春波, 张明园, 何燕玲, 等. 10 年前简易精神状态检查量表项目分与痴呆发病关系的多因素分析 [J]. 中华老年医学杂志, 2002 (04): 46-48.

［16］ LI H, JIA J, YANG Z, et al. Mini-Mental State Examination in Elderly Chinese: A Population-Based Normative Study [J]. Journal of Alzheimer's Disease, 2016, 53 (2): 487-496.

［17］ ZHANG Z, HONG X, LI H, et al. The mini-mental state examination in the Chinese residents population aged 55 years and over in the urban and rural areas of Beijing [J]. Chin J Neurol, 1999, 3: 149-153.

第二节　蒙特利尔认知评估

MCI 被认为是介于正常衰老和痴呆之间的过渡状态,对于痴呆的早期诊断或干预具有重要的意义。MCI 的快速筛查建立在对其神经心理特征、诊断和分类的基础上。Petersen 等于 1999 年首先提出 MCI 诊断标准,该标准要求确定 MCI 必须有记忆主诉,最好有一个知情者确认;神经心理测验证实存在客观记忆损害,比年龄和教育匹配正常人群低 1.5 个标准差(standard deviation, SD);总体认知功能基本完好;日常生活活动基本正常;没有痴呆。笔者采用该标准诊断 MCI,比较了不同记忆测验对 MCI 的识别率和转化率的差异,从而提出相对比较好的客体记忆检测方法。2004 年 MCI 国际工作组和 2006 年发表的欧洲阿尔茨海默病协会(European Alzheimer's disease consortium)MCI 工作组提出的 MCI 广义诊断标准包括:有认知功能障碍,但未达到痴呆的诊断标准;患者和 / 或知情人报告且客观检查证实存在认知损害,和 / 或间隔一段时间检查发现有认知功能减退的证据;基本生活能力保持正常、复杂的工具性生活能力可有轻微损伤。

一、概述

蒙特利尔认知评估(MoCA)量表是由 Nasreddine 等 2005 年发表的用于快速筛查

MCI 的评定工具[1]。至 2023 年 4 月,Google 学术显示,Nasreddine 等 2005 年发表的第一篇 MoCA 论文已经被引用 20 558 次,其作为最常用的 MCI 筛查量表当之无愧。然而,MoCA 不适合文盲及低教育程度老人;Nasreddine 等为此编制了适合全部教育程度老人使用的 MoCA- 基础量表(MoCA basic,MoCA-B)[2]。该版本于 2015 年发表,其中文版由笔者引进修订并验证[3]。此外,MoCA 官方网站上还提供盲文版与电子版,目前国内没有引进。

二、评分方法

MoCA-B 评估的认知领域:执行功能、语言、定向、计算、抽象思维、记忆、视知觉、注意和集中,总分 30 分。各认知领域测验和评分方法如下:

【开始时间】在开始给受试者介绍第一部分测验(执行功能)时开始计算时间(时 - 分 - 秒),记录于量表右上角。

1. 执行功能(交替连线测验)

(1)指导语:施测者向受试者说明"请您按照从数字到点并逐渐升高的顺序画一条连线。从这里开始(指向数字 1),从数字 1 连向一个点(指向含有一个点的正方形),再连向数字 2(指向数字 2),之后连向两个点(指向含有两个点的正方形),并一直连下去,到这里结束(指向含有 6 个点的正方形)"。

(2)评分:当受试者完全按照顺序进行连线时给 1 分。当受试者未按顺序连线或出现任何错误时,给 0 分。

2. 即刻回忆

(1)指导语:施测者向受试者说明"这是一个记忆力测验。下面我会给您读 5 个词,您要注意听,一定要记住。当我读完后,把您记住的词告诉我。回答时想到哪个就说哪个,不必按照我读的顺序"。施测者以每秒 1 个词的速度读出 5 个词(桃花、萝卜、沙发、蓝色、筷子)。把受试者回答正确的词在第一试的空栏中标出。当受试者回答出所有的词,或者再也回忆不起来时,把这 5 个词再读一遍,并向受试者说明:"我把这些词再读一遍,努力记住它们并把您记住的词告诉我,包括您在第一次已经说过的词"。把受试者回答正确的词在第二试的空栏中标出。第二试结束后,告诉受试者一会儿还要让他回忆这些词:"请您记住这些词,我之后还会请您回忆这些词"。

(2)评分:这两次回忆不计分。

3. 词语流畅性

(1)指导语:向受试者说明"请您尽可能快、尽可能多地说出您所知道的水果的名称。时间是 1 分钟,准备好了吗?开始。"1 分钟后停止,结束。施测者需记录下受试者所说的所有词语,重复词语不计入得分。

(2)评分:如果受试者 1 分钟内说出的水果名称 ≥ 13 个,计 2 分。如果受试者 1 分钟内说出 8~12 个水果名称,计 1 分。如果受试者 1 分钟内说出的水果名称 ≤ 7 个,计

0 分。

4. 定向

(1)指导语:向受试者说明"不要看手表或钟,请告诉我现在是几点钟了"。然后再问下一个问题:"告诉我现在是哪年,哪月,今天是星期几。"最后再问:"现在告诉我这是什么地方,在哪个城市?"

(2)评分:每正确回答一项给 1 分。时间上多 2 小时或少 2 小时都正确。受试者必须回答精确的星期和地点(医院、诊所、办公室的名称)。当地年月(农历或习俗称法)也正确。

5. 计算

(1)指导语:向受试者说明"想象您有很多 1 元、5 元和 10 元的钱。现在您购买了一个 13 元的东西,需要付给我 13 元,请给我 3 种付款方式。我不会找您零钱,需要您付给我 13 元整。"当受试者提供了一个需要找零钱的付款方式,施测者可以鼓励受试者"还有其他方法吗?"施测者记录下受试者的回答所指编号(①一张 10 元 +3 张 1 元;②两张 5元 +3 张 1 元;③ 1 张 5 元 +8 张 1 元;④ 13 张 1 元)。

(2)评分:如果受试者提供 3 种正确付款方式,计 3 分。如果受试者提供 2 种正确付款方式,计 2 分。如果受试者提供 1 种正确付款方式,计 1 分。如果受试者未提供正确付款方式,计 0 分。

6. 抽象

(1)指导语:让受试者回答每一对词语属于哪一类别。指导语从例词开始。"请您说说橘子和香蕉属于什么类别?"。如果受试者回答的是一种具体特征,那么只能再提示一次:"请再换一种说法,它们还属于什么类别?"如果受试者仍未给出准确回答(水果),则说:"您说的没错,也可以说他们都是水果。"但不要给出其他任何解释或说明。在练习结束后,说:"现在您再说说火车和轮船属于什么类别?"如果受试者仍未给出准确回答,那么只能再提示一次:"请再换一种说法,它们还属于什么类别?"当受试者回答完毕后,再进行后面两组词:"您再说说锣鼓和笛子属于什么类别?"和"您再说说北方和南方属于什么类别?"不要给出其他任何说明或启发。

(2)评分:只对后三组词的回答进行评分。回答正确,每组词分别给 1 分。只有下列的回答被视为正确:

①火车和轮船:交通工具,旅行用的,运输工具,客运工具。

②锣鼓和笛子:乐器,娱乐工具。

③北方和南方:方向,地方,地点,地理位置。

下列回答不能给分:

①火车和轮船:它们都是钢铁做的,它们都有发动机,它们都耗汽油。

②锣鼓和笛子:它们都是木头或其他材料做的,它们都可以发声音。

③北方和南方:地理。

7. 延迟回忆

(1)指导语:向受试者说明"刚才我给您读了几个词让您记住,请您再尽量回忆出这些词。如果您不记得所有词语和它们的顺序,也不需要紧张。"对未经提示而回忆正确的词,在下面的空栏中打钩(√)做标记。

(2)评分:在未经提示下自由回忆正确的词,每词给 1 分。

(3)线索回忆指导语:在延迟自由回忆之后,对于未能回忆起来的词,通过语义分类线索鼓励受试者尽可能地回忆。经分类提示或多选提示回忆正确者,在相应的空栏中打钩(√)做标记。对所有未能回忆起来的词进行线索回忆。先进行分类提示,如果仍不能回忆起来,再进行多选提示。例如:"下列词语中哪一个是刚才记过的:桃花,菊花,梅花?"各词的分类提示和 / 或多选提示如下:

分类提示	多选提示
梅花:一种花	桃花、梅花、菊花
萝卜:一种蔬菜	南瓜、洋葱、萝卜
沙发:一种家具	桌子、沙发、椅子
蓝色:一种颜色	蓝色、绿色、红色
筷子:一种厨房用具	刀子、勺子、筷子

(4)线索回忆评分:线索回忆不计分。线索回忆只用于临床目的,为施测者分析记忆障碍类型提供进一步的信息。对于提取障碍导致的记忆缺陷,线索可提高回忆成绩;如果是编码障碍,则线索无助于提高回忆成绩。

8. 视知觉

(1)指导语:施测者指向视知觉测验图片,并告诉受试者"现在请您看这张图。图片里有很多重叠在一起的物品。请尽可能地把它们找出来。如果您不知道它们的名字,可以指出它们的轮廓或告诉我它们的功能。不能旋转图片。你可以慢慢做,但时间不超过 2 分钟。准备好了吗? 开始。"为缓解受试者紧张情绪,指导语设置"时间不超过 2 分钟",实际测验时间为 1 分钟,指导语结束 1 分钟后停止测验。受试者不能旋转图片,不能告知受试者总共有 10 项物品。在视知觉部分计分表上用数字记录每个正确回答的顺序。

(2)评分:图片中有 10 个物品,分别是剪刀、杯子、T 恤(衬衣、内衣)、手表、香蕉、叶子(树叶)、台灯、钥匙(锁匙)、蜡烛和调羹(勺子)。

　　如果受试者找出 9~10 个物品,计 3 分。

　　如果受试者找出 6~8 个物品,计 2 分。

　　如果受试者找出 4~5 个物品,计 1 分。

　　如果受试者找出 3 个或 3 个以下物品,计 0 分。

9. 命名

(1)指导语:自左向右从上到下指着测验用图片问受试者:"请您告诉我这个动物的名字"。

（2）评分：每答对一个给 1 分。正确回答是：①斑马［马和驴不得分］；②孔雀［鸟不得分］；③老虎［猎豹、美洲豹和黑虎不得分］；④蝴蝶［昆虫不得分］。

10. **注意**

（1）指导语 1：指向附录中白色背景的数字，并向受试者说明"请看向这些白色背景的数字。现在要您大声读出圆形中的数字，正方形和三角形中的数字不要读。从这里开始（指向数列开头①），到这里结束（指向数列结尾⑤）。开始。"

（2）评分：如果完全正确或只有一次错误，计 1 分。如果有 2 个或 2 个以上错误，计 0 分。错误是指读非圆形中的数字、跳过圆形中的数字而没有读、朗读数字顺序错误或读之前的数字。记录下错误数量。

（3）指导语 2：指向测验用黑色背景的数字，并向受试者说明"请看向这些黑色背景的数字。现在要您大声读出圆形和正方形中的数字，三角形中的数字不要读。从这里开始（指向第一行数列开头△3），到这里结束（指向第二行数列结尾△5）。开始。"

（4）评分：如果有 2 个或 2 个以下错误，计 2 分。如果有 3 个错误，计 1 分。如果有 4 个或 4 个以上错误，计 0 分。错误是指读非圆形或正方形中的数字、跳过圆形或正方形中的数字而没有读、朗读数字顺序错误或读之前的数字。记录下错误个数。

【结束时间】在受试者完成最后一项测验（注意）时停止计算时间（时 - 分 - 秒），计算测验时间（分钟，秒），记录于量表右下角。

【MoCA-B 附加条件】除非有特殊要求，每个项目测验指导语只能重复一遍。

【总分】把右侧栏目中各项得分相加即为总分，满分 30 分。

为校正教育程度所致偏移，如果受试者受教育年限 ≤ 4 年则加 1 分，最高分为 30 分。如受试者不识字，无论其受教育年限为多少，总分额外增加 1 分，最高分为 30 分。不识字定义为在日常生活无法流利读或写。

三、操作要求

MoCA 至少有 7 个中文版，各种版本都可以很方便地在 MoCA 官方网站上下载，MoCA-B 的操作步骤也见于官方网站，详见上述，测验时间约 15 分钟。

四、信度和效度

1. **MoCA**　MoCA 内部一致性信度好，Cronbach's α 系数为 0.83。项目分析发现，连线、画钟、画立方体、命名、延迟回忆、流畅性、相似性和定向项目在正常组、MCI 组、AD 组之间有显著差异。AD 组表现最差，MCI 组次之；数字广度、注意维持、连续减 7 项目，在正常组与 MCI 组之间没有显著差异，在 MCI 组与 AD 组之间有显著差异；延迟回忆是识别 MCI 最敏感的项目。Nasreddine 等对 26 名受试者间隔（35.0 ± 17.6）天复测 MoCA 发现，第 2 次测验 MoCA 总分平均提高（0.9 ± 2.5）分，两次评估相关系数为 0.92。

Nasreddine 等对 90 例健康对照、94 例 MCI［其中单领域遗忘型轻度认知损害（amnestic mild cognitive impairment with single domain，aMCI-SD）90 例、多领域遗忘型轻度认知损害（amnestic mild cognitive impairment with multiple domain，aMCI-MD）4 例、多领域非遗忘型轻度认知损害（non-amnestic mild cognitive impairment with multiple domain，naMCI-MD）0 例］和 93 例轻度 AD 进行 MoCA 检查，发现以 MoCA 总分 ≤26 分作为分界值，敏感性 90%，特异性 87%。Lees 等进行 meta 分析表明，MoCA 总分 <22 时，识别认知损害的敏感性为 0.84（95% 置信区间 0.76~0.89），特异性为 0.78（95% 置信区间 0.69~0.84）。MoCA 总分 <26 时，敏感性为 0.95（95% 置信区间 0.89~0.98），特异性为 0.45（95% 置信区间 0.34~0.57）。

2. MoCA-B　MoCA-B 在泰国的信度和效度研究显示，重测信度是 0.91，内部一致性信度是 0.82。MoCA-B 总分不受教育程度影响，与年龄或教育都没有显著相关性。分界值为 24/25 分时，识别 MCI 的敏感性 81%，特异性 86%，受试者操作特征曲线（receiver operating characteristic curve，ROC curve）的曲线下面积为 0.90。中文版根据不同教育程度制定分界值，见表 2-2-1。

表 2-2-1　MoCA-B 中文版区分正常组、MCI 组、轻度 AD 组、中重度 AD 组的分界值

组别	低教育组（≤6 年）	中学组（7~12 年）	大学组（>12 年）
正常组	30~20	30~23	30~25
MCI 组	19~14	22~16	24~17
轻度 AD 组	13~11	15~12	16~14
中重度 AD 组	≤10	≤11	≤13

五、临床应用

自从 2005 年正式发表以来，国内外已经有大量研究证实 MoCA 在识别 MCI 方面优于 MMSE、剑桥认知检查（the cognitive and self-contained part of the Cambridge examination for mental disorders of the elderly，CAMCOG）、画钟测验（clock drawing test，CDT）、言语流畅性测验（列举动物或水果）、Pfeffer 功能活动问卷（function activities questionnaire）等常用筛查量表[4]。

MoCA 在其他应用方面也积累了不少资料，比如 2014 年 Del Brutto 等调查了 311 名厄瓜多尔社区老人，最终 241 名受试者［平均年龄（69.2 ± 7.5）岁，其中 199 名老人为小学教育程度］纳入分析，该人群 MoCA 平均得分为（18.5 ± 4.7）分；在控制各种潜在影响因素后，发现 MoCA 总分和主要领域分（除抽象以外）与中重度全脑皮质萎缩（global cortical atrophy）程度显著相关。2015 年 Hollis 等对出事故的驾车者进行认知功能调查，发现 MoCA，而非 MMSE 可以预测驾车安全状况。

国内对 MoCA 的分界值有争议,22 分似乎比 26 分好。贾建平等于 2012 年进行了基于社区的大样本调查,共纳入 8 411 例 65 岁及以上的社区老人(6 283 例认知功能正常,1 687 例 MCI,441 例痴呆),所得分界值为:教育程度为文盲者,13/14 分;1~6 年者19/20 分;≥7 年者 24/25 分,敏感性 83.8%,特异性 80.5%。笔者 2009 调查在 5 年 ≤ 教育程度 ≤ 8 年、9 年 ≤ 教育程度 ≤ 12 年、教育程度 ≥ 13 年的老人中,MoCA 总分的分界值分别为 ≤ 21 分、22 分、23 分,得到的识别 MCI 的敏感性为 76.0%[其中识别 aMCI-SD 的敏感性 70%,识别 aMCI-MD 的敏感性 93%,识别非遗忘型轻度认知损害(non-amnestic mild cognitive impairment,naMCI)的敏感性 55%],特异性为 80%。

MoCA 的另一个缺点是文盲和低教育程度老人中部分项目不适合,如模仿立方体和画钟对于没有书写经验的老人是不能完成的,连线和相似性的指导语也不容易为低教育程度老人所理解。虽然信息加工和反应速度是 naMCI 最敏感的指标之一,但是 MoCA的所有项目是不计时的,总耗时数的延长往往被忽视了。低教育程度者人为加 1 分或 2分,保持原来的分界值,显然不能解决文盲老人的评估问题。唐牟尼教授 2014 年发表的流行病学研究样本中,文盲组占 40%,小学组占 38%,中学及以上组只占 22%,结果显示 MMSE 对文盲组 MCI 的识别优于 MoCA,另 2 组无显著差异。王华丽教授的小样本研究得到类似结果。结合贾建平教授 2012 年发表的常模,文盲组识别 MCI 的分界值仅13/14 分;显然不是增加 1~2 分可以调整过来的。

对于 MCI 的识别,笔者同时采用 MoCA-B 中文版与 MoCA 中文版,并以全套神经心理测验为"金标准",发现 MoCA-B 中文版优于 MoCA 中文版,原因如下:

1)计算项目:MoCA 采用的"100 连续减 7"有天花板效应,而 MoCA-B 的计算项目包含多种计算组合,项目难度增加,更具有鉴别力;两版本比较研究发现,MCI 与正常受试者在 MoCA "100 连续减 7"项目上表现差异无统计学意义,而在 MoCA-B 的计算项目上,MCI 的表现明显较正常受试者差。

2)流畅性项目:MoCA 中文版采用列举动物,超过 11 个满分,容易出现天花板效应,两版本比较研究显示 78.1% 的 MCI 此项目可达到满分;而 MoCA-B 列举水果,评分时增加梯度,超过 12 个满分,8~12 个 1 分,8 个以下 0 分,结果显示仅有 26.4% 的 MCI 该项目达到满分,故 MoCA-B 的流畅性评分区分度更好。

3)至于延迟回忆,尽管词语难度不同,MoCA-B 的词语接受度更好,但不影响识别MCI 的敏感性与特异性[5]。

与 MMSE 一样,MoCA 的分析指标是总分:把各项得分相加即为总分,满分 30 分。量表设计者的英文原版应用结果表明,如果受教育年限 ≤ 12 年则加 1 分,最高分为 30分。≥26 分属于正常。MoCA 已经在国内不少单位使用,常常采用项目分代替因子分的情况。事实上,项目分并不反映相应的认知领域,如 MoCA 的简短连线项目和相似性项目与完整的连线测验和相似性测验相关性极低。所以,MoCA 不能用于区分 MCI 亚型。MoCA 所有项目不计时,而信息加工速度是执行功能[非痴呆血管性认知损害(vascular cognitive impairment-no dementia）主要缺损领域］最敏感的指标。2012 年 Pendlebury 等以美国国立神经疾病和卒中研究院 - 加拿大卒中网（national institute of neurological disorders and stroke-Canadian stroke network）的血管性认知损害（vascular cognitive impairment）标准化神经心理测验为"金标准"诊断血管性轻度认知损害,91 例短暂性脑缺血发作或卒中患者中,39 例（42%）有 MCI,其中多领域 MCI 为 19 例,单领域 MCI 为 20 例；MoCA 用于识别 MCI 的敏感性为 77%,特异性为 83%,而 Addenbrooke 认知功能检查修订版（Addenbrooke's cognitive examination revised,ACE-R）识别 MCI 的敏感性为 83%,特异性为 73%。由于缺乏加工速度指标,这 2 种筛查测验对单领域受损 MCI 均不敏感[6]。

六、总结

人进入老年期以后,躯体和精神疾病增多,轻度的视听力障碍、脑动脉硬化、情绪问题等相当普遍,这会对细致的、敏感的认知功能检测结果产生一定的影响,增加 MCI 识别和界定的难度,这也是影响各种筛查测验的敏感性和特异性的共同原因。

因为筛查量表的项目与编制原则都相对简单,现有筛查量表有许多局限性（如许多项目不能用于文盲老人）,有些研究者认为可以自己编制有自主知识产权的版本,比如,跨文化版本或低教育版本,这需要认知心理学的理论创新与团队力量的推广,否则很难成功。

（郭起浩　陈科良）

参 考 文 献

［1］NASREDDINE Z S, PHILLIPS N A, BÉDIRIAN V, et al. The Montreal Cognitive Assessment, MoCA: a brief screening tool for mild cognitive impairment [J]. J Am Geriatr Soc, 2005, 53 (4): 695-699.

［2］JULAYANONT P, TANGWONGCHAI S, HEMRUNGROJN S, et al. The Montreal Cognitive Assessment-Basic: A Screening Tool for Mild Cognitive Impairment in Illiterate and Low-Educated Elderly Adults [J]. J Am Geriatr Soc, 2015, 63 (12): 2550-2554.

［3］CHEN K L, XU Y, CHU A Q, et al. Validation of the Chinese Version of Montreal Cognitive Assessment Basic for screening mild cognitive impairment [J]. J Am Geriatr Soc, 2016, 64: 285-290.

［4］LEES R, SELVARAJAH J, FENTON C, et al. Test accuracy of cognitive screening tests for diagnosis of dementia and multidomain cognitive impairment in stroke [J]. Stroke, 2014, 45: 3008-3018.

［5］HUANG L, CHEN K L, LIN B Y, et al. Chinese Version of Montreal Cognitive Assessment Basic for discrimination among different severities of Alzheimer's disease [J]. Neuropsychiatric Disease and Treatment, 2018, 14: 2133-2140.

［6］PENDLEBURY S T, KLAUS S P, THOMSON R J, et al. Methodological factors in determining risk of dementia after transient ischemic attack and stroke:(Ⅲ) applicability of cognitive tests [J]. Stroke, 2015, 46: 3067-3073.

第三节　Blessed 常识 - 记忆 - 注意测验

Blessed 常识 - 记忆 - 注意测验(information-memory-concentration test,IMCT)由英国医生 Blessed 和 Roth 于 1968 年编制[1,2],主要用于筛查认知功能缺损,适用于老年痴呆的早期筛查。本量表是 Blessed-Roth 痴呆评定量表(Blessed-Roth dementia rating scale,BRDRS)的认知功能部分,最早的 BRDRS 还包括了功能评定量表部分,但功能评估部分目前使用较少,故此处我们只介绍认知功能部分的 IMCT。

一、概述

最早编制的 IMCT 包括 29 个条目,主要用于评估定向、记忆和注意力。定向方面问题包括人物(本人姓名、年龄)、时间(测验时的钟点、上午 / 下午、星期几、日期、月份、季节、年份)和地点(测验所在城市名称、地点名称、类别和受试者所居住街道)。记忆涵盖的问题包括:①远近期个人信息(出生日期、出生地点、既往就读学校、就业单位及单位所在城市名称,以及配偶和亲属的姓名);②非个人常识信息(第一次和第二次世界大战日期及国王、首相姓名);③记忆新信息的能力(含有 5 个要素的姓名和地址,以及 5 分钟后对这些内容的回忆)。注意力包括从 1 数到 20 和从 20 倒数至 1,以及倒数英文 12 个月份名称。

IMCT 美国修订版由 Paula Fuld 发表于 1978 年[3]。美国修订版将原 29 项测验改编成 26 项测验,去除了 3 项无法核实的内容,包括就业单位、单位所在城市名称以及两位家庭成员的姓名,并把国王和首相姓名改为总统和副总统的姓名。此外,根据 IMCT 单项结果对总分的线性回归预测分析,加州大学圣地亚哥分校的 Katzman 教授于 1983 年制定并发表了包括 6 项条目的 Blessed 测验简易版本[4],内容包括定向(上 / 下午、月份、年份)、记忆(包括 5 个要素的姓名和地址记忆)以及注意能力(从 20 至 1 的倒数和月份倒数)。

1987 年张明园教授在中美合作上海老年痴呆研究中首次将 IMCT 引入中国。中文版在美国 Fuld 的 26 项修订版[3]基础上翻译,并根据中国国情对部分条目做了修改和补充[5,6]。由于检测者无法核实受试者回答是否正确,删除"告诉你的名字""你在哪里出生?""你曾经就读的学校"和"就职单位的所在地"几个条目。增加受试者"所居住街道名称""目前在哪一层楼"以及"户主姓名"。同时对一些常识事件进行修订,将第一次和第二次世界大战日期改为"抗日战争胜利"和"中华人民共和国成立"的年份。同时,由于英文月份倒数在中文中与数字倒数相同,故这一项更改为 5 种颜色(红黄蓝白黑)倒叙[7]。中文版 IMCT 于 1994 年又进行了修订[8],修订版又加入了 3 项问题,包括患者姓名、被测者居住的省份和门牌号。

二、评分方法

IMCT 的计分方法是以错误分总数来计算认知功能的损害程度。分数越高,说明患者的认知损害越严重。大多数条目是以正确计 0 分和不正确计 1 分来计算的,包括 5 个要素的邮寄收信人姓名和地址,每一成分错误计 1 分,最高可计 5 分;而从 1 数到 20、从 20 倒数至 1 及月份倒数 3 个条目各计 0~2 分。因此,IMCT 最早的 29 项版本总分为 0 分最佳到 37 分最差。美国 Fuld 的 26 项修订版本总分为 0~33 分。Katzman 教授编写的 6 项简易版本,加权总分为 0 分最佳至 28 分最差。1987 年 IMCT 中文版为 25 项,总分为 0 至 33 分。1994 年新修改版 IMCT 的总分为 0 至 36 分。

三、操作要求

这项测验可以由健康专业人员,或者非健康专业人员经过培训来完成测量和计分。IMCT 操作大约 10 分钟,可以通过面对面直接交谈或者电话交谈进行检测。有研究比较了 35 例老年痴呆患者面对面直接测验和过后电话交谈的测验结果,两者相关系数达到 0.96。简易版本大约可在 5 分钟内完成。IMCT 及其使用说明并没有通过商业途径提供。发表于 1968 年和 1988 年的英国版本、1978 年的美国版本和 1983 年的美国简易版本上有具体的量表条目和操作方法介绍。

四、信度和效度

(一)信度

几项研究对不同程度的老年痴呆患者在间隔 1~6 周后重测 IMCT,它们的 IMCT 重测信度系数在 0.82~0.96 之间;其中一项研究把 IMCT 的前半部分和后半部分做相关系数检验为 0.89。另外两项研究应用简易版本对老年痴呆患者间隔 1 个月重测,所得重测信度系数为 0.77~0.83。以上结果均说明此量表的信度良好。

(二)效度

有多项研究比较了 IMCT 和其他一些评估认知损害的量表在老年痴呆中的应用,发现 IMCT 和 MMSE 之间的相关系数为 -0.88 到 -0.73,和认知能力筛查量表(cognitive capacity screening examination)的相关系数为 -0.81 到 -0.73,和 BRDRS 的相关系数为 -0.79[9,10]。

另外,有 4 项研究对 IMCT 简易版本和 MMSE 在美国老人院中患有痴呆的患者和非痴呆的健康老年人群进行了比较,发现 IMCT 简易版本和 MMSE 的相关系数在 -0.93 至 -0.83 之间。有多项研究证明临床诊断为痴呆的老年人与正常老年人 IMCT 的检测结果有显著差异,痴呆患者存在显著损害。在一项美国老年痴呆和正常人群的比较中,发现约 97% 生活在社区中年龄在 68~93 岁之间的正常老人的 IMCT 错误总分小于 9。根据这一发现,IMCT 筛选认知损害的分界值为 10 分。该分界值区分老年痴呆和正常老年人群的敏感性达 88.6%,特异性达 94.4%。

此外,还有几项研究证明 IMCT 结果与老年痴呆患者的神经病理性定量改变有显著的相关性。其中研究发现,IMCT 的分数与老年痴呆患者大脑解剖中发现的神经斑块数量有明显的相关性。有多项研究还证明 IMCT 的分数与老年痴呆患者大脑中不同区域的神经纤维斑块的密度及大脑皮质中 β 淀粉样变的程度有显著相关,相关系数为 0.73~0.93。另有两项研究测验比较了部分老年痴呆患者和抑郁症的老年患者,结果显示,IMCT 分数与大脑皮质中乙酰胆碱转换酶的活性也呈高度相关,相关系数达 0.81[11,12]。

不同研究还使用 IMCT 比较 1 到 6 年不同随访间隔的老年痴呆患者的认知功能情况,发现 IMCT 结果呈线性下降趋势,它的年下降率为 3.0~4.4 分。在另一项研究中,用 IMCT 简易版本随访观察来自不同地区和不同人种的临床诊断为老年痴呆的患者,也发现他们的简易版本平均年下降率为 2.5 分[13]。

五、临床应用

(一) 国外应用

IMCT 经实践检验是一项有效、简易而且可靠的认知功能筛查检测工具,已被广泛验证与老年痴呆的神经病理改变(包括大脑结构中的神经纤维斑块和 β 淀粉样变)、痴呆严重程度具有高度相关。IMCT 也是最早介绍用来筛查老年痴呆神经认知功能改变的量化评估量表。故在老年痴呆临床和研究中曾广泛应用。后来编制的 MMSE,有 10 项问题与 IMCT 中定向问题基本一致。近年来,IMCT 作为老年痴呆临床和研究的筛查工具使用有所下降,主要原因是 IMCT 更侧重于测验即刻和词语记忆及注意能力。而对阿尔茨海默型痴呆的其他认知损害以及非阿尔茨海默型痴呆认知损害,如非词语记忆、视觉空间能力、结构图形识别、语言和执行功能等都不包括在 IMCT 中。因此,在评估筛查非阿尔茨海默型痴呆并怀疑有其他类型痴呆患者时(例如皮克病、进行性核上性麻痹、帕金森病及皮质下痴呆等),IMCT 可能不敏感,这是因为这些非阿尔茨海默病型痴呆引起的词语记忆损害程度较轻,但伴较严重的其他认知领域损害。

(二) 国内应用

在 1987 年上海老年痴呆研究中,IMCT 和 MMSE 一样,同样发现 IMCT 的错误分数与教育程度呈明显的相关性。对最终诊断为老年痴呆患者的比较发现,在三组不同教育程度的受试者中,分别以 8 分、12 分和 15 分作为中学或中学以上、小学以下和文盲组错误分的阳性筛查标准,所得敏感性分别为 100%、75.0%、72.1%,特异性分别为 71.4%、89.7%、70.2%。此结果说明 IMCT 中文版在中国人群中,作为痴呆的筛查工具效度也很理想。

1994 年新修改版 IMCT 的总分为 0~36 分,其中筛选阳性判断标准为:中学或以上教育程度错误分 ≥ 10 分,小学以下教育程度错误分 ≥ 13 分,文盲错误分 ≥ 17 分。

六、总结

IMCT 作为最早编制的老年痴呆认知功能的筛查评估量表,具有良好的信度和效度,它的操作仅需 5~10 分钟,中文版引入国内较早,并用为老年痴呆筛查和认知功能变化的评估工具。由于 IMCT 不需要具体操作,以询问为主,除可作为常规认知功能筛查外,尤为适合电话筛查。它的局限性在于 IMCT 主要以测量言语记忆、定向和注意有关的认知功能领域,故而对其他类型痴呆(包括皮克病、帕金森病及皮质下痴呆)相关的认知损害可能不太敏感。

（金　华）

参 考 文 献

［1］BLESSED G, TOMLINSON B E, ROTH M. The association between quantitative measures of dementia and of senile change in the cerebral grey matter of elderly subjects [J]. The British Journal of Psychiatry, 1968, 114 (512): 797-811.

［2］BLESSED G, TOMLINSON B E, ROTH M. Blessed-Roth Dementia Scale (DS)[J]. Psychopharmacol Bull, 1988, 24 (4): 705-708.

［3］FULD P A. Psychological testing in the differential diagnosis of the dementias [J]. Alzheimer's disease: senile dementia and related disorders, 1978, 7: 185-193.

［4］KATZMAN R, BROWN T, FULD P, et al. Validation of a short Orientation-Memory-Concentration Test of cognitive impairment [J]. The American journal of psychiatry, 1983, 140 (6): 734-739.

［5］JIN H, ZHANG M Y, QU G Y, et al. Cross-cultural studies of dementia: Use of a Chinese version of the Blessed-Roth Information-Memory-Concentration test in a Shanghai dementia survey [J]. Psychology and aging, 1989, 4 (4): 471-479.

［6］ZHANG M, KATZMAN R, SALMON D, et al. The prevalence of dementia and Alzheimer's disease in Shanghai, China: impact of age, gender, and education [J]. Annals of Neurology: Official Journal of the American Neurological Association and the Child Neurology Society, 1990, 27 (4): 428-437.

［7］张明园, 瞿光亚. 几种痴呆测试工具的比较 [J]. 中华神经精神科杂志, 1991, 24 (4): 194-196.

［8］张明园, Elena Yu, 何燕玲. 痴呆的流行病学调查工具及其应用 [J]. 上海精神医学, 1995, 7 (A01): 1-62.

［9］THAL L J, GRUNDMAN M, GOLDEN R. Alzheimer's disease A correlational analysis of the Blessed Information-Memory-Concentration Test and the Mini-Mental State Exam [J]. Neurology, 1986, 36 (2): 262-262.

［10］LESHER E L, WHELIHAN W M. Reliability of mental status instruments administered to nursing home residents [J]. Journal of consulting and clinical psychology, 1986, 54 (5): 726-727.

［11］JACOBS J W, BERNHARD M R, DELGADO A, et al. Screening for organic mental syndromes in medically ill [J]. Ann Intern Med, 1977, 86 (1): 40-46.

［12］VILLARDITA C, LEMEO C. Alzheimer's Disease: Correlation analysis of three screening tests and three behavioral scales [J]. Acta Neurol Scand, 1992, 86 (6): 603-608.

［13］SALMON D P, THAL L J, BUTTERS N, et al. Longitudinal evaluation of dementia of the Alzheimer type: a comparison of 3 standardized mental status examinations [J]. Neurology, 1990, 40 (8): 1225-1230.

第四节 Addenbrooke 认知功能检查

Addenbrooke 认知功能检查(Addenbrooke's cognitive examination,ACE)是 1990 年由 J.R.Hodges 等开发的认知筛查工具,吸收 MMSE 所有项目并扩展记忆、语言和视觉空间能力项目,同时增加言语流畅性项目[1]。出于对测验项目跨文化传播的考虑,2006 年发表 Addenbrooke 认知功能检查修订版(Addenbrooke's cognitive examination revised,ACE-R)[2]。2012 年由于版权原因移除 MMSE 项目,代之以难度与意义相近的项目,同时改进复述、理解和视觉空间能力项目,形成第 3 个版本,即 ACE-Ⅲ[3],主要用于认知损害的筛查。

一、概述

2008 年黄越教授取得 ACE 量表原作者授权后修订 ACE-R 中文版,但未发表论文。2012 年瑞金医院王刚教授与黄越教授一起修订 ACE-Ⅲ,并于 2014 年发表信度和效度验证论文[4]。此后,国内绝大部分有关 ACE 量表的研究多采用这个版本。

2018 年笔者与黄越教授以其修订的 ACE-R 中文版为基础,修订少数条目,形成 2018 年 ACE-Ⅲ 中文版[5]。主要修订内容包括:① 2008 年版 ACE-R 中 3 个词语分别是"橘子、钥匙和球";为与张明园版 MMSE 保持一致,2018 年 ACE-Ⅲ 中文版改为"皮球、国旗、树木"。② 2008 年版 ACE-R 中顺行性记忆姓名与地址是"王 / 春 / 明 / 北京市 / 海淀区 / 哈尔滨路 /18 号";考虑到姓名与地址的虚构性质,2018 年 ACE-Ⅲ 中文版改为"林 / 开达 / 老师 / 贵阳市 / 南明区 / 金山路 /48 号",并包含 3 种供回忆和再认的选项(表 2-4-1)。③ 2008 年版 ACE-R 言语流畅性是列举包含"车"字的词语与成语;为减少语义成分的影响,2018 年 ACE-Ⅲ 中文版改为列举包含"发"字的词语与成语。④ 2008 年版 ACE-R 感知能力采用原版的缺笔英文单词;考虑到国内外语言文字差异,2018 年 ACE-Ⅲ 中文版改为缺笔中文字。

2018 年 ACE-Ⅲ 中文版之所以选择 ACE-R 为基础,是因为 ACE-R 包含了国内广泛应用的张明园修订版 MMSE 的项目(1975 年英文版的修订版已经超过英文版的版权保护期、不存在版权问题),ACE 完成后可以得到 MMSE 总分。而 2012 年版 ACE-Ⅲ 尽管包含 MMSE 检测的认知功能,但测验材料不同,获得的 MMSE 得分与张明园版本不同,需要重新验证信度和效度以及分界值。

表 2-4-1 供回忆和再认的选项

林开达	南阳市	南明区	湖山路	68 号
赵康民	贵阳市	新华区	龙山路	58 号
李建国	东阳市	乐安区	金山路	48 号

二、评分方法

2018 年 ACE-Ⅲ 中文版包含 22 个项目,其中,来源于 MMSE 的条目使用与原量表一致的评分方法。大部分条目的评分方法见记录纸(表 2-4-2)。动物流畅性中每说出 3 个动物得 1 分。音素流畅性中每说出 2 个包含"发"的词语得 1 分。命名项目中每正确命名 1 幅图画得 1 分(图 2-4-1)。顺行性记忆姓名与地址评分中,即刻回忆和延迟回忆各 7 分,再认 5 分;逆行性记忆每回答出一位著名人物得 1 分。语言理解部分每回答正确一个问题得 1 分。在视觉空间能力项目中,临摹三维立方体的评分标准为立方体必须要有 12 条线,即使图形并不完美也计 2 分,如果画出的图形少于 12 条线,但存在立方体的基本形状,计 1 分(图 2-4-2)。画钟项目中钟面合适、数字在圆内、数字位置正确、指针有分针和时针、长短有别、指向正确数字各计 1 分。另外还包括数黑点个数(图 2-4-3)和识别缺笔中文字(图 2-4-4)各 4 分。2018 年 ACE-Ⅲ 中文版的分值范围为 0~100 分,得分愈高愈好;同时可生成 5 个认知域的因子分:①注意力 18 分;②记忆力 26 分;③言语流畅性 14 分;④语言能力 26 分;⑤视觉空间能力 6 分(表 2-4-3)。分数越低,说明患者的认知损害越严重。

表 2-4-2　2018 年 Addenbrooke 认知功能检查第三版(ACE-Ⅲ)中文版

领域	项目	MMSE 评分	ACE-Ⅲ 评分
时间定向 (5 分)	(1)今年的年份？ ____年 (2)现在是什么季节？ 季节____ (3)现在是几月？ ____月 (4)今天是几号？ ____日 (5)今天是星期几？ ____		
地点定向 (5 分)	(6)现在我们在哪个省、市？ ____ (7)你住在什么区(县)？ 区(县)____ (8)住在什么街道？ 街道(乡)____ (9)我们现在是第几层楼？ 楼层____ (10)这儿是什么地方？ 地址(名称)____		
即刻记忆 (3 分)	指导语:现在我要说三样东西的名称,在我讲完之后,请你重复说一遍,请你记住这三样东西,因为等一下要再问你的。(以第一次答案记分)。 (11)皮球____ (12)国旗____ (13)树木____		
计算 (5 分)	指导语:现在请你从 100 减去 7,然后从所得的数目再减去 7,如此一直计算下去,把每一个答案都告诉我,直到我说"停"为止。 (14)93____ (15)86____ (16)79____ (17)72____ (18)65____		

续表

领域	项目	MMSE 评分	ACE-Ⅲ 评分
延迟回忆 (3 分)	指导语:现在请你告诉我,刚才我要你记住的三样东西是什么? (19)皮球____ (20)国旗____ (21)树木____		
流畅性 (7 分)	(22~28)指导语:"请你说出尽可能多的动物的名称。现在开始,时间为 1 分钟"(每 3 个得 1 分)。	—	
流畅性 (7 分)	(29~35)(施测者把写有"发"大字的卡片交给受试者。) 指导语:请你说出尽可能多的包含"发"字的词语。现在开始,时间为 1 分钟(每 2 个得 1 分)。	—	
即刻记忆 (7 分)	(36~42)指导语:我要说一个名字和地址,我说完之后请你重复说一遍,并请你尽可能记住,我以后会再请你回忆。 注意:可以重复 3 次。只对第三次回忆评分。前 2 次的回答亦予记录。 林__开达__老师__住在贵阳市__南明区__金山路__48 号____ 林__开达__老师__住在贵阳市__南明区__金山路__48 号____ 林__开达__老师__住在贵阳市__南明区__金山路__48 号____	—	
远期记忆 (4 分)	(43)现任国家主席的名字____ (44)第一任中华人民共和国主席的名字____ (45)中国历史上唯一的女皇帝的名字____ (46)现任美国总统的名字____	—	
语言 - 执行 指令 (3 分)	(施测者说下面一段话,并给受试者一张空白纸,不要重复说明,也不要示范。) (47)用右手拿这张纸____ (48)再用双手把纸对折____ (49)将纸放在大腿上____		
语言 (1 分)	(50)请你说一句完整的、有意义的句子(句子必须有主语、动词)。 记下句子_____		
语言 - 复述 (1/5 分)	指导语:现在我要说五句话,每说完一句请你清楚地重复一遍。 (51)知足天地宽____ (52)春江水暖鸭先知____ (53)业精于勤荒于嬉____ (54)吃葡萄不吐葡萄皮____ (55)四十四只石狮子____ (MMSE 仅评最后一句)		
语言 - 命名 (2/12 分)	请受试者说出下列图画的名称,每答对一个计 1 分。 (56)铅笔____ (57)书(或书本)____ (58)熊猫____ (59)企鹅____ (60)锚____		

续表

领域	项目	MMSE 评分	ACE-Ⅲ 评分
语言 - 命名 (2/12 分)	(61) 骆驼或单峰骆驼____ (62) 竖琴____ (63) 犀牛____ (64) 桶(或木桶或浴盆)____ (65) 皇冠(或王冠)____ (66) 鳄鱼(或短吻鳄)____ (67) 手风琴____ (MMSE 仅评前两个)		
语言 (4 分)	请受试者指出上述图片中: (68) 哪个是国王戴的?____ (69) 哪个动物生活在中国四川卧龙?____ (70) 哪个动物生活在南极?____ (71) 哪个与泊船有关?____	—	
语言 (1 分)	(施测者把写有"闭上你的眼睛"大字的卡片交给受访者。) (72) 请照着这卡片所写的去做____		
空间 (1 分)	(73) 请受试者按照下面图形画出相同的图形(交叉五边形)____		
空间 (2 分)	请受试者画出相同的立方体图案。 (74、75) 立方体必须要有 12 条线,即使图形并不完美,都计 2分;____、____(如画出的图形少于 12 条线,但存在立方体的基本形状,计 1 分。)	—	
画钟 (5 分)	请受试者画出带有数字的钟表面,指针指向 2 点 50 分。 (76) 钟面合适____ (77) 数字在圆内____ (78) 数字位置正确____ (79) 指针有分针和时针、长短有别____ (80) 指向正确数字____	—	
空间 (4 分)	请受试者说出黑点的个数,但是不能用手指去数。 (81) 8____ (82) 10____ (83) 7____ (84) 9____	—	
空间 (4 分)	请受试者说出下面的文字。 (85) 海____ (86) 病____ (87) 先____ (88) 命____	—	
延迟回忆 (7 分)	(89~95)"请告诉我刚开始的时候我们重复过的名字和地址。" 林____ 开达____ 老师____ 住在贵阳市____ 南明区____ 金山路____ 48 号____	—	

续表

领域	项目	MMSE评分	ACE-Ⅲ评分
再认 (5分)	如果都能回忆起来的话可以跳过下面这个测试,并计5分。如果请受试者不能回忆起一个或更多词组,则进行下面的测试。 请受试者选择:下面我给你一些提示,如名字(或者其他需要选择的项目)是"X""Y"还是"Z"? 正确答案可得1分。 (96~100)林开达____贵阳市____南明区____金山路____48号___	—	
总分		/30	/100

表 2-4-3 Addenbrooke 认知功能检查第三版(ACE-Ⅲ)因子分构成

认知域	项目	得分	总分
注意力	时间定向与地点定向	10	18
	3个词语即刻回忆	3	
	100连续减7	5	
记忆力	3个词语延迟回忆	3	26
	即刻回忆句子	7	
	远期记忆	4	
	句子延迟回忆	7	
	句子再认	5	
言语流畅性	列举"发"	7	14
	列举动物	7	
语言	执行指令	3	26
	说与复述句子	6	
	命名	12	
	理解	5	
视觉空间能力	模仿画交叉五边形、立方体	3	16
	画钟	5	
	数黑点	4	
	模糊字识别	4	
			100

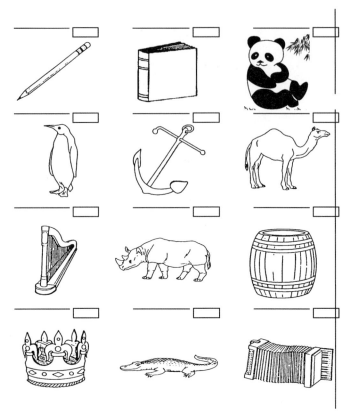

图 2-4-1 请受试者说出以上图画的名称

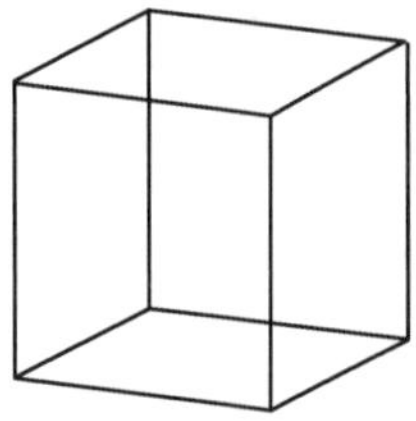

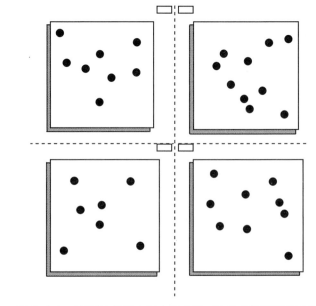

图 2-4-2 请受试者画出相同的
立方体图案

图 2-4-3 请受试者说出黑点的个数，但是不能用手指去数

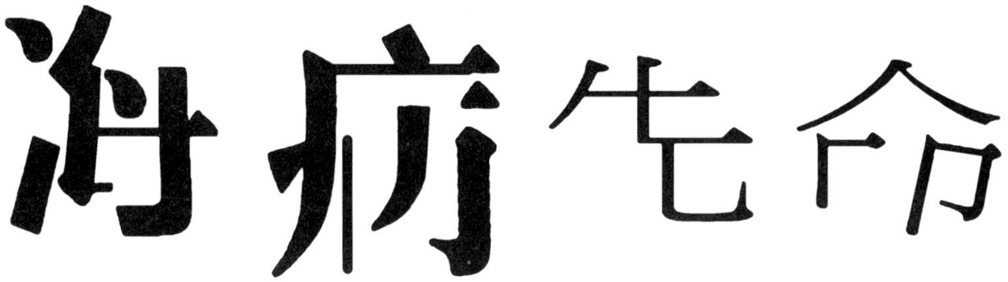

图 2-4-4　请受试者说出上面的文字

三、操作要求

采用面对面方式,以施测者提问受试者回答、要求受试者完成简单指令动作和图形绘制为主要操作方法。来源于 MMSE 的条目操作要求与原量表相同,其他条目操作要求见记录纸(表 2-4-2)。流畅性项目时间限制为 1 分钟。顺行性即刻记忆姓名与地址项目可以重复 3 次,只对第三次回忆评分。执行指令过程中不要重复说明,也不要做示范。数黑点个数项目不能用手指去数。语言理解项目中不对所提问语句中的词语意思做任何解释。为避免受试者出现的紧张焦虑情绪影响其在测验中的表现,应尽可能在测验结束后再评分。完成 2018 年 ACE-Ⅲ中文版平均需 15~20 分钟,完成评分约需 5 分钟。

四、信度和效度

ACE-R 的信度和效度论文发表于 2006 年,其内部一致性信度(Cronbach's α)系数为 0.80,分界值为 88 分时识别痴呆的敏感性为 0.94,特异性为 0.89,分界值为 82 分时识别痴呆的敏感性为 0.84,特异性为 1.00[2]。ACE-Ⅲ内部一致性信度(Cronbach's α)系数为 0.88,与评价注意力、语言、视觉记忆以及视觉空间能力的标准化神经心理测验显著相关,分界值为 88 分时识别痴呆的敏感性为 1.00,特异性为 0.96,分界值为 82 分时识别痴呆的敏感性为 0.93,特异性为 1.00[3]。

2012 年 ACE-Ⅲ中文版的信度和效度于 2014 年首次发表[4]。评分者间信度为 0.99,重测信度为 0.97,内部一致性信度(Cronbach's α)系数为 0.86;识别 aMCI 的敏感性为 0.87,特异性为 0.71,反映其识别能力的受试者操作特征(ROC)曲线下面积为 0.84;识别轻度 AD 的敏感性为 0.92,特异性为 0.86,ROC 曲线下面积为 0.95。此后,国内学者相继发表了 2012 年 ACE-Ⅲ中文版的效度研究[6-8],在不同人群中,其识别 MCI 的 ROC 曲线下面积为 0.88~0.98,识别痴呆的 ROC 曲线下面积达 0.95。

2018 年 ACE-Ⅲ中文版的信度和效度研究显示[5],其内部一致性信度(Cronbach's α)系数为 0.81,评分者间信度为 0.95,重测信度为 0.93;在不同受教育程度人群中,其ROC 曲线下面积为 0.89~0.95,识别 MCI 的敏感性与特异性均在 80% 以上,优于 2012 年ACE-Ⅲ中文版。

五、临床应用

(一)国外应用

Lischka 等[9]通过 meta 分析发现,ACE-R 对认知功能检测的敏感性显著优于阿尔茨海默病评定量表 - 认知部分(Alzheimer's disease assessment scale-cognitive subscale,ADAS-cog)、剑桥认知检查(CAMCOG)、认知能力筛查(cognitive abilities screening instrument)、简易精神状态检查(MMSE)、老年人认知功能减退知情者问卷(informant questionnaire on cognitive decline in the elderly)、蒙特利尔认知评估(MoCA)等认知检查工具。国外多个翻译版本的 ACE-Ⅲ在识别 MCI 及痴呆患者中均表现出较高的敏感性和特异性[10-12]。

此外,ACE 由定向 / 注意力、记忆力、言语流畅性、语言、视觉空间能力 5 个独立因子分构成,在设计之初,除了用作早期识别痴呆之外,还用于不同痴呆者的鉴别。例如,运用 VLOM 比值(言语流畅性得分 + 语言得分 / 定向得分 + 记忆得分)来鉴别阿尔茨海默病(AD)痴呆和额颞叶痴呆(frontal-temporal dementia),其比值小于 2.2 更倾向于额颞叶痴呆诊断,而比值大于 3.2 更倾向于 AD 诊断[1]。AD 患者、行为变异型额颞叶痴呆(behavioral variant of frontotemporal dementia)患者以及原发性进行性失语患者在 ACE-Ⅲ的注意力、记忆力、言语流畅性和语言因子分上都显著低于正常对照组,AD 和行为变异型额颞叶痴呆在视觉空间能力因子分上也显著低于正常对照组,而原发性进行性失语在语言因子分上显著低于 AD 和行为变异型额颞叶痴呆[3]。

Rittman 等[13]应用 ACE-R 及其分项对 86 例帕金森病患者、30 例进行性核上性麻痹患者以及 19 例皮质基底节变性患者进行认知评估,结果显示 ACE-R 总分鉴别进行性核上性麻痹和帕金森病的敏感性和特异性分别为 70% 和 87%,言语流畅性项目为 87% 和 92%;ACE-R 总分鉴别皮质基底节变性和帕金森病的敏感性和特异性分别为 74% 和 77%,视觉空间能力项目分别为 68% 和 92%;ACE-R 总分鉴别进行性核上性麻痹和皮质基底节变性的敏感性和特异性均为 63%,言语流畅性项目为 87% 和 68%。

在 ACE-Ⅲ的基础上,Hsieh 等[14]于 2014 年提出简化版 ACE(mini-Addenbrooke's cognitive examination),包括时间定向(不包括季节)、动物流畅性、即刻记忆、画钟和延迟回忆,总分 30 分,其识别痴呆同样具有较高的效用,且敏感性高于 MMSE。

(二)国内应用

ACE-Ⅲ目前在国内主要用于认知损害的筛查,如 MCI 和不同程度痴呆患者的筛查。Fang 等[4]对 51 名正常对照、75 例 aMCI 和 25 例轻度 AD 患者研究发现,2012 年 ACE-Ⅲ中文版识别 aMCI 的分界值是 85/86,识别轻度 AD 的分界值是 67/68。Wang 等[6,8]对 170 名正常对照和 177 例痴呆患者的研究提出 2012 年 ACE-Ⅲ中文版识别痴呆的分界值是 83/84,对 136 名正常对照和 120 例 MCI 患者的研究提出其识别 MCI 的分界值是 85/86。而 Li 等[7]对 55 名正常对照、64 例 MCI 和 57 例轻度痴呆患者的研究提出,

2012 年 ACE-Ⅲ 中文版识别 MCI 的分界值是 88/89,识别轻度痴呆的分界值是 74/75。由于 ACE-Ⅲ 得分可能受到年龄、教育程度的影响,上述研究样本量偏少,没有根据这些人口学资料进行分层,亦无全套神经心理测验作为诊断参考,以致认知障碍的入组标准不一致;因此,所得分界值不尽相同。

2018 年 ACE-Ⅲ 中文版在 285 例 MCI 患者和 431 名正常对照中,按照教育程度分组界定 ACE-Ⅲ 识别 MCI 的分界值:在小学组、中学组、大学及以上组中,识别 MCI 的分界值分别为 72 分、78 分、80 分(表 2-4-4)。笔者还选择曲线下面积排名前五的项目(动物流畅性、即刻记忆、语言 - 命名、延迟回忆以及再认)组成简化版 ACE,总分 38 分。其识别 MCI 的效用优于 MMSE,相当于 MoCA 和 2018 年 ACE-Ⅲ 中文版。

表 2-4-4 2018 年 ACE-Ⅲ 中文版识别轻度认知损害的分界值

指标	小学组		中学组		大学及以上组	
样本量	正常组 ($n=88$)	MCI 组 ($n=98$)	正常组 ($n=238$)	MCI 组 ($n=130$)	正常组 ($n=105$)	MCI 组 ($n=57$)
ACE-Ⅲ总分	78.6 ± 6.7	65.4 ± 9.0	83.7 ± 5.7	70.7 ± 8.2	86.9 ± 5.1	73.2 ± 7.1
分界值	$\leqslant 72$		$\leqslant 78$		$\leqslant 80$	

六、总结

ACE-Ⅲ 作为认知筛查测验,操作简单,无需借助特殊的测验工具。ACE-Ⅲ 主要有两大优点,首先,得分范围大,基本上无天花板效应,不仅能有效识别 MCI 和痴呆,还有助于识别轻微认知损害(subtle cognitive decline);其次,有 5 个认知域的因子分,可用于不同认知障碍的鉴别诊断,如额颞叶痴呆与 AD、aMCI 与 naMCI 等。在识别认知障碍时,年龄、受教育程度等人口学资料分层的分界值可能更具有临床意义。

（潘锋丰 郭起浩）

参 考 文 献

[1] MATHURANATH P S, NESTOR P J, BERRIOS G E, et al. A brief cognitive test battery to differentiate Alzheimer's disease and frontotemporal dementia [J]. Neurology, 2000, 55 (11): 1613-1620.

[2] MIOSHI E, DAWSON K, MITCHELL J, et al. The Addenbrooke's Cognitive Examination Revised (ACE-R): a brief cognitive test battery for dementia screening [J]. Int J Geriatr Psychiatry, 2006, 21 (11): 1078-1085.

[3] HSIEH S, SCHUBERT S, HOON C, et al. Validation of the Addenbrooke's Cognitive Examination Ⅲ in frontotemporal dementia and Alzheimer's disease [J]. Dement Geriatr Cogn Disord, 2013, 36 (3-4): 242-250.

[4] FANG R, WANG G, HUANG Y, et al. Validation of the Chinese version of Addenbrooke's cognitive examination-revised for screening mild Alzheimer's disease and mild cognitive impairment [J]. Dement Geriatr Cogn Disord, 2014, 37 (3-4): 223-231.

［5］ PAN F F, WANG Y, HUANG L, et al. Validation of the Chinese version of Addenbrooke's cognitive examination Ⅲ for detecting mild cognitive impairment [J]. Aging Ment Health, 2022, 26 (2): 384-391.

［6］ WANG B R, OU Z, GU X H, et al. Validation of the Chinese version of Addenbrooke's Cognitive Examination Ⅲ for diagnosing dementia [J]. Int J Geriatr Psychiatry, 2017, 32 (12): 173-179.

［7］ LI X, YANG L, YIN J, et al. Validation Study of the Chinese Version of Addenbrooke's Cognitive Examination Ⅲ for Diagnosing Mild Cognitive Impairment and Mild Dementia [J]. J Clin Neurol, 2019, 15 (3): 313-320.

［8］ WANG B R, ZHENG H F, XU C, et al. Comparative diagnostic accuracy of ACE-Ⅲ and MoCA for detecting mild cognitive impairment [J]. Neuropsychiatr Dis Treat, 2019, 15: 2647-2653.

［9］ LISCHKA A R, MENDELSOHN M, OVEREND T, et al. A systematic review of screening tools for predicting the development of dementia [J]. Can J Aging, 2012, 31 (3): 295-311.

［10］ MATIAS-GUIU J A, FERNANDEZ DE BOBADILLA R, ESCUDERO G, et al. Validation of the Spanish version of Addenbrooke's Cognitive Examination Ⅲ for diagnosing dementia [J]. Neurologia, 2015, 30 (9): 545-551.

［11］ PEIXOTO B, MACHADO M, ROCHA P, et al. Validation of the Portuguese version of Addenbrooke's Cognitive Examination Ⅲ in mild cognitive impairment and dementia [J]. Adv Clin Exp Med, 2018, 27 (6): 781-786.

［12］ MATIAS-GUIU J A, CORTES-MARTINEZ A, VALLES-SALGADO M, et al. Addenbrooke's cognitive examination Ⅲ: diagnostic utility for mild cognitive impairment and dementia and correlation with standardized neuropsychological tests [J]. Int Psychogeriatr, 2017, 29 (1): 105-113.

［13］ RITTMAN T, GHOSH B C, MCCOLGAN P, et al. The Addenbrooke's Cognitive Examination for the differential diagnosis and longitudinal assessment of patients with parkinsonian disorders [J]. J Neurol Neurosurg Psychiatry, 2013, 84 (5): 544-551.

［14］ HSIEH S, MCGRORY S, LESLIE F, et al. The Mini-Addenbrooke's Cognitive Examination: a new assessment tool for dementia [J]. Dement Geriatr Cogn Disord, 2015, 39 (1-2): 1-11.

第五节　记忆与执行筛查量表

针对我国文盲与低教育程度老人的 MCI 识别,笔者于 2012 年发表了记忆与执行筛查量表(memory and executive screening, MES)[1],本节将详细论述。

一、概述

理想的针对 MCI 的认知筛查工具应简明、耗时短、易操作,并且不受教育程度、文化背景、语言习惯、城乡差异等各种混杂因素影响,能够反映其最突出最主要的认知损害领域。由于在 7 大认知领域(记忆、语言、空间、注意、执行、运用以及社会认知)中,MCI 受试者最常受损的是记忆与执行功能,所以,选择这 2 个认知域进行评估效率最高。

根据我们以往的研究,AD 型 MCI 的记忆功能评估首选听觉呈现的语言材料的记忆,语言材料有词表、句子、段落等不同类型:Rey 听觉词语学习测验(Rey auditory verbal learning test, RAVLT)的 15 个词语不容易编码、且容易受同音字与方言发音的影响(如

"树木"与"数目"),逻辑记忆测验的散文或故事段落容易出现字句重新组合编码导致评分不一致(如"从前有一个王"回忆表达的是"以前有一个国王",有些版本评分计为正确、有些计为错误);所以,我们认为介于词表与散文段落之间的、陌生化的句子是最合适的。另外,语言材料的延迟回忆,而不是即刻回忆,与海马萎缩程度有显著相关性;所以,记忆测验必须有延迟回忆。

MES 是笔者 2009 年编制、2012 年发表的 MCI 筛查量表,可免费获得中英文版本。

二、评分方法

MES 满分 100 分,记忆因子分 50 分,执行因子分 50 分,详细评分标准见表 2-5-1。

表 2-5-1　MES 记录纸

问题 1(问受试):如果你以往的记忆力表现可以打 100 分,那么,现在你可以给自己大约打多少分?

问题 2(问家属):如果老人以往的记忆力表现可以打 100 分,那么,你认为他(她)现在大约可以打多少分?

序号	项目	满分
1	N1［李］［小明］有［2 只］［灰色］的［小狗］,住在［永安］［县］［河西］［镇］［58 号］	10
	N2［李］［小明］有［2 只］［灰色］的［小狗］,住在［永安］［县］［河西］［镇］［58 号］	10
	N3［李］［小明］有［2 只］［灰色］的［小狗］,住在［永安］［县］［河西］［镇］［58 号］	10
2	流畅性［列举"厨房里有的东西",30 秒,全部记录］:	10
3	叩指:(1)矛盾刺激"我敲 2 次,你敲 1 次。我敲 1 次,你敲 2 次。" 1-1-2-1-2-2-1-1-2-1-2-2-1-1(数字代表叩指次数)	10
4	短延迟回忆:第 4 次回忆(不再复述) ［李］［小明］有［2 只］［灰色］的［小狗］,住在［永安］［县］［河西］［镇］［58 号］	10
5	手指结构: ①拇指连续接触另 4 指的指尖［右左　］ ②拇指夹在示指和中指间——剪刀状［右左　］ ③手卷起来放在眼睛前——同侧耳朵上——嘴前［右左　］ ④画十字［右左　］ ⑤攥拳—掌缘—手平放［右左　］	20
6	叩指:(2)敲 - 不敲"我敲 1 次,你也敲 1 次。我敲 2 次,你不敲。" 1-2-1-2-1-1-2-2-1-1-2-1-2-1-2(数字代表叩指次数)	10
7	长延迟回忆:第 5 次回忆 ［李］［小明］有［2 只］［灰色］的［小狗］,住在［永安］［县］［河西］［镇］［58 号］	10

三、操作要求

完成 MES 平均约需 7 分钟,具体操作详见表 2-5-2。

表 2-5-2　MES 使用说明书

指导语/操作步骤	评分方法/注意事项
第1题：施测者读出以下一句话，不要给受试者看。 指导语："李小明有两只灰色的小狗，住在永安县河西镇58号"	评分方法：共10个要点。每个要点完全正确得1分，部分正确（如58号说成38号）也不得分，"灰色的小狗"说成"小灰狗"也不得分。只要说出要点，非要点（如"有""住在"）不管是否回答不记分。要点的次序颠倒（如说成"李小明的2只小狗是灰色的"）不扣分。 注意： ①要一口气读完，不要在中途回答受试者的提问 ②第3次回忆结束时，告知受试者"请把它记住，等会要请你回忆。" ③假如受试者第1或第2次就全部回忆正确，仍然需要学习第3次
第2题：流畅性 指导语："请你列举尽可能多的厨房用的或看到的东西，越多越好"，30秒结束，分时记录全部回答，超过10个也要记录下来	评分方法：正确列举1个1分，满分10分
第3题：叩指——矛盾刺激 指导语："我敲2次，你敲1次。我敲1次，你敲2次。"为了使受试者理解指导语，举例：施测者敲1次，受试者跟着敲2次；施测者敲2次，受试者跟着敲1次。每次叩指约1秒	评分方法：满分10分。圈出错误数字，每个错误扣除1分，直到0分。记录耗时数。 注意： ①受试者理解了才能开始做，正式开始后以匀速进行，不理会打断，说完为止 ②避免给受试者应该敲还是不敲的暗示 ③受试者叩指以敲到桌面为准，到半途停止的不计 ④为了避免敲伤受试者手指，敲桌子也可以是拍桌子，或手握铅笔敲桌子
第4题：短延迟回忆 指导语："现在请你回忆开头学习过的那句话。"	评分方法：与第1题相同
第5题：手指结构 指导语："我现在做一些动作，你跟着我做。"不要用语言描述这些动作 操作步骤： 第1步：利手模仿动作，单手完成 第2步：对于不能正确完成的动作，可以重复模仿一遍 第3步：施测者没有进行非利手示范的情况下，受试者用非利手操作一遍 第4步：如果受试者非利手不能正确完成，施测者可以用非利手重复一遍 每个动作最多模仿2次	评分方法：都是连续动作，要求动作次序和手势形态同时正确（即时间和空间两方面同时正确）。只对正确的动作评分：2分＝第一次动作正确，1分＝第二次动作正确，0分＝2次动作都不正确 动作 ①拇指连续接触示指、中指、无名指、小指的指尖（连续组成4个0形） ②拇指夹在屈曲的示指和中指间，其他手指屈曲——剪刀状（示指和中指作剪刀的动作，其他手指屈曲） ③手像试管一样卷起来放在眼睛前（望远镜状）——同侧耳朵上（倾听状）——嘴巴前面（喝水状） ④画十字（依次触碰前额、前胸、对侧和同侧的肩膀） ⑤攥拳头——掌缘往下砍——手指并拢平放在桌面、手背朝下

续表

指导语/操作步骤	评分方法/注意事项
第6题：叩指——敲-不敲 指导语："我敲1次，你也敲1次。我敲2次，你不敲。"为了使受试者理解指导语，举例：施测者敲1次，受试者敲1次。施测者敲2次，受试者不敲。直到受试者表示理解才开始做，进行过程中有错误不予提醒。每次叩指约1秒	评分方法：满分10分。圈出错误数字，每个错误扣除1分，直到0分。记录耗时数
第7题：长延迟回忆 指导语："现在请你再次回忆开头学习过的那句话。"	评分方法：与第1题相同

四、信度和效度

笔者调查197例正常对照组老人、116例aMCI-SD患者、195例aMCI-MD患者和228例轻度AD患者（受试者来源于2009年6月至2011年10月华山医院记忆门诊），全部样本在50岁以上，各组之间的年龄、性别、教育程度无显著差异。评估量表除了MMSE、MES，还有听觉词语学习测验（auditory verbal learning test，AVLT）、复杂图形测验（complex figure test，CFT）、连线测验（trail making test，TMT）和波士顿命名测验（Boston naming test，BNT）等标准化神经心理测验，并以这些标准化神经心理测验得分较常模均数低1.5个SD作为MCI诊断的依据。

相关分析发现MES的3个指标（记忆因子分、执行因子分和总分）与年龄有显著相关性，年龄愈大得分愈低，与教育程度没有显著相关性。MES没有明显的天花板效应和地板效应。ROC曲线分析表明MES总分≤75分识别aMCI-SD组的曲线下面积为0.89，敏感性80%，特异性83%，MES总分≤72分识别aMCI-MD组的曲线下面积为0.95，敏感性87%，特异性91%。

五、临床应用

MES具有比较高的敏感性和特异性，易操作、易携带（不需要任何辅助材料）、耗时短（与MMSE耗时数相当），适合用于门诊或社区MCI的筛查。目前已经有研究者将MES与MoCA进行比较研究，发现两者在识别MCI的敏感性与特异性方面并无明显差异。

MES可用于内分泌疾病、血管性疾病及阻塞性睡眠呼吸暂停的认知功能评估[2,3]，也在埃及的社区MCI流行病学调查中被作为主要的评估手段[4]。比利时Roeck等在近期关于AD早期筛查的系统综述中[5]，纸质版简易筛查工具推荐MoCA、MES和ACE-R，电子版推荐计算机化MoCA（北京版）和Cogstate。

六、总结

MES 作为 MCI 的筛查量表,值得进一步推广应用,尤其是在总体教育程度比较低的乡村地区,但需要制定当地的常模。

(郭起浩)

参 考 文 献

[1] GUO Q, ZHOU B, ZHAO Q, et al. Memory and Executive Screening (MES): a brief cognitive test for detecting mild cognitive impairment [J]. BMC Neurol, 2012, 11 (12): 119.

[2] MU L, PENG L, ZHANG Z, et al. Memory and Executive Screening for the Detection of Cognitive Impairment in Obstructive Sleep Apnea [J]. Am J Med Sci, 2017, 354 (4): 399-407.

[3] HU Y, WANG Z C, GUO Q H, et al. Is thyroid status associated with cognitive impairment in elderly patients in China？ [J]. BMC Endocr Disord, 2016, 20 (16): 11.

[4] KHEDR E, FAWI G, ABBAS M A A, et al. Prevalence of Mild Cognitive Impairment and Dementia among the Elderly Population of Qena Governorate, Upper Egypt: A Community-Based Study [J]. Journal of Alzheimer's Disease, 2015, 45 (1): 117-126.

[5] DE ROECK E E, DE DEYN P P, DIERCKX E, et al. Brief cognitive screening instruments for early detection of Alzheimer's disease: a systematic review [J]. Alzheimer's Research & Therapy, 2019, 11: 21-30.

第六节　MemTrax 记忆认知评估系统

MemTrax 记忆认知评估系统(MemTrax memory test)主要用于评估以情景记忆和执行功能为主的认知现状及其动态变化,该系统的优点在于评分自动化,因而测评结果较为客观。同时,该系统可联网操作,方便居家自测及医护人员远程监控。在临床上,该系统可以用于阿尔茨海默病(AD)等疾病所引起的认知障碍的早期筛查,也可用于酒后、麻醉后以及受伤后清醒状态的测评。

一、概述

MemTrax 记忆认知评估系统是美国执业医师 Ashford 博士在 1985 年受到 *Science*《科学》杂志一篇文章的启发[1],关注 AD 早期病变的识别,在社区老人中进行研发和测试,并在 1998 年将其计算机化,于 2004 年前后开始使用 MemTrax 这个名称。尽管 MemTrax 记忆认知评估系统的开发和测评较早,但是关于该系统(幻灯机版和计算机版)的学术论文分别于 2011 年[2]和 2019 年才相继发表[3]。目前该系统的使用越来越广泛,如美国脑志愿者库、美国阿尔茨海默病基金会(Alzheimer's Foundation of America,AFA)和记忆健康志愿者库分别于 2015 年和 2019 年起采用 MemTrax 筛查认知功能。

基于连续识别任务范式,MemTrax 记忆认知评估系统要求受测者对连续出现图像中的重复图像进行识别,以测验其情景记忆和相关认知功能。该测验的完成需要学习、记忆(包括编码、存储和提取)、注意、执行(如抑制能力)、判断能力和运动等功能。MemTrax 最初版本为 26 张图像,现有版本为 50 张图像,含 5 个类别,其中 25 张是重复出现图像,有 5 张多于一次重复出现,要求受试者快速通过点击图像或键盘识别所有重复出现的图像。中文网页版和微信小程序版、美国网页版、AFA、脑健康和记忆健康志愿者库等使用免费。

为了给 AD 药物研发寻找一款相对客观的认知评估系统,周显波博士于 2017 年底首次将 MemTrax 记忆认知评估系统引进中国,在中国境内的服务器上运行和储存数据,并结合中国人群的文化背景进行了二次开发,在图库中增加更多图像并更新完善报告页。目前,中文网页版和微信小程序版皆可完成测验,可以连续做超过 600 次独立测验。目前测评结果只显示识别正确率和平均反应时间,对注意和抑制等其他认知功能的评分尚在开发中。

二、评分方法

MemTrax 记忆认知评估系统根据受试者对重复图像的正确识别自动计算识别正确率(percentage of correct responses,MTx-%C)和平均反应时间(mean response time,MTx-RT)。每次测验完成后系统首先根据预先设置的标准(排除随机点击和未做点击识别等)对结果进行有效性评估,无效结果不显示具体得分但后台保存数据,系统提示受试者结果无效,请按指南重新测验。

识别正确率 = [总图像数(50)- 错误点击图像数] ÷ 50 × 100%,平均反应时间 = 总反应时间(累加所有单次点击时间)÷ 总点击次数。识别正确率高,反应时间快,说明受试者认知功能较好。识别正确率 100% 是满分。反应时间上限设置为 3 秒,每张图像超过 3 秒未做出反应则系统自动显示下一张图像[3]。

三、操作要求

本测验可由医疗人员或者经过短暂培训的非医疗专业人员指导受试者现场测验。受试者也可以在自行学习测验指南后,在安静的环境下通过中文网页版和微信小程序版自行测验,每次测验 1.5~2 分钟。

四、信度和效度

(一)信度

经 43 名受试者在 20 个月内完成 50 次以上自测的数据分析发现,MemTrax 微信小程序版的识别正确率的重测信度系数为 0.91~0.98,平均反应时间的重测信度系数为 0.82~0.95。正常人群不同年龄段(表 2-6-1)个体差异的识别正确率的信度系数为 0.92~0.94,平均反应时间的重测信度系数为 0.82~0.84,表明此测验的信度良好。MemTrax 是程序自动评分,因此没有评分者间信度问题。

表2-6-1　中国用户的基线分析

年龄段 / 岁	人数	MTx-%C			MTx-RT		
		均值	SD	CV	均值 /s	SD	CV
21~30	1 043	92	6	7%	0.94	0.18	19%
31~40	1 021	92	6	7%	0.93	0.18	19%
41~50	1 067	92	6	7%	0.97	0.17	18%
51~60	538	92	6	6%	0.99	0.16	16%
61~70	196	89	7	8%	1.08	0.18	17%
>71	108	89	7	8%	1.12	0.19	17%

注:MTx-%C,识别正确率;SD,标准差;CV,离散系数;MTx-RT,平均反应时间。

（二）效度

来自荷兰样本的研究表明:MCI老人(n=37)在MemTrax上的得分显著低于正常老人（n=45）[4]。来自中国人群比较遗忘型轻度认知损害（amnestic mild cognitive impairment, aMCI）患者（n=64）与认知正常对照（n=64）的研究表明[5]，当MemTrax正确率<81%和MoCA评分<23分时，MemTrax和MoCA鉴别aMCI的敏感性和特异性之和最高（MemTrax鉴别aMCI的敏感性和特异性分别为79.7%和93.8%、MoCA鉴别aMCI的敏感性和特异性分别为68.8%和82.8%）。ROC分析发现MemTrax正确率的曲线下面积（area under the curve, AUC）为0.93,MoCA的AUC为0.85,两者差异有统计学意义。这些结果表明MemTrax在识别aMCI中的作用优于MoCA,MemTrax识别正确率<81%可认为存在MCI。

认知障碍,尤其是AD的认知改变,越来越多地被作为一个连续变化谱来看待。虽然基于人群的分界值有一定的参考意义,但是每个人的"正常"认知功能不尽一致;因此,获取认知功能在个体水平的纵向变化对临床诊断的个性化更有指导意义。为此,MemTrax中文网页版和微信小程序版的测评结果显示受试者每次测验结果的标准差（SD）倍数和百分位数,以供医疗人员参考,结合主诉和临床进行诊断。近期一项来自大型三甲综合性医院健康体检人群的、数万人大样本横断面数据采集已经完成,基于年龄、受教育程度的MemTrax测验参数百分位曲线常模分析发现,识别记忆随着年龄增加而下降,并且,教育对受检人群识别记忆的下降有显著保护作用。根据此项研究结果,MemTrax有望成为认知健康管理和认知障碍早期识别的规模化筛查工具之一。

此外,一项基于美国脑健康志愿者库的数据研究也表明MemTrax的平均反应时间可以区分正常和帕金森综合征患者[6]。

五、临床应用

（一）国外应用

国外数据分析表明,60岁以下正常人群的识别正确率减去2个SD等于或低于80%,

平均反应时间加上 2 个 SD 等于或高于 1.2 秒[3]。基于 MemTrax 数据和健康问卷的机器学习模型可以预测受试者的认知健康状况[7]。脑健康志愿者库[8]和 AFA 都采用 MemTrax 作为记忆障碍筛查工具用于队列研究。MemTrax 个案报道可以用于 AD 整体解决方案的疗效观察[9]。MemTrax 也用于评估受伤的美式橄榄球球员是否可以继续比赛,以及门诊手术麻醉后患者是否清醒并可以出院的研究。

(二)国内应用

目前国内已有 MemTrax 微信小程序版、中文网页版的个人版和机构版。基于微信小程序版的数据分析结果与国外研究相一致(表 2-6-1),即在中国人群中,60 岁以下正常人群(n=3 973)的识别正确率减去 2 个 SD 等于或低于 80%,平均反应时间加上 2 个 SD 等于或高于 1.3 秒。

在一项中国成年人的横断面研究中(n=259),应用年龄、受教育程度、MemTrax 识别正确率和反应时间这 4 个参数通过朴素贝叶斯(naïve Bayesian)方法建模,并使用 AUC 评估模型性能,预测 MCI 的 AUC 为 0.91;如果采用有临床诊断的患者数据通过朴素贝叶斯建模,区分 AD 和 AD 型 MCI 的 AUC 为 0.78、区分血管性痴呆(vascular dementia)和血管性轻度认知损害的 AUC 为 0.80。这些结果表明,包含 MemTrax 指标的预测模型可以对不同类型和不同阶段的认知障碍进行分类,揭示了 MemTrax 用于区分认知障碍严重程度的潜力[10]。

六、总结

MemTrax 是为早期发现 AD 而研制的记忆认知功能评估系统,测验评估操作仅需 1.5~2 分钟,程序自动评分,相对客观,可以连续测验观察变化。MemTrax 以受试者自测为主,也可以在医疗人员指导下完成,既可用于常规认知功能评估,也可用于认知障碍包括 AD 的筛查。MemTrax 系统可以为记忆、认知相关疾病的临床研究提供真实世界证据(real-world evidence)、提高运营效率,降低试验成本,并可以为在线诊疗中的远程认知评估和认知障碍疗效观察提供可行的解决方案。MemTrax 的局限性在于以测量图像识别为主,测试的认知功能不涉及语言和抽象等认知域,并且有视力和严重运动功能缺损的受试者无法进行测验。

(徐 群 周显波)

参 考 文 献

[1] WRIGHT A, SANTIAGO H, SANDS S, et al. Memory processing of serial lists by pigeons, monkeys, and people [J]. Science, 1985, 229 (4710): 287-289.

[2] ASHFORD J W, GERE E, BAYLEY P J, et al. Measuring memory in large group settings using a continuous recognition test [J]. Journal of Alzheimer's Disease, 2011, 27 (4): 885-895.

[3] ASHFORD J W, TARPIN-BERNARD F, ASHFORD C B, et al. A computerized continuous-recog-

nition task for measurement of episodic memory [J]. Journal of Alzheimer's Disease, 2019, 69: 385-399.

［4］VAN D H M D, NIEUWENHUIZEN A, KEIJER J, et al. The MemTrax test compared to the Montreal cognitive assessment estimation of mild cognitive impairment [J]. Journal of Alzheimer's Disease, 2019, 67 (3): 1045-1054.

［5］陈鑫杰, 赵凤, 尚群竺, 等. 基于互联网的连续视觉再认作业 MemTrax 测试在快速筛查中国人群遗忘型轻度认知障碍中的应用价值 [J]. 中华神经科杂志, 2021, 54 (3): 184-190.

［6］CHOLERTON B, WEINER M W, NOSHENY R L, et al. Cognitive performance in Parkinson's disease in the brain health registry [J]. Journal of Alzheimer's Disease, 2019, 68: 1029-1038.

［7］BERGERON M F, LANDSET S, TARPIN-BERNARD F, et al. Episodic-memory performance in machine learning modeling for predicting cognitive health status classification [J]. Journal of Alzheimer's Disease, 2019, 70 (1): 277-286.

［8］WEINER M W, NOSHENY R, CAMACHO M, et al. The brain health registry: an internet-based platform for recruitment, assessment, and longitudinal monitoring of participants for neuroscience studies [J]. Alzheimers & Dementia, 2018, 14: 1063-1076.

［9］BREDESEN D E. Reversal of cognitive decline: a novel therapeutic program [J]. Aging, 2014, 6 (9): 707-717.

［10］BERGERON M F, LANDSET S, ZHOU X, et al. Utility of MemTrax and Machine Learning Modeling in Classification of Mild Cognitive Impairment [J]. Journal of Alzheimer's Disease, 2020, 77 (4): 1545-1558.

第七节　临床痴呆评定量表

临床痴呆评定量表（clinical dementia rating scale, CDR）由美国学者 Hughes 等人为前瞻性轻度阿尔茨海默病（AD）的研究而编制[1]，用于评估有无痴呆及痴呆的严重等级。CDR 目前已成为痴呆临床研究中常用的工具之一。

一、概述

该量表最早于 1982 年发表使用[1]，包含 6 个方面：记忆、定向、判断和解决问题能力、社会功能、家庭及业余活动功能、个人生活功能。基于患者及其照料者提供的所有信息，对 6 个方面进行独立评分，最终得出总体评价。

1984 年 Berg 对 CDR 量表进行了首次修订，将社会功能 CDR=2 和 CDR=3 的评分标准细化区分，将社会功能 CDR=0.5 评分标准中的"如果有的话"和个人生活功能 CDR=1 评分标准中的"偶尔"等模糊修饰语删除[2]。1988 年 Berg 再次修订 CDR 量表，将定向 CDR=0 和 CDR=0.5 的评分标准细化区分，并对定向 CDR=1 和 CDR=2 以及判断和问题解决能力 CDR=1 评分标准的描述语进行微调，删除了社会功能 CDR=1 评分标准中的"仍然可以"，并用"轻微的"替换记忆 CDR=0.5 评分标准中的"轻度的"，替换判断和解决问题能力 CDR=0.5 评分标准中的"仅是可以的"，及替换社会功能 CDR=0.5 评分标准中的"仅是可疑的或轻度的"[3]。之后，Morris 在 Berg 修订版的基础上于 1993 年对 CDR 量表进行再次修订,增加了有关商业问题和经济交易处理情况的信息作为判断和解决问题能力的评分标准,并删除了社会功能 CDR=0 评分标准中的"商业和经济问题"、家庭及业余活动功能 CDR=0.5 评分标准中的"保持良好或只是"以及个人生活功能 CDR=0.5 评分标准中的"偶尔"[4]。

CDR 量表的中文版本较多,目前得到版权方认可的中文修订版由中国老年医学学会认知障碍分会于 2018 年修订发表,该版本是在美国 Morris 修订版的基础上译制而成,可供临床参考使用[5]。

二、评分方法

CDR 量表的评估结果是由受试者的经治医师通过与患者本人及其知情人进行半结构式访谈得出。需要先完成记忆、定向、判断和解决问题能力、社会功能、家庭及业余活动功能、个人生活功能 6 个方面的评估,然后由经治医师做出痴呆程度总评。Morris 对原量表内容进行了修订并对评估规则进行了补充,其修订版本被广泛推广和使用。因此,我们仅对 Morris 修订后的评分方法[4]进行说明。

除了个人生活能力不能被评为 0.5(可疑痴呆),其余几个方面和总评均可分为 5 个等级:0 代表健康,0.5 代表可疑痴呆,1 代表轻度痴呆,2 代表中度痴呆,3 代表重度痴呆。量表将记忆(M)作为确定 CDR 评分的主要方面,其他 5 个为次要方面。如果至少有 3 个次要方面的评分与 M 相同,那么 CDR=M。如果 3 个或更多次要方面的评分大于或小于 M 评分,CDR= 大多数次要方面的得分;其中,如果有 3 个次要方面评分在 M 的一侧,而另外 2 个次要方面的评分在 M 的另一侧,那么 CDR=M。

当 M=0.5 时,如果至少 3 个次要方面评分为 1 或更高,则 CDR=1。如果 M=0.5,CDR 不能为 0;CDR 只能是 0.5 或 1。如果 M=0,则 CDR=0,除非有 2 个或更多个次要方面存在损害(0.5 或更大),在这种情况下 CDR=0.5。

尽管上述规则适用于大多数阿尔茨海默病的情况,但这些规则并未涵盖所有可能的评分组合。偶尔发生的异常情况得分如下:

1. 在 M 一侧的次要方面评分中进行选择,选择与 M 最接近的评分(例如,M 和另一个次要方面 =3,2 个次要方面 =2,并且 2 个次要方面 =1,那么 CDR=2)。

2. 当只有 1 个或 2 个次要方面与 M 评分相同时,即只要在 M 的两侧不超过 2 个次要方面,那么 CDR=M。

3. 当 M=1 或更大时,CDR 不能为 0;在这种情况下,当大多数次要类别为 0 时,CDR=0.5。

三、操作要求

该量表由受试者的经治医师完成评定,分别对受试者及其知情人进行半结构化的访谈,全面收集有关受试者家庭历史、社会、文化教育背景、病史等信息,然后综合分析,对 CDR 量表的 6 个方面进行独立评分。基于 6 个方面的评分结果,经治医师依据上述评分规则做出临床痴呆程度总评,操作大约耗时 90 分钟,其后的修订版耗时 40 分钟左右。评估过程中,只考虑认知损害导致的受试者功能变化,而无需考虑其他因素,如躯体疾病、抑郁等。当评分依据在两个评分等级中难以确定时,经治医生应结合已有信息核实该受试者是否符合更严重的痴呆等级。在评估过程中,如果失语症的严重程度超过了痴呆症,则依据一般的痴呆症对受试者进行评定,但是需要提供非语言认知功能的证据。

四、信度和效度

(一)信度

Hughes 等人的研究表明 CDR 量表的评分者间信度为 0.89[1]。Morris 的研究表明 CDR 量表的评分者间信度为 0.80,不同维度和总评之间的相关系数 r 为 0.68~0.88[4]。Rockwood 等人的多中心研究显示 Morris 修订版 CDR 的评分者一致性较高,Kappa 系数为 0.62[6]。Fagundes 等人研究表明 CDR 评分者一致性为 0.85,Kappa 系数为 0.75[7]。以上结果说明此量表的信度良好。

(二)效度

Hughes 等计算了 CDR 量表和其他一些认知功能评估量表在轻度阿尔茨海默病中的相关系数,结果发现 CDR 与 Blessed 痴呆评定量表之间的相关系数为 0.74;与简易认知状态问卷(the short portable mental status questionnaire,SPMSQ)的相关系数为 0.84;与面部和手部测验(the face-hand test)的相关系数为 0.57[1]。在评估认知损害时,CDR 与不同评分方法的画钟测验(CDT)的 Spearman 相关系数在 0.78~0.92 之间,呈显著负相关[8]。在痴呆测定中,与 Blessed 痴呆量表电话测查的总分相关系数为 0.79[9];与 Mattis 痴呆评定量表(Mattis dementia rating scale)总分相关系数为 0.64[10];与认知功能电话问卷修订版(telephone interview for cognitive status-modified)总分及记忆因子分的相关系分别为 –0.92 和 –0.84[11]。

另外,Fagundes 等人研究表明 CDR 与痴呆症诊断标准("金标准")的一致性 Kappa 系数为 0.75。根据"金标准",CDR 在可疑和痴呆病例之间的敏感性和特异性分别为 86% 和 80%,在健康和痴呆症之间的敏感性和特异性分别为 86% 和 100%,在可疑和健康老年人之间的敏感性和特异性分别为 80% 和 100%。总之,CDR 量表与"金标准"的一致性很好,诊断价值很高[7]。Juva 等人的研究发现 CDR 量表以 CDR=1 作为区分正常和痴呆的分界值时,其敏感性为 92%,特异性为 94%[12]。Macedo 等人的研究显示,根据采用的《精神障碍诊断与统计手册》(diagnostic and statistical manual of mental disorders,DSM)- Ⅳ 和 NINCDS-ADRDA 标准,CDR 的敏感性为 91.2%,特异性为 100%,阳性预测值为 100%,阴性预测值为 97.6%,准确性为 98.1%[13]。Lanctôt 等研究发现 CDR 与功能评估量表(functional rating scale)之间的一致性加权 Kappa 系数为

0.75,两者的相关系数 r 为 0.63~0.94[14]。

此外,CDR 与认知功能障碍患者的神经病理性定量改变有显著的相关性。如,Choo 等人发现 CDR 评分与右后扣带皮质、右下顶叶小叶和左下顶叶小叶中的局部脑葡萄糖代谢率呈显著负相关[15]。Perneczky 等人的结果也表明,在 MCI 患者中,CDR 量表总分与右后扣带回区域的葡萄糖代谢呈显著负相关,相关系数为 −0.65[16]。Dekosky 等人的研究发现 CDR 评分与神经炎斑块中的 α1 抗胰凝乳蛋白酶水平存在显著正相关[17]。以上结果说明此量表在神经病理性的定量水平上也有较好的效标效度。

五、临床应用

(一)国外应用

1982 年以来,CDR 已被翻译修订成数十种语言版本,并在不同国家验证了该量表的有效性[18]。除了早期阶段对 CDR 的修订,提升整个量表的可靠性和有效性,还有大量研究将 CDR 应用于入组筛查、基线评估、患病率调查、疗效指标等。如 Wang 等人在探究 ^{18}F-AV-1451 正电子发射断层扫描成像对 AD 分期以及 β-淀粉样蛋白、tau 蛋白和大脑体积减小三者关联的有效性研究中,将 CDR 作为评定健康受试者(CDR=0)和痴呆患者(CDR>0)的标准[19]。也有研究将 CDR 应用于前瞻性研究,Ganguli 等人对随机选择的 65 岁以上社区样本进行为期 10 年的前瞻性研究,两年进行一次认知筛查,并对 AD 发病率以及性别、受教育程度等因素的影响作用进行评估,结果发现 AD 的发病率随年龄增长而增加,男性和受教育程度较低的人在这个社区中被评定为可疑痴呆(CDR=0.5)的发生率较高[20]。Roberts 等人在一项队列研究中将 CDR 用于基线评估,探究从 MCI 进展为 AD 和从 MCI 恢复为认知正常的进展速率[21]。更多研究将 CDR 作为主要或者次要结局指标,例如雌激素治疗对 AD 患者认知、情绪和脑血流量的影响[22],膳食 omega-3 脂肪酸补充对轻度至中度 AD 患者认知功能的影响[23],靶向 β 淀粉样蛋白(β-amyloid)单克隆抗体对轻度 AD 患者 80 周内认知功能下降的影响[24]等。

(二)国内应用

CDR 量表在国内分别用于入组标准筛选、患病率调查、痴呆相关因素分析、治疗方法的疗效评估等。如余大富等人研究人脑前扣带回皮质喙部与 [N-甲基 -^{11}C]2-[4'-(甲氨基)苯基]-6- 羟基苯并噻唑的黏附能力对阿尔茨海默病型痴呆的诊断价值时,便将 CDR 作为评定健康受试者(CDR=0)和痴呆患者(CDR>0)的标准[25]。也有研究将 CDR 用于流行病学调查,王刚平等人将其用于了解天水市 60 岁及以上人群痴呆患病率及相关因素的研究[26];于大林等人使用 CDR 了解神经内科门诊 55 岁以上患者痴呆的就诊比例及各痴呆亚型的比例和临床特点[27]。另外,有研究利用 CDR 进一步探究痴呆的相关因素,研究发现痴呆的流行率与性别、年龄、婚姻状况、受教育程度、经济收入、居住情况、业余爱好、老年人非酒精性脂肪性肝病、血压、血脂及血糖、老年人的生活方式等因素有关[28-31]。此外,还有大量研究将 CDR 评分作为临床疗效指标,用于服药、注射药剂、综合护理等临床干预方式的评定[32-34]。

六、总结

CDR 量表由美国圣路易斯华盛顿大学开发，主要用于判断老化和检测痴呆的纵向变化，在多中心研究中，CDR 的有效性和可靠性已经得到证实。CDR 评估由受过规范训练的医师或神经心理师来完成。通过对受试者与其知情人的半结构化访谈，并结合来自临床评估的信息来判断 CDR 评分，这便避免了因受试者无自知力而导致出现评分的天花板 / 地板效应。此外，CDR 评估的是受试者认知状态的前后变化，也就是所谓的个体内比较，这增进了临床研究的个性化，也较大限度地排除了其他因素对痴呆诊断的影响，如年龄、受教育程度、种族等。

CDR 虽然使用普遍，但仍有局限。CDR 是针对退行性痴呆特别是 AD 开发的，对于血管性痴呆、帕金森病痴呆、正常颅压脑积水性痴呆和额颞叶痴呆等的分期和动态性鉴别可能缺乏适用性。所以，在使用 CDR 之前要首先确认痴呆的类型[18]。

（张彩迪　黄延焱）

参 考 文 献

［1］HUGHES C P, BERG L, DANZIGER W L, et al. A new clinical scale for the staging of dementia [J]. The British Journal of Psychiatry, 1982, 140 (6): 566-572.

［2］BERG L. Clinical dementia rating [J]. Br J Psychiatry, 1984 (145): 339-339.

［3］BERG L. Clinical dementia rating (CDR)[J]. Psychopharmacol Bull, 1988, 24 (4): 637-639.

［4］MORRIS J C. The clinical dementia rating (CDR): current version and scoring rules [J]. Neurology, 1993, 43 (11): 2412-2414.

［5］中国老年医学学会认知障碍分会. 临床痴呆评定量表简体中文版 [J]. 中华老年医学杂志, 2018 (4): 367-371.

［6］ROCKWOOD K, STRANG D, MACKNIGHT C, et al. Interrater reliability of the clinical dementia rating in a multicenter trial [J]. Journal of the American Geriatrics Society, 2000, 48 (5): 558-559.

［7］FAGUNDES CHAVES M L, CAMOZZATO A L, GODINHO C, et al. Validity of the clinical dementia rating scale for the detection and staging of dementia in brazilian patients [J]. Alzheimer Disease & Associated Disorders, 2007, 21 (3): 210-217.

［8］王姮. 画钟测验检测认知功能损害 [J]. 中国神经精神疾病杂志, 2004, 30 (6): 452-454.

［9］周景升, 张新卿, 王丽冬, 等. Blessed 痴呆量表电话测查痴呆 [J]. 中国神经精神疾病杂志, 2003, 29 (4): 291-292.

［10］郭起浩, 洪震, 吕传真, 等. Mattis 痴呆评定量表 (中文版) 的效度分析 [J]. 中国临床心理学杂志, 2004, 12 (3): 237-238.

［11］孟超, 张新卿, 周景升, 等. 认知功能电话问卷修订版 (TICS-m) 在痴呆测查中的应用 [J]. 中国心理卫生杂志, 2005, 19 (1): 34-37.

［12］JUVA K, SULKAVA R, ERKINJUNTTI T, et al. Usefulness of the clinical dementia rating scale in screening for dementia [J]. International Psychogeriatrics, 1995, 7 (1): 17-24.

［13］MACEDO M M B M, ROBERTO R L. Validade da verso em português da clinical dementia rating

[J]. Revista de Saúde Pública, 2005, 39 (6): 912-917.

[14] LANCTÔT K L, HSIUNG G Y, FELDMAN H H, et al. Assessing the validity of deriving clinical dementia rating (CDR) global scores from independently-obtained functional rating scale (FRS) scores in vascular dementia with and without Alzheimer's disease [J]. International Journal of Geriatric Psychiatry, 2010, 24 (10): 1174-1176.

[15] CHOO I H, LEE D Y, YOUN J, et al. Validity of clinical dementia rating and mini-mental state examination as a measure to assess the progression of Alzheimer's disease [J]. European Neuropsychopharmacology, 2006, 16 (Suppl 4): S480-S480.

[16] PERNECZKY R, HARTMANN J, GRIMMER T, et al. Cerebral metabolic correlates of the clinical dementia rating scale in mild cognitive impairment [J]. Journal of Geriatric Psychiatry & Neurology, 2007, 20 (2): 84-88.

[17] DEKOSKY S T, IKONOMOVIC M D, WANG X, et al. Plasma and cerebrospinal fluid α1-antichymotrypsin levels in Alzheimer's disease: correlation with cognitive impairment [J]. Annals of Neurology, 2003, 53 (1): 81-90.

[18] 杨渊韩, 贾建军, Orris J. 临床痴呆评估量表的应用 [J]. 中华老年医学杂志, 2018 (4): 365-366.

[19] WANG L, BENZINGER T L, SU Y, et al. Evaluation of tau imaging in staging Alzheimer disease and revealing interactions between β-amyloid and tauopathy [J]. JAMA Neurology, 2016, 73 (9): 1070-1077.

[20] GANGULI M, DODGE H H, CHEN P, et al. Ten-year incidence of dementia in a rural elderly US community population: The MoVIES Project [J]. Neurology, 2000, 54 (5): 1109-1116.

[21] ROBERTS R O, KNOPMAN D S, MIELKE M M, et al. Higher risk of progression to dementia in mild cognitive impairment cases who revert to normal [J]. Neurology, 2014, 82 (4): 317-325.

[22] WANG P N, LIAO S Q, LIU R S, et al. Effects of estrogen on cognition, mood, and cerebral blood flow in AD A controlled study [J]. Neurology, 2000, 54 (11): 2061-2066.

[23] FREUND L Y, ERIKSDOTTER J M T, BASUN H, et al. Omega-3 fatty acid treatment in 174 patients with mild to moderate Alzheimer disease: OmegAD study: a randomized double-blind trial [J]. Arch Neurol, 2006, 63 (10): 1402-1408.

[24] SIEMERS E R, SUNDELL K L, CARLSON C, et al. Phase 3 solanezumab trials: secondary outcomes in mild Alzheimer's disease patients [J]. Alzheimers & Dementia, 2016, 12 (2): 110-120.

[25] 余大富, Mintun M A. 人脑前扣带回皮质喙部在 ^{11}C-PIB PET 诊断阿尔茨海默病型痴呆中的价值 [J]. 中华核医学杂志, 2009, 29 (4): 263-267.

[26] 王刚平, 裴根祥, 颉瑞, 等. 天水市 60 岁及以上人群痴呆流行病学现况调查 [J]. 国际精神病学杂志, 2016 (3): 389-392.

[27] 于大林, 吕建为, 易刚, 等. 神经内科门诊痴呆的流行病学调查 [J]. 中华临床医师杂志 (电子版), 2013 (8): 102-105.

[28] 李修英, 潘雨利, 邵立平, 等. 离退休老干部老年痴呆症患病情况及相关影响因素 [J]. 中国老年学, 2014 (12): 3413-3416.

[29] 周正端, 孙震华, 邓明明. 非酒精性脂肪性肝病与老年性痴呆症的相关性分析 [J]. 国际老年医学杂志, 2018 (1): 22-25.

[30] 姚敏. 血压、血脂及血糖水平与老年性痴呆的相关性 [J]. 中国老年学, 2016, 36 (18): 4551-4553.

[31] 吴勤, 周东升, 徐银儿, 等. 城市社区老年人生活方式与老年痴呆关系研究 [J]. 中国农村卫生事业管理, 2014, 34 (6): 678-681.

[32] 马怡, 林洁. 盐酸多奈哌齐联合灯盏生脉胶囊治疗脑卒中后认知功能障碍的临床研究 [J]. 世界临

床药物, 2016 (10): 698-702.

［33］黄年平, 付栋, 邓志洪. 注射用鼠神经生长因子治疗老年痴呆患者的临床研究 [J]. 中国临床药理学杂志, 2017, 33 (6): 490-492.

［34］沈珍华, 张梅红, 杨琳. 轻中度阿尔茨海默病患者综合护理干预的临床效果 [J]. 上海护理, 2010, 10 (3): 44-46.

第三章 感 知 觉

第一节 视 觉 感 知

感知觉异常是精神障碍、认知障碍、神经发育缺陷等多种脑病的重要临床表现之一。视觉信息的"感知"发生于"认知"之前,经历逐级的层次化加工。感觉和知觉加工异常将严重影响后续的目标识别、物体再认、表情理解等,并可能引发行为异常。感知觉异常的评估既可以客观反映症状严重程度,也可作为疾病早期识别的重要筛查工具。除自评量表外,感知测查更多以任务式测验形式开展,通常包括以下几个方面:

一、颜色和对比度感知

(一) 概述

最常用的为色卡测验,生理变化对颜色感知的影响可采用色块排序方法测量。其中,最经典的为 FM100 测验,由 Farnsworth 根据呈色原理,选用标准 Munsell 色样设计而成,由四组共 93 个色相棋子组成,其中 85 个可移动。之后,Farnsworth 又开发出简化版 D15 测验,原理类似,色块棋子仅由 15 个组成,极大地扩展了颜色测查的使用范围。近年来,随着电子信息技术的发展,颜色的精准呈现和亮度的精确控制能力得到极大提高,显示器已逐步取代印刷的标准色卡来呈现刺激材料。

(二) 操作要求

受试者需要参照每组两个固定的颜色将棋子按照色相变化规律排序,施测者可根据棋子底部的顺序编号对受试者的排列结果进行比较、评分,以评估其颜色感知差异。对于计算机化测验,有研究使用电脑显示器结合光谱辐射亮度计定量呈现视觉刺激,并要求受试者调整对比度和颜色差异,通过测量可感知的最小差异来计算对比度极限值。

(三) 临床应用

除色盲外,神经退行性变、精神分裂症、抑郁症、神经发育缺陷等人群的上述视觉感知能力也可能与健康对照存在差异。

二、视觉知觉组织

（一）概述

视觉场景常常是有干扰、互相遮挡、不完整的,需要根据经验和特定规律对视觉元素进行特征捆绑、去除干扰、补全缺失等,以形成稳定、连续、整体的物体,以进行后续识别和辨认加工。上述对感觉通路传入的信息进行必要整合和组织加工,被称为知觉组织能力。

（二）操作要求

常用的测查任务和素材包括:

1. 轮廓感知 在一系列位置随机的视觉元素组成的场景中,部分元素的排列可以组成特定图形的轮廓,如直线、椭圆等(图3-1-1A),检验受试者能否排除干扰识别出相应轮廓。此外,还常用Kaniza图形作为测验材料,该图形由不连续的线条和面组成(图3-1-1B),尽管刺激本身无轮廓,但可以根据知觉经验"无中生有"加工出轮廓,因此称为主观轮廓或者幻觉轮廓。

2. 大小判别 大范围的背景(context)信息是知觉组织的重要线索。背景衬托下的物体大小判别任务(图3-1-1C)可以检验精神分裂症患者是否会利用整体性的背景信息辅助加工。受参照物的影响,健康对照倾向于认为左侧中间圆形更小。

（三）临床应用

精神分裂症、孤独症、注意缺陷多动障碍(attention deficit and hyperactivity disorder)、阅读障碍、阿尔茨海默病等患者的该项能力可能存在明显的缺损,顶叶、枕叶和颞叶等相关脑区损伤的患者及癫痫患者也可能伴随类似异常。例如,精神分裂症患者对轮廓感知存在缺陷,提示其视知觉的整体性加工能力可能受损。以知觉组织为代表的整合加工缺陷也引起了国际同行的重视,美国斯坦福医学院、加州大学旧金山分校等专家联合推出了改善"精神分裂症认知加工的认知神经治疗研究"计划(cognitive neuroscience treatment research to improve cognition in schizophrenia)[1],与更早期的成套认知功能评估计划(MCCB,详见本书成套神经心理测验部分)相比,该计划增加了两项知觉整合能力电子化任务式测验的专家共识(类似图3-1-1A、D,见文末彩图),用于早期识别和疗效评估。

三、视觉面孔感知

（一）概述

面孔是由眼睛、鼻子、嘴等部件整合组成的特殊视觉物体,因此面孔素材也可以反映知觉组织能力。此外,面孔还承载着身份、表情等重要社交信息。

（二）操作要求

面孔相关测查任务包括:

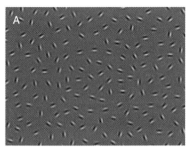

不完整元素组成的椭圆形轮廓

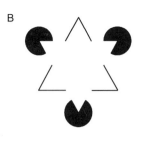

整合出的三角形（Kaniza图形）

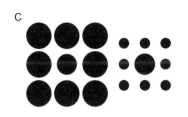

物体与整体背景的对比

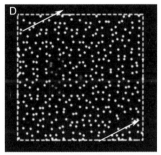

"圆点"整体一致性运动

图 3-1-1　视觉整体性加工的测查素材举例

1. **配对面孔识别**　比较前后两张序列呈现的面孔是否为同一张面孔图片或是否来自同一人,用于检验面孔局部特征的感知。

2. **面孔记忆与再认**　首先呈现若干张面孔,保持信息,然后加入若干张干扰图片,受试者需要正确再认之前呈现的面孔。上述面孔还可以带有正负性情绪,进一步反映情绪对知觉和记忆的影响。

3. **面孔情绪判断**　受试者需要对电脑屏幕上呈现的面孔情绪做出判断,情绪分为10个等级,类似测验已收录在牛津情绪成套测验（Oxford emotional test battery）中。

（三）临床应用

多种神经精神疾病可能存在该项能力的缺损,包括但不局限于脑损伤患者、老年群体、孤独症、注意缺陷多动障碍、精神分裂症等,其中不同患者对面孔结构、身份、细节和情绪感知的障碍表现不尽相同。例如,面孔记忆可用于考察短时和长时记忆能力缺损;面孔情绪判断可用于评估情绪感知能力和预测抗抑郁药的疗效;而面孔配对涉及结构编码,属于整体性加工,因此与知觉组织能力类似,可用于儿童和成人精神障碍的评估。

四、视觉运动感知

（一）一致性运动

1. **概述**　一致性运动（coherent motion）是指视觉场景中若干随机分布的圆点,整体地朝向某一方向运动（图 3-1-1D）,其中一定比例圆点的运动方向加入随机干扰以增大难度。

2. **操作要求**　通过圆点连续运动产生的整体朝向体验来检测受试者的视觉整体性

加工能力。

（二）视觉目标追踪

1. **概述** 视觉场景中有若干个目标物体和非目标物体，通常为形状大小一致的圆点。

2. **操作要求** 充分观察后，所有物体沿着一定轨迹运动，受试者需要时刻对目标物体保持跟踪，当运动停止后，准确识别出目标物体。除了上述两种常用的任务以外，还有生物运动等多种视觉运动感知测验。

（三）临床应用

上述测验不同程度地考察视觉工作记忆、空间工作记忆、预期判断和知觉整体性加工，可用于孤独症、精神分裂症、注意缺陷多动障碍、阅读障碍等患者的筛查和评估。

第二节 听 觉 感 知

听觉感知（auditory perception）异常也是神经精神疾病常见的临床表现之一，由于听觉与言语加工关系更密切，长期的听觉感知扭曲可能破坏概念之间的连接，直接影响到逻辑思维的连贯性。此外，儿童精神疾病和痴呆言语加工相关缺陷也涉及语音的加工。因此，听觉感知对精神疾病和痴呆的早期识别、鉴别诊断等具有重要价值。事实上，听觉相关测验，特别是听力测查已成为较成熟的技术，并与电生理、纯音测听、听觉匹配等任务有机结合。近年来，上述测验已从耳鼻喉科逐步迁移至神经精神疾病和康复领域，任务也在不断变化，其测查功能由外周发展至皮质。本章只介绍相关行为学听觉测验和量表（不包括言语测验和听力测验）。

一、纯音和语音辨别

（一）概述及操作要求

1. **纯音辨别** 受试者需要对先后呈现两个纯音的音高是否一致做出判断，纯音的频率差异可预先设定好，用于筛查是否偏离正常范围；也可以根据行为学结果逐步调整难度，测量绝对阈值。

2. **语音辨别** 受试者对“ba”“da”等音节做出辨认和判断，反映言语功能发育和衰退情况。

3. **音调辨别** 受试者收听从高到低和从低到高的音调变化，直接判断音调走向或者比较音调是否一致。

（二）临床应用

上述测验可应用于老年群体、脑损伤患者的评估。值得注意的是，上述测查任务还可以与事件相关电位、脑干诱发电位等结合，通过神经电生理反应探测听觉感知和匹配能力，这种检查无需受试者外显地对内容做出判断，因而尤其适合精神疾病和痴呆人群。

二、听觉"gap"感知

（一）概述及操作要求

在纯音或白噪声中移除部分时长的内容,形成"缺口",即"gap",受试者需要对是否感知到"gap"做出判断,通过调整缺口时间长短判断感知的阈值。对左/右声道分别加入"gap",以分开测验左右耳的"gap"感知能力异常。

（二）临床应用

上述测验可应用于老年群体、脑损伤患者的评估。

三、双耳听觉整合

（一）概述及操作要求

双耳听觉刺激为白噪声或窄带噪声,在左右耳音频流中插入一定长度的不相关片段,片段噪声属性不变,但左耳和右耳的内容不同,片段外其他部分相同,即在左右耳的相关内容中存在不相关片段。受试者需要对不相关片段是否存在做出判断;通过调整片段长度,测量其阈值;并可进一步增加双耳听觉刺激的时间延迟,增大难度,不同时间差条件下不相关片段长度的感知阈值呈指数函数分布。

（二）临床应用

该测验可用于评定脑损伤患者和精神障碍患者的定向力缺失,精神分裂症、阿尔茨海默病等患者听觉整合能力缺陷的评测和疾病早期识别[2]。左耳和右耳领先还可分别模拟声源方向来自左侧和右侧,用于听觉方向辨别能力的测验。

四、听觉节律感知

（一）概述

节律性感知也是听觉加工的重要能力[3],相关电子化测查任务包括节律跟随、节律形成和节律记忆。

（二）操作要求

1. **节律跟随** 以一定周期呈现听觉刺激,测验受试者精确跟随节律的能力,并通过按键检验行为反应与节律刺激之间的时间差,反映节律跟随能力强弱。

2. **节律形成** 在节律跟随基础上,要求受试者在两个听觉刺激间隔中间做出反应,即延迟半个周期,这样受试者必须学会形成节律,而不能简单地捕捉听觉刺激。

3. **节律记忆** 首先呈现若干次节律性听觉刺激,刺激消失后由受试者自主把握节奏,以按键形式复现,并尽可能趋近于感知的节奏;这种任务要求受试者的神经活动必须具备节律记忆的能力,在物理刺激不存在的情况下重复出节律。

（三）临床应用

上述任务与节律训练相结合,可提升受试者神经振荡的时间精准特性,改善精神疾病、神经发育缺陷和退行性变的神经活动性能,改善认知。

五、听觉知觉素质和状态量表

(一)概述

听觉知觉素质和状态量表(auditory perceptual trait and state scale)由马里兰大学医学院开发,用于精神分裂症幻听和听觉知觉亚临床症状的评估。虽然包含大量针对精神分裂症幻听症状的评估工具,但严格地讲并非听觉测查工具,且普遍关注当前或近期的临床表现,未涉及从亚临床听觉异常到幻听症状的纵向发展规律。

(二)操作要求

该量表为自评量表,由24个问题组成,每个问题做5点评分,包括素质和状态两部分。症状严重程度由异常发生频率来反映,受试者无需对主观感受强度做评分。

六、BBC 感觉量表

(一)概述

BBC 感觉量表(BBC sensory scales)由北卡罗来纳大学教堂山分校医学院开发,分为儿童量表和成人量表,各有详细版和简要版两种。

(二)操作要求

儿童量表主要由监护人、老师进行评测,尤其针对孤独症、X 染色体易损综合征等患者,并特别增加了面向主要监护人的儿童听觉分量表。成人量表可采用自评,也可由他人评估。本量表的开发基于临床观察和神经科学研究结果,条目挑选自多名监护人的他评报告,并结合当代神经科学理论加以组合。

(三)临床应用

本量表可以帮助家长和医生更好地理解感觉过敏个体的主观体验,即在特殊儿童群体中感觉信息的加工可引发更强的行为反应,并且难以控制其行为状态,这种更低的行为反应阈值和更容易引起不适与临床症状存在密切关系。本量表可以指导家长帮助儿童调整感觉环境,减少反抗行为,增强认知控制和社交能力发展。

第三节 触 觉 感 知

一、概述

触觉加工(tactile perception)与多种感知觉存在交互作用,直接关系到躯体存在感知和自我意识等。躯体感觉信号检测任务(somatic signal detection task)是常用的触觉测查任务,由特制的触觉刺激呈现装置引发特定的体感刺激。

二、操作要求

受试者需要对刺激种类做出判断,根据其主观感受调整刺激呈现时间,并最终得到探测阈值。由于触觉刺激呈现技术的发展,触觉 - 体感刺激材料除了刺激呈现时间可以定量地调节以外,还可以定量呈现纹理材料的软硬程度、触觉刺激力量的大小、触觉刺激运动方向和运动速度等。

三、临床应用

可用于评定神经精神疾病患者触觉分辨能力,还能在左右手同时或任意一只手呈现刺激,以检验受试者能否感知到同时存在的两种刺激以及刺激的位置信息感知偏差等。此外,儿童感觉统合发展评定中也有关于触觉的问卷,主要涉及对教室、床等新环境的适应、恐惧,是否咬指甲、咬人、玩沙土等习惯。量表面向 3~12 岁儿童,由家长做出 5 点评分。

(王长明)

参 考 文 献

[1] GREEN M F, BUTLER P D, CHEN Y, et al. Perception measurement in clinical trials of schizophrenia: promising paradigms from CNTRICS [J]. Schizophr Bull, 2009, 35 (1): 163-181.

[2] WANG Q, LU H, WU Z M, et al. Neural representation of interaural correlation in human auditory brainstem: comparisons between temporal-fine structure and envelope [J]. Hearing Research, 2018, 365, 165-173.

[3] ZANTO T P, PADGAONKAR N T, NOURISHAD A, et al. A Tablet-Based Assessment of Rhythmic Ability [J]. Front Psychol, 2019, 10: 2471.

第四节 嗅 觉 测 验

国际常用的嗅觉测验工具为宾夕法尼亚大学嗅觉识别测验(university of Pennsylvania smell identification test,UPSIT)及嗅棒测验(Sniffin'sticks),前者由美国宾夕法尼亚大学 Doty 等人于 1984 年研制开发[1],主要用于测验受试者的嗅觉识别功能;后者由德国 Kobal 及 Hummel 于 1997 年研发,主要用于评定受试者嗅觉阈值、嗅觉识别功能及嗅觉区分功能[2]。其他嗅觉测验如 T&T 嗅觉计等尚未取得跨文化适用性,而嗅觉功能客观测验工具如嗅觉诱发电位等目前应用较少,故此处我们只选取 UPSIT 测验及嗅棒测验加以介绍。

一、概述

UPSIT 测验最早由 Doty 等于 1984 年发明[1]。该测验筛选出 40 种嗅觉刺激气味如香蕉、洋葱、青草等,分别置于 10~50mm 塑料囊内,印刷于每页测验纸上,测验时由铅笔刮开释放嗅觉刺激进行测验。标准版为 40 道单项选择题,受试者需要从 4 个选项中选出与闻到的气味最接近的选项。为缩短测验时间及提高跨文化适用性,Doty 等人于 1996 年制定了简易版嗅觉识别测验(brief smell identification test),简易版嗅觉识别测验从 UPSIT 测验中挑选出 12 道条目组成,因其操作简便性可用于嗅觉障碍初步筛查[3]。

UPSIT 测验在全球广泛使用,已被翻译成几十种不同的语言,因不同地区人群对测验气味熟悉度不同,各版本均根据人群特征适当修订[4,5]。UPSIT 测验在大陆地区目前尚无官方授权引进版本,2002 年由江荣山等[5]将该量表引进我国台湾地区并进行汉化及修订,制定出繁体中文版宾夕法尼亚大学嗅觉识别测验(traditional Chinese version of the UPSIT,UPSIT-TC),UPSIT-TC 将 8 处熟悉度较低气味或选项进行调整,例如"姜汁面包"调整为"橡胶轮胎","肉桂"调整为"鱼"等,以更适应本土化需求。

嗅棒测验由 Hummel 等人于 1997 年开发制定[2],标准版为三个嗅觉测验的组合:嗅觉阈值(odor threshold)、嗅觉区分(odor discrimination)和嗅觉识别(odor identification)。嗅觉阈值测验选用正丁醇或 2- 苯基乙醇作为嗅剂,将其稀释成不同浓度梯度,确定气味的起始感知浓度定为嗅觉阈值。嗅觉区分测验为由 16 组嗅棒组成,每组 3 支嗅棒,其中 2 支嗅棒气味相同(非目标),另一支气味不同(目标),受试者需指出不同的一支。嗅觉识别测验工具为 16 项气味识别能力测验(16-item odor identification test from Sniffin'sticks),为 16 支不同气味的嗅棒,患者闻嗅气味后需从含有 4 个选项的提示卡片中选出所闻嗅棒的味道。嗅棒测验各分测验可单独使用测试某一方面嗅觉功能,亦有用于快速筛查识别功能的嗅棒测验 -12 项(Sniffin'sticks 12-identification test)[6]。

嗅棒测验在大陆地区尚无官方授权引进或修订版本。国内研究人员杨凌等[7]等研究验证了嗅棒使用有效性,可有效区分嗅觉功能障碍患者。我国台湾地区 Shu 等[8]人的研究对 16 项气味识别测验进行修订,将测验中的 5 种熟悉度较低气味如"肉桂""丁香"等,调整为亚洲人群相对熟悉的气味"酱油""巧克力"之类,但该修订版使用未及原版使用广泛。

二、评分方法

UPSIT 测验的计分方法是以答对题目总分来作为嗅觉识别功能的评价标准。每个选项回答正确计 1 分,回答不正确计 0 分,总分范围 0~40 分。常用标准为 Doty 等人根据北美人群常模数据制订。对于中青年人群,评分标准为:男性受试者 >33 分,女性受试者得分 >34 分可被认为嗅觉功能正常;得分 ≤18 分被认为嗅觉功能丧失;介于二者之间得分被认为嗅觉功能减退[9]。老年人群按年龄段划分出不同评分标准,具体可参考评分手册。UPSIT-TC 版本得分划分标准与 UPSIT 标准版略有差异,若使用 UPSIT 北美版评分标准,建议总分加 4 分后进行比较[10]。

嗅棒测验中每个选项答对记 1 分,答错记 0 分。嗅觉阈值、区分、识别功能测验单项得分范围 0~16 分,三个测验分数之和记为 TDI 总分,范围为 0~48 分。评分标准为:总分>30 分定义为嗅觉正常,15~30 分定义为嗅觉减退,<15 分定义为嗅觉功能性丧失[11,12]。

三、操作要求

受试者在测验前 15 分钟内不得食用除水之外的任何食品饮料或吸烟。试验应在一个安静和通风良好的室内场所进行。测验前需询问受检者的性别、年龄、病史、所服用药物、职业、吸烟习惯等。

UPSIT 测验由受试者根据测验指导语自行施测,整个操作大约耗时 15 分钟,简易版本约在 5 分钟内完成。UPSIT 测验操作手册可在工具官方网站购买。

嗅棒测验由医疗专业人员,或者非医疗专业人员经过培训来完成评估。施测者须戴无味手套,测验时,打开嗅棒帽将嗅棒气味释放端置于受试者两个鼻孔中间距鼻孔约 2cm 处,每支嗅棒嗅闻时间不超过 3~4 秒,间隔时间为大约 30 秒。嗅棒测验需按以下顺序操作:①嗅觉阈值测验;②嗅觉区分功能测验;③嗅觉识别功能测试测验。三项测验间约有 3 分钟间隔休息时间。整个测验耗时 20~30 分钟。嗅棒操作手册可随产品附赠或购买。

四、信度和效度

(一)信度

该量表开发者 Doty 等人对该测验内部一致性信度进行检验,UPSIT 整套测验内部一致性信度系数为 0.92,对 40 个条目中 10 条目、20 条目、30 条目检验的内部一致性信度系数分别为 0.75、0.86、0.90,显示该测验具有很高的内部一致性[13]。研究显示 UPSIT 测验重测信度为 0.66~0.92[1,10],说明此测验重测信度良好。

嗅棒测验的介绍性研究中,6 名受试者在首次测验后 8~131 天中 7 个时间点分别进行重测,结果显示嗅觉测验得分与测验时间均无相关性[2]。另一项研究对 71 名受试者 1 个月后进行重测,相关系数达 0.86,显示出该测验具有良好的重测信度[14]。

(二)效度

UPSIT 测验与嗅棒测验都可作为评估嗅觉功能标准,研究显示二者之间准则关联效度为 0.81~0.85[15,16],呈现出显著相关性。与其他嗅觉测验进行效度关联结果显示,嗅棒测验阈值测验如 T&T 嗅觉计的相关系数为 −0.846[7],亦体现很高的准则关联效度。

五、临床应用

(一)国外应用

嗅觉功能测验除应用于鼻部疾病之外,神经退行性疾病领域亦有较多研究涉及。嗅觉功能减退为帕金森病(Parkinson disease,PD)最常见的非运动症状之一,多项研究显示嗅觉测验在 PD 中的应用价值。嗅觉测验可很好地区分 PD 患者与健康对照,使用 UPSIT 测验根据各年龄层分段制订的分界值区分患者与对照的特异性、敏感性均超过 80%[17,18]。此外,嗅觉测验可辅助鉴别 PD 与其他症状重叠的疾病如多系统萎缩、特发性震颤等[19]。有研究报道,嗅觉减退还有助于预测特发性快速眼动期睡眠行为障碍(idiopathic rapid eye movement sleep behavior disorder)向 PD 等路易小体病的转化[20]。

亦有越来越多的证据显示嗅觉功能与认知功能下降存在关联,嗅觉测验有潜力成为轻度认知损害(MCI)及阿尔茨海默病(AD)的生物标志物。患者从认知功能正常状态到产生 MCI 再进展至 AD,嗅觉功能逐渐恶化[21]。一项研究发现嗅觉功能与认知功能转归存在显著相关性,嗅觉测验在预测认知功能转归中的作用甚至优于言语情节记忆测验[22]。嗅觉测验亦可帮助预测 MCI 人群转归为 AD 的风险,嗅觉功能检测与功能活动调查表、磁共振海马体积、内嗅皮质体积等 5 个 AD 预测因子组合可很敏感地识别出 AD 高危人群,敏感性达 85.2%,显著优于简易精神状态检查(MMSE)[23]。工具方面,由于整套 UPSIT 测验及嗅棒测验标准版所需时间较长,简易版嗅觉识别测验及嗅棒测验 -12 项在筛查中使用广泛。并有研究从 UPSIT 测验中筛选出对预测 MCI 转归为 AD 具有高度敏感性的 10 个条目,组成可专用于 AD 高风险人群筛查测验[24]。

(二)国内应用

目前我国仅有一项台湾人群研究对 16 项气味识别测验选项进行本土化修订,收集 202 名常模数据显示 18~35 岁、36~55 岁、大于 55 岁人群分别为 14.8 分、14.7 分、13.3 分,随着年龄增长气味识别功能逐渐下降,在年轻人群中嗅觉测验得分第十百分位数为 13 分[25]。

国内多项研究将嗅觉测验应用于 PD 及 MCI 人群筛查。在中国 PD 患者中,简易版嗅觉识别测验分界值取 8 分时,区分 PD 组和健康对照组的敏感性及特异性分别为 64.1% 和 83.9%[26];陈伟[27]等使用嗅棒测验中 16 项气味识别能力测验进行配对病例对照研究,受试者工作曲线显示该测验分界值取 9.5 分时,敏感性及特异性分别为 86% 和 81%。MCI 及 AD 研究方面,"上海老龄化研究"项目对 1782 名非痴呆社区人群进行认知功能筛查及 12 项嗅棒测验检测,结果显示筛查为 MCI 人群嗅觉测验得分 7.1 分,低于正常老年人群 8.2 分,嗅觉功能障碍为 MCI 的独立影响因素(OR=1.19,95% 置信区间 1.11~1.27)[28]。

六、总结

UPSIT 测验及嗅棒测验作为常用的主观嗅觉功能评估工具,具有良好的信度和效度。在全球多个国家及地区广泛使用。嗅觉测验除了用于检测嗅觉系统原发疾病之外,在神经退行性疾病(如 AD、PD)中也体现出较高的临床应用价值。因其操作简便,无侵入性创伤,受试者可接受程度高,嗅觉测验有潜力作为相关疾病早期人群的辅助性筛查工具。其局限性在于此两种测验均为主观嗅觉功能评估工具,受试者认知功能、疾病症状、测验配合程度等因素对结果可能造成一定影响,必要时可结合其他客观嗅觉功能评估方法,如嗅觉诱发电位测验等,进行全面评估。

(张慧娟 王 刚)

参 考 文 献

［1］ DOTY R L, SHAMAN P, DANN M. Development of the University of Pennsylvania Smell Identification Test: a standardized microencapsulated test of olfactory function [J]. Physiol Behav, 1984, 32 (3): 489-502.

［2］ HUMMEL T, SEKINGER B, WOLF S R, et al. 'Sniffin' sticks': olfactory performance assessed by the combined testing of odor identification, odor discrimination and olfactory threshold [J]. Chem Senses, 1997, 22 (1): 39-52.

［3］ DOTY R L, MARCUS A, LEE W W. Development of the 12-item Cross-Cultural Smell Identification Test (CC-SIT)[J]. Laryngoscope, 1996, 106 (3 Pt 1): 353-356.

［4］ FORNAZIERI M A, DOS SANTOS C A, BEZERRA T F, et al. Development of normative data for the Brazilian adaptation of the University of Pennsylvania Smell Identification Test [J]. Chem Senses, 2015, 40 (2): 141-149.

［5］ 江荣山, 林子凯, 许振益. The Applicability of the University of Pennsylvania Smell Identification Test and Cross-Cultural Smell Identification Test in Taiwan [J]. 台湾耳鼻喉科医学杂志, 2002, 37 (6): 431-436.

［6］ FJAELDSTAD A, KJAERGAARD T, VAN HARTEVELT T J, et al. Olfactory screening: validation of Sniffin' Sticks in Denmark [J]. Clin Otolaryngol, 2015, 40 (6): 545-550.

［7］ 杨凌. Sniffin' Sticks 嗅觉心理物理测试方法的临床应用 [J]. 中华耳鼻咽喉头颈外科杂志, 2013, 9 (48): 741-745.

［8］ SHU C H, YUAN B C. Assessment of odor identification function in Asia using a modified "Sniffin' Stick" odor identification test [J]. Eur Arch Otorhinolaryngol, 2008, 265 (7): 787-790.

［9］ DOTY R L. The Smell Identification Test (TM) Administration Manual [J]. Philadelphia (PA): Sensonics Inc, 1995.

［10］ JIANG R S, SU M C, LIANG K L, et al. A pilot study of a traditional Chinese version of the University of Pennsylvania Smell Identification Test for application in Taiwan [J]. Am J Rhinol Allergy, 2010, 24 (1): 45-50.

［11］ HUMMEL T, KOBAL G, GUDZIOL H, et al. Normative data for the "Sniffin' Sticks" including tests of odor identification, odor discrimination, and olfactory thresholds: an upgrade based on a group of more than 3, 000 subjects [J]. Eur Arch Otorhinolaryngol, 2007, 264 (3): 237-243.

［12］ YUAN B C, LEE P L, LEE Y L, et al. Investigation of the Sniffin' Sticks olfactory test in Taiwan and comparison with different continents [J]. J Chin Med Assoc, 2010, 73 (9): 483-486.

［13］ DOTY R L, FRYE R E, AGRAWAL U. Internal consistency reliability of the fractionated and whole University of Pennsylvania Smell Identification Test [J]. Percept Psychophys, 1989, 45 (5): 381-384.

［14］ RIBEIRO J C, SIMOES J, SILVA F, et al. Cultural Adaptation of the Portuguese Version of the "Sniffin' Sticks" Smell Test: Reliability, Validity, and Normative Data [J]. PLoS One, 2016, 11 (2): e0148937.

［15］ LAWTON M, HU M T, BAIG F, et al. Equating scores of the University of Pennsylvania Smell Identification Test and Sniffin' Sticks test in patients with Parkinson's disease [J]. Parkinsonism Relat Disord, 2016, 33: 96-101.

［16］ WOLFENSBERGER M, SCHNIEPER I, WELGE-LUSSEN A. Sniffin' Sticks: a new olfactory test battery [J]. Acta Otolaryngol, 2000, 120 (2): 303-306.

[17] CAMPABADAL A, SEGURA B, BAGGIO H C, et al. Diagnostic Accuracy, Item Analysis and Age Effects of the UPSIT Spanish Version in Parkinson's Disease [J]. Arch Clin Neuropsychol, 2019, 34 (4): 435-444.

[18] FULLARD M E, MORLEY J F, DUDA J E. Olfactory Dysfunction as an Early Biomarker in Parkinson's Disease [J]. Neurosci Bull, 2017, 33 (5): 515-525.

[19] DOTY R L. Olfactory dysfunction in neurodegenerative diseases: is there a common pathological substrate？ [J]. The Lancet Neurology, 2017, 16 (6): 478-488.

[20] MAHLKNECHT P, IRANZO A, HOGL B, et al. Olfactory dysfunction predicts early transition to a Lewy body disease in idiopathic RBD [J]. Neurology, 2015, 84 (7): 654-658.

[21] KOTECHA A M, CORREA A D C, FISHER K M, et al. Olfactory Dysfunction as a Global Biomarker for Sniffing out Alzheimer's Disease: A Meta-Analysis [J]. Biosensors (Basel), 2018, 8 (2). pii: E41.

[22] DEVANAND D P, LEE S, MANLY J, et al. Olfactory deficits predict cognitive decline and Alzheimer dementia in an urban community [J]. Neurology, 2015, 84 (2): 182-189.

[23] DEVANAND D P, LIU X, TABERT M H, et al. Combining early markers strongly predicts conversion from mild cognitive impairment to Alzheimer's disease [J]. Biol Psychiatry, 2008, 64 (10): 871-879.

[24] TABERT M H, LIU X, DOTY R L, et al. A 10-item smell identification scale related to risk for Alzheimer's disease [J]. Ann Neurol, 2005, 58 (1): 155-160.

[25] SHU C H, YUAN B C, LIN S H, et al. Cross-cultural application of the "Sniffin' Sticks" odor identification test [J]. Am J Rhinol, 2007, 21 (5): 570-573.

[26] CAO M, LI Y, GU Z, et al. Validation of the utility of the Brief Smell Identification Test in Chinese patients with Parkinson's disease [J]. Journal of Clinical Neuroscience, 2019, 60: 68-72.

[27] CHEN W, CHEN S, KANG W Y, et al. Application of odor identification test in Parkinson's disease in China: a matched case-control study [J]. J Neurol Sci, 2012, 316 (1-2): 47-50.

[28] LIANG X, DING D, ZHAO Q, et al. Association between olfactory identification and cognitive function in community-dwelling elderly: the Shanghai aging study [J]. BMC Neurol, 2016, 16 (1): 199.

第四章 注意 / 警觉性

持续操作测验 - 相同配对

持续操作测验 - 相同配对（continuous performance test-identical pair, CPT-IP）是一个计算机化的测验，内容是计算机显示器上快速呈现一系列的刺激，要求受试者在出现的刺激与前一刺激完全相同时做出正确的反应，用于测量受试者维持、集中注意和警觉等认知功能，该测验由 Barbara Cornblatt 及其同事于 1988 年编制[1]。

一、概述

CPT 测验由 Rosvold 等人于 1956 年首创[2]，用于测量颅脑外伤患者的持续注意，后来广泛应用于精神分裂症的研究。CPT 根据目标干扰刺激的不同分为 CPT-X、CPT-AX 以及 CPT-IP，最早应用于精神分裂症、抑郁症和注意缺陷多动障碍患者的注意力缺陷测验。随着研究的深入，对精神分裂症的研究重点逐步转向探索注意力缺陷是否为遗传易感性标志，因此，所需的测验必须涉及未患病的精神分裂症先证者（父母，兄弟姐妹和后代）的一级亲属。然而，之前的这些不同版本 CPT 测验对不同疾病之间、疾病的不同时期以及患者与家属之间的区分度不够。如 CPT-X 和 CPT-AX 在检测注意力相对完整的受试者，无论是在发病期还是在缓解期，均未达到理想的结果。此外，在使用简单的 X 或 AX 任务的精神分裂症高危风险研究中，相对于对照组儿童，有精神分裂症风险的儿童并未出现注意功能障碍。在此背景下，针对精神分裂症患者持续性注意力测验的 CPT-IP 应运而生。

二、评分方法

CPT-IP 有数字和形状 2 种，本节介绍的是数字。在测验结束时，检测结果直接显示在屏幕上。检测结果包括 2 位、3 位、4 位可能的反应数、实际反应数、反应比例、平均反应时间，反应类型包括正确反应、错误警报和随机反应 3 种。最后综合以上测验结果，电脑会自动给出受试者的 2 位、3 位和 4 位数字分测验的总原始分,即 D-Prime 值,这 3 个值代表从每个分测验几乎相同配对中区分相同配对的能力,输入到计算机计分程序后可产生标准分,标准分越低说明持续注意功能受损越重。

三、操作要求

该项测验需在电脑上安装 CPT-IP 软件,通常该软件设计在微软 Windows XP 专业版本 5.1.2600 以及更高版本上的电脑运行。施测者需经过培训,要求给受试者如实念出屏幕上的指导语,双眼离屏幕约 60cm,测验分为 2 位数、3 位数、4 位数分测验,受试者需完成的任务为当屏幕上出现前后完全相同的数字后按鼠标左键或键盘左键以确认。在正式测验前受试者有练习的机会,以确保受试者正确理解所要完成的任务。在受试者正确理解后,首先进入 2 位数分测验,结束后休息 1 分钟进入 3 位数分测验,直至 4 位数分测验完成,正式测验的时间为 15~20 分钟。

四、信度和效度

（一）信度

在健康人群中的 23 个家庭及其孩子中,Cornblatt 发现该测验间隔 7~21 个月的重测信度为 0.56~0.73,反应倾向性的重测信度为 0.39~0.61[1]。有学者认为,以上估计值较大的变化范围与多种客观因素相关,如重测的间隔时间、受试者的个性特征等。Hahn[3]对 40 名稳定期的精神分裂症患者和 47 名健康人群进行了间隔 12.3 个月的 CPT-IP 重测信度测验,结果显示,CPT-IP 的 4 位数和形状在正常人群中重测信度良好,Pearson 相关系数分别为 0.81 和 0.74,在精神分裂症患者中则为中等,Pearson 相关系数分别为 0.50 和 0.53。

于欣等人[4]研究发现,CPT-IP 在中国常模人群中的内部一致性信度为 0.92。在间隔 4~8 周后,对常模和精神分裂症患者进行重测,发现该测验的重测信度在常模组 0.89,在精神分裂组为 0.90。

（二）效度

于欣[4]等人将 CPT-IP 用于区分 230 名精神分裂症患者与 651 名健康人,结果显示,CPT-IP 在 2 位数、3 位数和 4 位数及配对均分中均能良好地区分精神分裂症患者和健康人,p 值均小于 0.001,效应值 Cohen's d 为 0.66~0.87。

Cornblatt[5]将 CPT-IP 用于区分 14 名精神分裂症患者、17 名抑郁症患者和 28 名健康人,结果显示,尽管精神分裂症和抑郁症患者相对健康人群而言,均显示出严重的、同等程度的注意力缺损,但损伤维度并不一致。精神分裂症患者表现为整体的注意力缺损,且在测验间表现出过多的随机反应,抑郁症患者并非表现为整体注意力缺损,且对空间刺激的注意力缺损多于言语刺激,在前后出现的空间刺激稍微不同时容易出现混淆。

有良好区分度的神经认知测验必须满足以下标准:①适用于各年龄段人群和不同的

临床状态(避免天花板和地板效应);②能显示出精神分裂症患者和健康人群之间注意力加工模式的差异;③足够敏感,以反映受试者注意力缺陷的细微不同。国内外相关研究证实,CPT-IP 在精神分裂症患者和健康人的区分中具有良好的效度。

五、临床应用

(一)国外应用

1. CPT-IP 广泛用于精神分裂症患者注意力的评定,Keith 等人将 CPT-IP 应用于 5个研究中心共计 1 140 名精神分裂症患者的认知功能评定中[6],结果显示 CPT-IP 对不同研究中心精神分裂症患者注意力的测定稳定可靠,但与精神症状的严重程度关联不大,与患者的社会功能相关。

2. 尽管 CPT-IP 设计的初衷是研究精神分裂症患者的认知功能,也有研究[7]将其用于双相情感障碍躁狂相和抑郁相认知功能的评定,结果并未发现患者与正常人的注意功能差异。还有研究将其用于比较精神分裂症患者与精神分裂症患者同胞和注意缺陷多动障碍者[8]的注意力缺损,但研究的主体仍是精神分裂症患者。

(二)国内应用

1. **精神分裂症**　如前所述,于欣等人[4]已报道将 CPT-IP 用于精神分裂症患者的重测及与健康人的区分中,结果显示其重测信度及效度均较为理想。

2. **抑郁症**　国内将 CPT-IP 用于抑郁症的报道较少,贾艳滨[9]采用 CPT-IP 研究 26名抑郁症患者和 22 名健康对照的认知功能,结果显示,抑郁症患者分值为 45.67 ± 8.21,正常人群为 52.68 ± 5.22,差异有统计学意义。

3. **注意缺陷多动障碍**　有研究将自制的 CPT 软件用于比较 ADHD 儿童及其父母与正常儿童及其父母的认知功能,结果显示,ADHD 儿童及其父母的虚报数、漏报数均多于健康儿童及其父母,反应时间亦长于后者。秦国兴[10]将自行编制的 CPT 用于 ADHD 患儿的筛查,结果显示 CPT 筛查结果与临床诊断的一致性较高(Kappa 值为 0.94),可用于ADHD 的临床筛查。

六、总结

CPT-IP 是专为测定精神分裂症患者维持注意、警觉和集中注意而编制的认知工具,国内外研究表明该工具具有良好的信度和效度。该测验需 15~20 分钟,通过专门的软件在计算机上完成,且对施测人员并没有特殊的要求。然而,CPT-IP 应用于非精神分裂症精神病的研究有待于进一步开展。

(刘 芳　石 川)

参 考 文 献

[1] CORNBLATT B A, RISCH N J, FARIS G, et al. The continuous performance test, identical pairs

version (CPT-IP): I. new findings about sustained attention in normal families [J]. Psychiatry Res, 1988, 26 (2): 223-238.

[2] ROSVOLD H E, MIRSKY A F, SARASON I, et al. A continuous performance test of brain damage [J]. Journal of Consulting Psychology, 1956, 20 (5): 343-350.

[3] HAHN E, VOLLATH A, TA T T, et al. Assessing long-term test-retest reliability of the CPT-IP in schizophrenia [J]. PLoS One, 2014, 9 (1): e84780.

[4] 于欣, 姚树桥, 石川, 等. MCCB 中国常模手册 [M]. 北京: 北京大学医学出版社, 2014.

[5] CORNBLATT B A, LENZENWEGER M F, ERLENMEYER-KIMLING L. The continuous performance test, identical pairs version: Ⅱ. contrasting attentional profiles in schizophrenic and depressed patients [J]. Psychiatry Res, 1989, 29 (1): 65-85.

[6] NUECHTERLEIN K H, GREEN M F, CALKINS M E, et al. Attention/vigilance in schizophrenia: performance results from a large multi-site study of the Consortium on the Genetics of Schizophrenia (COGS)[J]. Schizophr Res, 2015, 163 (1-3): 38-46.

[7] DELBELLO M P, ADLER C M, AMICONE J, et al. Parametric neurocognitive task design: a pilot study of sustained attention in adolescents with bipolar disorder [J]. J Affect Disord, 2004, 82 (Suppl 1): S79-S88.

[8] GROOM M J, JACKSON G M, CALTON T G, et al. Cognitive deficits in early-onset schizophrenia spectrum patients and their non-psychotic siblings: a comparison with ADHD [J]. Schizophr Res, 2008, 99 (1-3): 85-95.

[9] 冯毅刚, 管玉芳, 沈拾亦, 等. 抑郁症患者静息态枕叶 θ, α 频段能量偏侧化与视觉注意功能损伤的相关研究 [J]. 暨南大学学报 (自然科学与医学版), 2019, 6 (40): 525-530.

[10] 秦国兴, 甘建光, 田国强, 等. 持续性操作试验在注意缺陷多动障碍筛查中的应用 [J]. 中国医师进修杂志, 2011, 3 (34): 19-21.

第五章 信息处理速度

第一节 简短精神分裂症认知评估，
符号编码分测验

简短精神分裂症认知评估（brief assessment of cognition in schizophrenia，BACS）由杜克大学医学中心 Richard S.E.Keefe 教授于 2004 年开发，是一个专门测定精神分裂症认知功能的神经心理学测验[1]。这一量表是应当前认知功能研究发展要求而制定的临床认知功能评测工具，操作简便、评测全面。测验目标包括由美国 FDA 提出的反映精神分裂症认知损害的六个领域（语言记忆、工作记忆、运动功能、注意力和信息处理速度、执行功能、言语流畅性）。简短精神分裂症认知评估，符号编码分测验（brief assessment of cognition in schizophrenia：symbol coding，BACS-SC）主要测评注意力和信息处理速度这一维度。

一、概述

Richard S.E.Keefe 教授于 2004 年对 BACS-SC 进行信度和效度测验，均取得较好的结果[2]。该量表评估精神分裂症患者严重受损、与结局密切相关的认知功能，具有评测时间短、便携、可重复性强等优点。在精神分裂症患者中完成 BACS 最多需要 35 分钟。该量表完全便携、易于管理，方便护士、临床医生、精神病学家、神经学家、社会工作者和其他心理健康工作者使用。

BACS-SC 已被翻译成多种语言，其中日语[3]、西班牙语[4]、法语[5]、德语[6]、意大利语[7]、波斯语[8]、巴西葡萄牙语[9]和中文[10]版本均已得到验证。北京心理危机研究与干预中心将该量表翻译成中文版本并进行信度和效度测验，发现其信度和效度良好[11]。2004 年，此量表最终被选入精神分裂症 MATRICS 共识认知成套测验（MCCB），与连线测验（TMT）、语义流畅性测验共同用于处理速度这一维度的测评[12]。2008 年，北京大学精神卫生研究所组织人员翻译 MCCB 操作手册、评分标准和测验记录表，并编写《MCCB 中国常模手册》[13]。

二、评分方法

9 种不同符号下面对应数字 1~9，要求受试者在符号下方写出与之对应的数字。前面 3 个符号用来向受试者讲解本测验的操作方法，第 4~10 个符号（第一行格子粗线标记之前的部分）用来练习，指导受试者完全理解该测验的要求和操作方法。受试者理解操作要求后开始计时，要求受试者在 90 秒内以最快速度，尽量多地写出答案。90 秒内正确填充的数字，每完成一个计 1 分，最高 110 分。注意：前面的 10 个练习不算作计分项；不按顺序完成的题目不计分。

三、操作要求

该测验由经过培训的评估人员实施，指导受试者对照标准模板，将与不同符号配对的数字选出并填入空格。根据 90 秒内填出的正确数字的数量，来计算受试者得分。

评分时，使用计分键对照受试者答案，在答错的题目上画圈标明，最后用答题数减去错误数，算出受试者的测验分。

四、信度和效度

（一）信度

美国 Keefe 等[2]在精神分裂症组及健康对照组分别对 BACS 进行重测，发现该量表有较好的重测信度：精神分裂症组重测组内相关系数（intraclass correlation coefficient，ICC）介于 0.86 和 0.92 之间，对照组 ICC 介于 0.87 和 0.95 之间。其中，精神分裂症患者的 BACS-SC 标准分比健康对照平均分低 1.42 个 SD；其 ICC 在精神分裂症组为 0.90，对照组为 0.83。国内一项研究对 BACS 进行信度测验，发现 4 周后的 ICC 为 0.85，A、B 两个版本的复本信度为 0.758。我国台湾的另一项汉族人群研究显示，BACS 的 ICC 为 0.86[11]。以上结果表明此量表的信度良好。

（二）效度

美国 Keefe 等[2]研究发现，在精神分裂症患者中，BACS 与标准量表的相关系数为：语言记忆 0.45、注意力 0.66、工作记忆 0.60、运动速度 0.4、言语流畅性 0.39、执行功能 0.56、综合评分 0.69；在正常对照组中，其相关系数为：语言记忆 0.66、注意力 0.70、工作记忆 0.71、运动速度 0.52、言语流畅性 0.63、执行功能 0.67、综合评分 0.78。

国内研究显示，BACS-SC 分数与 MCCB 总分的相关系数为 0.59、与瑞文标准推理测验的相关系数为 0.49、与威斯康星卡片分类测验（WCST）完成分类数的相关系数为 0.49、与 WCST 正确应答数的相关系数为 0.36，与 WCST 持续错误数的相关系数为 -0.21，与斯特鲁普色词测验（Stroop color-word test）的相关系数为 0.35。BACS-SC

的结构效度因子载荷为 0.66[11]。

五、临床应用

(一)国外应用

经实践检验,BACS-SC 是一项有效、简易且可靠的认知功能检测工具。国外研究将此量表用于测评其他新研发量表的信度和效度[14],评估抗精神病药物[15,16]、改善认知药物[17]的疗效,或用于某些精神分裂症的辅助治疗[18],评估认知矫正的神经心理学教育方法[19]对精神分裂症患者认知功能的疗效,与影像结合的相关研究,如研究发病年龄和白质完整性对磁共振弥散张量成像的影响中认知功能的评估[20]。也有研究使用 BACS 评估某些治疗对抑郁症患者认知功能的影响[21]。

(二)国内应用

国内应用的相关研究较少,一项蒿甲醚对刚地弓形虫阳性精神分裂症患者精神症状和认知障碍的影响研究[22]中,在基线及第 8 周时使用 BACS 评估 100 名受试者的认知功能。

六、总结

BACS-SC 具有良好的信度和效度。该量表操作仅需 90 秒,加上测验前的介绍等,不超过几分钟。其中文版引进中国较早,经过相关专家的校正,已达到与英文原版基本同等的信度和效度,作为 BACS 的分量表之一,只需要纸张、铅笔和秒表,具有便携、操作简便等优点,对施测者的要求较低,在临床工作中容易上手。在精神分裂症患者注意力和信息处理速度的认知评估方面,该量表起到不可替代的重要作用。

(梁 英 石 川)

参 考 文 献

[1] 李玥,崔界峰,邹义壮,等.计算机与手册式简明精神分裂症认知评估测验的比较 [J]. 中国健康心理学杂志, 2008 (12): 1431-1433.

[2] KEEFE R S, GOLDBERG T E, HARVEY P D, et al. The Brief Assessment of Cognition in Schizophrenia: reliability, sensitivity, and comparison with a standard neurocognitive battery [J]. Schizophr Res, 2004, 68 (2-3): 283-297.

[3] KANEDA Y, SUMIYOSHI T, KEEFE R, et al. Brief assessment of cognition in schizophrenia: validation of the Japanese version [J]. Psychiatry Clin Neurosci, 2007, 61 (6): 602-609.

[4] SEGARRA N, BERNARDO M, GUTIERREZ F, et al. Spanish validation of the Brief Assessment in Cognition in Schizophrenia (BACS) in patients with schizophrenia and healthy controls [J]. Eur Psychiatry, 2011, 26 (2): 69-73.

[5] BRALET M C, FALISSARD B, NEVEU X, et al. Validation of the French version of the BACS (the brief assessment of cognition in schizophrenia) among 50 French schizophrenic patients [J]. Eur Psychiatry, 2007, 22 (6): 365-370.

[6] SACHS G, WINKLBAUR B, JAGSCH R, et al. Validation of the German version of the brief assessment

of cognition in Schizophrenia (BACS)-preliminary results [J]. Eur Psychiatry, 2011, 2 6 (2): 74-77.

[7] ANSELMETTI S, POLETTI S, ERMOLI E, et al. The Brief Assessment of Cognition in Schizophrenia. Normative data for the Italian population [J]. Neurol Sci, 2008, 29 (2): 85-92.

[8] MAZHARI S, PARVARESH N, ESLAMI S M, et al. Validation of the Persian version of the brief assessment of cognition in schizophrenia in patients with schizophrenia and healthy controls [J]. Psychiatry Clin Neurosci, 2014, 68 (2): 160-166.

[9] ARAUJO G E, RESENDE C B, CARDOSO A C, et al. Validity and reliability of the Brazilian Portuguese version of the BACS (Brief Assessment of Cognition in Schizophrenia)[J]. Clinics (Sao Paulo), 2015, 70 (4): 278-282.

[10] WANG L J, HUANG Y C, HUNG C F, et al. The Chinese Version of the Brief Assessment of Cognition in Schizophrenia: Data of a Large-Scale Mandarin-Speaking Population [J]. Arch Clin Neuropsychol, 2017, 32 (3): 289-296.

[11] 崔界峰, 邹义壮, 李玥, 等. 简明精神分裂症认知评估测验的临床信效度 [J]. 中国心理卫生杂志, 2009 (03): 183-187.

[12] SHI C, KANG L, YAO S, et al. The MATRICS Consensus Cognitive Battery (MCCB): Co-norming and standardization in China [J]. Schizophr Res, 2015, 169 (1-3): 109-115.

[13] 于欣. MCCB 中国常模手册 [M]. 北京: 北京大学医学出版社, 2014.

[14] KAHN P V, WALKER T M, WILLIAMS T S, et al. Standardizing the use of the Continuous Performance Test in schizophrenia research: a validation study [J]. Schizophr Res, 2012, 142 (1-3): 153-158.

[15] ISHOY P L, FAGERLUND B, BROBERG B V, et al. No cognitive-enhancing effect of GLP-1 receptor agonism in antipsychotic-treated, obese patients with schizophrenia [J]. Acta Psychiatr Scand, 2017, 136 (1): 52-62.

[16] SUZUKI H, GEN K, INOUE Y, et al. The influence of switching from risperidone to paliperidone on the extrapyramidal symptoms and cognitive function in elderly patients with schizophrenia: a preliminary open-label trial [J]. Int J Psychiatry Clin Pract, 2014, 18 (1): 58-62.

[17] TENJIN T, MIYAMOTO S, MIYAKE N, et al. Effect of blonanserin on cognitive function in antipsychotic-naive first-episode schizophrenia [J]. Hum Psychopharmacol, 2012, 27 (1): 90-100.

[18] MCGUIRE P, ROBSON P, CUBALA W J, et al. Cannabidiol (CBD) as an Adjunctive Therapy in Schizophrenia: A Multicenter Randomized Controlled Trial [J]. Am J Psychiatry, 2018, 175 (3): 225-231.

[19] IKEZAWA S, MOGAMI T, HAYAMI Y, et al. The pilot study of a Neuropsychological Educational Approach to Cognitive Remediation for patients with schizophrenia in Japan [J]. Psychiatry Res, 2012, 195 (3): 107-110.

[20] TAKIGUCHI K, UEZATO A, ITASAKA M, et al. Association of schizophrenia onset age and white matter integrity with treatment effect of D-cycloserine: a randomized placebo-controlled double-blind crossover study [J]. BMC Psychiatry, 2017, 17 (1): 249.

[21] HIDESE S, OTA M, WAKABAYASHI C, et al. Effects of chronic l-theanine administration in patients with major depressive disorder: an open-label study [J]. Acta Neuropsychiatr, 2017, 29 (2): 72-79.

[22] WANG H L, XIANG Y T, LI Q Y, et al. The effect of artemether on psychotic symptoms and cognitive impairment in first-episode, antipsychotic drug-naive persons with schizophrenia seropositive to Toxoplasma gondii [J]. J Psychiatr Res, 2014, 53: 119-124.

第二节 韦克斯勒成人智力量表第三版，数字符号编码分测验

数字符号编码（digit symbol-coding）分测验是《韦克斯勒成人智力量表第三版》（Wechsler adult intelligence scale-Ⅲ，WAIS-Ⅲ）中，与符号搜索（symbol search）分测验共同测查信息处理速度的一个分测验[1]。

一、概述

在数字符号编码分测验中，为受试者提供 9 组数字 - 符号关系，要求受试者在给出的数字下面填写相应的符号。该测验有时间限制，属于速度性测验，主要考察受试者的一般学习能力、知觉辨别速度和灵活性、简单感觉运动的持久力、建立新联系的能力和反应速度等。在 1955 年的最初版本中，该测验项目数为 67 个。

1981 年，韦克斯勒修订并重新标准化《韦克斯勒成人智力量表》，发表了《韦克斯勒成人智力量表》修订本（Wechsler adult intelligence scale-revised，WAIS-R）[2]。其中的数字符号编码分量表内容没有变化，仅将测验项目数从 67 项增加到 90 项。该量表适用于 16~74 岁人群。

1997 年，David Tulsky 博士指导的内部工作组在 WAIS-R 的基础上进行修订和重新标准化，编制了 WAIS-Ⅲ[3]，其数字符号编码分测验的项目数从 90 项增加到 133 项。

二、评分方法

该分测验包含一个具有 9 个数字 - 符号相对的表格作为参考表格，另有 133 个操作表格，其中数字位于顶部，空白位于下部。该任务要求在每个框的下部绘制与参考表格中数字配对的符号。测验时间限定为 120 秒，要求受试者以最快的速度，按顺序填写相应的符号。每正确填写一个符号计 1 分，最高 133 分。

三、操作要求

同本章第三节"符号搜索分测验"。

四、信度和效度

（一）信度
同本章第三节"符号搜索分测验"。
（二）效度
同本章第三节"符号搜索分测验"。

五、临床应用

（一）国外应用

国外研究将此量表用于探索数字 - 符号分测验与运动技能的关系[4]，作为首发精神病、阿尔茨海默病或难治性精神分裂症患者认知障碍的筛查工具[5,6]，测评以社区为基础的高危人群及精神分裂症患者的信息处理速度[7,8]，以及评估精神分裂症发病年龄和认知功能的性别差异[9]。

（二）国内应用

该量表在国内的应用也较广泛，大多数情况下与符号搜索分测验同时应用。主要用于测定中文版精神分裂症认知能力评定的信度和效度[10]、评定汉语成年人连线测试常模制定的认知功能[11]、衡量年龄和教育对神经心理表现影响的认知评估[12]、评估精神分裂症患者职业功能相关因素[13]等。

六、总结

在《韦克斯勒成人智力量表》中，数字符号编码分测验属于信息处理速度测验，可评估注意力、简单感觉的持久力、操作速度及建立新联系的能力。该量表具有良好的信度和效度，操作简单，仅需 120 秒。国外有 16~90 岁人群常模，国内仅有 16~65 岁常模。除正常人群外，该量表还适用于轻、中度智力障碍者、边缘智力者、孤独症、阿斯伯格障碍、注意缺陷多动障碍、轻度认知损害、阿尔茨海默病型痴呆和抑郁症等患者。

（梁　英　石　川）

参 考 文 献

[1] JOY S, KAPLAN E, FEIN D. Speed and memory in the WAIS-Ⅲ Digit Symbol—Coding subtest across the adult lifespan [J]. Arch Clin Neuropsychol, 2004, 19 (6): 759-767.

[2] LIPPOLD S, CLAIBORN J M. Comparison of the Wechsler Adult Intelligence Scale and the Wechsler Adult Intelligence Scale-Revised [J]. J Consult Clin Psychol, 1983, 51 (2): 315.

[3] WARD L C, RYAN J J, AXELROD B N. Confirmatory factor analyses of the WAIS-Ⅲ standardization data [J]. Psychol Assess, 2000, 12 (3): 341-345.

[4] DAVIS A S, PIERSON E E. The relationship between the WAIS-Ⅲ digit symbol Coding and executive functioning [J]. Appl Neuropsychol Adult, 2012, 19 (3): 192-197.

[5] GONZALEZ-BLANCH C, PEREZ-IGLESIAS R, RODRIGUEZ-SANCHEZ J M, et al. A digit symbol coding task as a screening instrument for cognitive impairment in first-episode psychosis [J]. Arch Clin Neuropsychol, 2011, 26 (1): 48-58.

[6] FRYDECKA D, BESZLEJ J A, GOSCIMSKI P, et al. Profiling cognitive impairment in treatment-resistant schizophrenia patients [J]. Psychiatry Res, 2016, 235: 133-138.

[7] BADCOCK J C, CLARK M L, PEDRUZZI R A, et al. Intact speed of processing in a community-based sample of adults with high schizotypy: A marker of reduced psychosis risk? [J]. Psychiatry

Res, 2015, 228 (3): 531-537.

［8］BACHMAN P, REICHENBERG A, RICE P, et al. Deconstructing processing speed deficits in schizophrenia: application of a parametric digit symbol coding test [J]. Schizophr Res, 2010, 118 (1-3): 6-11.

［9］FRYDECKA D, MISIAK B, PAWLAK-ADAMSKA E, et al. Sex differences in TGFB-beta signaling with respect to age of onset and cognitive functioning in schizophrenia [J]. Neuropsychiatr Dis Treat, 2015, 11: 575-584.

［10］WANG L J, HUANG Y C, HUNG C F, et al. The Chinese Version of the Brief Assessment of Cognition in Schizophrenia: Data of a Large-Scale Mandarin-Speaking Population [J]. Arch Clin Neuropsychol, 2017, 32 (3): 289-296.

［11］LU L, BIGLER E D. Normative data on trail making test for neurologically normal, Chinese-speaking adults [J]. Appl Neuropsychol, 2002, 9 (4): 219-225.

［12］LAM M, ENG G K, RAPISARDA A, et al. Formulation of the age-education index: measuring age and education effects in neuropsychological performance [J]. Psychol Assess, 2013, 25 (1): 61-70.

［13］LI N, YING C, DENG H. Cross-sectional assessment of the factors associated with occupational functioning in patients with schizophrenia [J]. Shanghai Arch Psychiatry, 2012, 24 (4): 222-230.

第三节　韦克斯勒成人智力量表第三版，符号搜索分测验

《韦克斯勒成人智力量表第三版》（WAIS-Ⅲ）是基于美国 David Wechsler 于 1939 年出版的《韦克斯勒-贝莱坞智力量表》（Wechsler-Bellevue intelligence scale，W-BⅠ）逐渐发展而来，是目前世界上应用最广泛的智力量表。WAIS-Ⅲ包括 4 个因子：言语理解、知觉组织、工作记忆和信息处理速度。符号搜索分测验（symbol search）与数字符号编码分测验共同构成信息处理速度因子[1]。

一、概述

韦克斯勒于 1939 年编制了第一套智力量表 W-BⅠ，该量表广泛评估语言和非语言能力，已得到广泛认可，但仍存在许多结构缺陷和标准化样本不充分的问题。

在上述基础上，韦克斯勒于 1955 年完成了 WAIS 的编制，成为美国当时使用最广泛的心理测验。WAIS 包括言语和操作 2 个因子，共 11 个分测验。言语类量表包括：常识、理解、算数、相似、背数、词汇；操作量表包括：填涂、积木、图法排列、数字符号、图形拼凑。

1981 年，韦克斯勒修订和重新标准化了 WAIS，发表了 WAIS-R[2]。由原来的言语和操作 2 个因子修订为言语理解、知觉组织和注意力 3 个因子分数，适用于 16~74 岁人群。

1997 年，在 WAIS-R 的基础进行修订和重新标准化，由 David Tulsky 博士指导的内部工作组编制了 WAIS-Ⅲ[3]。WAIS-Ⅲ包括 4 个因子：言语理解（词汇、类同和常识分测验）、知觉组织（图画补充、图形设计和矩阵推理分测验）、工作记忆（算术、记忆广度和数字

序列分测验)和信息处理速度(数字符号和符号搜索分测验)。该版本将上限年龄从 74 岁延伸到 90 岁[3]。

2008 年,WAIS-Ⅳ发表。该版本进行了很大的改进,共包括 10 个核心分测验(词汇、类同、常识、积木、矩阵推理、拼图、算术、背数、译码和符号搜索)和 5 个补充分测验,分别构成言语理解、知觉推理、工作记忆和加工速度 4 个指数和 1 个全量表智商,摒弃言语和操作智商。该版本测量人群的年龄同样为 16~90 岁。

1981 年,我国龚耀先教授团队最早引进并修订《韦克斯勒成人智力量表》,出版了《中国修订韦氏成人智力量表手册》(*Wechsler adult intelligence scale-Chinese revised*, *WAIS-RC*)[4]。2002 年,我国台湾地区对 WAIS-Ⅲ进行修订并出版指导手册。2012 年,北京回龙观医院对 WAIS-Ⅳ进行本土化修订,并出版 WAIS-Ⅳ中文版[5]。

二、评分方法

该分测验包含 60 个项目,要求受试者在 120 秒内完成尽可能多的项目。任务要求快速比较确定一组 5 个目标中是否包含 2 个示例中的 1 个。若 5 个目标图形中存在 1 个示例,受试者在"是"框画一条斜线。若在 5 个目标图形中没有找到 2 个示例,则在"否"框中画一条斜线。每答对一项得 1 分,最高为 60 分。

三、操作要求

1. 施测者必须经过个别和团体测验的训练,掌握本量表的测量技术,即提问技术,包括:鼓励回答的技巧、书写回答格式、计分方法、计分标准、原始分(粗分)换算标准(量表分)的方法、计算智商的方法、对结果做出解释等。

2. 测验时间要选择恰当,这是与受试者建立良好协调关系所必需的。受试者应在精力充沛、身体舒适、没有急事的情况下接受测验。

3. 施测者应努力取得受试者的合作,尽量使他们保持对测验的兴趣。可以采用一些富有鼓励性的语言,如"好""我想你肯定感兴趣"或者"这里还有其他方式的东西"等。

四、信度和效度

(一) 信度

1. **内部一致性信度**　对于整个量表而言,标准化样本在整个年龄范围内的信度系数均在 0.97 以上,信息处理速度因子的信度系数为 0.86 以上[6]。

2. **测量标准误**　所有年龄阶段全量表的平均测量标准误为 2.30,信息处理速度因子的测量标准误为 5.13。

3. **重测信度**　全量表的重测信度在 16~29 岁为 0.91,30~89 岁为 0.96。信息处理速度因子的重测信度在 16~29 岁为 0.83,30~54 岁为 0.87,55~74 岁为 0.89,75~89 岁为 0.92。原版 WAIS-Ⅳ全量表重测信度是 0.96[6]。WMS-Ⅳ中文版的分测验和合成分数的平均信度系数均在 0.8 以上,最高为 0.98,达到一般心理测验的标准,与原版 WAIS-Ⅳ 的内部一致性信度系数在分测验、合成分数上的结果一致。以上结果表明 WAIS-Ⅳ 具有较好的重测稳定性。符号检索、译码属于速度测验,不适合使用分半信度,因而使用重测稳定性系数来评估其信度。

（二）效度

在国内一项研究中[5],WAIS-Ⅳ 中文版各分测验得分与全量表智商得分的相关系数为 0.59~0.72,加工速度各分测验得分间相关系数为 0.61,其与加工速度指数得分的相关系数为 0.6。以上结果表明,WAIS-Ⅳ 中文版各分测验间显著相关,这种内部相关模式与原版 WAIS-Ⅳ 相似。

五、临床应用

（一）国外应用

该量表在国外的应用研究较多,包括:在符号搜索任务中观察眼动和认知的影响[7]、在功能性磁共振成像研究中进行 WAIS-Ⅲ 符号搜索分测验[8]、认知能力与失语症的恢复[9]、曲唑酮改善阿尔茨海默病患者的睡眠参数[10]、认知训练对健康老年人认知能力的影响[11]、多模式运动干预对阿尔茨海默病患者姿势控制和额叶认知功能的影响[12]、交互式节拍器治疗对爆炸相关脑损伤后认知功能的影响[13]、健康老年德国妇女与维生素状况相关的认知表现[14]、单剂量缬草和三唑仑对健康志愿者认知和精神运动的影响[15]、短期联合运动训练对健康老年人不同认知功能的有益影响[16]、大声朗读和解决简单算术计算（学习疗法）对健康老年人广泛认知功能的有益影响[17]、哌甲酯对急性脑损伤成人注意缺陷的影响[18]等。

（二）国内应用

该量表的国内应用也较广泛,主要涉及中文版简短精神分裂症认知能力评定量表的信度和效度研究[19]、汉语成年人连线测验常模制定的认知功能评定[20]、年龄和教育对神经心理表现影响的认知评估[21]、精神分裂症患者职业功能相关因素的评估[22]等研究。

北京大学第六医院韩雪等通过数字符号编码分测验及符号搜索分测验,对首发精神分裂症患者及其独立样本未患病一级亲属进行神经认知功能研究,发现高危组信息处理速度（数字符号编码和符号搜索测验）显著下降[23]。

六、总结

在《韦克斯勒成人智力量表》中,符号搜索分测验属于信息处理速度测验,具有良好的信度和效度。该测验操作简单,仅需 120 秒。已用于考察视觉扫描、视觉跟踪、手写速度和配对的关联学习能力,在信息速度处理方面还可评估其注意力、简单感觉的持久力、操作速度及建立新联系的能力。国外有 16~90 岁人群常模,国内仅有 16~65 岁常模。除正常人群外,也适用于轻、中度智力障碍者、边缘智力者、孤独症、阿斯伯格障碍、注意缺陷多动障碍、轻度认知损害、阿尔茨海默病型痴呆和抑郁症等患者。

（梁 英　石 川）

参 考 文 献

［ 1 ］ JOY S, KAPLAN E, FEIN D. Speed and memory in the WAIS-Ⅲ Digit Symbol—Coding subtest across the adult lifespan [J]. Arch Clin Neuropsychol, 2004, 19 (6): 759-767.

［ 2 ］ LIPPOLD S, CLAIBORN J M. Comparison of the Wechsler Adult Intelligence Scale and the Wechsler Adult Intelligence Scale-Revised [J]. J Consult Clin Psychol, 1983, 51 (2): 315.

［ 3 ］ WARD L C, RYAN J J, AXELROD B N. Confirmatory factor analyses of the WAIS-Ⅲ standardization data [J]. Psychol Assess, 2000, 12 (3): 341-345.

［ 4 ］ 龚耀先. 中国修订韦氏成人智力量表手册 [M]. 长沙: 湖南地图出版社, 1992.

［ 5 ］ 王健, 邹义壮, 崔界峰, 等. 韦氏成人智力量表第四版中文版的信度和结构效度 [J]. 中国心理卫生杂志, 2013, 27 (09): 692-697.

［ 6 ］ AXELROD B N, RYAN J J. Prorating Wechsler Adult Intelligence Scale-Ⅲ summary scores [J]. J Clin Psychol, 2000, 56 (6): 807-811.

［ 7 ］ PERRIN M, ROBILLARD M, ROY-CHARLAND A. Observing eye movements and the influence of cognition during a symbol search task: a comparison across three age groups [J]. Augment Altern Commun, 2017, 33 (4): 249-259.

［ 8 ］ SWEET L H, PASKAVITZ J F, O'CONNOR M J, et al. FMRI correlates of the WAIS-Ⅲ symbol search subtest [J]. J Int Neuropsychol Soc, 2005, 11 (4): 471-476.

［ 9 ］ FONSECA J, RAPOSO A, MARTINS I P. Cognitive performance and aphasia recovery [J]. Top Stroke Rehabil, 2018, 25 (2): 131-136.

［10］ CAMARGOS E F, LOUZADA L L, QUINTAS J L, et al. Trazodone improves sleep parameters in Alzheimer disease patients: a randomized, double-blind, and placebo-controlled study [J]. Am J Geriatr Psychiatry, 2014, 22 (12): 1565-1574.

［11］ GOLINO M, FLORES M C, GOLINO H F. Effects of Cognitive Training on Cognitive Performance of Healthy Older Adults [J]. Span J Psychol, 2017, 20: E39.

［12］ DE ANDRADE L P, GOBBI L T, COELHO F G, et al. Benefits of multimodal exercise intervention for postural control and frontal cognitive functions in individuals with Alzheimer's disease: a controlled trial [J]. J Am Geriatr Soc, 2013, 61 (11): 1919-1926.

［13］ NELSON L A, MACDONALD M, STALL C, et al. Effects of interactive metronome therapy on cognitive functioning after blast-related brain injury: a randomized controlled pilot trial [J]. Neuropsychology, 2013, 27 (6): 666-679.

［14］ WOLTERS M, HICKSTEIN M, FLINTERMANN A, et al. Cognitive performance in relation to vitamin status in healthy elderly German women-the effect of 6-month multivitamin supplementation [J]. Prev Med, 2005, 41 (1): 253-259.

［15］ HALLAM K T, OLVER J S, MCGRATH C, et al. Comparative cognitive and psychomotor effects of single doses of Valeriana officianalis and triazolam in healthy volunteers [J]. Hum Psychopharmacol, 2003, 18 (8): 619-625.

［16］ NOUCHI R, TAKI Y, TAKEUCHI H, et al. Beneficial effects of short-term combination exercise training on diverse cognitive functions in healthy older people: study protocol for a randomized controlled trial [J]. Trials, 2012, 13: 200.

［17］NOUCHI R, TAKI Y, TAKEUCHI H, et al. Beneficial effects of reading aloud and solving simple arithmetic calculations (learning therapy) on a wide range of cognitive functions in the healthy elderly: study protocol for a randomized controlled trial [J]. Trials, 2012, 13: 32.

［18］KAELIN D L, CIFU D X, MATTHIES B. Methylphenidate effect on attention deficit in the acutely brain-injured adult [J]. Arch Phys Med Rehabil, 1996, 77 (1): 6-9.

［19］WANG L J, HUANG Y C, HUNG C F, et al. The Chinese Version of the Brief Assessment of Cognition in Schizophrenia: Data of a Large-Scale Mandarin-Speaking Population [J]. Arch Clin Neuropsychol, 2017, 32 (3): 289-296.

［20］LU L, BIGLER E D. Normative data on trail making test for neurologically normal, Chinese-speaking adults [J]. Appl Neuropsychol, 2002, 9 (4): 219-225.

［21］LAM M, ENG G K, RAPISARDA A, et al. Formulation of the age-education index: measuring age and education effects in neuropsychological performance [J]. Psychol Assess, 2013, 25 (1): 61-70.

［22］LI N, YING C, DENG H. Cross-sectional assessment of the factors associated with occupational functioning in patients with schizophrenia [J]. Shanghai Arch Psychiatry, 2012, 24 (4): 222-230.

［23］韩雪, 杨磊, 程章, 等. 首次发作精神分裂症患者及独立样本未患病一级亲属的神经认知功能: 横断面研究 [J]. 北京大学学报 (医学版), 2010, 42 (06): 681-686.

第六章 学习与记忆

第一节 霍普金斯词语学习测验 - 修订版

霍普金斯词语学习测验（Hopkins verbal learning test，HVLT）由 Brandt 于 1991 年编制[1]，由 Benedict 等于 1998 年修订[2]，可用于评估词语学习和记忆能力，十分简短、易行，甚至能适用于中度痴呆的人群。

一、概述

用于评估词语学习与记忆功能的测验历史悠久。许多标准化的词语学习测验在实践中被广泛应用，如加利福尼亚词语学习测验（CVLT）、RAVLT 等。然而，这些测验难度较大，对于严重记忆损害患者可能存在地板效应，所需时间较长。在这样的背景下，需要一个新的词语学习与记忆测验弥补这些不足。HVLT 应运而生，该测验最早由 Brandt 于 1991 年编制[1]，包含 3 个学习 / 自由回忆测验和以是 / 否作答的再认测验。刺激共包含 3 个语义类别，每个类别包含 4 个词语，共 12 个词语。施测者向受试者念出 12 个词语，此后受试者需要尽可能多地回忆出这些词语，可以按任何顺序。施测者需要将受试者的回应记录下来，包括错误的回应和重复的回应。该学习任务需要重复 3 遍，之后进行再认测验。再认测验一共包含 24 个词语，其中 12 个为目标词语，其余为干扰项。干扰项中，6 个来自其他语义类别，另外 6 个是来自与目标词语相同语义类别的高频词。HVLT 仅需不到 10 分钟即可完成。此外，HVLT 还包含 6 个变式。这些特征使得 HVLT 尤其适用于需要重复测量（如药物试验）或时间上仅允许简短评估学习和记忆能力的场景。

Benedict 等于 1998 年对该测验进行修订，形成了霍普金斯词语学习测验 - 修订版（Hopkins verbal learning test-revised，HVLT-R）[2]。在最初的版本中，再认任务是在第三次学习后立刻进行；修订后，增加了一个 25 分钟后的延迟自由回忆测验，在此之后再进行再认测验。

2004 年,于欣教授负责的中美合作研究"HIV-1 感染的神经行为影响"首次将 HVLT-R 测验引进国内并使用。中文版在 Brandt 和 Benedict 发表的 HVLT-R[3]基础上翻译,并根据中国国情对某些英文单词进行了文化校正,以提高中国受试者的熟悉度和可理解性,如便士(penny)对应为硬币(coin)、小提琴(volin)对应为二胡(Erhu)、牧师(priest)对应为和尚(buddhist)[4,5]。

二、评分方法

HVLT-R 的计分方法是记录正确回答的单词数。回忆的总粗分就是所有三试的回答正确的单词总数。再认测验时,根据受试者回答的是 / 否如实记录,获得真阳性和假阳性数。对于学习和记忆式,分数越低,受试者的认知损害越严重。回忆总粗分的范围是 0~36 分(每试 12 个条目,共三试)。

三、操作要求

这项测验可以由经过培训的医疗工作者或非医疗专业人员来实施和计分,需要在安静的不被打扰的环境中进行。施测者需要按照测验指导语来进行,在念目标词语表时需要做到清晰和匀速。HVLT-R 的学习和回忆部分不到 10 分钟即可完成,再认测验需要在学习和回忆部分结束后 25 分钟进行,整个操作大约耗时 40 分钟,适用于 16 岁以上、听力足以胜任正常会谈的个体。HVLT-R 的一般指南、操作指导语、评分的翻印需要得到出版商的许可。

四、信度和效度

(一)信度

数项关于 HVLT-R 不同变式间信度的研究发现,其 6 个变式在回忆测验上是等同的,在延迟再认测验上有轻微的差异,即变式 1、2、4 的延迟再认可能比变式 3、5、6 难度稍大,而这些差异在大多数临床和研究中不应造成实际影响。

Brandt[6]于 1994 年报告 HVLT 在 9 个月内有足够的稳定系数,与其他词语学习的测验具有可比性,如 CVLT。Benedict 等[2]对 HVLT-R 进行了类似的分析,重测间隔为 6 周,发现回忆总分的信度系数(r)为 0.74,其内部一致性信度(Cronbach's α 系数)在 0.92~0.96 之间。在国内的常模研究中,HVLT-R 的组内相关系数在健康对照组中为 0.85,精神分裂症患者组中为 0.83,4 周重测间隔的测验总分具有较好的稳定性。与国外此前的研究相比,由于测验样本更具有代表性,重测间隔更为合理,所得结果更为可信[5]。

(二)效度

最早的 HVLT-R 效度研究是 Benedict 等在 126 例 55 岁以上的神经科和神经精神科

患者中进行 HVLT-R、简短视觉空间记忆测验 - 修订版（brief visuospatial memory test-revised，BVMT-R）、受控口语联想测验（controlled oral word association test，COWAT）、视觉 - 运动整合发育测验（developmental test of visual-motor integration）、连线测验（TMT）和简版波士顿命名测验（short-form of the Boston naming test），用方差最大化正交旋转法的主成分分析，发现 HVLT-R 的回忆和再认分的载荷是不同的因子[2]。

HVLT-R 回忆总分、延迟回忆和保持与逻辑记忆测验、视觉再生（visual reproduction）的关联研究发现，回忆总分与逻辑记忆 I 相关性最高（$r=0.75$，$p<0.01$），延迟回忆与逻辑记忆 II 相关性最高（$r=0.77$，$p<0.01$），保持与逻辑记忆测验的保持相关性最高（$r=0.65$，$p<0.001$），说明 HVLT-R 有很好的效标效度。研究还发现，HVLT-R 能有效区分痴呆和非痴呆者，说明该测验具有良好的判别效度[7]。

在改善精神分裂症认知功能的测量与治疗研究（MATRICS）中，HVLT-R 通过了专家关于重测信度、可重复使用性、与功能结局的关系、对药物反应的敏感性、实用性和患者耐受性等各方面的考虑而入选，保证了其良好的内容效度。在 MATRICS 共识认知成套测验（MCCB）的国内常模研究中，通过探索因子分析发现，HVLT-R 三试及延迟测验构成词语学习与记忆因子，因子负荷在 0.80~0.85 之间；HVLT-R 在常模和精神分裂症患者中三试分、总 T 分和延迟回忆 T 分均有显著差异，后两者的效应值（Cohen's d）分别为 0.91 和 0.96，为高效应；HVLT-R 回忆总分和延迟回忆在精神分裂症患者中与阳性和阴性症状量表（positive and negative syndrome scale，PANSS）总分呈负相关，相关系数绝对值超过 0.3[5]。综上，HVLT-R 具有良好的结构效度和效标效度。

五、临床应用

（一）国外应用

经实践检验，HVLT-R 是有效、简单且可靠的认知功能检查工具。HVLT-R 最早被应用于痴呆人群[7]，随后被用于脑外伤和精神分裂症、双相情感障碍等多种精神障碍患者，也被用于躯体疾病可能伴发的认知损害的评估和研究。2008 年，MATRICS 选择用于评估词语学习和记忆的神经认知测验时，专家委员会认为词语学习测验在心理测量学上具有可比性。HVLT-R 由于有 6 个变式，能满足试验对于随访评估的需要而入选[8]。此后，该测验作为 MCCB 的一部分被广泛用于精神分裂症患者的临床研究。使用 MCCB 的研究发现，精神分裂症患者在疾病早期即已经存在词语学习与记忆功能损害，而精神分裂症同胞并未发现存在该功能的损害。此外，MCCB 还被用于双相情感障碍的研究，相关的 meta 分析显示，双相情感障碍患者存在词语学习与记忆的损害，其效应量为中等。

（二）国内应用

HVLT-R 曾被应用于"中国农村献血人群中 HIV 感染的神经行为影响"这项研究，以评估词语学习和记忆功能，结果发现 HIV 感染者的词语学习和记忆功能显著受损，合并丙肝病毒(HCV)感染者受损更为明显[9]。对痴呆人群的国内研究发现,HVLT 可以较好地识别痴呆[10]。2014 年,于欣教授的团队出版了《MCCB 中国常模手册》,为国内尤其是精神分裂症人群中 HVLT-R 的使用提供了更多的参考和依据。国内使用 MCCB 的研究发现,首发和慢性精神分裂症患者均存在词语学习和记忆功能的损害,且后者的损害程度显著大于前者[11]。

六、总结

HVLT-R 是一个被广泛使用的评估词语学习和记忆功能的测验,具有简便、易行等优点,更有 6 个变式可以满足试验等多次评估场合的需要,还可用于痴呆、精神分裂症等多种精神障碍所致的认知损害及躯体疾病伴发的认知损害的评估。

（程 章 石 川）

参 考 文 献

［1］ BRANDT J. The hopkins verbal learning test: development of a new memory test with six equivalent forms [J]. The Clinical Neuropsychologist, 1991, 5: 125-142.

［2］ BENEDICT R H B, SCHRETLEN D, GRONINGER L, et al. The hopkins verbal learning test-revised: normative data and analysis of inter-form and test-retest reliability [J]. The Clinical Neuro-psychologist, 1998, 12: 43-55.

［3］ BRANDT J, BENEDICT R H. Hopkins verbal learning test-revised: professional manual [Z]. Psychological Assessment Resources, 2001.

［4］ CYSIQUE L A, JIN H, FRANKLIN D R, et al. Neurobehavioral effects of HIV-1 infection in China and the United States: a pilot study [J]. J Int Neuropsychol Soc, 2007, 13 (5): 781-790.

［5］ 于欣. MCCB 中国常模手册 [M]. 北京: 北京大学医学出版社, 2014.

［6］ RASMUSSON D X, BYLSMA F W, BRANDT J. Stability of performance on the hopkins verbal learning test [J]. Archives of Clinical Neuropsychology, 1994, 10: 21-26.

［7］ SHAPIRO A M, BENEDICT R H, SCHRETLEN D, et al. Construct and concurrent validity of the hopkins verbal learning test-revised [J]. Clin Neuropsychol, 1999, 13 (3): 348-358.

［8］ NUECHTERLEIN K H, GREEN M F, KERN R S, et al. The MATRICS consensus cognitive battery, part 1: test selection, reliability, and validity [J]. Am J Psychiatry, 2008, 165 (2): 203-213.

［9］ HEATON R K, CYSIQUE L A, JIN H, et al. Neurobehavioral Research Center Group: neurobehav-ioral effects of human immunodeficiency virus infection among former plasma donors in rural China [J]. J Neurovirol, 2008, 14 (6): 536-549.

［10］ SHI J, TIAN J, WEI M, et al. The utility of the hopkins verbal learning test (Chinese version) for screening dementia and mild cognitive impairment in a Chinese population [J]. BMC Neurology, 2012, 12 (1): 136.

［11］ WU J Q, CHEN D C, TAN Y L, et al. Cognitive impairments in first-episode drug-naive and chronic medicated schizophrenia: MATRICS consensus cognitive battery in a Chinese Han popula-tion [J]. Psychiatry Res, 2016, 238: 196-202.

第二节　Rey 听觉词语学习测验

一、概述

Rey 听觉词语学习测验(RAVLT),也直接称为 AVLT,最早版本发表于 1900 年,为一个词表学习一次后回忆;1958 年由克拉巴莱德(Claparede)的学生 Rey 发表的修订版需要 5 次学习过程;目前的版本还经过 Taylor(1959)和 Lezak(1976)的进一步修订[1]。最常用的版本是:连续 5 次读出 15 个名词(词表 A)后要求受试者自由回忆,每次呈现的词语的次序是固定的。每次读出词语之前重复指导语,完成 5 次自由回忆(词表 A)后,读出 15 个干扰词语(词表 B),即刻自由回忆词表 B,紧接着回忆词表 A(第 6 次回忆);间隔 20 分钟后,第 7 次回忆词表 A。再认有 2 种:一种是让受试者阅读一个故事,从中挑出词表 A 中呈现的词语,另一种是在由词表 A、B 和 20 个语义或语音相似的词语组成 50 个词语的词表中识别属于词表 A 的词语。

表 6-2-1 中的英文单词表 A 与 B 都是原版本的记忆词表。在翻译时,我们考虑到受试者容易理解的因素,全部译为双字词语,比如,Drum 可以翻译为鼓,但是,受试者乍听之下,可能听成"谷""骨""蛊"等同音字,所以,我们翻译为"锣鼓"。在 RAVLT 中,不需要词语归类记忆,只要发音相同就算正确。所以,受试者听成另一个字并不影响得分;而在 CVLT 中,由于词语可以归类编码记忆,受试者正确理解词义是必要的。

表 6-2-1　RAVLT 评分记录纸

词表 A		A1	A2	A3	A4	A5	词表 B		B1	A6	A7
drum	锣鼓						desk	桌面			
curtain	窗帘						ranger	骑兵			
bell	时钟						bird	飞鸟			
coffee	咖啡						shoe	鞋子			
school	学校						stove	火炉			
parent	父亲						mountain	山峰			
moon	月亮						glasses	眼镜			
garden	花园						towel	纸巾			
hat	帽子						cloud	云朵			
farmer	农夫						boat	小船			
nose	鼻子						lamb	羔羊			
turkey	火鸡						gun	枪手			
color	颜色						pencil	铅笔			
house	房子						church	教堂			
river	河流						fist	拳头			

二、评分方法

RAVLT 的评分指标包括 5 次学习的总分、学习效率、前摄与倒摄抑制、保存与遗忘等。前摄抑制指第 1 次回忆对词表 B 回忆的影响；倒摄抑制指第 5 次回忆对第 6 次回忆的影响。其他指标包括：

首因效应（primacy）：词表 A 的开头 3 个词语正确回忆数。

近因效应（recency）：词表 A 的结尾 3 个词语正确回忆数。

获得进入（gained access）：从 1 次回忆到下 1 次回忆获得的词语。

失去进入（lost access）：从 1 次回忆到下 1 次回忆失去的词语，这 2 个指标可以判断历次回忆之间词语的获得与巩固情况。

另外，Vakil 与 Blachstein（1994）提出一个附加项目，在没有预警的情况下，在测验结束时要求受试者写下词表 A 的词语呈现次序。

三、操作要求

第 1 次学习：施测者说："我要给你读一组词语，你仔细听，我读完后，你根据记忆尽可能多地复述这些词语，可以不考虑你复述词语的次序，现在开始，你回忆得越多越好。"然后，施测者读出词表 A 的 15 个词语，每个词语间隔 1 秒。使用数字跟踪记录受试者的回忆词语的次序。对于受试者的回答是重复、错误还是自我纠正，施测者都不要给予反馈。在受试者表示他 / 她再也回忆不出更多词语了，施测者说第 2 次指导语："现在，我再读一遍同样的词语，与刚才一样，我读完了要你回忆，回忆包括你刚才说过的词语，不用管你说的词语的次序，说得越多越好。"

第 3~5 次的指导语与第 2 次相同。施测者可以表扬受试者回忆的词语越来越多，还可以告诉受试者每次回忆正确的词语有多少，这可以激发受试者的好胜心与自信心。第 5 次回忆之后，施测者读出词表 B，指导语与词表 A 的第 1 次相同："我要给你读第 2 组词语，你仔细听，我读完后，你根据记忆尽可能多地复述这些词语，可以不考虑你复述词语的次序，现在开始，你回忆得越多越好。"

紧接着回忆词表 B，施测者请求受试者回忆词表 A 的词语（A6），不要再读这些词语，"现在请你尽可能多回忆第 1 组词语"。在间隔 20 分钟的其他心理测验后，施测者请求受试者回忆词表 A 的词语（A7），不要再读这些词语，"现在请你尽可能多回忆第 1 组词语"。

完成第 7 次回忆后，做再认测验（词表见表 6-2-2）。如果要做词语次序判断，可以给受试者呈现一张 15 个词语随机排列的词表 A，请受试者写下原来听到的词语的次序。

表 6-2-2 RAVLT 再认词表

bell（A）	home（SA）	towel（B）	boat（B）	glasses（B）
window（SA）	fish（B）	curtain（A）	hot（PA）	stocking（SB）
hat（A）	moon（A）	flower（SA）	parent（A）	shoe（B）
barn（SA）	tree（PA）	color（A）	water（SA）	teacher（SA）
ranger（B）	balloon（PA）	desk（B）	farmer（A）	stave（B）
nose（A）	bird（B）	gun（B）	rose（SPA）	nest（SPB）
weather（SB）	mountain（B）	crayon（SA）	cloud（B）	children（SA）
school（A）	coffee（A）	church（B）	house（A）	drum（A）
hand（PA）	mouse（PA）	turkey（A）	stranger（PB）	coffee（PA）
pencil（B）	river（A）	fountain（PB）	garden（A）	lamb（B）
说明：A= 词表 A 的词语，B= 词表 B 的词语，SA= 词表 A 的意义干扰词语，PA= 词表 A 的音韵干扰词语，SB= 词表 B 的意义干扰词语，PB= 词表 B 的音韵干扰词语，SPA= 对词表 A 的意义与音韵均有干扰的词语，SPB= 对词表 B 的意义与音韵均有干扰的词语。				

四、信度和效度

（一）信度

Van Den Burg 和 Kingma 报道总分的内部信度系数（α）是 0.9。第 5 次回忆与延迟回忆间隔 1 年的重测信度系数（r）是 0.6~0.7，是相对稳定的。同一版本 RAVLT 连续应用存在小的、但显著的改善（平均提高一两个词语），但 Mitrushina 和 Satz 在老年受试者（57~85 岁）中连续 3 年每年评估发现，其得分提高是微不足道、可以忽略不计的。使用不同词语版本的 RAVLT，也可以减少练习效应[1]。

（二）效度

RAVLT 的延迟回忆与总分有高度相关性（相关系数 r＞0.75），其他指标（比如首因区、中间区、近因区的回忆百分比）与回忆的词语总数有高度相关性（相关系数 r＞0.8）；然而，近因区和首因区回忆词语数之差，与总的回忆正确数并无显著相关性，能够反映个体对于词语记忆策略的喜好。回忆的词语次序信息也能够提供独特的信息。时间次序与学习速率相关系数是 0.12，与前摄抑制的相关系数是 −0.10，回忆总分的相关系数是 0.54，与延迟回忆的相关系数是 0.64[1]。

五、临床应用

RAVLT 应用历史悠久，已经被用于各种病因的神经系统疾病的记忆功能评估，也被用于闭合性脑外伤、艾滋病、糖尿病、慢性疲劳综合征、儿童学习障碍、重金属中毒、酒精中毒、原发性失眠症、精神分裂症等疾病的评估。结构方程模型（structural equation modeling）分析显示，短时记忆（A1~A6）与长时记忆（A7）的差异能有效区分 AD 与抑郁症患者,有助于鉴别诊断。

不同研究者使用的 RAVLT 在词表长度、学习次数、间隔时间、是否采用词表 B、选择何种再认方式等方面各不相同。比如,有些研究者为了避免第 5 次学习后回忆呈现天花板效应而采用 3 次学习。根据不同年龄制定的 RAVLT 的美国人常模见表 6-2-3。

表 6-2-3　根据不同年龄制定的 RAVLT 的美国人常模(括号内为 SD)[1]

年龄	样本量	试次 1	试次 2	试次 3	试次 4	试次 5
50~59	161	6.2(1.6)	9.0(1.9)	10.5(1.9)	11.4(1.9)	12.1(2.1)
60~69	166	5.9(1.6)	8.4(2.0)	9.8(2.3)	10.9(2.3)	11.3(2.3)
70~79	143	5.5(1.6)	7.7(2.1)	8.8(2.1)	9.8(2.4)	10.3(2.4)
80~89	50	5.2(1.5)	7.2(1.8)	8.6(2.3)	9.7(2.3)	10.0(2.3)
年龄	N	词表 B	试次 6	试次 7	再认	试次 1~5
50~59	161	5.7(2.2)	9.9(2.8)	9.9(3.2)	13.9(1.4)	47.6(8.1)
60~69	166	5.1(1.3)	9.3(2.9)	8.8(3.0)	13.5(1.3)	43.4(7.7)
70~79	143	3.9(1.6)	8.1(3.0)	7.0(2.4)	13.3(1.5)	37.1(7.5)
80~89	50	—	7.7(3.4)	—	13.0(2.3)	—

由于 RAVLT 的词语并没有语义关联,词语的次序标签是更重要的记忆策略;因此,RAVLT 比 CVLT 要难。在检测记忆方面,CVLT 则比 RAVLT 更敏感,这也许与 CVLT 需要语义串联加工有关。比如,Stallings 等针对脑外伤患者的评估发现,CVLT 对于记忆障碍的检出率更高、与患者的记忆主诉的相关性也更高[1]。

国内外有许多研究者采用 WHO/ 加州大学洛杉矶分校(University of California,Los Angeles)版本[2,3],词表 A 的 15 个词语是手臂、耳朵、眼睛、猫、马、狗、斧头、剪刀、榔头、钟、桌子、床、飞机、汽车、自行车。由于该词表有内隐记忆成分(即无意识记忆,受试者记住耳朵,就自动联想到眼睛),在国际上使用比较少。

(郭起浩)

参 考 文 献

[1] STRAUSS E, SHERMAN E M S, SPREEN O. A compendium of neuropsychological tests: Administration, norms, and commentary [M]. 3rd ed. New York: Oxford University Press, 2006.

[2] FERRETT H L, THOMAS K G F, TAPERT S F, et al. The cross-cultural utility of foreign and locally-derived normative data for three WHO-endorsed neuropsychological tests for South African adolescents [J]. Metabolic Brain Disease, 2014, 29 (2): 395-408.

[3] 薛海波, 肖世富, 张明园. 老年成套神经心理测验的信度和效度研究 [J]. 内科理论与实践, 2007, 2 (2): 103-105.

第三节　加利福尼亚词语学习测验

一、概述

1989 年 Delis 编制了加利福尼亚词语学习测验（CVLT）第一版，2000 年编制了 CVLT 第二版（CVLT-Ⅱ）[1]。Delis 注意到，以词语为材料的记忆测验版本很多，但是，很少对提供的词语材料的加工处理过程与提取机制进行分析。CVLT 第一版正是加工取向的研究（process-oriented approach），提供了不同类型学习与记忆损害的剖面图，CVLT 因此而得到广泛地应用。第二版与第一版不同的地方在于：词语的难度降低便于受试者理解、更大的正常人群数据库以及分析方法的更新。

CVLT-Ⅱ由词表 A 和词表 B 构成。词表 A 由 16 个词语组成，可以分为 4 个语义类别（如动物类、水果类、工具类、乐器类），每个类别 4 个词语。词语材料是长颈鹿、狮子、老虎、大象、桃子、橘子、香蕉、苹果、扳手、凿子、铁锤、锯子、喇叭、钢琴、小提琴、锣鼓。词语的呈现是随机的，不按照语义类别排列。用于干扰的词表 B 也是 16 个词语、4 个语义类别，2 个与词表 A 相同类别、2 个不同类别。受试者连续 5 次学习词表 A，每次学习后都要求受试者进行回忆；词表 B 只学习 1 次后即刻回忆 1 次，然后进行词表 A 短延迟自由回忆；在间隔 20 分钟左右的非语言测验（如 TMT 等）后，要求针对词表 A 进行长延迟自由回忆、线索回忆和"是否"再认，大约 10 分钟后，完成迫选再认测验（从 2 个词语中选择属于词表 A 的词语）。

CVLT-Ⅱ有一个简短版 CVLT（CVLT-Short Form）可以用于比较严重的患者或者作为初步筛查用。它只有 9 个词语，取消词表 B，减少学习次数，缩短延迟间隔时间等。

根据 CVLT-Ⅱ英文版，不同国家有对应的语言版本。1998 年笔者参考 CVLT 编制听觉词语学习测验华山版（auditory verbal learning test-HuaShan version，AVLT-H）（表 6-3-1）。AVLT-H 为适应老年人记忆功能评估的需要，采用 12 个词语：大衣、长裤、头巾、手套、司机、木工、士兵、律师、海棠、百合、蜡梅、玉兰；并有 3 处修改：①词语重复学习减少为 3 次，3 次学习后告知受试者记住这些词语、后面还要回忆这些词语；②删除词表 B 的 16 个干扰词语回忆；③增加间隔 3~5 分钟的"短延迟回忆"，即在非言词测验间隔 3~5 分钟后，回忆刚才的 12 个词语。鉴于原版本用于痴呆患者，其延迟自由回忆得分极低，经常是 0 分，呈现地板效应，增加"短延迟回忆"有助于观察受试者得分衰减过程。

关于 AVLT-H 的词语的选择：RAVLT 和选择性提醒测验（selective reminding test）的词语选择要求在意义上互不相干，CVLT 则相反，要求选择的词语使受试者尽可能按照语义归类记忆，借此分析受试者记忆过程中的内在编码情况。这是因为对于痴呆的早期识别，语义归类记忆比其他归类编码方式更敏感；所以，在词语的选择中，应根据汉语词语的特点，注意备选词语是具体名词还是抽象名词、汉字的字数（形成记忆的字数编码）、词性(形成词性编码)、有无同音字(形成语音编码)、汉字笔画数(通过视像化形成字形编码)、熟悉性(冷僻词或假词会使受试听不懂而不能形成语义编码,过于熟悉,如眼睛、鼻子、耳朵、嘴巴等则容易形成内隐编码)。AVLT-H选词的语义类别包括服装类、职业类和花朵类,每类4个名词,共12个词汇随机组成。

表6-3-1　AVLT-H

序号	项目	N1	N2	N3		N4		N5	N6 线索回忆		N7 再认	
1	大衣								花朵类	蜡梅	R士兵	R长裤
2	司机									海棠	纽扣	R手套
3	海棠									玉兰	R百合	军人
4	木工									百合	西装	R海棠
5	长裤				间隔其他测验5分钟		间隔其他测验20分钟		职业类	律师	耳环	杜鹃
6	百合									司机	R玉兰	R木工
7	头巾									士兵	主任	牡丹
8	蜡梅									木工	荷花	R大衣
9	士兵								服饰类	长裤	R头巾	衬衫
10	玉兰									手套	R司机	R律师
11	律师									头巾	皮鞋	校长
12	手套									大衣	玉米	R蜡梅

二、评分方法

CVLT-Ⅱ的评分有3套:核心报告(core report)、延展报告(expanded report)和研究报告(research report)。核心报告包括27个最常用的指标;延展报告有66个参数指标(CVLT-Ⅱ简短版是51个),对词语的学习与记忆功能进行深度分析;研究报告有260个参数指标。这些参数指标(表6-3-2)可以分为14大类:①历次回忆的粗分和总分;②学习策略,如语义串联、主观组织;③首因效应和近因效应;④每次回忆表现的学习速率;⑤历次回忆中相同词语反映的一致性;⑥前摄与倒摄干扰程度;⑦经过延迟间隔后词语的保存情况;⑧类别线索与再认对回忆的提高幅度;⑨根据信号识别理论再认的破坏情况;⑩词语编码、储存与提取过程的完整性;⑪回忆的插入错误类型,如语义相关的、语义无关的;⑫回忆的重复错误;⑬再认的假阳性错误类型分析;⑭完成测验的心理努力程度。当然,大部分指标没有常模数据。

AVLT-H主要变量包括:①每次回忆正确数(包括即刻回忆、短延迟回忆、长延迟回忆、线索回忆和再认)和错误数;②学习能力;③记忆保持率;④辨正能力;⑤概念记忆:又称为类别记忆、语义串联记忆(深加工记忆),反映语义编码程度,连续2个同类名词作为语义串联得 1 分,连续 3 个同类名词作为语义串联得 2 分,全部按照语义串联回忆,得 12 分;⑥主观组织(浅加工记忆);⑦首因和近因效应:首因效应指每次回忆中前 4 个词回忆的数目,近因效应指每次回忆中后 4 个词回忆的数目;⑧反应偏差,即在再认测验中,是倾向于把错误的说成正确的,还是倾向于把正确的说成错误的。

表 6-3-2　CVLT-Ⅱ主要变量及其定义

主要变量	定义
词表 A 总分(list A total)	5 次学习后回忆的词语正确数之和
词表 A 第 1 次回忆(list A1)	第 1 次回忆的词语正确数
词表 A 第 5 次回忆(list A5)	第 5 次回忆的词语正确数
词表 B 回忆(list B)	干扰词表(List B)回忆的词语正确数
词表 A 短延迟自由回忆(list A short delay free recall)	在干扰词表 B 回忆后立即回忆词表 A 的正确数
词表 A 短延迟线索回忆(list A short delay cued recall)	在干扰词表 B 回忆后立即回忆词表 A,给予语义线索后回忆的正确数
词表 A 长延迟自由回忆(list A long delay free recall)	20 分钟延迟后,自由回忆词表 A 的正确数
词表 A 长延迟线索回忆(list A long delay cued recall)	20 分钟后,给予语义线索后回忆词表 A 的正确数
语义串联(semantic clustering)	同一语义范畴连续回忆的个数,反映受试者利用语义组织词语的能力
次序串联(serial clustering)	根据词语呈现的一系列次序进行回忆
首因(primacy%)	词表 A 的开头部分词语正确回忆占总数的百分比
中间(middle%)	词表 A 的中间部分词语正确回忆占总数的百分比
近因(recency%)	词表 A 的结尾部分词语正确回忆占总数的百分比
学习斜率(learning slope)	从每次学习中回忆的新的词语的平均数
一致性(consistency%)	历次回忆中相同词语数
持续性(perseverations)	在一次回忆中说出相同的正确词语的重复数
自由回忆插入数(free intrusions)	在历次自由回忆中,词表外的词语插入的个数
线索回忆插入数(cued intrusions)	在 2 次线索回忆中,词表外的词语插入的个数
再认击中(recognitions hits)	在是 - 不是形式再认测验中,属于词表 A 的词语数
区分力(discriminability)	再认测验中区分目标词语与分心的干扰词语的准确性
假阳性(false positives)	再认测验中未能正确识别词表 A 的目标词语的个数
反应偏差(response bias)	再认测验中反应风格,是倾向于把错误的说成正确的,还是倾向于把正确的说成错误的

三、操作要求

实施 CVLT-Ⅱ时，施测者以每秒 1 个词语的速度读出词表中的词语，根据受试者的回忆顺序逐字记录对方的回答。整个测验需一次完成，测验材料的呈现与记录耗时约为 20 分钟，如包含 20 分钟和 10 分钟的延迟间隔，则耗时约为 50 分钟。

AVLT-H 与 2001 年出版的 HVLT-R 在词语数量和操作步骤方面基本相同。

四、信度和效度

(一) 信度

CVLT-Ⅱ的分半信度(r)在正常人群中为 0.94，混合病例样本中为 0.96。每个词语类别在历次回忆中的 α 系数是 0.82，5 次即刻回忆的一致性是非常高的。对 78 例受试者(平均 47 岁)间隔 21 天进行复测，重测信度系数在 0.80~0.89 之间的指标是历次回忆正确数、延迟自由回忆正确数；在 0.70~0.79 之间的是语义串联与再认；在 0.60~0.69 之间的是词表 B 正确数与所有插入错误；在 0.59 以下的是每次回忆表现的学习速率、首因效应和近因效应、重复错误及反应偏好[1]。

(二) 效度

CVLT 与 CVLT-Ⅱ的相关系数是 0.76[1]。因子分析有 5 成分、6 成分等不同结果。

五、临床应用

大量研究证实 CVLT 识别记忆损害的敏感性不仅优于 RAVLT 和选择性提醒测验，也优于 WMS-R。通过 CVLT 检测头部外伤、癫痫、阿尔茨海默病、帕金森病、亨廷顿病、缺血性血管性痴呆、柯萨可夫综合征、艾滋病、抑郁症和精神分裂症等不同疾病，可以发现特征性的记忆和学习损害的剖面图，从而有效区分不同疾病所致认知功能减退。如有无左侧海马硬化的受试者在首因效应和近因效应方面有显著差异；亨廷顿病患者的记忆保持率较高但词语重复较多；根据使用的编码策略的差异可以将头部外伤患者的记忆缺损区分为 4 种类型等。

中国上海城区不同年龄组中老年人(教育程度在小学毕业以上)AVLT-H 表现[2]见表 6-3-3(结合 2007—2012 年常模数据重新统计)。与 CVLT、RAVLT 相比，AVLT-H 的词语数量从 15~16 个减少到 12 个、学习次数从 5 次减少到 3 次，难度似乎有降低，但是，已经有比较研究表明敏感性并没有降低。

目前 AVLT 最重要的应用是识别 MCI，对于 AD 早期诊断、早期治疗有重要意义。MCI 研究用诊断标准要求"有记忆减退的客观证据"，通常用 AVLT 的延迟回忆得分少于年龄和教育程度匹配组的"均数 -1.5SD"来表示。延迟回忆被认为是 AD 认知损害最早、最敏感的指标。Tierney 通过对 123 名有记忆损害主诉的非痴呆老人随访 2 年，有 24% 进展为 AD；分析基线时样本的神经心理测验表现后发现，CVLT 的延迟记忆得分最有意义,预测准确性为 89%。Visser 编制临床前 AD 诊断量表老年精神评定量表(psychogeriatric assessment scales)由患者年龄、MMSE 总分、总体严重度量表、认知测验、影像学呈现颞叶内侧萎缩和载脂蛋白 E(ApoE)基因型 6 个部分组成,其认知测验由听觉词语学习测验和 1~3 种其他认知领域测验(如斯特鲁普色词测验)组成。CVLT 的词语延迟回忆在认知下降(MCI 转化为 AD)和认知稳定(MCI 未转化为 AD)两组间最具鉴别力,已经被多个纵向研究所证实。

笔者应用 AVLT-H 检查正常老人发现,受教育程度高的老人的延迟回忆表现优于短时回忆,即随着时间间隔延长,记忆成绩不是下降而是提高,这种反跳现象(rebound phenomenon)在 AD 患者和遗忘型 MCI 患者中是没有的。教育程度低或文盲老人的 AVLT-H 表现差异比较大,SD 甚至大于均数,不能用于低教育老人 MCI 的识别是 AVLT-H 的主要缺点。为了弥补这一缺点,笔者还编制了 AVLT 的图片版,即以图片显示记忆材料,测验过程与分析策略和 AVLT-H 相似,图片短时记忆和延迟回忆识别 MCI 也相当敏感,且评分者间一致性和可接受性(完成率)更佳,但是 AVLT 图片版文献报道比较少。

表6-3-3 不同年龄组中国上海城区中老年人 AVLT-H 表现(均数,括号内是 SD)

指标	50~59 岁 (n=420)	60~69 岁 (n=376)	70~79 岁 (n=316)	80~89 岁 (n=103)
第一次学习	4.00(1.62)	4.06(1.85)	3.62(1.63)	3.06(1.47)
第二次学习	6.25(1.93)	6.17(1.87)	5.62(1.75)	5.00(1.39)
第三次学习	7.61(2.00)	7.43(2.05)	6.93(1.78)	6.37(1.76)
短延迟回忆	6.57(2.05)	6.16(2.17)	5.56(1.97)	5.01(1.77)
长延迟回忆	6.44(1.89)	6.00(2.19)	5.24(1.96)	4.80(1.91)
线索回忆	6.96(3.24)	7.03(3.11)	6.33(2.95)	5.62(3.12)
再认	11.10(1.2)	10.80(1.4)	10.70(1.4)	19.50(3.27)
前 3 次学习之和	17.87(4.69)	17.69(4.83)	16.18(4.42)	14.45(3.70)

相比 HVLT-R,AVLT-H 的优点有:①AVLT-H 设计的短延迟回忆(表6-3-1 中 N4),使不愿意回答长延迟回忆(表6-3-1 中 N5)的受试者有一个延迟回忆的得分,或者可用于区分长延迟回忆 0 分受试者的回忆能力的差异。针对 aMCI 的研究表明,不管是横断面还是纵向随访结果,短延迟回忆可以代替长延迟回忆[3-5]。②AVLT-H 的 12 个词语中既有具体的、容易想象的词语(如手套),也有相对抽象的集合名词(如律师)。Binney 等的研究发现,相比具体词语,抽象词语是阿尔茨海默病患者更容易受损的语义范畴[6]。③在国内已经有大量研究论文证实 AVLT-H 信度与效度,有不同地区的分界值,并已经在大样

本社区流行病学调查中应用,相关的 MCI 患病率与转化率数据已发表在 *Alzheimer's & Dementia* 上[7]。

(郭起浩)

参 考 文 献

[1] STRAUSS E, SHERMAN E M S, SPREEN O. A compendium of neuropsychological tests: Administration, norms, and commentary [M]. 3rd ed. New York: Oxford University Press, 2006.

[2] 郭起浩, 孙一忞, 虞培敏, 等. 听觉词语学习测验的社区老人常模 [J]. 中国临床心理学杂志, 2007, 15 (2): 132-134, 141.

[3] GUO Q, ZHAO Q, CHEN M, et al. A comparison study on mild cognitive impairment with 3 memory tests in Chinese individuals [J]. Alzheimer Dis Assoc Disord, 2009, 23 (3): 253-259.

[4] ZHAO Q, LV Y, ZHOU Y, et al. Short-term delayed recall of auditory verbal learning test is equivalent to long-term delayed recall for identifying amnestic mild cognitive impairment [J]. PLoS One, 2012, 7 (12): e51157.

[5] ZHAO Q, GUO Q, LIANG X, et al. Auditory Verbal Learning Test is Superior to Rey-Osterrieth Complex Figure Memory for Predicting Mild Cognitive Impairment to Alzheimer's Disease [J]. Curr Alzheimer Res, 2015, 12 (6): 520-526.

[6] BINNEY R J, ZUCKERMAN B, REILLY J. A Neuropsychological Perspective on Abstract Word Representation: From Theory to Treatment of Acquired Language Disorders [J]. Curr Neurol Neurosci Rep, 2016, 16 (9): 79-87.

[7] DING D, ZHAO Q, GUO Q, et al. Prevalence of mild cognitive impairment in an urban community in China: a cross-sectional analysis of the Shanghai Aging Study [J]. Alzheimers Dement, 2015, 11 (3): 300-309.

第四节　简短视觉空间记忆测验 - 修订版

简短视觉空间记忆测验(brief visuospatial memory test, BVMT)最初由 Benedict 于 1988 年编制[1],随后由其进行修订[2,3],用于评估视觉学习和记忆功能。该测验可以作为成套神经心理测验的一部分,也可单独用来评估视觉学习和记忆功能随时间的变化情况。

一、概述

这项测验由 Benedict 于 1988 年进行编制[1]。在 1988 年的最初版本中,受试者观察测验页(包含 6 个较复杂的几何图形,按 2×3 的方式排列)10 秒后,要在应答纸正确的位置上尽可能多地画出正确的图形,25 分钟后进行延迟回忆测验。然而,最初版本存在一些局限:①最初版本的评分范围为 0~7 分(正确画出一个图形得 1 分,一共 6 分;6 个图形的位置正确得 1 分),评分范围较窄,对于测验表现微弱差异的敏感性不足;②没有对连续几试学习能力的评估,且暴露于视觉刺激的时间只有 10 秒,使得测验易于受到短暂注意波动的影响;③缺乏再认测验。针对上述局限,Benedict 对该测验进行修订,形成了简短视觉空间记忆测验-修订版（BVMT-R）[2,3]。BVMT-R 的评分系统将在"评分"部分描述。其修订版在最初版本只有一试的基础上，增加了二试和三试，并增加了再认测验。再认测验先后向受试者展示 12 个图形，其中 6 个是目标图形，6 个干扰项是最初与目标图形按照同一标准产生的图形。该测验在临床设置中或在床旁很容易操作。测验共包含有 6 个变式，可用于受试者重复操作多遍的情况，能减少练习效应。测验适用于 18~79 岁的人群。

2004 年，于欣教授负责的中美合作研究"HIV-1 感染的神经行为影响"首次将 BVMT-R 引进国内并使用。中文版在 Benedict 发表的修订版[3]基础上翻译。测验的内容为图形视觉刺激，不需要进行文化校正。

二、评分方法

回忆测验包括即刻回忆测验（一试、二试和三试）和延迟回忆测验。每试包含 12 分，每个图形 2 分，其中形状正确得 1 分（每个图形有特定的评分标准），位置正确得 1 分。再认测验中记录真阳性数（对目标图形回答"是"的数目）和假阳性数（对非目标图形回答"是"的数目）。

三、操作要求

该测验可以由经过培训的医疗工作者或非医疗专业人员完成测验和计分，在远离干扰的安静房间里进行。测验的学习和即刻记忆部分仅需 10~15 分钟即可完成。如果要完成延迟记忆和再认测验，则共需 45 分钟左右。测验的次序是：先进行三试学习，25 分钟后进行延迟自由回忆，延迟回忆完成后进行再认测验。受试者在作答时没有时间限制，应尽量鼓励受试者尽可能多、尽可能准确地在正确的位置画出能记得的图形。该测验的项目介绍以及操作方法等主要来源于心理评估资源公司 1988、1995、1996、1997 年版权，因此使用该测验需要得到出版商、心理评估资源公司的特别许可。

四、信度和效度

（一）信度

Benedict 等在健康人群和神经、精神科患者中进行的研究比较了不同评分者的评分，发现 BVMT-R 的一试、二试、三试、回忆总分和延迟回忆都具有足够的信度系数，评分者间信度较好[2]。该研究将健康人群分为 6 组，分别使用 6 个变式，发现回忆指标及再认指标在组间无显著差异；在 18 名大学生中进行的受试者内分析发现，回忆指标和再认指标在变式间亦无显著差异；故该测验具有较好的变式间一致性[2]。受试者同一变式在 2 个月后进行重测，发现其信度系数在 0.60~0.83 间，提示重测信度较好[2]。

在巴西多发性硬化和健康对照的研究中，BVMT-R 有中等的评分者间信度系数（Kappa=0.62），较高的组内相关系数（ICC=0.85）和较高的内部一致性信度（Cronbach's

α=0.92)[4]。

在 MATRICS 共识认知成套测验（MCCB）的国内常模研究[5]中，该测验的 ICC 在正常人组为 0.84，患者组为 0.83；其评分者间信度 ICC 为 0.99。重测信度好，评分者间信度高。

（二）效度

Benedict 等[2]在 83 例 60 岁以下的神经和精神疾病患者中进行了 BVMT-R、受控口语联想测验（COWAT）、多语种失语症检查（multilingual aphasia examination）的分测验、波士顿命名测验（BNT）、复杂图形测验（CFT）、霍普金斯词语学习测验 - 修订版（HVLT-R）、《韦克斯勒记忆量表 - 修订版》（Wechsler memory scale-revised，WMS-R）的视觉再生（visual reproduction）分测验和 CFT 的即刻回忆测验，发现 BVMT-R 的指标与视觉记忆测验的效度系数较高，与语言测验的效度系数较低。在 138 例 60 岁以上的神经或精神疾病患者中进行包含 BVMT-R 的成套神经测验，主成分分析发现因子 2 为包括 BVMT-R 回忆测验的视觉记忆因子[2]。综上，该测验具有良好的结构效度。

在 MATRICS 中，BVMT-R 通过了专家关于重测信度、可重复使用性、与功能结局的关系、对药物反应的敏感性、实用性和患者耐受性等各方面的考虑而入选，保证了其具有良好的内容效度。

在 MCCB 的国内常模研究[5]中，通过探索因子分析发现，BVMT-R 三试和延迟测验构成了图形学习与记忆因子，因子负荷在 0.75~0.92 之间，提示其具有良好的结构效度。

在常模和精神分裂症患者中 BVMT-R 三试及延迟回忆 T 分均有显著差异，效应值（Cohen's d）在 0.58~0.69 之间，为中等效应；精神分裂症样本中，BVMT-R 的回忆总分和延迟回忆与阳性和阴性症状量表（PANSS）总分负相关，相关系数绝对值超过 0.3。综上，说明 BVMT-R 具有良好的效标效度。

五、临床应用

（一）国外应用

经实践检验，BVMT-R 是有效的检验视觉学习与记忆功能的检查工具。除了在精神科患者中应用，BVMT-R 也被应用于评估躯体疾病伴发的认知损害。用 BVMT-R 评估多发性硬化患者和健康对照的视觉学习与记忆功能，发现两组间有显著差异[4]。该测验被纳入多发性硬化简短国际认知评估（brief international cognitive assessment for multiple sclerosis）成套测验来评估多发性硬化患者的认知损伤情况[6]，能有效区分多发性硬化患者和健康人群。

BVMT-R 在世界范围内广泛应用。该测验最初由 588 例 18~79 岁间健康的说英语的成年人进行标准化和建立常模。2007 年建立了美国墨西哥边境地区西班牙语者的常模[7]。2008 年，MATRICS 选择用于评估视觉学习与记忆功能的神经认知测验时，BVMT-R 由于具有较高的重测信度、评估时间短且具有 6 个范式而入选[8]。此后，MCCB 被广泛应用于精神分裂症的研究，包括精神分裂症患者同胞认知功能的损害、早发精神分裂症谱系障碍患者的神经认知损害的特征、改善认知药物的研发、精神分裂症患者的药物试验、精神分裂症患者的社会功能与认知功能的关系等。例如，研究发现，精神分裂症同胞在 BVMT-R 中的表现与健康对照无差异，而 BVMT-R 可发现早发精神分裂症患者的视觉学习与记忆损害。另有研究发现，精神分裂症患者中 BVMT-R 评估的视觉学习与记忆损害在吸烟患者中更明显，且有量效关系[9]。随着广泛应用，MCCB 还被推广应用到其他精神障碍如双相情感障碍当中。

（二）国内应用

BVMT-R 被应用于"中国农村献血人群中 HIV 感染的神经行为影响"这项研究中，以评估视觉学习与记忆功能，结果发现 HIV 感染者的视觉学习与记忆功能显著受损，效应量为中等[10]。2014 年，于欣教授的团队出版了《MCCB 中国常模手册》，提供了 BVMT-R 在中国人群中的常模。此后，MCCB 在国内研究中被广泛应用。在精神分裂症患者的研究中发现，首发患者和慢性患者的视觉学习和记忆功能显著差于健康对照，且二者之间没有显著性差异[11]。MCCB 用于吸烟人群的研究发现，吸烟者在 BVMT-R 中的表现显著差于非吸烟者[12]。

六、总结

BVMT-R 是一个构思巧妙的、用于评估视觉学习与记忆的测验，由图形视觉刺激组成，适用于不同文化的人群。该测验简便易行，且具有 6 个变式，能满足重复评估的需要，广泛应用于精神障碍及躯体疾病伴发认知功能损害的评估。

（程章　石川）

参 考 文 献

［1］ BENEDICT R H B. Group format memory retaining: a program designed for an empirical evaluation of the effectiveness of memory retraining [C]. Paper presented at the seventh annual convention of the National Head-Injury Foundation. Atlanta: GA, 1988.

［2］ BENEDICT R H B, SCHRETLEN D, GRONINGER L, et al. Revision of the brief visuospatial memory test: studies of normal performance, reliability and vadility [J]. Psychological Assessment, 1996, 8: 145-153.

［3］ BENEDICT R. Brief visuospatial memory test-revised [J]. Odessa, FL: Psychological Assessment Resources, Inc; 1997.

［4］ CANEDA MARCO AURÉLIO G. DE, MORA C D L, Marinho Nathércia Estevam, et al. The reliability of the brief visuospatial memory test-revised in brazilian multiple sclerosis patients [J]. Dementia&Neuropsychologia, 2018, 12 (2): 205-211.

［5］ 于欣. MCCB 中国常模手册 [M]. 北京: 北京大学医学出版社, 2014.

［6］ BENEDICT R H, AMATO M P, BORINGA J, et al. Brief international cognitive assessment for MS

(BICAMS): international standards for validation [J]. BMC Neurol, 2012, 12 (1): 55-62.

[7] CHERNER M, SUAREZ P, LAZZARETTO D, et al. Demographically corrected norms for the brief visuospatial memory test-revised and hopkins verbal learning test-revised in monolingual Spanish speakers from the U. S.-Mexico border region [J]. Arch Clin Neuropsychol, 2007, 22 (3): 343-353.

[8] NUECHTERLEIN K H, GREEN M F, KERN R S, et al. The MATRICS consensus cognitive battery, part 1: test selection, reliability, and validity [J]. Am J Psychiatry, 2008, 165 (2): 203-213.

[9] REED A C, HARRIS J G, OLINCY A. Schizophrenia, smoking status, and performance on the matrics cognitive consensus battery [J]. Psychiatry Res, 2016, 246: 1-8.

[10] HEATON R K, CYSIQUE L A, JIN H, et al. Neurobehavioral research center group: neurobehavioral effects of human immunodeficiency virus infection among former plasma donors in rural China [J]. J Neurovirol, 2008, 14 (6): 536-549.

[11] WU J Q, CHEN D C, TAN Y L, et al. Cognitive impairments in first-episode drug-naive and chronic medicated schizophrenia: MATRICS consensus cognitive battery in a Chinese Han population [J]. Psychiatry Res, 2016, 238: 196-202.

[12] TAN S P, JIE-FENG, FAN F M, et al. Smoking, MATRICS consensus cognitive battery and P50 sensory gating in a Han Chinese population [J]. Drug Alcohol Depend, 2014, 143: 51-57.

第五节　Fuld 物体记忆测验

Fuld 物体记忆测验(Fuld object-memory evaluation,FOME)主要用于评定痴呆患者的记忆缺损情况,已开发出缩短版本(5 个项目)[1]和更具挑战性的 15 项目版本[2]。

一、概述

FOME 由 Fuld 等人于 1974 年编制并于 1981 年用于评估老年人的记忆功能[3]。FOME 应用触觉、视觉、言语等多感官方式来评估老年人对一系列不相关物体的编码、存储和检索能力,测验内容包括触摸辨认、视物命名、左右定向、学习和记忆功能等。该测验具有良好的预测效度[4],能够检测出老年痴呆患者以记忆缺损为主的广泛认知功能障碍。

标准的 FOME 包括 4 个施测阶段和 3 个干扰阶段。干扰阶段通常使用快速词汇测验(rapid verbal retrieve)[5]作为干扰任务,该测验主要用于检测语言流畅能力,常与FOME 穿插进行。整个测量过程一般在 10 分钟左右[4]。

第一阶段施测时,首先在不透明的口袋中放入 10 种常见物品:球、瓶子、纽扣、一张扑克牌、杯子、钥匙、汤匙、钉子、戒指和剪刀。测验要求受试者用指定左右顺序(左手或右手)去摸口袋中的物体,每次摸 1 种,先仅凭触觉说出物体名称,随后将摸到的物体取出,核对是否正确。如果受试者无法识别或命名该物品,他 / 她将被告知其名称并要求重复该名称。依次进行以上步骤,直到 10 个物体都取完。此后进入"干扰 + 回忆"阶段,先进行 60 秒的干扰测验,再让受试者回忆第一阶段中所取出的物体,如有错误或遗漏,施测者将进行纠正和提醒。重复"干扰 + 回忆"阶段 2 次,最后一共得到 3 次回忆成绩。

在实际施测中,根据研究目的的不同,干扰任务也可以被替换为其他形式,如结构化访谈[4]、休息一段时间等,但干扰任务时长一般都控制在 1 分钟左右。此外,除了干扰任务可被替代,受测者回忆次数也可以有所不同,目前使用较多的一般是 3 次或 5 次的施测版本。若回忆次数为 5 次,则施测时长通常为 15 分钟左右。目前也有大量研究者在施测时加入延迟回忆测验,在正常施测结束 20 分钟后再次进行回忆,20 分钟的延迟期内受试者会进行其他任务[6,7],也有研究者在 10 分钟后就进行延迟召回[8]。

Fuld 物体记忆测验具有简单化和趣味性的特点,消除了受试者间视力差异、听力差异、语言障碍、文化差异或注意力不集中等问题,能够最小化受试者的焦虑情绪,即使在不利的测验条件下,该测验也能保证受测者注意力相对集中,因此非常适合注意力难以长时间集中、思维较缓慢的老年人。

由于临床实践中常常需要重复测量的结果,因此需要开发出 FOME 的替代形式,以便于追踪认知衰退的过程和干预效应随时间推移的效果。目前应用最广泛的是 Fuld 编制的 FOME 替代版本 FOME 表格 2(FOME Form 2),目前 FOME 表格 1(FOME Form 1)和 FOME 表格 2 需购买使用。其中 FOME 表格 2 使用的物体为:罐头、梳子、锁、指甲锉、铅笔、橡皮筋、勺子、硬币、牙刷、手表。此后 Anderson 等人根据 FOME 对物品选择的要求开发出了 FOME 表格 3(FOME Form 3)[9],使用的 10 个物体分别为:螺丝钉、盘子、蜡笔、叉子、眼镜、画笔、回形针、钢笔、棉签、海绵。

二、评分方法

施测者首先需记录左右辨别错误数、触摸命名错误数、视物命名错误数、3 次回忆呈现数(正确回忆的物品数)、错误回忆数并填写在记录表格中。施测者需计算出每次的储存数,第一次储存数即为呈现数,第二次储存数为两次共正确回忆出几项不同物体,第三次储存数为三次共正确回忆出几项(储存数最高为 10)。FOME 的总分即为首次回忆呈现数与第三次储存数之和,测验的阳性划分线为 ≤ 11。

若包含延迟回忆任务,则最后可以获得 6 个分数,即总储存(total storage)、总检索(total retrieval)、重复检索(repeated retrieval)、无效提醒(ineffective reminder)、延迟回忆(delayed recall)和言语流畅性。总储存指受试者 3 次储存数之和;总检索指受试者 3 次呈现数之和;重复检索指测量连续试验中不提醒状态下回忆的项目数量,并假定反映正常记忆;无效提醒可以衡量两次连续试验中回忆项目的失败次数,并反映出无序的记忆;延迟回忆是指受试者在延迟回忆任务中可以正确回忆的项目数(10 项以内)。总储存的分数表示编码功能,而总检索和延迟回忆的分数表示检索功能,报告这 3 个指数是估计老年痴呆患者记忆功能的有效指标,总检索和延迟回忆可用来估计 FOME 的辨别力[6,10]。

三、操作要求

完整的测验过程一般耗时 10 分钟左右,测验须由经培训的施测者面对面进行。操作时,需握紧口袋,仅让受测者单手触摸物品,不能让受测者直接看见袋内物品。首次视物命名时,不要告诉受试者后面还会让他回忆。在记录填写表格时,在对应的单元格打"√""×",根据表格记录规范进行记录。具体操作细节和结果计算发表在《上海精神医学》1995 年第 A01 期增刊"痴呆的流行病学调查工具及其应用"。

四、信度和效度

(一)信度

Ho 等人随机抽取 59 名老年认知障碍患者,在 3 周后接受同样的 FOME 评估,结果显示,FOME 的重测信度为 0.78~0.88,分半信度为 0.81[6]。

2005—2013 年在香港进行的"全港性早期发现痴呆症计划"研究[10]测量了相隔 2 周的重测信度,用于估计重测信度的 FOME 总储存、总检索和延迟回忆分数的组内相关系数(ICC)为 0.91(95% 置信区间 0.86~0.95)、0.94(95% 置信区间 0.85~0.98)和 0.90(95% 置信区间 0.78~0.92)。

(二)效度

Chung 针对痴呆和正常老人的对照研究发现 FOME 聚合效度(convergent validity)良好。受试者 FOME 得分与粤语版简易精神状态检查和缩写中文版痴呆评定量表(CDRS)呈高度相关性($p < 0.01$),与 CMMSE 相关系数为 0.69~0.74,与 CDRS 记忆分量表相关系数为 0.70~0.74,与 CDRS 启动 / 持续性(I/P)分量表相关系数为 0.63~0.69。

五、临床应用

(一)国外应用

研究结果表明,FOME 具有良好的心理测量学特性,可作为筛查老年痴呆的工具。早期的验证研究表明,FOME 的两个版本几乎相同[1],因此可以在不同的测验时间点交替使用这两个版本,以最大限度地减少潜在的学习效果。临床中,FOME Form 1 和 FOME Form 2 都是诊断痴呆患者记忆能力的常用量表。

多项研究发现,该量表在预测认知正常老年人痴呆症发病方面具有中度敏感性和高度特异性[4,11]。FOME 在非洲裔和欧洲裔美国老年人中检测痴呆症的敏感性达到 93%,特异性达到 64%[12]。

此外,与 MMSE 等常用筛查工具相比,FOME 的测验成绩不受教育程度和阅读技能的影响[10],且简单有趣味性,可以同时运用多种感官,非常适用于临床检测。

(二)国内应用

FOME 由张明园等人于 1987 年通过中美合作的上海市老年痴呆调查首次引入中国,

由于该测验主要为面对面触摸辨物命名,跨文化差异较小,中国版本改动不大。目前 3 次回忆、5 次回忆版本使用的频率都相对较高。Ho 等人以 204 名中国老年认知障碍患者为研究对象,采用标准化的 5 次回忆 FOME 结合其他认知测验进行施测,结果支持 FOME 作为评估中国老年人情景记忆功能的有效工具。Ho 建议将 FOME 与其他认知功能测验相结合,以提高其敏感性,从而进一步区分痴呆患者和 MCI 患者[6]。

六、总结

Fuld 物体记忆测验是判断痴呆患者记忆能力的常用量表,也可用于痴呆的早期筛查。该量表有多个版本(仅改变使用的物体),因此可用于追踪患者认知衰退的过程和了解干预效应随时间推移的效果。该测验需要经培训的专业人员与受试者面对面完成,一般需要 10~20 分钟(根据回忆次数)。

Fuld 物体记忆测验的优点是多感官结合、具有趣味性且对受教育程度无特殊要求,适合在短时间内评估受试者的记忆力,且中间可穿插其他任务,同时测量受试者其他方面的能力。

(罗金晶　金　华)

参 考 文 献

[1] LOEWENSTEIN D A, ARGUELLES T, ACEVEDO A, et al. The utility of a modified object memory test in distinguishing between different age groups of Alzheimer's disease patients and normal controls [J]. Journal of Mental Health and Aging, 2001, 7 (3): 317-324.

[2] LINDA D, BROWN F F, GEORGE F, et al. A fifteen-item modification of the fuld object-memory evaluation: Preliminary data from healthy middle-aged adults [J]. Archives of Clinical Neuropsychology the Official Journal of the National Academy of Neuropsychologists, 1988, 3 (4): 345-349.

[3] FULD P A. Fuld object memory evaluation [Z]. Chicago: The Stoelting Instrument Company, 1981.

[4] FULD P A, MASUR D M, BLAU A D, et al. Object-memory evaluation for prospective detection of dementia in normal functioning elderly: predictive and normative data [J]. Journal of Clinical & Experimental Neuropsychology, 1990, 12 (4): 520-528.

[5] BUTTERS N, GRANHOLM E, SALMON D P, et al. Episodic and semantic memory: a comparison of amnesic and demented patients [J]. Journal of Clinical and Experimental Neuropsychology, 1987, 9 (5): 479-497.

[6] HO R, FONG T, HON T, et al. Psychometric validation of fuld object memory evaluation in older adults with cognitive impairments [J]. Aging Ment Health, 2019, 23 (6): 711-717.

[7] 王杨, 王秋纯, 邓小倩, 等. FOME 在脑卒中患者记忆功能障碍评估中的应用 [J]. 中国康复, 2016, 31 (2): 125-127.

[8] TANG Y M, WONG H Y, NG K M, et al. Neuropsychological profile and dementia symptom recognition in help-seekers in a community early-detection program in Hong Kong [J]. Journal of the American Geriatrics Society, 2016, 64 (3): 584-589.

[9] ANDERSON-HANLEY C, MIELE A S. DUNNAM M, et al. The fuld object-memory evaluation: development and validation of an alternate form [J]. Appl Neuropsychol Adult, 2013, 20 (1): 1-6.

［10］ CHUNG J C. Clinical validity of fuld object memory evaluation to screen for dementia in a Chinese society [J]. Int J Geriatr Psychiatry, 2009, 24 (2): 156-162.

［11］ 张明园, 樊彬, 蔡国钧, 等. Fuld 物体记忆测验和痴呆的诊断 [J]. 中国神经精神疾病杂志, 1992, 18 (2): 83-85.

［12］ MAST B T, FITZGERALD J, STEINBERG J, et al. Effective screening for Alzheimer's disease among older African Americans [J]. Clin Neuropsychol, 2001, 15 (2): 196-202.

第七章 语　　言

第一节　波士顿命名测验

波士顿命名测验(BNT)用于测验儿童、成人和老年人的命名和语言障碍,是目前应用最广泛的视觉命名测验之一。该测验由物体的黑白图片组成,受试者的任务是对图片进行命名。

一、概述

1978 年,Kaplan 等编制的 BNT 最初版本包括 85 个物品的黑白图片,让受试者对图片中物体的名称进行命名,用于测验视觉命名能力。1983 年 Kaplan 等[1]将图片精简为 60 张(BNT-60),包括高频(常用/常见物品,如床、房屋等)和低频物体(不常用/不常见物体,如冰屋、套索等),条目由易到难排列,称为长版 BNT,是目前通用的版本。

但是,命名能力严重损害的患者完成完整的 BNT-60 较为困难,且该版本耗时较长,这限制了该版本在临床和科研中的应用。为此以 BNT-60 为基础,后期研究者发展了多个简短版本。1989 年,Williams 等[2]构建了 2 个 30 项的 BNT 简短版本(BNT-30),其中 2 个版本是把 60 项按照奇偶数平分,各 30 项,称为偶数版本(even30)和奇数版本(odd30),他们发现偶数和奇数的对半信度较好,且这两个版本与 BNT-60 之间的相关性较高,可以很容易推断出 BNT 总分。另一个简短版本由对阿尔茨海默病(AD)患者和认知正常受试者最具辨别力的 30 个项目组成。

同时,多个 15 项版本的 BNT(BNT-15)先后被开发。1989 年阿尔茨海默病联合登记协作组织[3](consortium to establish a registry for Alzheimer's disease,CERAD)从原版 BNT-60 中抽出 15 个条目,并将这些条目划分为 3 组(每组包括 5 个条目),分别代表 3 个词频类别:高频(常见,容易命名)、中频和低频(少见,很难命名)。这个版本被用于多个老年和 AD 纵向研究。例如,肯塔基大学阿尔茨海默病中心(university of Kentucky

Alzheimer's disease center）纵向队列研究、修女研究（nun study）和宗教秩序研究（religious orders study）等。1992 年 Mack 等[4]将 60 个项目根据顺序分成 4 组,构建了 4 个等值的 15 项版本（Mack15.1-15.4）。在每个版本中,对照组的表现明显好于 AD 组,并且每一个版本的分数可以外推到 BNT-60 分数。除了上述简版,其他学者还构建了其他多种简版[5]。

目前,该测验已经被众多国家修订和采用,包括中国、韩国、法国、葡萄牙、西班牙、澳大利亚、瑞典、巴西、土耳其等,形成众多不同国家修订版。但是研究发现,在北美以外的国家或区域使用 BNT 时,词频和原版有很大差异。比如原版中的"椒盐卷饼"和"海狸"之类的物品在澳大利亚英语中使用频率明显小于北美;许多西方较为常见的物体（例如冰屋和竖琴）对中国老人来说较为陌生,而原版中被认为是难度最大的算盘却为许多中国老人所熟知。因此,在由英语原版修订为其他语言版本时,以及在北美国家以外的英语国家中使用时,很多版本结合当地的文化和习惯,对原版中的图片进行了部分替换。比如,土耳其版 BNT-60 替换掉原版中与土耳其文化无关的物体（例如冰屋）以及有多种名称的物体（如床在土耳其语中有多种名称）,最终只保留了 31 个原版中的物体图片,加入了 29 个新物体图片[6]。韩国版 BNT-60 只有 10 个条目与原版 BNT 相同[7]。

1987 年上海开展老年痴呆流行病学研究时,引进和编译多个神经心理测验,其中包括 BNT。为了适应国内的情况,研究团队从原图中选用 30 个图片,包括树、屋、剪刀、花、牙刷、扫帚等常见物体,以及非常见物体包括海马、独木舟、犀牛、狮身人面像等,发现痴呆患者命名能力明显差于非痴呆患者[8]。2004 年香港 Cheung 等[9]在此基础上进行调整,仍为 30 个图片,使用图片均选自原版,但替换一些图片,比如去掉狮身人面像,增加金字塔,并对操作程序做如下修订:将语音提示分为两种情况,如果物体名称为单个字,用该字声母作为语音提示,如树（tree）,原版语音提示为"t",香港版本语音提示为"sh";如果物体名称为两个字或以上,则以第一个字的发音为提示,例如算盘,提示"suan"。大陆郭起浩等[10]引入香港 30 项中文版,并对语音线索提示进一步修改,不再进行语音提示,改为选择命名。

二、评分方法

英语版本 BNT 每个图形的测验内容包括自发命名、语义线索提示命名和语音线索提示命名 3 部分。比如向受试者出示金字塔的线条图,让受试者进行命名（自发命名）,如果受试者在 20 秒内回答正确,则向受试者出示下一幅图片;如果 20 秒内受试者不能回答或回答错误,则提示:"这个物体在埃及"（语义线索提示命名）。如果受试者在语义线索提示后 20 秒内仍不能命名或命名错误,则提示:"这个物体的名字是以 p 开头的单词"（语音线索提示命名）。正常成人进行 BNT 测验时,从第 30 项（口琴）开始,如果受试者接下来的 8 个图片出现命名错误,则返回到第 30 项,反向进行测验,直到连续 8 项正确再返回错误处,继续向后进行测验;如果持续 6 个条目命名错误,则停止测验。很多研究对语言障碍患者都从第 1 项开始进行全部测验。评分包括 2 部分:①命名总分,包括自发命名正确数和语义线索提示命名正确数之和;②错误类型,对错误反应进行分类统计。BNT-15、BNT-30 和 BNT-60 的命名总分得分范围分别为 0~15 分、0~30 分和 0~60 分,得分越高提示命名能力越好。

中文版 BNT 共 30 项,从第一项开始,逐一向受试者出示图像,让受试者进行命名。自发命名和语义线索提示命名与英文版相同,第 3 步和英文版不同,语音线索提示改为选择命名。如果一个图片受试者自发命名和语义线索提示命名均错误,则进行选择命名;每个图片有 3 个选项:正确名称、同类物体名称、形状相似物体名称,例如"锯子"的 3 个选项分别是"机关枪、锯子、刀",要求受试者选择一个答案(选择命名)。分析指标包括 4 个:①自发命名正确数;②提示命名正确百分比,即不能自发命名的图形经过语义提示后,正确命名所占的比例;③选择命名正确百分比,即提示命名错误的图形中,选择命名正确所占的比例;④选择命名回答的错误类型。总分是自发命名正确数和提示命名正确数之和,得分范围为 0~30 分,分数越高提示命名能力越好[9,10]。错误类型包括:①无反应(受试者回答"不知道"或没有反应);②视觉错误(回答的名称视觉上与正确名称相似,但属于不同语义范畴,例如用"山"代表"金字塔");③语义等位错误(回答的名称视觉上或类别上与正确名称属于同一类物体,前者例如"海马"回答为"壁虎",后者例如"扫帚"回答为"刷子");④语义上位错误(受试者使用一类物体的名称代替具体物体的名称,例如"海马"回答为"动物");⑤语义赘述(受试者回答图片中物体的功能、动作或物理属性,而不说名称,如"仙人掌"回答为"沙漠中的","算盘"回答为"计算用的");⑥音位 / 语音错误(目标名称的发音错误或变形);⑦其他错误,包括持续性错误(使用该图片之前 5 个图片之一的名称来命名当前测试的图片)和无关性错误(与图片无关的东西,例如"量角器"命名为"温度计")[11]。

三、操作要求

测验由经过一致性培训的专业人员进行。测验形式为面对面,耗时约 20 分钟,BNT-30 约需 10 分钟。BNT 测验图片、测验方法和使用说明发表在 1983 年 Kaplan 等撰写的 *Boston naming test* 一书中,该书由 *Lea & Febiger* 出版社出版。

四、信度和效度

(一) 信度

BNT 有很好的信度。Huff 等[12]将原始 BNT 分为两部分,发现分半信度在健康对照者中为 0.81,在 AD 患者中为 0.97。Sawrie 等[13]对 51 例成人难治性癫痫患者间隔 8 个月后再次进行 BNT 检查,发现重测信度为 0.94。Henderson 等[14]报道 AD 患者 6 个月后的重测信度为 0.8。众多简版和长版 BNT 之间也有很好的相关性,除了阿尔茨海默病联合登记协作组织(CERAD)的 BNT-15,各种简版和 BNT-60 之间的相关系数为

$0.82\sim0.97^{[15]}$。

（二）效度

由于不同疾病及同一疾病不同阶段的命名障碍严重程度不同，且 BNT 有长短和不同的语言版本，所以 BNT 效度差异较大。Katsumata Y 等[15]研究发现 BNT 识别轻度认知损害的敏感性不高，但对痴呆识别能力较好，BNT-60 区别正常和轻度认知损害的受试者操作特征（ROC）曲线下面积为 0.69（0.63~0.75），区别正常和 AD 的曲线下面积为 0.93（0.89~0.96）。不同简版区别正常和轻度认知损害的曲线下面积为 0.58（0.53~0.63）~0.70（0.65~0.76），区别正常和 AD 的曲线下面积为 0.85（0.80~0.91）~0.93（0.90~0.96）。

五、临床应用

（一）国外应用

BNT 原版及简版广泛应用于美国认知与老化相关研究，同时 BNT 已被众多国家修订和采用，用于识别各种原因导致的儿童、成人或老年人命名障碍。多数研究表明，BNT 得分受到受试者年龄、性别和受教育程度的影响，高龄和低受教育程度者得分低，男性测验结果优于女性。不同国家根据自己的受教育程度和人群制定了常模和分界值。

BNT-60 发表后，美国学者进行了多个常模和分界值研究。1986 年，Van Gorp 等[16]制定了 BNT-60 年龄段常模，共纳入 78 名来自美国加利福尼亚州某个退休社区的受试者，言语智商平均 123（84~150），受教育年限平均 14.6 年。受试者被分为 5 个年龄组（59~64 岁、65~69 岁、70~74 岁、75~79 岁和 80 岁以上）。5 个年龄组 BNT-60 平均值（标准差）分别为 56.75（3.05）、55.60（4.29）、54.46（5.17）、51.69（6.20）和 51.56（7.00）；以低于平均值 2 个标准差为分界值，得到各年龄段的分界值分别为 51、47.12、44.12、39.29 和 37.56。然而，由于所选人群言语智商高，此常模被认为不适用于一般老年人。1996 年 Welch LW 等[17]进行另一项常模研究：选择美国田纳西州中部 176 名 60~93 岁正常老年人，样本人群的年龄、性别、受教育程度、职业、种族与田纳西州中部地区人口特征一致，以低于均值 1 个标准差为分界值，60~64 岁、65~69 岁年龄段分界值均为 45，70~74 岁分界值为 42，75~79 岁和 80 岁以上年龄段分界值均为 35，同时还提供年龄 - 受教育程度分层以及年龄 - 性别分层的常模数据。

由于文化和习惯差异，很多北美以外其他版本对原版图片进行部分替换，同时制定修订版常模。韩国版 BNT-60 中只有 10 个图片与原版相同，并且这 10 个图片的词频顺序也与原版不同。对 600 名正常受试者测验后发现，韩国版 BNT 不受性别影响，最终制定 4 个年龄组（15~44 岁、45~54 岁、55~74 岁和 75 岁及以上）以及 5 个受教育程度（0 年、1~6 年、7~9 年、10~12 年和 13 年及以上）常模，取低于常模 2 个标准差的分数为分界值[7]。

BNT 广泛应用于认知和衰老相关研究，一项研究发现 BNT-15 以 9 分为分界值，识别临床痴呆评定量表（CDR）为 1 的患者（患者包括 AD、血管性痴呆、帕金森病痴呆等）

敏感性和特异性分别为 79.2% 和 70.6%，识别 CDR 为 0.5 的患者敏感性和特异性分别为 70.6% 和 60.6%[18]。丹麦修订版 BNT 识别轻度 AD 敏感性和特异性分别为 83% 和 86%[19]。BNT 还广泛用于探讨左侧颞叶癫痫、海马硬化患者的命名障碍，用于癫痫术前评估以帮助选择手术侧别和部位，以及探讨左颞叶切除对癫痫患者命名的影响[20,21]。

（二）国内应用

1987 年上海老年痴呆研究应用最早编译的 BNT 对不同教育程度的痴呆老人和非痴呆老人进行评测，发现痴呆老人表现明显差于非痴呆老人。在未接受任何教育的受试者中，以 12 分为分界值，区别痴呆和非痴呆的敏感性和特异性分别为 67% 和 54%；在接受过教育的受试者中，以 15 分为分界值，区别痴呆和非痴呆的敏感性和特异性分别为 80% 和 59%[8]。

Cheung RW 等[9]采用香港中文版 BNT-30 检测左脑和右脑损伤患者的命名能力，发现以自发命名 24 分为分界值，区别脑损伤和正常对照的敏感性和特异性分别为 73.1% 和 75.3%。该研究与英语国家不同，没有发现左脑损伤和右脑损伤者命名障碍存在差异。

国内郭起浩等[10]探讨中文版 BNT-30 常模以及对遗忘型轻度认知损害与 AD 患者的区分度。基于 100 名社区正常老人、38 例遗忘型轻度认知损害患者、34 例轻度 AD 和 38 例中度 AD 患者的数据，发现正常老人 BNT 自发命名得分与年龄、性别和受教育程度显著相关。高龄老人自发命名得分较年轻老人低 2 分左右，男性自发命名优于女性，中学组自发命名得分高于小学组，但中学组和大学组间差异没有统计学意义。以 BNT 自发命名 ≤22 分为分界值，识别遗忘型轻度认知损害的敏感性为 61%、识别轻度 AD 的敏感性为 79%、识别中度 AD 的敏感性为 95%，特异性均为 81%。线索提示命名、选择命名能力在遗忘型轻度认知损害和轻中度 AD 患者中也呈现进行性损害，但是其损害程度低于自发命名能力。

六、总结

BNT 是应用广泛的视觉命名测验，具有良好的信度和效度。它操作简单，耗时仅需 10~20 分钟，用于痴呆、脑损伤、癫痫等患者命名障碍的筛查。其局限性在于对轻度认知损害患者不太敏感，而且很多项目与语言、文化、职业等密切相关，导致影响因素较多，不利于常模制定和结果比较。

（周爱红　王荫华）

参 考 文 献

［1］Kaplan E, Goodglass H, Weintraub S. Boston Naming Test [M]. Lea & Febiger, 1983.

［2］Williams B W, Mack W, Henderson V W. Boston naming test in Alzheimer's disease [J]. Neuropsy-chologia, 1989, 27 (8): 1073-1079.

［3］ Morris J C, Heyman A, Mohs R C, et al. The consortium to establish a registry for Alzheimer's disease (CERAD): Part I. clinical and neuropsychological assessment of Alzheimer's disease [J]. Neurology, 1989, 39 (9): 1159-1165.

［4］ Mack W J, Freed D M, Williams B W, et al. Boston naming test: shortened versions for use in Alzheimer's disease [J]. J Gerontol, 1992, 47 (3): 154-158.

［5］ Graves R E, Bezeau S C, Fogarty J, et al. Boston naming test short forms: a comparison of previous forms with new item response theory based forms [J]. J Clin Exp Neuropsychol, 2004, 26 (7): 891-902.

［6］ Soylu A E, Cangöz B. Adaptation and norm determination study of the boston naming test for healthy turkish elderly [J]. Noro Psikiyatr Ars, 2018, 55 (4): 341-348.

［7］ Kim H, Na D L. Normative data on the Korean version of the boston naming Test [J]. J Clin Exp Neuropsychol, 1999, 21 (1): 127-133.

［8］ Salmon D P, Jin H, Zhang M Y, et al. Neuropsychological assessment of Chinese elderly in the Shanghai dementia survey [J]. The Clinical Neuropsychologist, 1995, 9 (2): 159-168.

［9］ Cheung R W, Cheung M C, Chan A S. Confrontation naming in Chinese patients with left, right or bilateral brain damage [J]. J Int Neuropsychol Soc, 2004, 10 (1): 46-53.

［10］ 郭起浩, 洪震, 史伟雄, 等. Boston 命名测验在识别轻度认知损害和阿尔茨海默病中的作用 [J]. 中国心理卫生杂志, 2006, 20 (2): 81-84.

［11］ Lin C Y, Chen T B, Lin K N, et al. Confrontation naming errors in Alzheimer's disease [J]. Dement Geriatr Cogn Disord, 2014, 37 (1-2): 86-94.

［12］ Huff F J, Collins C, Corkin S, et al. Equivalent forms of the boston naming test [J]. J Clin Exp Neuropsychol, 1986, 8 (5): 556-562.

［13］ Sawrie S M, Chelune G J, Naugle R I, et al. Empirical methods for assessing meaningful neuropsychological change following epilepsy surgery [J]. J Int Neuropsychol Soc, 1996, 2 (6): 556-564.

［14］ Henderson V W, Mack W, Freed D M, et al. Naming consistency in Alzheimer's disease [J]. Brain Lang, 1990, 39 (4): 530-538.

［15］ Katsumata Y, Mathews M, Abner E L, et al. Assessing the discriminant ability, reliability, and comparability of multiple short forms of the boston naming test in an Alzheimer's disease center cohort [J]. Dement Geriatr Cogn Disord, 2015, 39 (3-4): 215-227.

［16］ Van Gorp W G, Satz P, Kiersch M E, et al. Normative data on the boston naming test for a group of normal older adults [J]. J Clin Exp Neuropsychol, 1986, 8 (6): 702-705.

［17］ Welch L W, Doineau D, Johnson S, et al. Educational and gender normative data for the boston naming test in a group of older adults [J]. Brain Lang, 1996, 53 (2): 260-266.

［18］ Radanovic M, Carthery-Goulart M T, Charchat-Fichman H, et al. Analysis of brief language tests in the detection of cognitive decline and dementia [J]. Dement Neuropsychol, 2007, 1 (1): 37-45.

［19］ Jørgensen K, Johannsen P, Vogel A. A danish adaptation of the boston naming test: preliminary norms for older adults and validity in mild Alzheimer's disease [J]. Clin Neuropsychol, 2017, 31 (sup1): 72-87.

［20］ Hamberger M J. Object naming in epilepsy and epilepsy surgery [J]. Epilepsy Behav, 2015, 46: 27-33.

［21］ Busch R M, Frazier T W, Haggerty K A, et al. Utility of the boston naming test in predicting ultimate side of surgery in patients with medically intractable temporal lobe epilepsy [J]. Epilepsia, 2005, 46 (11): 1773-1779.

第二节 范畴流畅性测验

一、概述

范畴流畅性(category fluency),又称为语义流畅性(semantic fluency)。范畴流畅性测验属于言语流畅性测验中的一种,可用于评估语义记忆和信息处理速度。该测验要求受试者在限定时间内尽可能多地说出特定范畴内事物的名称,以评估受试者在限定搜索条件下提取特定信息的能力[1]。

世界各地的研究者使用过各种各样的范畴,如动物、水果、蔬菜、厨房用品、超市商品、服装、人名、颜色、城镇、交通工具、动作以及字母。其中,字母流畅性(letter fluency),又称为音素流畅性(phonemic fluency),该测验要求受试者以单个字母开头(最常用的是 f、a 和 s,其他常用的字母组合包括:c,f,l;p,r,w;s,p;s,n,f)列举出尽可能多的单词;不同语言(包括法语、西班牙语、中文和挪威语等)有其各自的变异版本。由于语言结构的差异,目前在中文里还没有难度和脑定位与音素流畅性完全对应的测验[2]。

动物流畅性测验是使用最多的范畴流畅性测验之一,被单独作为波士顿诊断性失语症检查(Boston diagnostic aphasia examination,BDAE)、阿尔茨海默病联合登记协作组织[3](CERAD)痴呆成套测验和 7 分钟痴呆筛查的分测验。许多标准化成套测验都包含范畴流畅性测验,例如可重复的成套神经心理状态测验(repeatable battery for the assessment of neuropsychological status,RBANS)(A 式:水果和蔬菜,B 式:动物)、MATRICS 共识认知成套测验(MCCB)(动物)、发展性神经心理测验(a developmental neuropsychological assessment)(动物和食品)、Kaplan Baycrest 神经认知测验(Kaplan Baycrest neurocognitive assessment)(动物和人名)、伍德科克 - 约翰逊认知能力测验第Ⅲ版(Woodcock-Johnson Ⅲ tests of cognitive abilities,WJ Ⅲ COG)(食品、人名、动物)、语言基础的临床评估 - 第 4 版(clinical evaluation of language fundamentals,fourth edition,CELF-4)(动物、食品、工作)、Delis-Kaplan 执行功能系统(D-KEFS)(动物和男孩的名字,替换式:服装和女孩的名字)。其中一些测验要求受试者在两种语义范畴之间转换以增加执行功能成分,如 D-KEFS 中为水果和家具交替,替换式为蔬菜和乐器交替。还有一部分标准化测验则同时使用音素流畅性和语义流畅性测验[3]。

影像学研究发现语义流畅性和音素流畅性测验涉及的脑区不同。音素流畅性更依赖与策略搜索相关的额叶系统,如左背外侧前额叶,而语义流畅性损害则更多地与语义知识相关的颞叶系统有关,提示两种任务使用的策略不同[4]。

二、评分方法

以 MCCB 中动物流畅性为例,指导语为:"现在请尽可能多地告诉我你能记得的动物的名称。尽可能快地说,任何动物都可以;他们可以来自农场、丛林、海洋或家畜。例如,你可以说狗。准备好了吗? 开始。"说完指导语后立即开始计时,时限 60 秒。如果受试者在时限内就停止了,鼓励他或她说出更多的名称;如果有 15 秒以上的停顿,重复基本的指导语,但不停止计时。按顺序记录受试者的实际回答。

属于给定范畴的名称数之和为正确总数。以动物命名举例,每个不同动物计 1 分,如果受试者所说的动物名称是更高或更低级别的,每项均计为正确;灭绝的动物计为正确,想象或神话中的动物是否计为正确需按照单项或成套测验中的具体规定进行评分。给动物起的名字(例如宠物名)不计分。

产生词语的顺序也可为测验表现下降的潜在加工机制提供线索,可进一步进行基于加工过程的评分:

1. **错误(errors)**　①插入,包括专有名词、不存在的词语、不属于该范畴的词;②变异,指词根相同、词尾变化不改变其基本含义,例如英语中的 "acts""acted" 和 "acting" 视为 "act" 的变异,但 "actor" 词尾变化后表示一个人而不是动作,因此不属于变异,此类错误不适用于中文;③持续错误,即重复说过的词语,无论该词语第一次出现时计为正确、插入或变异,再次出现时均归入持续错误;④错语症;⑤拼写错误。在中文里,别称视为重复(例如 "老虎" 和 "大虫"),如所属范畴正确,其中一个计为正确,另一个计为重复[2]。错误分析可为不同类型障碍的鉴别提供重要线索。

2. **串联(clustering)和转换(switching)**　连续说出同一语义子类别的词语视为串联。以动物流畅性为例,动物学分类中的鸟类、犬类、昆虫类等属于语义子类别。串联大小(cluster size)是从每一个子类别的第二个词开始计算,平均串联大小为每组串联的大小相加再除以串联的数量。不同串联(含单个词语)之间转换次数为转换[3]。更详细的串联和转换评分方法详见其他文章[5]。

基于不同时间段的评分:Delis 等将 1 分钟分割成每 15 秒一段,计算每段列举的词语数量,并提供对应的常模。这一分割有助于鉴别焦虑(一开始表现慌张,随后产生大量的反应)或存在启动/维持困难的受试者,因为大部分健康受试者的回答都集中在测验限定时间的开始部分,回答数量随着时间流逝下降直至停止[3]。

三、操作要求

本测验无特定的测验材料,测验耗时一般约为 5 分钟。施测者可根据研究需要设计自己的测验材料或购买包含此测验的标准化成套测验。网站上可以买到音素流畅性(以字母 f、a、s 开头)和动物流畅性的常模。《MCCB 中国常模手册》中包含我国黑龙江省、北京市、陕西省、云南省、湖南省和上海市 20~59 岁居民的动物流畅性常模[6]。

四、信度和效度

（一）信度

1. 内部一致性信度 在 MCCB 扩展测验中国常模中，词语（范畴）流畅领域（包括动作流畅性和动物流畅性，下同）的 Cronbach's α 系数为 0.73[6]。

2. 重测信度 国外资料显示，范畴流畅性在健康成年人中的短期（如 1 周）和长期（如 5 年）重测信度均较高（>0.70）[3]。Wilson 等在 4 周内连续进行 20 次相同字母或范畴的测验后发现，无论是正常受试者还是严重脑外伤患者都显示出小幅度、稳定提高，提示短期内重测存在练习效应[7]。

Bird 等[8]对 99 名 39~75 岁健康成年人［年龄（57.0±8.3）岁；受教育年限（13.1±3.7）年］间隔 1 个月进行动物流畅性重测，结果显示重测信度较低（r=0.56），练习效应虽然较小但仍显著。Woods 等[9]对 174 名受试者中的 82 名进行动作流畅性重测［间隔（10.5±2.5）个月］，结果显示动作流畅性具有良好的稳定性（r=0.73）；虽然后期随访中发现参与重测的受试者年龄大于未参与重测的受试者，但是两组在受教育年限、性别、种族、利手、言语智商和动作流畅性等方面没有组间差异。

在 MCCB 扩展测验中国常模中，正常人群间隔 1 个月重测词语流畅领域的组内相关系数（ICC）为 0.89（95% 置信区间 0.85~0.91，n=183），其中动物流畅性和动作流畅性 ICC 分别为 0.78 和 0.82，较国外研究结果略高；精神分裂症人群的 ICC 为 0.83（95% 置信区间 0.77~0.87，n=187），其中动物流畅性和动作流畅性 ICC 分别为 0.72 和 0.75，与国外结果相近[6]。

（二）效度

不同语义范畴（如动物和服装，动物和食物等）的流畅性测验之间的相关性较高（r=0.66~0.71），但仍不足以用于建立等效版本。同时还需要注意人口学因素对不同范畴的影响。语义流畅性与音素流畅性的相关性低于不同范畴或不同音素之间的相关性（r=0.34~0.64）；范畴流畅性与波士顿命名测验的相关性（r=0.57~0.68）高于音素流畅性与波士顿命名测验的相关性（r=0.43~0.50），上述结果在成年人与儿童研究中类似。此外，范畴流畅性和音素流畅性的表现都依赖于语义记忆的完整性，且前者更甚[3]。

五、临床应用

（一）国外应用

几乎所有影响大脑的疾病和障碍都与言语流畅性受损有关，包括痴呆、创伤性脑损伤、帕金森病、亨廷顿病、抑郁症和精神分裂症，以及其他精神障碍和发育障碍。既往研究者试图在单侧或双侧病变，或是左半球与右半球病变患者中找到一致的模式，却得到不一致的结果。尽管如此，研究者发现，与失语症相关的左半球病变患者完成两种类型的任务都有困难，而右半球病变的患者完成视觉属性的刺激任务更为困难。总体来说，失语症患者完成言语流畅性任务时可能说出的词更少,或者说了很多词却包含大量错误[3]。

越来越多的研究证据支持 AD 早期存在语义流畅性损害,且语义流畅性得分的下降速度反映病情进展。因此,诸如动物命名之类的语义流畅性任务被越来越广泛地应用于 AD 早期和临床前期检查[10]。研究显示,音素流畅性与语义流畅性之间的差异或许有利于皮质性痴呆和皮质下痴呆的早期鉴别。AD 患者的语义流畅性损害比音素流畅性损害更严重;meta 分析在帕金森病中发现类似模式,但 AD 的语义流畅性损害比帕金森病更突出;而在亨廷顿病中,两种言语流畅性受损程度相当[3]。

笔者曾对美国加州大学圣地亚哥分校神经科学系 Shiley-Marcos 阿尔茨海默病研究中心(Alzheimer's disease research center)的纵向数据进行分析,从基线认知功能保持完好的受试者库中筛选至少有 4 次年度神经心理学访视记录的受试者,比较以轻度认知损害($n=10$)或 AD 及相关痴呆($n=35$)为转归结局的临床前期 AD($n=45$)与 4 次访视认知功能始终保持正常的受试者($n=65$),两者的语义流畅性和音素流畅性测验表现显示:临床前期 AD 较正常受试者说出的词更少,且两种流畅性测验表现下降的速度都比正常受试者快;临床前期 AD 的语义流畅性明显受损,而音素流畅性相对完好,这一特征的出现可早于受试者被诊断为轻度认知损害或 AD 相关痴呆 2~3 年;将两种流畅性得分标准化后进一步分析显示,临床前期 AD 的语义流畅性表现比音素流畅性差,且随着病情明晰两者的差异逐年扩大。上述发现提示仅耗时数分钟的言语流畅性测验,尤其是语义流畅性测验对临床前期 AD 的转化可能具有指示作用。

在精神分裂症方面,Hughes 等研究显示,与健康对照相比,精神分裂症患者及其健康同胞均存在语义流畅性损害,可能是精神分裂症的内表型[11]。Henry 和 Crawford 的 meta 分析发现,精神分裂症在言语流畅性测验上的缺陷反映了更广泛的智力损伤,而不是执行控制过程中的特定缺陷。与音素流畅性相比,精神分裂症患者的语义流畅性受损更明显,这提示除了负责有意识提取的执行控制过程受损之外,精神分裂症的语义存储也存在损害[12]。

抑郁症状对流畅性测验有一定影响,压力水平越低,流畅性得分越高[3]。Henry 和 Crawford 的 meta 分析(42 项研究,$n=2\,206$)显示,音素流畅性和语义流畅性识别抑郁的敏感性大致相当。有抑郁症状的患者在流畅性测验中得分较低或许并不能反映执行功能紊乱或语义存储能力下降,而是反映更广泛的损害(诸如认知速度下降)[13]。

(二)国内应用

在国内,言语流畅性测验被广泛地应用于社区老人的痴呆流行病学调查。早在 2003 年,Lee 已建立了成年人水果和蔬菜语义流畅性的粤语常模[14]。Mok 等用范畴流畅性(动物、水果和蔬菜的总和)对社区老人进行痴呆筛查,结果显示范畴流畅性得分受到受试者年龄、教育程度和认知功能等因素的影响,对没有受过正式教育的受试者,以 24/25 为分界值识别痴呆的敏感性和特异性分别为 86.8% 和 93.4%[15]。

在精神分裂症方面,梁英等[16]的小样本($n=35$)研究发现,与正常对照相比,未用药组和用药小于 1 周的精神分裂症患者范畴流畅性有明显的损害。胡茂荣等人[17]对首发精神分裂症患者及其健康同胞的认知功能进行研究,发现范畴流畅性和执行功能可能是精神分裂症的潜在内表型,为早期识别和干预精神分裂症提供一定的帮助。

此外,石川等[18]发现,人类免疫缺陷病毒感染者和获得性免疫缺陷综合征患者的范畴流畅性测验和词语发音性流畅测验表现均显著差于未感染人类免疫缺陷病毒的受试者。

六、总结

临床医师可根据需要选择不同的范畴流畅性测验,使用时需注意不同范畴之间不完全等同,受到受试者人口学因素(如年龄、性别、人种、受教育程度和智力等)的影响,应谨慎选择对应的常模来解释研究结果。

(曹歆轶　申 远　徐一峰)

参 考 文 献

［1］Lezak M D, Howieson D B, Loring D W, et al. Neuropsychological Assessment [M]. 4th ed. New York: Oxford University Press, 2004.

［2］郭起浩. 神经心理评估 [M]. 3 版. 上海: 上海科学技术出版社, 2020.

［3］Strauss E, Sherman E M S, Spreen O. A compendium of neuropsychological tests: Administration, norms, and commentary [M]. 3rd ed. New York: Oxford University Press, 2006.

［4］Stuss D T, Alexander M P, Hamer L, et al. The effects of focal anterior and posterior brain lesions on verbal fluency [J]. J Int Neuropsychol Soc, 1998, 4 (3): 265-278.

［5］Abwender D A, Swan J G, Bowerman J T, et al. Qualitative Analysis of Verbal Fluency Output: Review and Comparison of Several Scoring Methods [J]. Assessment, 2001, 8 (3): 323-338.

［6］于欣. MCCB 中国常模手册 [M]. 北京: 北京大学医学出版社, 2014.

［7］Wilson B A, Watson P C, Baddeley A D, et al. Improvement or simply practice? The effects of twenty repeated assessments on people with and without brain injury [J]. J Int Neuropsychol Soc, 2000, 6 (4): 469-479.

［8］Bird C M, Papadopoulou K, Ricciardelli P, et al. Monitoring cognitive changes: psychometric properties of six cognitive tests [J]. Br J Clin Psychol, 2004, 43 (2): 197-210.

［9］Woods S P, Scott J C, Sires D A, et al. Action (verb) fluency: test-retest reliability, normative standards, and construct validity [J]. J Int Neuropsychol Soc, 2005, 11 (4): 408-415.

［10］Patterson J. Verbal Fluency//Kreutzer J S, DeLuca J, Caplan B. Encyclopedia of Clinical Neuropsychology [M]. New York: Springer, 2011: 2603-2606.

［11］Hughes C, Kumari V, Das M, et al. Cognitive functioning in siblings discordant for schizophrenia [J]. Acta Psychiatr Scand, 2005, 111 (3): 185-192.

［12］Henry J, Crawford J. A meta-analytic review of verbal fluency deficits in schizophrenia relative to other neurocognitive deficits [J]. Cognitive Neuropsychiatry, 2005, 10 (1): 1-33.

［13］Henry J D, Crawford J R. A meta-analytic review of verbal fluency deficits in depression [J]. J Clin Exp Neuropsychol, 2005, 27 (1): 78-101.

［14］Lee T M. Normative data: neuropsychological measures for Hong Kong Chinese [M]. Hong Kong: Neuropsychology Laboratory, The University of Hong Kong, 2003.

［15］Mok E H L, Lam L C W, Chiu H F K. Category verbal fluency test performance in chinese elderly with Alzheimer's disease [J]. Dementia & Geriatric Cognitive Disorders, 2004, 18 (2): 120-124.

［16］梁英, 韩永华, 宋丽莉, 等. 35 例精神分裂症患者神经心理学评估的对照研究 [J]. 中国心理卫生杂志, 2008, 22 (10): 713-716, 728.

［17］胡茂荣, 陈晋东, 李乐华, 等. 精神分裂症首次发病患者及其健康同胞认知功能的比较研究 [J]. 中华精神科杂志, 2011, 44 (4); 208-211.

［18］石川, 于欣, 吴尊友, 等. 中国 HIV+/AIDS 患者神经心理学初步研究 [J]. 中国心理卫生杂志, 2005, 019 (005): 343-346.

第三节　汉语失语成套测验

语言是利用符号进行交流的能力, 因脑部病变引起语言能力受损或丧失称为失语。不同部位病变产生不同语言障碍症状和失语类型。标准的失语检查方法在临床上可以为病灶定位提供依据, 在研究上可为探索语言加工的神经机制提供重要资料; 另外, 还可为失语症患者制定有针对性的语言康复计划提供指导。

国内外有非常多的语言评估工具。如波士顿命名测验、标记测验(token test)、波士顿诊断性失语症检查(BDAE)和西方失语症成套测验(the western aphasia battery, WAB)等可用于失语检查, 有时也用言语流畅性测验、《韦克斯勒智力量表》中的词汇分测验等做简短评估。

本文主要介绍北京医科大学第一医院(简称"北大医院")神经心理研究室制定的汉语失语成套测验(ABC)。

一、概述

北大医院神经心理研究室王荫华于 1982 年率先全文翻译 Andrew Kertesz 制定的 WAB, 介绍"失语商""操作商""皮质商"的概念、计算方法和意义[1,2]。在此基础上, 高素荣和王荫华结合我国国情与临床经验对 WAB 进行修订, 制定 ABC, 是国内第一个标准化、有常模的汉语失语症检查法。该测验按规范化要求制定统一指导语、评分标准、评测材料及失语症分类标准, 经过标准化研究验证, 客观有效, 便于交流[3,4]。自 1988 年应用于临床以来, 该测验用于我国汉语人群脑外伤、脑卒中、脑炎及痴呆等疾病所致失语的系统评价和疗效研究, 并逐步推广至全国多个省市。

ABC 涵盖语言表达、理解、阅读、书写、命名和复述 6 项功能, 可以根据评估结果确定失语类型, 协助定位和定性诊断。

1. **口语表达**　包括自发谈话、看图说话、系列语言。自发谈话询问并让受试者回答一般情况(名字、年龄、家庭住址、工作)和病情; 看图说话要求受试者看 2 幅图片, 描述图片中的内容; 系列语言包括从"1"数到"21"、说十二生肖、吟诵唐诗。根据受试者的回答和描述,可以分析其口语是否流利、有无语音错语或语义错语以及语法结构是否存在,也可以分析语量、语速、语调、发音、用力程度、句子与短语长度以及语言中的信息量等,从而大致了解受试者失语类型并初步分类(流利型或非流利型)。

2. **听理解**　包括是否题、听辨认和听指令并执行。是否题是询问受试者一些问题,如受试者错误和正确的名字、错误和正确的地址、一些常识性的问题(例如"马比狗大吗?"),让受试者就每个问题回答"是"或"否",查看受试者是否理解所问的问题。听辨认是让受试者听到名称后从一组实物或图形中指出正确的物体或对应图片,譬如根据要求从画有花、数字、钥匙、火柴、铅笔的图片中指出火柴。听指令要求受试者根据施测者所读指令完成动作,包括简单指令(例如"握拳")和复杂指令(例如"用铅笔指纸的一角,再放在另一角处")。

3. **阅读**　包括视读、听字辨认、朗读词并配画、朗读指令并执行、选词填空。视读包括读 10 个字("妹""肚""鸭"等)。听字辨认包括 8 个字,要求受试者从 5 个声音或形状相似的选项中指出施测者念的字,如从"由""甲""申""电""田"中选出水田的"田"字。朗读词并配画有 2 张卡片,一张写有词,一张画有相应图片,要求受试者读一张卡片上的词,然后指出另一张卡片中对应的图,例如读出"梳子"后指出梳子的图片。选词填空是让受试者根据一句话的意思,从多个选项中选出适合的词完成句子。

4. **书写**　包括写姓名、地址、抄写、系列写数、听写、看图写出物体名称、写病史。

5. **命名**　包括实际物体命名(例如牙刷、火柴等)和图片命名(例如铅笔、火柴等物体图片)等。

6. **复述**　要求受试者重复施测者说的词和句,内容包括常用和不常用词,具体和抽象词,短句、长句、超长复合句和无意义词组。

另外,ABC 还包括语言能力以外的其他神经心理学检查,包括利手测定、意识状态、注意力、定向力、记忆力、视空间功能、运用、计算、额叶运动功能等。

二、评分方法

ABC 6 项内容的评分方法不同。

第一项口语表达:综合分析受试者的自发谈话、看图说话、系列语言等表现,对受试者的语量、语调、发音、短语长短、用力程度、强迫言语、用词、文法和错语等 9 项内容进行评分,每项分为 3 个等级,根据 9 项得分之和,将口语分为非流利型(9~13 分)、中间型(14~20 分)和流利型(21~27 分)3 型。其他项目根据受试者回答的正确数量记分。

第二项听理解:是否题中 1~14 题 5 秒内正确回答每个 2 分,15~22 题 5 秒内正确回答每个 4 分,5 秒后正确回答分数减半,无反应或反应错误记 0 分,最高分 60 分;听辨认 5 秒内正确反应每个记 2 分,大于 5 秒正确反应记 1 分,最高分 90 分;听指令并执行最高分 80 分。

第三项阅读:包括视读 10 分、听字辨认 10 分、朗读词并配画 40 分(朗读 20 分,配画

20 分）、朗读指令并执行 30 分、选词填空 30 分。

第四项书写：其中写姓名（3 分）、地址（7 分），共 10 分。抄写"北京是我们祖国的首都"，每个字 1 分，共 10 分。系列书写 1~23 个数字，最高 20 分。写 5 个偏旁，每个 1 分，最高 5 分。写数字"15、42、193、1860"，前 3 个每个 1 分，最后一个 2 分，共 5 分。写字"火、笔、口、方、黄"，共 5 分。写词"梳子、钥匙、睡觉、跑步、五星"，最高 10 分。写句子"春风吹绿了大地"，共 7 分。看图写字共 10 个物体图片，总分 20 分。写病情 10 分。

第五项命名：其中词命名正确回答每个 2 分，触摸后才正确回答 1 分，触摸后仍不能正确回答，施测者说包括正确名称的 3 个字，让受试者选择命名，选对记 0.5 分，回答错误 0 分，最高分 40 分。列名包括语义类别（蔬菜）和语音类别（以"大"开头的词），最高分 20 分。颜色命名，施测者说某一样物品，让受试者说出该物品的颜色，如"晴天的天空是什么颜色"，每个 2 分，最高分 12 分。反应命名，施测者描述一样物品的用途，让受试者说出物品的名字，如"您切菜用什么？"，共 5 题，每题 2 分，最高分 10 分。

第六项复述：包括字、词、句子，每个字 1 分，满分 100 分。

在检查过程中，把受试者每一项测验得分记录在该项测验下面。测验结束后，在记录表最后一页的"失语检查总结"表内，以满分为 100%，将受试者听、说（包括命名和复述）、读、写各分测验的得分除以各分测验的最高分，得出受试者各种功能占正常人的百分数（%）。将百分数在总结表坐标上的点连接成线，绘制出该受试者语言功能检查结果的曲线，然后参考各型失语症的语言障碍特征，作出失语症类型的诊断，并进一步结合病史和其他辅助检查，作出疾病诊断，记录在测验表最后[3,4]。

三、操作要求

这项测验由经过一致性培训的专业人员进行，面对面实施测验，整个操作需 40~60 分钟。ABC 的测验内容、测验方法、评分标准和使用说明可参考《失语症》[4]。

四、信度和效度

高素荣等对 408 名正常人进行 ABC 测查，以方差分析判别性别、年龄、利手和受教育程度对各亚项的影响，结果表明在不同性别、年龄和利手组间，大多亚项差异无显著统计学意义。不同受教育程度组间，在少数阅读和书写亚项以及视空间功能上差异有显著统计学意义。说明 ABC 的听理解、命名、表达等项目受性别、年龄、受教育程度的影响不大。进一步对内部一致性信度的分析发现，除语量与列蔬菜名称的相关系数为 0.31 以外，其他亚项间的相关系数均在 0.68 以上，相关性极显著，表明 ABC 有很好的内部一致性信度[5,6]。《失语症》一书中记录 ABC 有很好的评分者间信度、评分者内信度及重测信度，提示 ABC 评分标准稳定、可靠，但书中未提供各信度具体数值[4]。

关于效度检测，按照临床特点将 199 例失语症患者诊断为 8 种失语症类型，以口语表达和听理解的 9 个亚项为基础，对各型失语做线性辨别分析，发现 ABC 诊断失语症分型的正确率达 80%[4]。

五、临床应用

汉字为表意文字,在结构与发音规则等方面与印欧语系的拼音文字明显不同,因此,ABC 主要用于母语为汉语的患者,在国内广泛应用于卒中、外伤等所致语言障碍的评估、变性病如原发性进行性失语及其亚型(语义性痴呆、进行性非流利性失语、logopenic 失语)语言障碍的评估,以及语言康复的疗效判定。

王荫华等[7]总结出国人汉语语言大脑优势侧与利手的关系,并确定国人汉语语言大脑优势侧在左侧大脑半球。

经过多年实践,王荫华[8,9]根据自己的临床经验总结出"汉语失语症诊断与鉴别诊断的流程图",进一步发展 ABC。以此方法为基础,确定了汉语失语症的 14 个主要类型。该方法有别于以往的鉴别步骤,使失语症类型的鉴别和判断易于被医师掌握。史杰和王荫华[10]设计并建立了一些语言的补充检查法(如:情感性语韵检查法、汉语声调检查法和汉语口语听觉理解检查法)。探讨了失语症患者听理解障碍的机制,并指出失语症类型不同,口语听觉理解在各个层级(语音、词汇 - 语义、句子、篇章水平)受损程度也不同。

ABC 及补充检查法在临床实践和研究中已得到较广泛的应用。比如李传玲等[11-13]对右大脑半球梗死患者情感性语韵障碍、汉字书写障碍进行研究,探讨右侧大脑半球在汉语语言加工中的作用及病变时语言障碍的特点和机制。王荫华等[14]对影响急性脑血管病患者汉语失语症预后的因素进行分析,并对早期康复策略及手段进行研究。朱茜等[15-17]引进标记测验用于汉语失语症研究,探讨标记测验与左、右两侧大脑半球病变所致的失语症类型和严重程度的关系,进一步发展了 ABC 的内容。

另外,王健等[18-21]使用该工具研究变性痴呆、AD 的语言障碍特点及随病程加重的演变规律以及原发性进行性失语。闵宝权等[22]使用 ABC 探讨 6 例语义性痴呆和 1 例进行性非流利性失语患者的语言障碍特征,发现语义性痴呆患者言语流利,复述、朗读能力下降较少,但命名、复杂语句的理解能力损害明显;进行性非流利性失语患者言语顿挫吃力,列名能力明显下降,但命名能力相对正常。樊影娜等[23]和闫芳等[24]采用 ABC 语言功能评分百分率提高程度和语言交流障碍好转程度探讨低频重复经颅磁刺激对脑梗死后失语的治疗效果。多数研究对患者进行全部 ABC 测定,明确语言障碍损害的特征,绘制语言功能曲线,依据各型失语症的特点,进行失语类型的诊断。由于 ABC 包括听、说、读、写、命名、复述等多方面测定,有些研究仅检查其中某一部分,来探讨语言的某一项功能障碍。

六、总结

ABC 是按照失语检查的基本原则,结合汉语特征制定的,具有统一的指导语、评分标准、图片、文字卡片及失语症分类标准,内容覆盖语言的听、说、读、写、命名、复述等多方面,能全面反映汉语语言障碍的特征,帮助确定汉语失语症类型。ABC 不仅是失语症诊断和鉴别诊断的好工具,还是全面测定大脑皮质功能的好工具。该测验广泛应用于汉语为母语的脑损伤、脑卒中、脑退行性病变所致语言障碍的评估、语言康复疗效判定及失语机制的探讨。

(王荫华 周爱红)

参 考 文 献

[1] 王荫华. 西方失语症成套测验 (WAB) 介绍 (一)[J]. 中国康复理论与实践, 1997, 3 (2): 87-89.

[2] 王荫华. 西方失语症成套测验 (WAB) 介绍 (二)[J]. 中国康复理论与实践, 1997, 3 (3): 135-146.

[3] 高素荣. 失语症 [M]. 北京: 北京医科大学中国协和医科大学联合出版社, 1993.

[4] 高素荣. 失语症 [M]. 2 版. 北京: 北京大学医学出版社, 2006.

[5] 王荫华, 李华, 高素荣. 汉语失语症患者的语言大脑优势侧与利手的关系 [J]. 临床神经病学杂志, 1992, 5 (4): 199-201.

[6] 高素荣. 论汉语失语检查法标准化 [J]. 临床神经病学杂志, 1992, 5 (4): 193-195.

[7] 高素荣. 汉语失语检查法标准化的研究 [J]. 中国心理卫生杂志, 1992, 6 (3): 125-128, 143.

[8] 王荫华. 汉语失语症失语类型的鉴别诊断流程 (一)[J]. 中国康复理论与实践, 1997, 3 (1): 10-12.

[9] 王荫华. 汉语失语症失语类型的鉴别诊断流程 (二)[J]. 中国康复理论与实践, 1997, 3 (2): 57-59.

[10] 史杰, 王荫华. 汉语失语症听觉理解障碍研究 [J]. 中华神经科杂志, 1999, 32 (1): 60.

[11] 李传玲, 王荫华, 周雪琴. 右大脑半球梗死患者情感性语韵障碍的研究 [J]. 中华神经科杂志, 1998, 31 (5): 277-280.

[12] 李传玲, 王荫华. 右大脑半球梗死与汉字书写障碍 [J]. 徐州医科大学学报, 1999 (4): 280-282.

[13] 李传玲, 王荫华. 右半球梗塞与汉语语言障碍的神经心理学研究 [J]. 中国临床心理学杂志, 1999, 7 (4): 193-196.

[14] 王荫华, 白静. 急性脑血管病患者汉语失语症早期康复的研究 [J]. 中国康复医学杂志, 2001, 16 (5): 273-274.

[15] 王荫华, 朱茜. Token Test 与汉语失语症 [J]. 北京大学学报 (医学版), 1995, 27 (1): 50-52.

[16] 王荫华, 牛建平. 标记测验 (Token Test) 与左侧大脑半球损害所致的各型失语的关系 [J]. 中国康复理论与实践, 2000, 6 (2): 49-52, 61.

[17] 牛建平, 王荫华, 张红宇, 等. 标记测验与左、右侧脑损害所致高级神经心理障碍的关系 [J]. 中国康复理论与实践, 2002, 8 (7): 391-393.

[18] 王荫华, 王健. 阿尔茨海默病的语言障碍研究 [J]. 老年医学与保健, 1999, 5 (4): 160-163.

[19] 王健, 王荫华. AD 语言障碍的神经心理学研究 [J]. 中国心理卫生杂志, 1999, 13 (5): 263-265.

[20] 杨晓娜, 王荫华. 阿尔茨海默病患者语言认知研究进展 (综述)[J]. 中国康复理论与实践, 2005, 11 (5): 332-334.

[21] 杨晓娜, 王荫华. 原发性进行性失语 [J]. 中国康复理论与实践, 2002, 8 (7): 402-405.

[22] 闵宝权, 周爱红, 楚长彪, 等. 原发性进行性失语的临床、影像及语言特征 [J]. 神经疾病与精神卫生, 2010, 10 (6): 554-557.

[23] 樊影娜, 赵佳. 低频 rTMS 对急性脑梗死后运动性失语的疗效观察 [J]. 中国康复, 2016, 31 (1): 28-30.

[24] 闫芳, 臧卫周, 张杰文, 等. 双侧 rTMS 治疗脑梗死后失语症的临床研究 [J]. 中国实用神经疾病杂志, 2018, 21 (2): 129-132.

第八章 视觉空间结构

第一节 Rey-Osterrieth 复杂图形测验

Rey-Osterrieth 复杂图形测验（Rey-Osterrieth complex figure test，ROCF）是神经心理学领域应用最为广泛的评估视觉空间能力的测验工具。完成该测验需要运用计划、组织和问题解决技能，以及感知、运动和情景记忆[1,2]等一系列认知能力，主要用于评定视觉空间结构能力和视觉记忆[3]。

一、概述

ROCF 又称为 Rey 复杂图形测验（Rey complex figure test，RCFT）、复杂图形测验（CFT）以及 Rey 图形（Rey figure）。由瑞士学者 Andre Rey 于 1941 年设计[4]，最初用于研究脑损伤相关的知觉组织加工和视觉记忆改变，后于 1944 年由 Osterrieth 完善而成[5]，经 Corwin 和 Bylsma[6]翻译成英文后，逐渐成为神经心理学使用最多的测验之一。

Rey 最初设计的测验仅由 2 个试次组成，即临摹（copy）和 3 分钟后的回忆（recall），而今的施测程序各不相同。一些研究者[1,7,8]同时进行即刻回忆和延迟回忆，而其他研究者[9-12]仅测验延迟回忆。此外，不同研究者采用的延迟间隔从 3 分钟[4,13]到 45 分钟[11]不等。Meyers J E 和 Meyers K R[14]发现即刻回忆和 3 分钟延迟回忆的表现几乎没有差异；如果延迟回忆的间隔不超过 1 个小时，间隔长度（15、30、45 或 60 分钟）不影响老年受试者的回忆表现[15]。Knight 等人[16]对国际神经心理学协会（international neuropsychological society）成员的调查显示，57% 的受访者（占最大比例）报告通常使用的测验程序为临摹、即刻回忆和延迟回忆；最被认可的临摹与即刻回忆间隔为 0~5 秒、即刻回忆与延迟回忆间隔为 16~30 分钟，平均间隔为（27±14）分钟；而临摹与延迟回忆的平均间隔同样为（27±14）分钟，其中，最常被报告的延迟间隔为 30 分钟。

此外，延迟回忆（通常为 30 分钟）后还可以进行再认分测验[17]。Meyers J E 和

Meyers K R[14]基于 Rey 和 Taylor 的图形元素设计再认的刺激图形,将 24 个图形(12 个来自 Rey 图,12 个来自 Taylor 图)随机放置在 4 页测验纸上,每页 2 列、每列 3 个,要求受试者圈出属于原始刺激图(Rey 图)的 12 个图形。该分测验将正确答案颠倒后即可用于 Taylor 图的再认。Fastenau 进一步研发了再认与匹配测验(扩展复杂图形测验,the extended complex figure test),旨在阐明感知和记忆提取在回忆表现受损中的作用[18]。需要注意的是,当使用 Rey 复杂图形和配套的 Osterrieth 常模数据时,可将测验图形称为 Rey-Osterrieth 图形;但使用 Meyers J E 和 Meyers K R 系统时,应称之为 Rey 复杂图形,以尊重 Andre Rey[4]对该图的原始设计[19]。

文献中被报道的施测程序主要分为 5 种(表 8-1-1),各部分具体施测过程如下[12]:

1. 临摹 将一张 21.59cm × 27.94cm 的普通纸纵向放在桌上[1]。指导语:"我将向你展示一张卡片,请你将卡片上的图形临摹在这张纸上。请尽可能仔细地临摹。"展示图形后立即开始计时。Meyers J 和 Meyers K[1]的测验程序中允许用橡皮擦。

仔细地监督整个作画过程非常重要,尤其是在刚开始时;如果受试者画得很粗心,应提醒他或她尽可能准确地临摹。呈现刺激卡片和受试者画作的时间最长 5 分钟,最短 2.5 分钟。如果 2.5 分钟时受试者明显画得太慢,应提醒他或她加快速度。如果受试者在 2.5 分钟内已经画完,应告知他或她仔细检查图形以确保其完整性。临摹结束后将受试者的画纸与刺激卡片一起移出其视线可及范围。

记录完成临摹所需的总时间。除非受试者有明显的运动障碍,完成临摹的时间不应超过 5 分钟。需要注意,让受试者尽其所能仔细地完成临摹比在 5 分钟内按时画完更为重要。因此,请让受试者有足够的时间画出他或她所能临摹得最好的图形。

有两种方法可以记录受试者的作画策略:①彩色笔法(the colored pencil method)。用一组彩色笔(通常为 3~4 种颜色)记录受试者临摹的策略;每当受试者画完一个部分,施测者递给受试者不同颜色的笔并记录颜色的顺序;受试者画 18 个标准要素(element)时,中途不允许换笔。波士顿定性评分系统(Boston qualitative scoring system,BQSS)[20]还规定以下情况需要更换彩色笔的颜色:开始画一个要素,尚未完成就去画另一个要素;作画中有停顿;将图中的要素分解;犯其他相关的计划错误。②流程图法(the flow chart method)。施测者在另一张纸上重现受试者的画作,分别用数字和箭头标记每一条线的顺序和方向。彩色笔法提供了笔画的丰富视觉记录,流程图法可能在描绘笔画顺序方面比彩色笔法更为精确和完整。两者可单独或同时使用,具体采用何种方法取决于受试者的性格特征和施测者的偏好。无论采用何种方法,必须在受试者临摹时同步记录其绘图情况。

2. 3 分钟回忆 经过 3 分钟的交谈或其他言语类任务之后,请提供一张空白测验纸。指导语:"不久之前,我请你临摹了一幅图形,接下来请你凭记忆重新画出刚才的那幅图。没有时间限制。"同样可采用彩色笔法或流程图法同步记录受试者再现整个图形的顺序和组织结构。

3. 延迟回忆 经过 30 分钟不涉及结构功能的活动后,指导语:"你还记得我刚才让你临摹的图形吗？现在请你在这张纸上尽可能仔细、完整地把刚才那幅图形画出来。如果画错了请不要用橡皮擦；直接改正你认为错误的内容即可。"延迟间隔期内进行的测验需与 ROCF 有很大差异，以免对其结果造成干扰，尤其不应进行任何画图测验。延迟回忆没有时间限制，仍可采用彩色笔法或流程图法同步记录受试者再现整个图形的顺序和组织结构。

4. **再认** 完成 30 分钟延迟回忆之后，将再认测验纸放在桌上。指导语[17]："请圈出属于你之前临摹的那张大图局部的图案。每个图案的方向均与原图一致。共有 4 页，请开始。"Meyers J E 和 Meyers K R 的再认分测验为 24 项；Fastenau 为 30 项[21]。

5. **匹配** 从 30 个再认项目中选出 10 个项目，包括大长方形、1 个主要亚结构、2 个左半部分细节和 4 个右半部分细节，都是在标准图案旁加上一组垂直图案[21]。

表 8-1-1 不同施测程序

施测程序	临摹	即刻回忆	延迟回忆 3min	延迟回忆 30min	再认	匹配	来源	评分标准	适用年龄
A	√	-	-	√	-	-	Kolb 和 Whishaw (1985)	Taylor LB	6~15 岁
							Spreen 和 Strauss (1991)	Taylor LB	21~84 岁
B	√	√	-	√	-	-	Chiulli 等 (1989)	Taylor EM	65~93 岁
							Chiulli 等 (1995)#	Taylor LB	70~91 岁
							Denman (1987)[10]	72 分系统	10~89 岁
C	√	-	√	√	-	-	Boone 等 (1993)	Taylor EM	45~83 岁
							Anderson 等 (2001)##	Taylor EM	7~13 岁 11 个月
D	√	-	√	√	√	-	Meyers 和 Meyers[1]	Meyers 和 Meyers	6~89 岁
E	√	√	-	√	√	√	Fastenau (2002)[18]	Fastenau	6~85 岁

注：定性评分常模 # 判断构型或非构型；## 1.Waber 和 Holmes 组织水平，2.Rey 复杂图形组织策略分。

在 ROCF 标准测验程序中，其本质为附带学习（incidental learning）任务，即进行回忆试次之前不告诉受试者需要回忆图形。Tombaugh 等[22]采用 Taylor 图形进行有意学习（intentional learning）范式研究，受试者被告知将看到一个图形并要求他们随后凭记忆画出这个图形，这一过程将进行 4 次，并要求他们一段时间后再次回忆该图形；在 4 个试次中，受试者每次观察 Taylor 图形 30 秒，移除该图形后受试者开始凭记忆回忆画出图形，最长可画 2 分钟；4 个学习试次后约 15 分钟进行保持（retention）试次；最后进行临摹试次，受试者有 4 分钟时间照着呈现的图形进行临摹。该研究提供专门的评分标准（最高分为 69 分）及 20~79 岁人群的常模。

除 Rey 图外,ROCF 有许多复本图形用于复测,如 Taylor 图形、改良 Taylor 图形以及 4 张乔治亚医学院(medical college of Georgia,MCG)复杂图形[12]。

二、评分方法

ROCF 评分系统众多,评分标准各不相同。大部分评分系统都包含定量评分标准,例如临摹和回忆图形准确性,其中一些系统还包含结构定性评估。定量评分方面,Rey 最初采用 47 分评分系统[4],Osterrieth 将其简化为 36 分[5],由 Taylor EM 改良的 36 分评分系统[23]沿用至今,被 Lezak 广为传播[24],Talyor LB 于 1991 年提出了比 Taylor EM 更为严格的评分标准,后人仍不断将 Osterrieth 提出的 18 个要素的评分标准细化[16]。定性评分系统则从局限的单一评估指标如局部分割 / 片段化(segmentation/fragmentation)、不连续(discontinuity/disjunction),稳步发展为具有既定心理测量属性的更全面、多维的策略及组织评估指标[16]。

目前使用最广泛的定量评分系统包括 RCFT[1]、Denman 系统[10] 和 ECTF[18],均涵盖操作、评分和年龄分层的儿童至成人常模。BQSS[20] 和 ROCF 发育评分系统(developmental scoring system for the Rey-Osterrieth complex figure,DSS-ROCF)[25]是目前最全面的定性评分系统,前者常模为成人,后者为儿童;两者均对年龄相关的视觉空间组织、分析和绘图准确性敏感。

1. **定量评分**　Taylor EM 改良的 Rey-Osterrieth 36 分评分系统将整个图形拆解为 18 个能够被评分的单位(unit)(图 8-1-1、表 8-1-2),根据每个单位的准确性、扭曲程度以及在整个图中的相对位置进行评分(表 8-1-3),最高分为 36 分。尽管这些标准对每个图形要素的评分标准已很明确,但在具体评分时,对于图形的扭曲程度或位置偏差仍有很大的自由度。

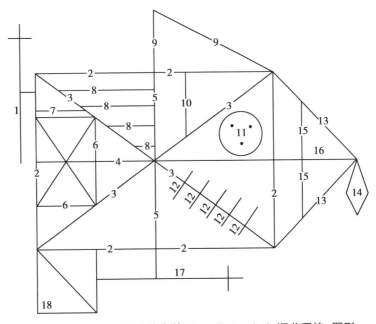

图 8-1-1　Taylor EM 改良的 Rey-Osterrieth 评分系统:图形

表 8-1-2 Taylor EM 改良的 Rey-Osterrieth 评分系统：评分单位

单位	
1. 长方形外面左上角的十字形	12. 大长方形 2 内右下方对角线 3 上的五条平行线
2. 大的长方形	
3. 交叉的对角线	13. 与大长方形 2 右侧相连的三角形
4. 大长方形 2 的水平中线	14. 与三角形 13 相连的菱形
5. 大长方形 2 的垂直中线	15. 三角形 13 内的垂直线，与大长方形 2 的右侧垂直线相平行
6. 在大长方形 2 内左侧的小长方形	
7. 在小长方形 6 上的一条线段	16. 三角形 13 内的水平线，即大长方形内水平中线 4 的延续
8. 在大长方形 2 内左上方的四条平行线	
9. 在大长方形外右上方的三角形	17. 大长方形 2 下面的十字形，与大长方形的垂直中线 5 相连
10. 大长方形 2 内、9 下面的小垂直线	
11. 大长方形 2 内的带三点的圆圈	18. 与大长方形 2 左下方相连的正方形

表 8-1-3 Taylor EM 改良的 Osterrieth 评分系统：评分标准

图形	位置	评分
正确	合适	2
	不合适	1
扭曲或不完整,但可辨认	合适	1
	不合适	0.5
缺失或不可辨认		0

ROCF 评分指标通常包括：①临摹得分(反映临摹准确性,为视觉结构能力指标)及临摹耗时；②即刻回忆或 3 分钟延迟回忆及 30 分钟延迟回忆得分(反映随时间推移保留的信息量)；③再认分测验中正确和错误识别的项目数。临摹低分说明视觉感知、视觉运动整合能力下降,即刻及延迟回忆低分提示视觉空间回忆能力下降。通过进一步分析可得到编码模式及储存过程的信息(例如：即刻回忆高分但延迟回忆低分说明记忆储存过程被打乱)。

除此之外,还可计算回忆百分数以去除临摹表现对记忆的影响：回忆 / 临摹 ×100%；或遗忘百分数：(即刻回忆 – 延迟回忆) / 即刻回忆 ×100%。Lezak 指出[26]对这些百分数的解释必须非常谨慎,因为当临摹得分(或即刻回忆)得分很低时,回忆(或延迟回忆)不可能低太多,此时即使是临摹和回忆得分损害严重,这些百分数看起来也还不错。

2. **定性评分** Osterrieth 最初注意到儿童与成人在构图方式上的差异。他归纳出 4 种成人和 6 种儿童使用的定性策略,并认识到临摹和回忆时使用的策略与回忆质量之间存在某种关联。随后许多研究者陆续提出不同的定性评分系统来评估扭曲、位置错误、风格和组织水平等,并提示临摹时使用的策略可能会影响回忆表现。

(1)DSS-ROCF:DSS-ROCF 由 Waber 和 Holmes[2]共同研发而成,基于儿童发展背景对 ROCF 做出客观评估,判断受试者的临摹和回忆表现是否与其年龄相适应。该系统可得到 4 个参数：组织得分（organization）、风格评级（style）、准确性得分（accuracy）以及错误得分（errors）。每个参数的年龄常模有助于判断受试儿童的表现在发育上是否合适。

组织得分评估总体结构的优良程度，着重于诸如大长方形的完整性及其与其他结构相整合这样的特征，可以量化儿童对复杂视觉材料组织正确性的理解程度，得分范围为 1~13 分，得分越高说明受试者的画越具有组织性及准确性。

风格评级评估整个图形绘制的方式，与组织质量无关，依赖于儿童视觉组织能力的发育水平，客观地将受试者的信息加工方法分为 3 类：部分定位（part-oriented）、中间（intermediate）及构型（configurational）。部分定位在年幼儿童中更常见；随着年龄增长，其绘图逐步趋于构型。因此，风格评级为发育趋势提供了有用的指示。

准确性得分是对 ROCF 元素临摹精确度的量化，计算符合儿童所画 ROCF 图中具有代表性的 64 个线段单位的数目。64 个单位按照图形类别分组，包括由大长方形和主要亚结构得出的结构性元素准确性得分，以及由外部构型和内部细节得出的附加元素准确性得分。在临摹部分，准确性得分表明儿童在组织、监控以及材料复制方面的表现良好程度。在回忆部分，随着年龄增长，儿童对结构性元素的回忆相对优于附加元素，这说明感知基本组织框架并用其来帮助回忆的能力逐步发育完善。

错误得分量化了 ROCF 元素变形的程度。错误总分即所犯错误数之和，包括旋转性错误、持续性重复、位置错误及合并错误。高分可能提示发育不良的元认知策略以及对图形中各个元素如何相互联系存在困惑。回忆部分错误分高可能提示图形材料在记忆中被扭曲。

（2）BQSS[27]：BQSS 由 Stern 等人研发，含 17 个维度量化分，以及 6 项不同维度量化分组成的总分；其中，前 16 个维度为 5 级评分，包括 0（差）至 4 分（好）；最后一个维度不对称（asymmetry）分为 3 类：无不对称、左侧不对称和右侧不对称。该系统按结构重要等级将整个图形分为三组要素：第一组为构型要素（configural elements），包括大长方形及其水平中线、垂直中线和对角线，以及与大长方形右侧相连的大三角形；第二组为图形组合（clusters），包括构成图形连贯完整的形状和 / 或线段；第三组为细节（details），包括 6 个单条线段。三组要素依据有无（presence）、准确性（accuracy，仅对构型和图形组合）和位置（placement，仅针对图形组合和细节）进行评分，得到前 7 个维度的量化分，即：Ⅰ. 有无构型，Ⅱ. 构型准确性，Ⅲ. 有无图形组合，Ⅳ. 图形组合的准确性，Ⅴ. 图形组合的位置，Ⅵ. 有无细节，Ⅶ. 细节的位置。

其他 10 个维度包括：Ⅷ. 片段化（fragmentation）：针对构型的评估，低分说明绘图很零碎，各要素整合性差。Ⅸ. 计划（planning）：评估绘图的整体组织水平，包括绘制特定要素的顺序及其相对于整体图形的位置等；参考具体评分标准，并与 5 级评分对应的图例比较后得出评分。Ⅹ. 缩小（reduction）、Ⅺ 垂直扩大（vertical expansion）、Ⅻ. 水平扩大（horizontal expansion）和ⅩⅢ. 旋转（rotation）这 4 个维度是对尺寸变形程度的评估，可使用评分系统自带的透明模板盖在受试者的绘图上得到对应的分数。ⅩⅣ. 持续错误（perseveration）、ⅩⅤ. 虚构（confabulation）和ⅩⅥ. 整洁度（neatness）的评分方法与计划类似,其中虚构是对额外添加图形的评估,例如,插入之前视觉空间任务的内容或额外添加新的内容,整洁度是对绘图时波浪线、间断、画过头以及划掉的数量评估。XⅦ.不对称,对比图形左右两侧的变形程度和/或细节缺失。

6 项总分包括:①临摹有无和准确性之和;②即刻回忆有无和准确性之和;③ 20 分钟延迟回忆有无和准确性之和;④即刻保持:从临摹到即刻回忆丢失或获得的信息的百分比;⑤延迟保持,从即刻回忆到延迟回忆丢失或获得的信息的百分比;⑥组织:仅对临摹评分。①~③是对损害整体评价的量化得分,④~⑥为片段化与计划之和,是更具普遍性的组织能力评价。

(3) 其他定性评分系统[12,28]:Rey 复杂图形组织策略分(Rey complex figure organizational strategy score)专为儿童设计,评估重点为大长方形及垂直和水平中线,并评估要素的绘制顺序。Rapport 评分系统对 Rey 图标准评分系统及 Denman 评分系统进行调整后用于评估半球损伤,侧重于图形左或右半部分被遗漏的项目百分比。Hamby 评分系统只关注组织质量,评分时间短(<1 分钟),操作简单快速,对 Rey 图和 Taylor 图均适用。Bennett-Levy 评分系统和 Bylsma 评分系统均通过受试者临摹各图形部分的顺序以及线条或要素的片段化程度来评估其知觉组织水平。Chiulli 评分系统将图形绘制区分为构型(从大长方形开始画)和非构型两类。

三、操作要求

ROCF 为纸笔测验,需要受过专业培训的评估人员施测和解释测验结果,以秒表计时。标准测验程序(不含延迟)耗时 10~15 分钟。DSS-ROCF 施测耗时 35 分钟(包含 15~20 分钟延迟回忆)。BQSS 临摹耗时 10 分钟,即刻回忆和延迟回忆约为 10 分钟,两者间隔 20~30 分钟,故施测总耗时为 40~60 分钟,具体因受试者的临摹或绘图速度而异。该系统提供综合评分法(comprehensive scoring method)和快速评分指南(quick scoring guide)2 种评分方法。综合评分法可为诊断、诉讼和研究提供精确可靠的评分,用户可在 10~15 分钟完成临摹、即刻回忆和延迟回忆评分。有经验但碍于时间限制无法使用综合评分法的临床医生可用快速评分指南在 5 分钟内得到 3 次绘图的量化分和各项总分。

Meyers J E 和 Meyers K R 的 RCFT、BQSS 和 DSS-ROCF 评分系统以及《Rey-Osterrieth 复杂图形使用手册:临床与科研应用》均可通过相关渠道订购。

四、信度和效度

(一) 信度

1. **内部一致性信度**　Rey 图的内部一致性信度评定是把每个细节作为一个子项计算折半信度系数及 Cronbach's α 系数。成人临摹试次的折半信度系数与 α 系数均大于 0.60,即刻回忆和延迟回忆试次均大于 0.80,提示所有细节可归入一个单因子[12]。

2. **重测信度**　Meyers J 和 Meyers K 指出在部分项目上(例如临摹和再认),大部分正常受试者的表现为满分或接近满分,导致这些项目得分范围过窄,人为地缩小了重测相关系数的范围。并且,在初始测验结束后进行重测会使附带学习范式受到沾染。因此,他们仅对得分范围较宽的项目进行 6 个月重测(n=12),得到即刻回忆、延迟回忆和再认正确总数的重测信度系数(r)分别为 0.76、0.89 和 0.87[1]。

Berry 等[29]对 50~79 岁老年受试者间隔 1 年复测 Rey 图和 Taylor 图发现,临摹的重测信度不稳定(r=0.18),即刻回忆(r=0.47)和延迟回忆(r=0.59)的稳定性也较低。Mitrushina 和 Satz[30]对 57~85 岁老年人连续 3 年、每年测验 1 次 ROCF(Rey 图),临摹的重测信度系数(r)为 0.56~0.68,3 分钟延迟回忆为 0.57~0.77。

Levine 等人[31]对 478 名健康男性[平均年龄(42.2±8.6)岁,平均受教育年限(16.4±2.3)年,90.2% 为高加索人]间隔 4~24 个月[平均天数(251±129)天]重测 ROCF 临摹、即刻回忆和 30 分钟延迟回忆发现,临摹前后无显著变化,回忆部分则显示出中等程度的练习效应,重测的即刻回忆和延迟回忆得分均较基线显著提高[平均差值分别为(2.48±4.51)分、(2.30±4.32)分;Cohen's d 分别为 0.40 和 0.37]。该研究进一步给出以基线 ROCF 得分预测临摹、即刻回忆和延迟回忆的回归方程,以及各试次残差的标准差用于计算置信区间,超出置信区间的得分通常提示有临床意义的改变;该研究中,受试者的年龄、受教育程度和重测间隔对回归方程均无显著贡献。

3. **复本信度** Berry 等[29]对 54 名老年受试者的亚组分析发现,Rey 图和 Taylor 图的临摹、即刻回忆和延迟回忆的复本信度系数(Pearson r)分别为 0.50、0.76 和 0.69。在健康年轻受试者中,Rey 图、Taylor 图和 MCG 图的临摹难度基本匹配,Rey 图的回忆难度相对大些(正常人群回忆得分约低 2 分),可能较其他复本对记忆损害(尤其是非言语记忆损害)更敏感。汤慈美等亦发现 Taylor 图与 Rey 图难度基本相当,Taylor 图更易于回忆[32]。各复本的回忆表现不同程度地受人口学因素(如年龄、性别等)的影响。此外,Rey 图的临摹和回忆耗时均较 Taylor 图长。在遗忘速率方面,Rey 图与 Taylor 图敏感性相当[12]。

4. **评分者间信度** 采用 Osterrieth、Taylor EM 或相关评分标准的变异版本所得总分的评分者间信度(包括评分者间和评分者内)为中至高等(>0.80)。18 个评分单位的评分者间信度从最差的 0.14 到最好的 0.96,提示 Osterrieth 评分系统受益于更为精细的量化评分标准。其他严格的评分标准同样得到较高的评分者间信度(>0.90)。郭起浩等[33]采用 Taylor 1981 年评分标准,由 2 位评分员对 30 名正常老年受试者的 Rey 图绘制结果独立计分,得到总分的评分者间信度为 0.95。

(二)效度

1. **结构效度** Meyers 对正常受试者的相关性分析发现,3 分钟回忆与 30 分钟延迟回忆的相关性最高(r=0.88),回忆得分与再认正确总数相关性低但仍显著(r=0.15),提示两者分别反映记忆的不同方面。临摹与 3 分钟回忆(r=0.33)、30 分钟延迟回忆(r=0.38)中度相关,提示临摹能力与回忆表现相关。基于正常受试者和脑病相关患者的主成分分析均析出 5 个因子:视觉空间回忆因子(3 分钟和 30 分钟延迟回忆)、视觉空间再认因子、反应偏倚因子（再认假阳性）、处理速度因子（临摹耗时）和视觉空间结构能力（临摹得分）[1]。

2. **效标效度** ROCF 的认知加工需要视知觉加工、视觉空间组织、运动功能以及记忆共同参与。Meyers 在包含不同神经系统疾病的样本中发现，临摹、3 分钟回忆、30 分钟延迟回忆和再认正确总数与记忆和结构能力指标（本顿视觉保持测验正确总分、RAVLT 第 5 试次、Hooper、连线测验 B 和标记测验）显著相关。杨志秀等[34] 在健康老年样本中发现，ROCF 临摹与画钟测验（CDT）总分（$r=0.337$）、搭火柴测验图形旋转（STR）（$r=0.232$）、连线测验 B（$r=-0.431$）显著相关。语言指标（FAS、句子重复）与 ROCF 指标无显著相关。在成人和儿童受试者中，ROCF 得分与韦克斯勒成人 / 儿童智力量表视觉 - 空间分测验（积木测验和拼图测验）表现中度相关。包含 ROCF 和其他神经心理学测验的因子分析显示 ROCF 在视觉 - 空间知觉 / 记忆因子上的负荷较大。

BQSS 与执行功能评估指标（例如，WCST 持续反应数和 COWA，平均相关系数 =0.26）相关性高于非执行功能指标（例如，数字广度、逻辑记忆和视觉记忆保持，平均相关系数 =0.16）。

五、临床应用

（一）国外应用

Meyers 的操作手册提供 Rey 图的常模数据适用于 6~89 岁。DSS-ROCF 适用于 5~14 岁。BQSS 适用于 18~94 岁，其常模数据来源于 433 名 18~94 岁成年人，但也有一些研究将其用于儿童。由于施测程序的差异（例如回忆的次数、时间等），ROCF 准确性相关的常模之间变异较大。因此，使用常模数据时需要注意制定该常模时所使用的施测方法（例如，临摹与 30 分钟延迟回忆时间是否有即刻回忆）和评分标准。已有研究证实施测程序中包含即刻回忆可使健康年轻人的延迟回忆提高 2~6 分[7]。Mitrushina 等基于 36 分标准评分系统编制了适用于 22~79 岁成年人的临摹、即刻回忆和延迟回忆元常模，但不包含 3 分钟延迟回忆。需要注意的是，Mitrushina 等的常模样本以及 Meyers 样本的平均教育程度都相对较高（约为 14 年），如用于低教育人群，其期望分值可能过高。几种施测程序对应的临摹 - 回忆间隔以及对应的常模见表 8-1-1。

Osterrieth 在其最初的常模样本中发现，左侧大脑损伤的患者临摹试次表现受损，这可能与组织困难有关，但在随后的即刻回忆试次中其表现有所提高，证明尽管此类患者将图形整体结构简化，并丢失了很多细节，但对应的回忆功能得以保存。与之相反，右侧大脑损伤的患者不仅一开始临摹有困难（变形更严重），而且之后的回忆表现更差，对于很多图形要素的逐步遗忘导致延迟回忆试次比即刻回忆试次能画出的内容更少。Binder 对左右半球损害患者的比较研究进一步发现左半球损害者倾向于把图形分成更小的组块，而右半球损害者倾向于完全忽略细节[19]。也有学者发现 ROCF 对右半球损伤不敏感。定性分析（例如整体构型、主要位置错误、要素位置）可能对区分功能障碍的偏侧性有帮助[12]。CT/MRI 研究发现，任何部位的脑损伤都可能导致 RCFT 受损，但右半球损伤时

RCFT 受损更明显[19]。

除了偏侧化效应外，ROCF 可应用于多种神经精神疾病，例如 AD、亨廷顿病、帕金森病、创伤性颅脑损伤、缺血性血管性痴呆、内侧颞叶损害、前交通动脉瘤、惊厥障碍/癫痫、柯萨可夫综合征、可卡因和多种药物滥用、精神分裂症、强迫症（又称强迫障碍）和双相障碍等[12,19]。

ROCF 能有效识别 AD，在 AD 早期即可发现临摹和回忆受损。Kasai 等比较正常（CDR=0）和轻度认知损害（CDR=0.5）老年人发现，前者 ROCF 各试次表现均显著优于后者，正常组从即刻回忆、10 分钟回忆到 30 分钟回忆得分逐步提高，显示出练习效应，而轻度认知损害组则无此效应，提示其学习能力受损[35]。

Ashton 等[36]对创伤性颅脑损伤后 ROCF 表现的研究发现，知觉组织技能（WAIS-Ⅲ）水平越高，可预测回忆和再认表现越好；而损伤严重程度评估与 ROCF 表现无关。此外，53% 受试者再认表现较延迟回忆提高至少 1 个标准差。鉴于回忆和再认对损伤严重程度的敏感性有限，作者推断知觉组织技能对创伤性颅脑损伤后的 ROCF 表现影响更大，建议临床医生同时进行其他学习与记忆评估作为 ROCF 的补充。

Meyers 发现弥漫性脑损伤患者的 ROCF 表现差于慢性精神障碍患者（精神分裂症、双相障碍、重性抑郁），后者的 3 分钟回忆和 30 分钟延迟回忆都明显差于正常受试者；脑损伤患者的 ROCF 临摹、临摹耗时和再认表现明显差于慢性精神障碍患者和正常受试者，后两组间无显著性差异[1]。Seidman 等发现慢性精神分裂症患者临摹、回忆和再认均受损，其临摹和回忆更倾向于采取以细节为主导的组织策略，而不是从大尺度进行组织（即"完型"）。即使控制临摹的组织水平，其回忆准确性损害仍显著，提示初始的组织加工损害在精神分裂症的记忆保持障碍中起重要作用，但同时还受其他因素的影响。慢性双相障碍患者的表现介于慢性精神分裂症患者和健康对照之间[37]。

亦有文献报道强迫障碍的 ROCF 回忆表现受损，部分原因很可能是临摹时使用了无效的组织策略，而在躯体变形障碍中亦有类似发现。边缘型人格障碍 CFT 即刻回忆和延迟回忆也受损。一些研究发现焦虑或抑郁对 ROCF 回忆有负面影响，另一些研究则指出心理应激（焦虑、抑郁）不影响 ROCF 回忆表现[12]。

ROCF 对儿童期发生的疾病亦敏感，包括额叶癫痫、极低体重儿、先天综合征、Turner综合征、创伤性颅脑损伤、注意缺陷多动障碍和学习困难[12]。

（二）国内应用

汤慈美等[32]对 116 名正常受试者和 144 例脑损伤患者进行 Rey 图及 Taylor 图测验，发现脑损伤患者的 Rey 图临摹和回忆得分与耗时明显差于对照组。郭起浩等[33]对 111 名正常老年人进行 Rey 图测评（采用 Taylor 1981 评分标准），得到该人群临摹平均得分为（31.2±4.0）分，延迟回忆平均得分为（14.7±5.6）分，再认平均得分为（18.9±3.4）分，并进一步得到不同教育程度（文盲、小学、中学、中学以上）亚组 3 个部分的得分。

周燕等对 66 名正常老年人、73 例遗忘型轻度认知损害与 45 例轻度 AD 的 ROCF 表现进行比较发现,3 组临摹、延迟回忆得分差异均显著;延迟回忆以 7 分为分界值,识别 AD 的敏感性为 89%,特异性为 85%[38]。赵倩华等对 206 名来自记忆门诊的非痴呆受试者进行随访发现,ROCF 延迟回忆识别出的轻度认知损害患者少于 AVLT 延迟回忆(分别为 95 和 116 人),临床前期 AD 的误诊率更高(15.3%)[39]。

武力勇等[40]对抑郁症和早期 AD 的研究发现,早期 AD 组简化 Rey 复杂图形临摹、即刻回忆、延迟回忆和延迟再认均显著差于抑郁症组和对照组,抑郁症组与对照组各指标差异无统计学意义,提示抑郁症患者顶叶视觉空间功能及其相关的记忆功能相对保留。判别分析发现复杂图形延迟回忆、词语学习长时延迟自由回忆和语义流畅是区分抑郁症和早期 AD 的重要指标。

帅澜等对注意缺陷多动障碍男孩执行功能的研究发现,注意缺陷多动障碍共患学习困难组的 RCFT 即刻回忆和延迟回忆细节得分显著低于正常对照组,但与单纯注意缺陷多动障碍组差异无统计学意义[41]。闫俊等对 18 岁前起病和 18 岁后起病的强迫障碍患者进行比较,未发现两组 Rey 图结构评分的显著差异[42]。张丽等对创伤后应激障碍患者执行功能的 meta 分析发现,创伤后应激障碍组的 ROCF 临摹得分与创伤暴露对照组差异无统计学意义,但显著低于健康对照组[43]。

六、总结

ROCF 作为非言语测验具有跨文化性,常作为成套神经心理测验中的核心测验之一。ROCF 包含视觉空间技能、视觉结构能力、视觉记忆和执行功能等多种认知加工过程,对成人和儿童均适用,并提供了多种画法和策略。建议综合分析测验的不同成分(临摹、回忆和再认)来进行侧写和模式归纳,可能有助于区分不同疾病。

(曹歆轶　盛建华　郭起浩)

参 考 文 献

[1] MEYERS J, MEYERS K. The meyers scoring system for the rey complex figure and the recognition trial: professional manual [Z]. Odessa, FL: Psychological Assessment Resources, 1995.

[2] WABER D P, HOLMES J M. Assessing children's memory productions of the Rey-Osterrieth Complex Figure [J]. J Clin Exp Neuropsychol, 1986, 8 (5): 563-580.

[3] LEZAK M D, HOWIESON D B, LORING D W, et al. Neuropsychological assessment [J]. New York: Oxford University Press, 2004.

[4] REY A. L'examen psychologique dans les cas d'encephalopathie traumtique [J]. Archives of Psychology, 1941, 28: 286-340.

[5] OSTERRIETH P. Le test de copie d'une figure complexe (The test of copying a complex figure) [J]. Archives de Psychologie, 1944, 30: 206-356.

[6] CORWIN J, BYLSMA F W. Psychological examination of traumatic encephalopathy [J]. Clinical Neuropsychologist, 1993, 7 (1): 3-21.

[7] LORING D W, MARTIN R C, MEADOR K J, et al. Psychometric construction of the rey-osterrieth

complex figure: methodological considerations and interrater reliability [J]. Arch Clin Neuropsychol, 1990, 5 (1): 1-14.

[8] CHIULLI S J, HAALAND K Y, LARUE A, et al. Impact of age on drawing the rey-osterrieth figure [J]. The Clinical Neuropsychologist, 1995, 9 (3): 219-224.

[9] BENNETT-LEVY J. Determinants of performance on the rey-osterrieth complex figure test: an analysis, and a new technique for single-case assessment [J]. Br J Clin Psychol, 1984, 23 (Pt 2): 109-119.

[10] DENMAN S B. Denman Neuropsychology Memory Scale [J]. Charleston: S C, 1987.

[11] TAYLOR L. Psychological assessment of neurosurgical patients [J]. Functional neurosurgery, 1979: 165-180.

[12] STRAUSS E, SHERMAN E M S, SPREEN O. A compendium of neuropsychological tests: Administration, norms, and commentary [J]. New York: Oxford University Press, 2006.

[13] BOONE K B, LESSER I M, HILL-GUTIERREZ E, et al. Rey-osterrieth complex figure performance in healthy, older adults: Relationship to age, education, sex, and IQ [J]. Clinical Neuropsychologist, 1993, 7 (1): 22-28.

[14] MEYERS J E, MEYERS K R. Rey complex figure test under four different administration procedures [J]. The Clinical Neuropsychologis, 1995, 9 (1): 63-67.

[15] BERRY D T R, CARPENTER G S. Effect of four different delay periods on recall of the Rey-Osterrieth complex figure by older persons [J]. Clinical Neuropsychologist, 1992, 6 (1): 80-84.

[16] KNIGHT J A, KAPLAN E, IRELAND L D. Survey findings of Rey-Osterrieth Complex Figure usage//Knight JA (ed). The handbook of Rey-Osterrieth Complex Figure usage: Clinical and research application [M]. PAR: Lutz Fla, 2003.

[17] MEYERS J E, LANGE D. Recognition Subtest for the Complex Figure [J]. Clinical Neuropsychologist, 1994, 8 (2): 153-166.

[18] FASTENAU P S. The Extended Complex Figure Test (ECTF)[M]. Los Angeles: Western Psychological Services, 2002.

[19] JERSKEY B A, MEYERS J E. Rey Complex Figure Test//Kreutzer JS, DeLuca J, Caplan B (eds). Encyclopedia of Clinical Neuropsychology [M]. New York: Springer, 2011, 2176-2179.

[20] STERN R A, JAVORSKY D J, SINGER E A, et al. The Boston Qualitative Scoring System for the Rey-Osterrieth Complex Figure [Z]. Odessa, FL: Psychological Assessment Resources, 1999.

[21] FASTENAU P S. Development and preliminary standardization of the "extended complex figure test" (ECFT)[J]. J Clin Exp Neuropsychol, 1996, 18 (1): 63-76.

[22] TOMBAUGH T N, FAULKNER P, SCHMIDT J P. A new procedure for administering the taylor complex figure: Normative data over a 60-year age span [J]. Clinical Neuropsychologist, 1992, 6 (1): 63-79.

[23] TAYLOR E M. Psychological appraisal of children with cerebral defects [M]. Cambridge: Harvard University Press, 1959.

[24] LEZAK M D. Neuropsychological assessment (2nd ed)[M]. New York: Oxford University Press, 1983.

[25] BERNSTEIN J H, WABER D P. Developmental Scoring System for the Rey-Osterrieth Complex Figure [M]. Odessa, FL: Psychological Assessment Resources, 1996.

[26] LEZAK M D. Neuropsychological assessment (3rd ed)[J]. Journal of Neurology Neurosurgery & Psychiatry, 1995, 58 (6): 655-664.

[27] STERN R A, SINGER E A, DUKE L M, et al. The Boston qualitative scoring system for the Rey-

Osterrieth complex figure: Description and interrater reliability [J]. Clinical Neuropsychologist, 1994, 8 (3): 309-322.

［28］SHIN M S, PARK S Y, PARK S R, et al. Clinical and empirical applications of the Rey-Osterrieth Complex Figure Test [J]. Nat Protoc, 2006, 1 (2): 892-899.

［29］BERRY D T R, ALLEN R S, SCHMITT F A. Rey-Osterrieth complex figure: Psychometric characteristics in a geriatric sample [J]. Clinical Neuropsychologist, 1991, 5 (2): 143-153.

［30］MITRUSHINA M, SATZ P. Effect of repeated administration of a neuropsychological battery in the elderly [J]. Journal of Clinical Psychology, 1991, 47 (6): 790-801.

［31］LEVINE A J, MILLER E N, BECKER J T, et al. Normative data for determining significance of test-retest differences on eight common neuropsychological instruments [J]. Clin Neuropsychol, 2004, 18 (3): 373-384.

［32］汤慈美, 刘颖, 阎希威. 复杂图形在脑部疾患中的应用及其评价 [J]. 中华神经科杂志, 1988, 21 (6): 321-325.

［33］郭起浩, 吕传真, 洪震. Rey-Osterrieth 复杂图形测验在中国正常老人中的应用 [J]. 中国临床心理学杂志, 2000, 8 (4): 205-207.

［34］杨志秀, 郭起浩, 赵倩华, 等. 轻度认知损害患者的空间结构能力障碍 [J]. 中华神经科杂志, 2011, 44 (11): 759-762.

［35］KASAI M, MEGURO K, HASHIMOTO R, et al. Non-verbal learning is impaired in very mild Alzheimer's disease (CDR 0. 5): normative data from the learning version of the Rey-Osterrieth Complex Figure Test [J]. Psychiatry Clin Neurosci, 2006, 60 (2): 139-146.

［36］ASHTON V L, DONDERS J, HOFFMAN N M. Rey Complex Figure Test performance after traumatic brain injury [J]. J Clin Exp Neuropsychol, 2005, 27 (1): 55-64.

［37］SEIDMAN L J, LANCA M, KREMEN W S, et al. Organizational and visual memory deficits in schizophrenia and bipolar psychoses using the Rey-Osterrieth complex figure: effects of duration of illness [J]. J Clin Exp Neuropsychol, 2003, 25 (7): 949-964.

［38］周燕, 陆骏超, 郭起浩, 等. Rey-Osterriche 复杂图形测验在轻度阿尔茨海默病和轻度认知损害患者中的应用研究 [J]. 中国临床神经科学, 2006, 14 (5): 501-504.

［39］ZHAO Q, GUO Q, LIANG X, et al. Auditory Verbal Learning Test is Superior to Rey-Osterrieth Complex Figure Memory for Predicting Mild Cognitive Impairment to Alzheimer's Disease [J]. Curr Alzheimer Res, 2015, 12 (6): 520-526.

［40］武力勇, 魏镜, 李舜伟. 抑郁症和早期阿尔茨海默病的记忆和执行功能 [J]. 中国神经精神疾病杂志, 2004, 30 (5): 324-327.

［41］帅澜, 王玉凤. 共患学习困难的注意缺陷多动障碍男孩的执行功能特点 [J]. 北京大学学报 (医学版), 2007, 39 (5): 526-530.

［42］闫俊, 王玉凤, 崔玉华. 不同发病年龄强迫性障碍患者的执行功能比较 [J]. 中国组织工程研究与临床康复, 2007, 11 (39): 7845-7847.

［43］张丽, 刘帮杉, 周建松, 等. 创伤后应激障碍患者执行功能研究的 Meta 分析 [J]. 中华精神科杂志, 2015, 48 (4): 208-214.

第二节　画钟测验

画钟测验（CDT）是一种简单的神经心理测量工具，20 世纪初开始作为结构性测验工具而开始被广泛应用。1926 年,英国神经病学家 Henry Head 最早报告了 CDT 的临床应用,此后至 20 世纪 80 年代前,CDT 主要用于顶叶损害后视空间功能异常的筛查。1986 年起,Shulman 等人发表了 CDT 在认知障碍及谵妄人群中的应用文章。此后,CDT 开始应用于亨廷顿病、多发性硬化、脑外伤、卒中、精神分裂症、代谢性疾病等多种疾病的评估和随访中。过去 20 多年,由于在认知障碍疾病尤其是阿尔茨海默病的早期筛查中起到重要作用,CDT 引起了研究者们广泛的兴趣[1,2]。

一、概述

作为一种认知筛查工具,CDT 应用广泛,具有如下优点:①使用简便,耗时短,1~5 分钟可完成;②较少受文化背景的影响;③与其他认知量表相比,受文化水平限制较少,适用于受教育程度较低人群(文盲人群除外);④能反映多项认知领域相关的脑功能:如皮质、皮质下、大脑半球前部、后部、双侧大脑半球功能,尤其是额叶、颞叶和顶叶区域。CDT 能评价如短时记忆、理解力、空间定向力、抽象思考力、计划能力、注意力、执行和视空间技能等诸多 AD 所涉及的认知领域[3,4]。

尽管已被广泛应用,目前 CDT 仍没有统一标准化的施测及评分方法。CDT 可采用如下方式进行:让受试者画出完整的钟并按要求标出时间点,如 2∶45,也可让受试者临摹一个已经画好的钟,上述方法主要评价视空间功能。随着抽象能力、计划能力、执行功能等在认知疾病中的认识不断提高,不同研究者也开发出其他施测方法以更好地评估额叶功能,如 Tuokko 等将 CDT 按如下步骤进行:①让患者画出画钟轮廓并将数字标在正确的位置,或在一个已画好的圆形轮廓内标出正确的时间位置;②时间设定任务(即在已画好的钟外形上标出要求的时间点);③时间读取任务(即读出不同画钟模型中的时间点)。Royall 等将 CDT 设计成为 CLOX,进一步分为 1 和 2 两部分,CLOX1 主要用来评价额叶执行功能,CLOX2 主要评价视空间功能。虽然不同版本的 CDT 采取的时间点不同,但"11 点 10 分"最为常用,其他时间点包括 7∶30、9∶15 和 2∶45 等。此外,CDT 不仅作为一个独立的筛查工具,也作为 MoCA、Mini-Cog、7 分钟痴呆筛查测验、剑桥认知检查(CAMCOG)以及 Kaplan-Baycrest 神经认知评估工具的子量表或组成部分。目前,在我国临床工作中,自由 CDT 应用最多,其次是画钟模仿[1,5,6]。

二、评分方法

目前已有超过 20 种 CDT 评分方法,分为定量、定性、半定量方法:定量方法是把画钟结果进行数字化评分;定性方法则是把画钟作为整体,对画钟出现的错误进行分析的主观方法;半定量方法也是一种主观性的评估,但对出现错误的模式给予数字化评分。如 Mendez 方法对数字放置有具体的要求就是一种定量方法;而 Shulaman 方法对小的视空间错误和严重的组织混乱进行评价则是一种定性方法。在评分原则上,有的方法考虑的是受试者完成的程度,而有些方法考虑的是受试者出现错误的特点。尽管评分系统诸多,但广为接受的是越简单越好[4,6,7]。

以下介绍几种画钟测验的常用评分方法:

1. 3分法(定量法)　画出圆形轮廓1分,指针数字正确记1分,标出正确时间记1分,MoCA中的画钟采用该方法。

2. 4分法(定量法)　画出圆形轮廓、数字顺序正确、数字位置正确、指针位置正确各1分。Mini-Cog中的画钟采用该方法。

3. 5分法(半定量法)　由Shulman编制,小的视觉空间错误4分,指针不正确3分,视觉空间组织中度混乱2分,视觉空间组织重度混乱1分,不能画或根本不像画钟0分,≤3分为存在认知损害。

4. 6分法(定量法)　要求受试者画出时间为2:45的钟,评分条目为:画钟轮廓基本存在,数字顺序出现,数字空间放置正确,指针存在,指针大概表示出正确的时间,指针描述出精确的时间,以上条目正确各给1分。

5. 7分法(定量法)　Watson的评分方法:①用两条线把钟面平分为4份,其中一条线穿过表心和数字12,另外一条线垂直平分第一条线。②从数字12的位置开始按顺时针方向计算每个象限的数字,每个数字只能计数一次。如果某个数字恰好在两条平分线上,则该数字归于线的顺时针方向的象限,正确结果是每个象限有3个数字。③第一~三象限中数字的数目有任何错误计1分,如果第四象限中数字的数目有错,则计4分。④正常范围0~3分,4~7分为异常。

6. 10分法　Wolf-klein评分法(半定量法):按照错误程度评分1~10分。6分为分界值,≤6分可考虑为认知障碍。

Sunderland评分法(半定量法),10分:正常画钟,数字和指针在正常位置;9分:指针位置轻微错误,如指向数字不精确,但不是偏向旁边数字,或者钟面遗漏一个数字;8分:时针和分针更明显的错误,如偏向达到1个数字,或者数字位置非常不恰当;7分:时针和分针显著的错误,如偏向超过1个数字,或者数字位置非常不恰当,如都画在一侧;6分:指针运用不恰当,如越过数字或圆圈,或数字云集在钟面最后或数字重复;5分:指针不是清楚地指向数字,或者数字安排不恰当,如圆点表示数字;4分:没有指针或画在圆圈外面,或者数字缺失或画在圆圈外面或次序错乱;3分:没有指针,或者数字和圆圈没有关联;2分:有理解指导语的证据,但钟模糊不清;1分:不相干,不理解,不动笔。总分≤5分可认为存在认知损害。

7. 总分20分(定量法)　Mendez评分法,其中3分反映钟的一般特征;12分反映数字及位置,还有5分反映指针的位置,正常>18分。

8. CLOX(定量法)　Royall的评分方法。首先要求受试者画出时间为1:45的钟表,此为CLOX1,之后模仿施测者的画钟,此为CLOX2。评分方法如下:外形为画钟形状;画钟圆形轮廓存在;直径大于2.54cm;所有数字均在圆形轮廓之内;数字12、6、3、9首先放置;空间完整性(以数字12-6为轴,两侧是对称);如果有空间错误,有纠正或擦除痕迹;

只有阿拉伯数字；只有阿拉伯数字 1~12 出现；数字 1~12 顺序出现，无遗漏或插入错误；只有两个指针；所有指针均有箭头；时针指针在 1 和 2 之间；分针比时针长；无以下错误：指针指向 4 或 5 点，画出 1∶50，指针插入错误，有任何字母、词语或图片，圆形轮廓下有任何插入信息等。除空间完整性 2 分，其他各条目正确均给予 1 分。CLOX1＜10 分、CLOX2＜12 分为有损害。

目前，哪种评分最为有效尚无一致性推荐。Shulman 发现各类评分方法的平均敏感性和特异性在 85% 左右。不同评分方法间的比较是有异议的，因为每种评分在纳入研究人群、评定过程以及是否与更高诊断精确性的工具进行比较等方面均有差别。

三、操作要求

CDT 简便易行，测评时只需要笔和白纸即可完成（画钟模仿任务另需已画好的钟）。施测者一般不需要特殊培训，但 Calan 等人发现无经验评分者评定的效果较有经验评分者差，说明部分评分方法需要评定经验的积累[8]。

四、信度和效度

（一）信度

不同研究者均发表了 CDT 正常老年与痴呆人群的信度，如 Mendez 报道的评分者间信度为 0.94，内部一致性信度为 0.95；Watson 报道的重测信度为 0.82，评分者间信度为 0.90~0.93；Sunderland 报道的评分者间信度为 0.86。各研究均显示 CDT 信度较高[2]。

一项在巴西进行的研究（5 分法，3 分为分界值）由两名独立的评分员对 202 位低文化水平的受试者评分，结果显示评分者内部和评分者间的一致性极佳（kappa 分别为 0.99、0.94）[9]。另一项涉及高龄痴呆患者的研究对 Shulman、Mendez、Sunderland、Wolf-klein 和 Watson 等人的评分标准进行了比较，结果显示 5 种评分方法的评分者间信度均较高（0.81~0.93）。其中，Shulaman、Mendez 等人的评分方法诊断精确性最高[10]。

（二）效度

作为筛查工具，CDT 的敏感性（87%）和特异性（86%）与简易精神状态检查（MMSE）相近，与 MMSE 平均相关性为 0.61，呈中到高度相关[2]。一项涉及 150 例受试者的研究比较 MMSE 与三种 CDT，结果表明所有 CDT 得分均与 MMSE 显著相关，相关系数介于 0.50~0.67 之间。另一项研究对比两种评分方法在正常对照、痴呆、抑郁人群中的应用，发现其敏感性和特异性达到 76% 和 81%[11]。在一项大规模研究中，13 557 位老年人完成了 CAMCOG、CDT 和 MMSE，结果发现 CDT 识别中重度痴呆患者的敏感性和特异性分别为 76.5% 和 87.1%，而 MMSE 的敏感性和特异性分别为 40% 和 91%[12]。此外，有多项研究表明，MMSE 与 CDT 联合可提高筛查痴呆的敏感性。

Mini-Cog 测验将 CDT 结合三个记忆条目，筛查痴呆的敏感性和特异性分别为 97% 和 95%[13]。有研究在 77 例疑似 AD 患者中进行 CDT 及 CAMCOG 测验，结果显示

Shulman 方法与 CAMCOG 的相关系数为 0.70,Mendez 方法与其相关系数为 0.67[14]。

五、临床应用

(一) 国外应用

CDT 在 AD 痴呆中的研究最多,研究发现在正常老龄人群中 CDT 识别 AD 的敏感性和特异性较好,平均敏感性和特异性均约 85%[7]。但也有研究认为 CDT 筛查早期痴呆的敏感性较低,如 Lee 在早期 AD 阶段进行的研究发现:两种 CDT 的敏感性均较低(Sunderland 平均敏感性 67%,Mendez 平均敏感性 73%)[15]。此外,CDT 筛查轻度认知损害的敏感性也较低。提高敏感性的方法包括联合其他测验如 MMSE。C Mittal 等联合 MMSE 和 CDT(6 分法)的研究发现,此联合能识别 95% 的认知异常人群[3]。单独的 CDT 通过不同的评分方法亦可增加筛查敏感性,如增加执行功能评估的 CLOX 筛查认知损害的敏感性显著提高。此外,在定性评分方法(画钟错误类型的评估)基础上结合定量的评分方法也能增加筛查敏感性。Carolyn M 等在正常老年人、轻度认知损害人群、AD 痴呆患者中采用改良的 Rouleau 评分法(16 分)对画钟错误进行定性和定量分析,发现该方法能很好地鉴别以上三类人群[16]。

不同类型痴呆的认知功能损害表现不同,有的以记忆障碍为主,有的以执行功能损害为主。越来越多的学者将 CDT 用于不同痴呆类型的鉴别。Cahn-Weiner 等将 CDT 用于 AD、路易体痴呆(dementia with Lewy body)和帕金森病的鉴别,结果发现,3 种类型痴呆的总分以及指针和数字的位置等无显著差异,而路易体痴呆在概念(指对"钟表"这一概念的认识)方面的错误相对多一些,路易体痴呆和帕金森病患者比 AD 患者在计划实施等执行功能方面的障碍更明显,AD 患者主要表现为概念方面、持续言语以及刺激范围的错误,帕金森病(PD)患者则以空间障碍和计划执行障碍等以额叶和皮质下功能损害为主,CDT 在三者的鉴别中有一定的作用[17,18]。

还有研究者将 CDT 用于 AD 和血管性痴呆的鉴别。Heinik 等发现 CDT 总分在鉴别血管性痴呆和 AD 时有一定的价值,血管性痴呆在执行功能方面的损害更为突出,而某一单项评分(如指针或数字)在两者之间无显著差异[19,20]。

(二) 国内应用

于荣焕等比较 CDT 和 MMSE 在 AD 早期筛查中的作用,发现按 MMSE 不同分数的轻、中、重度 AD 患者与 CDT 得分呈正相关,且不同程度 AD 患者之间的 CDT 得分有显著差异($p < 0.05$),研究者认为 CDT 和 MMSE 不仅是 AD 早期筛查简单易行的测验工具,还可以帮助判断痴呆的严重程度和预后,对提高老年人的生活质量意义重大[21]。

安翠霞等在河北省 4 城市进行的 CDT 联合 MMSE 在老年人群中的筛查发现 CDT 得分与 MMSE 总分、视空间功能、计算力、命名、记忆力、定向力均呈正相关,CDT 得分在一定程度上反映老年人认知、执行功能损害的状况,CDT 联合 MMSE 能显著提高筛查老年人认知功能障碍的阳性率[22]。周爱红等研究了 3 种不同评分方法在轻度血管性认知障碍、血管性痴呆和正常对照中的鉴别作用,发现 CDT 是一种有效的筛查血管性痴呆的手段,但是对识别轻度血管性认知障碍的作用有限[23]。孟超等人在不同认知障碍人群(包括 AD、轻度认知损害、血管性痴呆、混合型痴呆、帕金森痴呆等)进行了 3 种不同 CDT 的研究,发现不同测验方法测验认知损害的敏感性、特异性和准确性均在 0.80 左右,但对轻度认知损害的诊断效度较低[24]。谢峥比较了不同 CDT 评分系统在轻度认知损害筛查中的作用,发现各 CDT 评分均显示出相近的敏感性和特异性[25]。郭起浩等编制和验证 CDT 新的评分方法即"30 分法",并在轻度认知损害、AD 和健康老年人群中进行了初步研究,结果发现"30 分法"A 和 C 两部分具有不同的意义,"30 分法 -C"可用于识别 AD,而"30 分法 -A"有助于识别轻度认知损害[26]。Chen 等人用 6 种不同的评分方法对护理机构的痴呆、轻度认知损害及正常人群进行研究,结果发现 6 种方法的敏感性类似,其中 Freund 方法的敏感性、特异性最高[27]。

六、总结

CDT 是一种简便的神经心理筛查工具,可反映视空间功能、执行功能、指令执行、记忆等认知领域,不受文化水平及文化背景限制,评分方法较多,具有较好的信度和效度,与 MMSE 等神经心理筛查工具相关性较高,联合使用能提高筛查的敏感性和特异性。在筛查痴呆人群中的敏感性较高,但在筛查轻度认知损害人群中的敏感性偏低。CDT 和 MMSE 不仅是 AD 早期筛查简单易行的测验工具,还可以帮助判断痴呆的严重程度及其预后。

（孙云闯　王荫华）

参 考 文 献

[1] HAZAN E, FRANKENBURG F, BRENKEL M, et al. The test of time: a history of clock drawing [J]. Int J Geriatr Psychiatry, 2018, 33 (1): e22-e30.

[2] APRAHAMIAN I, MARTINELLI J E, NERI A L, et al. The Clock Drawing Test: a review of its accuracy in screening for dementia [J]. Dement Neuropsychol, 2009, 3 (2): 74-81.

[3] MITTAL C, GORTHI S P, ROHATGI S. Early cognitive impairment: role of clock drawing test [J]. Med J Armed Forces India, 2010, 66 (1): 25-28.

[4] SPENCIERE B, ALVES H, CHARCHAT-FICHMAN H. Scoring systems for the Clock Drawing Test: A historical review [J]. Dement Neuropsychol, 2017, 11 (1): 6-14.

[5] TUOKKO H, HADJISTAVROPOULOS T, MILLER J A, et al. The clock test: a sensitive measure to differentiate normal elderly from those with Alzheimer disease [J]. J Am Geriatr Soc, 1992, 40 (6): 579-584.

[6] ROYALL D R, CORDES J A, POLK M. CLOX: an executive clock drawing task [J]. J Neurol Neurosurg Psychiatry, 1998, 64 (5): 588-594.

[7] 郭起浩, 洪震. 神经心理评估 [M]. 2 版. 上海: 上海科学技术出版社, 2016.

[8] NAIR A K, GAVETT B E, DAMMAN M, et al. Clock Drawing Test Ratings by Dementia Specialists: Interrater Reliability and Diagnostic Accuracy [J]. J Neuropsychiatry Clin Neurosci, 2010, 22 (1): 85-92.

［9］ SHULMAN K I, SHEDLETSKY R, SILVER I L. The challenge of time: Clock-drawing and cognitive function in the elderly [J]. International Journal of Geriatric Psychiatry, 1986, 1 (2): 135-140.

［10］ STOREY J E, ROWLAND J T, BASIC D, et al. A comparison of five clock scoring methods using ROC (receiver operating characteristic) curve analysis [J]. Int J Geriatr Psychiatry, 2001, 16 (4): 394-399.

［11］ KIRBY M, DENIHAN A, BRUCE I, et al. The clock drawing test in primary care: sensitivity in dementia detection and specificity against normal and depressed elderly [J]. Int J Geriatr Psychiatry, 2001, 16 (2): 935-940.

［12］ NISHIWAKI Y, BREEZE E, SMEETH L, et al. Validity of the Clock-Drawing Test as a screening tool for cognitive impairment in the elderly [J]. Am J Epidemiology, 2004, 160 (8): 797-807.

［13］ SCANLAN J, BORSON S. The Mini-Cog: receiver operating characteristics with expert and naive raters [J]. Int J Geriatr Psychiatry, 2001, 16 (2): 216-222.

［14］ BOURKE J, CASTLEDEN C M, STEPHEN R, et al. A comparison of clock and pentagon drawing in Alzheimer's disease [J]. Int J Geriatr Psychiatry, 1995, 10 (8): 703-705.

［15］ LEEA Y, KIM J S, CHOI B H, et al. Characteristics ofclockdrawingtest (CDT) errors by the dementia type: quantitative and qualitative analyses [J]. Arch Gerontol Geriatr, 2009, 48 (1): 58-60.

［16］ PARSEY C M, SCHMITTER-EDGECOMBE M. Quantitative and qualitative analyses of the clock drawing test in mild cognitive impairment and Alzheimer disease: evaluation of a modified scoring system [J]. J Geriatr Psychiatry Neurol, 2011, 24 (2): 108-118.

［17］ 孟超, 张新卿. 画钟测验在认知功能损害筛查中的应用 [J]. 中华老年医学杂志, 2005, 24 (5): 393-395.

［18］ CAHN-WEINER D A, WILLIAMS K, GRACE J, et al. Discrimination of dementia with lewy bodies from Alzheimer disease and Parkinson disease using the clock drawing test [J]. Cogn Behav Neuro, 2003, 16 (2): 85-92.

［19］ KERTESZ A, CLYDESDALE S. Neuropsychological deficits in vascular dementia vs Alzheimer's disease [J]. Arch neurol, 1994, 51 (12): 1226-1231.

［20］ HEINIK J, SOLOMESH I, RAIKHER B, et al. Can clock drawing test help to differentiate between dementia of the Alzheimer s type and vascular dementia? [J]. Int J Geriatr Psychiatry, 2002, 17 (8): 699-703.

［21］ 于荣焕, 王荫华, 杨晓娜, 等. 画钟测验和 MMSE 对阿尔茨海默病筛查的临床意义 [J]. 中国康复理论与实践, 2004, 10 (3): 139-140.

［22］ 安翠霞, 刘可智, 于鲁璐, 等. 画钟测验联合 MMSE 在老年认知功能障碍筛查中的应用 [J]. 神经疾病与精神卫生, 2014, 14 (6): 602-604.

［23］ 孟超, 张新卿, 王姬, 等. 画钟测验检测认知功能损害 [J]. 中国神经精神疾病杂志, 2004, 30 (6): 452-454.

［24］ 周爱红, 贾建平. 画钟测验对轻度血管性认知障碍和血管性痴呆的诊断作用 [J]. 中国神经精神疾病杂志, 2008, 34 (2): 72-75.

［25］ 谢峥, 吴永华, 杨云龙, 等. 不同 CDT 评分系统在筛查认知功能障碍中的比较研究 [J]. 中国卫生标准管理, 2017, 8 (22): 67-69.

［26］ 郭起浩, 付建辉, 袁晶, 等. 画钟测验的评分方法探讨 [J]. 中华神经科杂志, 2008, 41 (4): 234-237.

［27］ LINHUI C, SHANHU X, XIAOQING J, et al. A comparison of six clock-drawing test scoring methods in a nursing home [J]. Aging Clin Exp Res, 2018, 30 (7): 775-781.

第九章 执 行 功 能

第一节 定势转换和认知灵活性

一、连线测验

传统的连线测验(TMT)最初由 Partington 在 1938 年开发[1],之后成为霍尔斯特德 - 瑞坦神经心理成套测验中的一个分测验。连线测验客观性好、费时少,是常用的注意、执行功能检测工具[2],广泛应用于认知减退、精神分裂症、抑郁症及老年痴呆患者等群体。

(一)概述

连线测验分为 A、B 两个部分,A 部分要求受试者按大小顺序连接纸上的 25 个数字,B 部分要求按顺序交替连接纸上 25 个数字和字母。TMT-A 主要反映执行功能中的信息处理速度及准确性,TMT-B 主要反映推理和转换能力即定势转换。

TMT 有两种其他版本,一种是口头 TMT,它省略了视觉运动成分,适合视觉障碍和利手瘫痪的受试者等;另一种是着色 TMT,即彩色连线测验(color trails test,CTT),用两种不同颜色的数字替代数字和字母,体现文化公平。由于很多中国老年人对英文字母不熟悉,故陆骏超等[3]将 TMT 的 B 部分修订为适应中国老人的第 3 种衍生版本,即将数字包含在正方形和圆形两种图形中,要求受试者按两种图形交替连接数字。

(二)评分方法

TMT-A 评分方法主要记录受试者连线所用时长、错误数或正确率,TMT-B 主要记录受试者错误数、错误率或正确率。受试者完成测验时间越长、错误数越多,表明其受损情况越重。原版未限定 TMT-A 或 TMT-B 的完成时间,但 Heaton 等学者出于缩减测验时间和减少受试者挫败感的考虑,限定 TMT-B 完成时间为 5 分钟(300 秒)[4]。此外,当TMT-A 作为 MATRICS 共识认知成套测验的分测验时,完成时间限定亦为 300 秒。

（三）操作要求

这项测验可以由受过培训的专业人员指导受试者完成，并记录受试者所使用的时间及相关指标。受试者按照指导语进行测验。

（四）信度和效度

1. **信度** TMT 信度研究资料较多，一项研究评估神经系统疾病患者口头 TMT-B 的重测信度系数为 0.7[5]。

2. **效度** 多项研究比较了 TMT 和其他一些认知功能评定量表在认知损害老年患者中的应用，发现 TMT-A 与 TMT-B 相关系数为 0.73~0.78，TMT-A 和 TMT-B 与符号数字测验（symbol digit test）的相关系数分别为 −0.68 和 −0.74，与斯特鲁普色词测验（SCWT）相关系数分别为 −0.46 和 −0.54；而两项研究发现，与全面神经系统检查测验相比，口头版 TMT-A 对评估精神疾病及神经疾病患者认知损害的敏感性及特异性均较差（ROC 曲线下面积均低于 0.65）[5-8]。

测评老年患者时，口头版 TMT-B 则具有较好的效度，与数字广度倒背（digit span backwards）的相关系数为 −0.37，与行为控制障碍量表（behavioral dyscontrol scale）相关系数为 −0.49[9]。

（五）临床应用

1. **国外应用** 由于施测简便易行、客观性好、费时少等优点，连线测验 A 和 B 是常用的执行功能检测工具，与记忆功能检测一起可构成阿尔茨海默病（AD）早期诊断成套神经心理工具之一。TMT 对轻度认知损害患者有一定的辅助识别作用，对轻度 AD 患者有较强的辅助识别作用。该测验还是霍尔斯特德 - 瑞坦神经心理成套测验的一部分。Rasmusson[10] 等在一项纵向研究中评估 765 位老年人的年龄和痴呆对 TMT 得分的影响，发现年龄和教育程度对 TMT 的影响作用较大。近年来，TMT 的应用不仅局限于检测痴呆患者的认知损害，还被应用于检测精神分裂症[11] 及其他精神障碍患者的认知损害。有研究对比健康对照、精神分裂症和抑郁症患者完成 TMT 的错误次数和执行功能，发现与健康对照受试者相比，两组患者完成时间明显延长，且精神分裂症患者错误次数较多，其追踪错误更加明显，该研究表明精神分裂症患者认知损害程度更加严重，TMT 的错误数与概念混乱因素明显相关[12]。

2. **国内应用** 在国内，TMT 主要用于早期 AD 患者及非痴呆血管性认知损害患者认知功能受损的研究[13]。也有研究使用 MoCA 中的 TMT 部分分析不同亚型痴呆患者认知损害的差异性[14]。还有一些研究者使用 TMT 评估精神分裂症患者认知损害及治疗后患者认知功能的恢复情况[15]，研究发现经药物联合计算机认知康复治疗的患者，治疗后 TMT 耗时明显缩短，认知功能有所好转。高敏等研究发现 TMT 可用于检测精神分裂症患者不同时期的认知损害，并发现以认知损害为主要特征的前驱期人群在 1~4 年后发展为精神分裂症的风险较高，通过评估认知损害严重程度可达到早期识别精神分裂症的目的[16]。也有使用 TMT 评估抑郁症及双相情感障碍患者认知损害的相关报道，简炜颖等使用 TMT 评估并比较难治性抑郁症与首发抑郁症患者的认知损害[17]，发现与正常对照组相比，抑郁症患者耗时较长且执行功能损害明显，而难治性抑郁症与首发抑郁症患者的 TMT 耗时无显著差异，即两组执行功能损害程度无差别。朱亚亚等使用 TMT 评估双相情感障碍患者不同临床分期认知损害的差异，发现与正常组相比，双相情感障碍患者的执行功能损害明显，且不同分期（首次情感发作、复发后完全缓解及难治性病程）的患者 TMT 耗时不同，可用于比较和反映不同分期患者的执行认知损害程度[18]。

（六）总结

TMT 作为最早的执行功能测验之一，虽然操作流程简单，但涵盖了包括注意力、视觉运动扫描、处理速度、思维灵活性、推理和转换能力等在内的广泛的执行功能成分。在国内，该测验适用于认知神经障碍、精神分裂症、抑郁症及双相情感障碍等精神疾病患者的认知损害检测及早期 AD 的识别。研究发现，对中度 AD 患者而言，TMT 中文修订版的难度过高，测验完成率很低，故该测验不能用于识别严重的 AD 患者，这是该版本的一个局限[3]。

（王喜今 石 川）

二、彩色连线测验

彩色连线测验（CTT）是 D'Elia[19]等人于 1996 年在 TMT 的基础上发展起来的，主要适用于检测 18~89 岁人群注意力的持续性和顺序性。CTT 主要包括两个测验部分，即 CTT-1 和 CTT-2。

（一）概述

为了克服 TMT 的跨文化使用问题，D'Elia 等编制了 CTT[19]。与 TMT 相比，CTT 在跨文化受试者中被接纳的程度更高，且 CTT 不受所使用语言的影响。为了最小化文化和语言因素对测验结果产生的偏差，CTT 放弃使用任何语言符号，测验中受试者收到的指导语通过口头给予[19,20]。虽然 CTT 和 TMT 在结构设计上很像，但它们并不完全相同。完成 CTT-1 和 TMT-A 部分所需的时间一般相差无几，但是完成 CTT-2 的时间一般来说长于 TMT-B 部分，在各种文化背景下的样本研究中都得出这一结果[21,22]。一项涉及 64 名土耳其学生的研究发现 TMT-A 和 CTT-1 考察了相同的认知领域[21]，CTT-2 和 TMT-B 在完成所需时间上有显著差异。CTT-2 较长的完成时间最有可能归因于两种测验需求的不同，与 TMT-B 相比，CTT-2 有双倍的刺激因素需要统计和考虑[23]。有研究者[24]认为这是两个完全不同的测验，CTT-2 需要考虑数字和色彩两种因素以进行认知层面的选择，这种情况对信息处理和视觉认知的要求比 TMT-B 对符号和数字的交替选择更高。加拿大抗卒中合作组织发表了 CTT 的衍生版本，包括综合连线测验（comprehensive trail making test）[25]、Delis-Kaplan 执行功能系统（D-KEFS）、口头 TMT（这种测验主要针对行动不便及视觉缺陷的受试者）[26]和重复 TMT 测验（主要为了反复操作 TMT）[27]。

CTT 的适用人群包括卒中和精神分裂症患者,年龄为 18~89 岁,不排除患有色盲的成年人(CTT-2 部分选择的颜色为粉色和黄色,这样避免了色盲受试者对颜色分辨不清),且要求受试者具有书写能力(能够拿得起和移动钢笔或者铅笔)。受教育程度较低的老年人应标注,因为有研究发现其完成 CTT 测验所需时间明显延长[19,24]。

CTT-1 主要测验信息处理速度,CTT-2 则额外考察定势转换能力,两者都考察视觉搜索及数字排序能力,并会受到书写运动能力的影响。

(二) 评分方法

CTT-1 要求受试者按升序将数字 1~25 连接起来。CTT-2 按照 CTT-1 的规则,要求受试者交替连接带有粉红色和黄色的数字圈,数字连接顺序仍为升序;数字出现两次,一次为粉色、一次为黄色;受试者必须排除干扰项目,比如 CTT-2 由粉色 1 开始,需要避免粉色 2 而选择黄色 2,随后需要避免选择黄色 3 而是选择粉色 3,以此类推。CTT 以秒为时间单位来评估认知损害严重程度。耗时越长,说明受试者的认知损害越严重。CTT 的完成时间限制为 240 秒[19]。施测者记录受试者的每一部分的完成时间及相关指标,包括被提示次数、近似错误、数字错误及颜色错误等。

(三) 操作要求

该测验可以由健康或者非健康专业人员经过培训后指导受试者完成,并记录受试者使用的时间及相关指标。受试者按照指导语进行测验。

(四) 信度和效度

1. **信度** Dong 等人对 30 名记忆门诊老年患者进行评估,发现 CTT-1 和 CTT-2 重测信度分别为 0.57、0.79[28]。Tavakoli 等人对一组年龄跨度较大的成年人进行研究,发现 CTT-1 和 CTT-2 的重测信度相关系数均大于 0.9[29]。Feeney 等人对 128 名年龄在 55 岁及以上且没有严重认知障碍的受试者进行评估,在相隔 2~4 个月的时间里,受试者接受 2 次认知评估,研究发现 CTT 信度相关系数为 0.75,95% 置信区间为 0.66~0.82[30]。

2. **效度** Lambros M 等对希腊成年人群进行 CTT 效标效度研究[24],纳入正常对照、帕金森病患者和缺血性卒中患者,研究证明年龄和受教育年限影响受试者完成 CTT 的时间,特别是 CTT-2;CTT 结果(即完成时间)和年龄呈正相关,和受教育年限呈负相关,即年龄越高,受教育年限越低,CTT 的完成时间越长。CTT 与 TMT 的聚合效度研究显示,CTT-1 和 TMT-A 的结果之间、CTT-2 和 TMT-B 的结果之间存在着十分显著的正相关($r=0.96, p < 0.001$)。为检测 CTT 在区分临床患者和健康样本上的效度,有研究比较了年龄、受教育年限和性别相匹配的 29 名帕金森病患者和 35 名健康对照,结果发现,帕金森病患者 CTT 完成时间(CCT-1=90.00 秒,CTT-2=213.83 秒)较正常对照(CCT-1=63.86 秒,CTT-2=122.37 秒)明显延长。以上研究结果表明,CTT 对成年患者的认知损害具有较好的效标效度,但该测验仍受到文化程度及年龄影响,不受文化差异影响。

（五）临床应用

1. **国外应用**　彩色连线测验在诊断不同人群的脑功能障碍方面也十分敏感。目前CTT已在多国进行应用研究,如研究发现颅脑外伤和HIV阳性患者在CTT-1和CTT-2的完成时间上有显著差异。希腊研究者发现帕金森病和卒中患者完成CTT的时间长于健康对照,说明前者存在脑认知功能障碍[6]。近期一项关于利伐斯的明在脑血管疾病所致认知功能障碍中应用的研究显示,利伐斯的明干预后CTT-2完成时间较基线有缩短趋势,但无统计学意义,提示CTT在检测执行功能和注意力缺陷方面具有一定的敏感性[31]。

2. **国内应用**　通过对精神分裂症患者进行CTT,香港研究者Lee和Cheung发现知觉视觉功能和注意力的关联[32,33]。CTT可反映受试者在两个注意维度上的转换速度,这一过程可反映大脑额叶的执行功能,国内有研究者使用CTT和斯特鲁普色词测验来评估强迫症患者的执行功能损害情况,发现斯特鲁普色词测验对识别强迫症患者的执行功能损害更加敏感,因而更常应用于强迫症患者认知损伤的研究中[34]。我国研究者根据我国国情,在TMT的基础上发展了与CTT相似的衍生版本(详见连线测验概述)。衍生版本多用于痴呆、癫痫[35]、精神分裂症和情感疾病患者的认知损害研究。

（六）总结

彩色连线测验(CTT)是连线测验(TMT)中受文化背景因素影响程度最低的一种,在测查大脑损伤方面操作简便和敏感性高,因此广泛应用于神经精神病学的临床工作,主要检测受试者的注意力等认知损害情况,具有较好的效度。正常受试者所需时间为3~8分钟,完成测验时间越长表明认知损害越重。该测验受到受试者年龄及文化程度影响,故在临床应用中需考虑此因素对测验结果的影响。

（王喜今　石　川）

三、威斯康星卡片分类测验-128卡和64卡版

威斯康星卡片分类测验(Wisconsin card sorting test,WCST)是评估执行功能的经典测验[36],适用于非色盲的正常成人、儿童(5岁以上)、神经精神疾病和脑损伤患者。由Berg和Grant于1948年编制,用于评估正常人应对变化环境的抽象思维能力[37,38],1981年[39]Heaton将其作为临床工具评估神经精神疾病患者的额叶功能,并于1993年发表修订版数据[40]。修订版WCST被广泛应用于精神疾病的认知功能研究领域。128卡版和64卡版是最常用版本,近年来基于计算机操作的软件系统得到广泛使用,以下主要介绍128卡和64卡的手工操作版及计算机版。

（一）概述

WCST可以测量执行功能多种成分,包括计划、组织、抽象推理、概念形成、概念保持和转换能力以及抑制功能,该测验主要基于灵长类动物抽象推理与学习方面的研究,并与用于评估人类推理技能的Weigl颜色-形状分类测验相结合[38]。最初的WCST版

本涉及 60/64 张反应卡片[37]，以及 4 张刺激卡片。如果受试者没有完成目标分类数，施测者重新排列一次卡片的顺序，直到受试者完成目标分类数或第二次卡片也用完。经过多次修订，目前使用最广泛的是两叠 64 张（即 128 张）卡片分类匹配 4 张刺激卡片的任务。WCST 的版本众多，主要区别表现在反应卡的数量（如两叠 48 张卡片、两轮 60 张卡片、两轮 64 张卡片）、采用的设计类型（如标准的和修订过的图片）、刺激的呈现类型（如系统性的或非系统性的呈现刺激、随机的或标准的顺序）和测验程序管理规则（如中断规则和具体结局指标的计分规则）等方面。Heaton 于 1981 年首次发表了 WCST-64 卡两叠版（后称 WCST-128 卡版）的标准化操作和计分手册，并完善了 6.5~89 岁常模人群。其后，WCST-128 卡版广受欢迎，并成为临床和研究中使用最频繁的形式，被称为标准版。

128 卡版中，受试者面前放置两叠 64 张刺激卡片，每次使用一张刺激卡片匹配 4 张参照卡。参照卡的呈现顺序设定始终不变，依次是 1 个红色三角形、2 个绿色五角星、3 个黄色十字和 4 个蓝色圆形。64 张刺激卡的每张卡片都是唯一的，在形状（三角形、星形、十字或圆形）、颜色（红、绿、黄、蓝）以及项目的数量（1、2、3、4 共 4 种数目）上有所不同。受试者需要用刺激卡匹配参考卡，匹配规则由施测者决定，依次是颜色、形状和数量，在同一分类规则下，受试者连续成功匹配 10 张卡片记为完成 1 次分类。终止规则是受试者完成两轮规则即 6 次分类或者用完 128 张卡片。

由于测验程序复杂，部分认知功能严重受损的受试者在完成 128 卡版测验中困难重重，耗费时间过长，因此有研究者提议使用较短版本，其中 64 卡版最受欢迎，该版本测验方法发表于 2000 年 Kongs 等的研究中[41]。64 卡版的施测操作与 128 卡版基本相同，不同之处在于只采用一叠卡片。

手工操作版的 WCST 操作复杂，需施测者注意力高度集中，记录每一次选择的答案，即便资深施测者也易出错。WCST-128 卡和 64 卡软件系统可以自动准确计分，极大地简化了人工操作过程，即使初学者也可以完成。有研究者发现在正常人群中计算机版和标准版结果相当[42]，也有研究者发现两个版本的结果在正常人群中的分布属性（集中趋势、变异度和峰值）有差异[43]，对孤独症儿童的研究发现孤独症儿童在计算机版本中犯错误更少[44]。于欣等在建立 MATRICS 共识认知成套测验（MCCB）中国常模时也把 WCST 中文版 64 卡版作为扩展测验纳入[45]。

（二）评分方法

WCST 评分可以生成多种结果，尤其是计算机版可直接生成多种评分结果，且可避免计分规则复杂所导致的错误。此处列举 WCST 常用的 7 个计分项目：

1. **完成分类数** 受试者完成分类的总次数，连续 10 次匹配正确被视为完成 1 次分类，此项得分范围 WCST-128 卡版和 64 卡版均为 0~6。

2. **完成第一个分类所需应答数** 完成第一次分类所需要的总尝试次数。

3. **持续性错误应答数** 受试者坚持根据某一错误特征进行分类的应答数。

4. **持续性错误应答率** 持续性错误应答数占总应答数百分比。

5. **不能完成完整分类数** 测验中连续完成 5~9 个正确应答,且在完成完整分类之前出错的次数。

6. **概念化水平反应** 在连续 3 轮甚至更多轮规则分类中持续正确的概率,反映受试者是否知悉测验规则。

7. **学习到学会** 在相邻的成功分类之间,受试者错误应答差数的均值,反映受试者学习的效率。

WCST 计分中有很多分数是相关的,最常用的测量执行控制分数的是完成分类数和持续性错误应答数[46]。

(三)操作要求

经过专业培训后的工作人员均可完成该测验,受试者需要有足够的视力/矫正视力、听力以及理解力。WCST-128 卡和 WCST-64 卡版[41]及各自计算机版的操作方式可购买获得。WCST 测验不限定受试者反应时间,128 卡计算机版耗时 15~30 分钟,64 卡版耗时 10~15 分钟。

(四)信度和效度

1. **信度** Heaton 在手册中报道了标准版 WCST-128 在健康儿童和青少年样本中的概化系数(generalizability coefficients)介于 0.37~0.72 之间[40]。概化系数基于概化理论(generalizability theory),相当于信度系数(reliability coefficients)[47]。WCST 练习效应显著,Basso 等人对 50 名社区招募的健康受试者［年龄:(31.90 ± 9.00)岁］进行 WCST 标准版基线测验与重测,发现 12 个月后受试者表现显著改善:正确率从 76.48% 提高至 80.99%(F=21.99,$p<0.01$),持续性错误数从 14.2 降低至 8.44(F=20.47,$p<0.001$)[48]。Ingram 等对 29 例阻塞性睡眠呼吸暂停患者进行的研究发现,WCST-128 卡版的重测信度在 0.34~0.83 之间[49]。手工操作标准版的评分者间信度在 0.88~0.93 之间[50]。谭云龙等于 2002 年分析了 WCST 在正常人、精神分裂症、神经症和酒精依赖患者中常用指标的稳定性,间隔时间为 1 周,重测指标中,疾病组反应持续性和概念形成的稳定性良好,正常组显示出练习效应,重测信度相关系数均值为 0.61[51]。WCST-64 卡版信度低于标准版[52],研究者认为标准版受试者相当于有 64 卡版受试者两倍的经验,因此 64 卡版不能完全代替标准版[53,54],也有研究者对简短版是否真正测得受试者问题解决的转换能力提出质疑[55]。WCST 较低的重测信度提示研究者,如果两次测验结果显示没有变化并不意味着未发生变化。

2. **效度**

(1)结构效度:对 WCST 的结构进行分析的研究众多,大多研究者发现三个因子(持续性特征、低效分类因素和非持续性错误)可以很好地解释 WCST 分数[56,57]。

(2)实证效度:即 WCST 区分疾病群体与正常人的能力。2004 年一项 meta 分析发现精神分裂症患者和正常对照的 WCST 结果有显著差异(p 值在 0.02~0.05 之间),该研究纳入了 59 项对照实验,主要结局指标是持续性错误数和非持续性错误数[58]。石川等研究发现 WCST 区分精神分裂症患者和正常对照的实证效度效应值 Cohen's d 为 0.22,有统计学显著性[59]。WCST 可有效区分未经治疗的首发抑郁症(Cohen's d=0.72)和双相 Ⅱ 型抑郁(Cohen's d=0.59)[60]。WCST 标准版对卒中患者的区分效度只能达到可接受水平,64 卡版与标准版在区分 AD 患者与正常人之间有同等区分度,可能与 AD 患者功能受损严重有关[61]。

(3)预测效度:Sherer 等于 2003 年[62]发现 64 卡版和标准版 WCST 持续性错误数、持续性应答数、完成分类数和概念化水平应答数(某种聚类分析主成分)可以预测闭合性颅脑损伤患者康复出院时的功能水平。有研究者发现对于儿童创伤性颅脑损伤,WCST-64 与标准版有相同的外部效度[63],可以预测严重脑外伤患者康复出院后独立生活的能力和职业状况。完成分类数和总回答正确数可以反映卒中患者的独立生活水平[64]。帕金森病患者前驱阶段执行功能受损,对患者进行为期一年的随访研究,发现 WCST 的持续性错误数可以预测痴呆诊断分类的准确性,总体预测能力为 68%[65]。

(4)效标效度:简短版和完整版 WCST 的相关系数大约在 0.7[53,54]。创伤性颅脑损伤患者的日常社会功能与 WCST 结果中度相关,对重性心境障碍风险个体进行长期随访,结果表明 WCST 受损与随后发生的双相情感障碍之间存在关联[66]。

(五)临床应用

1. **国外应用** WCST 被应用在众多临床研究中,以评估神经精神疾病患者的前额叶功能损伤[67]。2003 年一篇 meta 分析显示前额叶损伤的患者执行功能受损,其 WCST 表现较差,且与前额叶损伤的左右侧无关[68]。功能影像学证实 WCST 测验结果和背外侧前额叶区域的激活有关,WCST 中持续性行为与前额叶损伤、前额叶灰质体积和前额叶皮质激活之间的关联已有有力的证据支持[69]。

各类神经退行性疾病如阿尔茨海默病、亨廷顿病、额颞叶痴呆和帕金森病患者也表现出较低的 WCST 得分。帕金森病患者 WSCT 受损包括无法维持概念以及总应答数、持续性错误数的增加。与额颞叶痴呆患者相似,帕金森病患者似乎可以从需要变换规则的提示中获益。创伤性颅脑损伤患者则会有更高的持续性错误数[70]。

有大量研究报道精神分裂症患者的 WCST 结果,多数研究发现精神分裂症患者有更高的持续性错误数以及更少的分类完成数[71]。但是不同疾病亚型有所区别,其中较严重的额叶损伤患者 WCST 功能障碍更明显。抑郁障碍、强迫障碍以及酒精使用对 WCST 结果的影响也有大量研究,WCST 评分是酒精中毒风险的预测因子。

2. **国内应用** 在国内,刘哲宁等最早于 1998 年使用 WCST 对以阳性症状、阴性症状为主的精神分裂症患者进行比较研究[72]。国内的相关研究主要集中在神经精神疾病患者的执行功能上[73-76],应用的版本多为 WCST-128 卡计算机版,也有 WCST-64 卡计算机版。国内研究者发现精神分裂症患者、抑郁障碍患者、双相情感障碍患者在 WCST 上存在一定程度的损伤。

（六）总结

大量针对各类神经精神疾病患者进行的临床研究（包含神经影像学研究），尤其是精神分裂症和颅脑损伤患者，已经公认 WCST 是一种能有效检测执行功能或额叶功能障碍的临床工具。其中，持续性错误数、持续性反应数和完成分类数是最常用的临床指标。作为经典的执行功能评估测验，WCST 具有良好的效度，其常用版本有 128 卡和 64 卡版，计算机版不但简化了操作，还能高效地完成测验和计分。使用该工具时，需要注意年龄、教育、智力以及练习效应对结果的影响；此外，本测验不适用于色盲。

（王 垚 石 川）

参 考 文 献

［1］ Partington J E, Leiter R G. Partington Pathway Test [J]. The Psychological Sevice Center Bullentin, 1949, 1: 9-20.

［2］ 周新祥, 龚文苹, 裘林秋, 等. 连线测验在非血管性认知损害患者中的应用研究 [J]. 全科医学临床与教育, 2015, 13 (3): 310-311.

［3］ 陆骏超, 郭起浩, 洪震, 等. 连线测验 (中文修订版) 在早期阿尔茨海默病中的作用 [J]. 中国临床心理学杂志, 2006, 14 (2): 118-119.

［4］ Heaton R K, Miller S W, Taylor M J, et al. Revised comprehensive norms for an expanded Halstead-Reitan battery: Demographically adjusted neuropsychological norms for African American and Caucasian adults [Z]. Lutz, Fla: PAR, 2004.

［5］ Cercy S P. Diagnostic accuracy of a new instrument for detecting cognitive dysfunction [J]. International Geriatric Psychiatry, 2012, 27: 914-923.

［6］ Cercy S P, Simakhodskaya Z, Elliott A. Diagnostic accuracy of a new instrument for detecting cognitive dysfunction in an emergent psychiatric population: The brief cognitive screen [J]. Academic Emergency Medicine, 2010, 17 (3): 307-315.

［7］ Jordi L R, Joan V F, Secundino L P, et al. The Trail Making Test [J]. Assessment, 2017, 24 (2), 183-196.

［8］ Elizabeth A G, Mark W G, Nancy K S. Construct validity in the Trail Making Test: what makes Part B harder？ [J]. Clin Exp Neuropsychol, 1995, 17 (4): 529-535.

［9］ Grigsby J, Kaye K. Alphanumeric sequencing and cognitive impairment among elderly persons [J]. Perceptual and Motor Skills, 1995, 80 (3): 732-734.

［10］ Rasmusson D X, Zandeman A B, Kawas C H, et al. Effects of age and dementia on the Trail Making Test [J]. The Clinical Neuropsychologist, 1998, 2: 169-178.

［11］ Sun Z, Ma Y, Li W, et al. Associations between the DBH gene, plasma dopamine β-hydroxylase activity and cognitive measures in Han Chinese patients with schizophrenia [J]. Schizophrenia Research J, 2017, 193: 58-63.

［12］ Mahurin R K, Velligan D I, Hazleton B, et al. Trail making test errors and executive function in schizophrenia and depression [J]. Clinical Neuropsychologist, 2006, 20 (2): 271-288.

［13］ 王琦, 李文, 毛礼炜, 等. 连线测验 (中文修订版) 在早期识别无痴呆型血管性认知障碍中的作用 [J]. 中国老年学杂志, 2012, 32 (10): 2018-2020.

［14］ 李政军. 不同痴呆亚型患者连线测验的差异性分析 [D]. 山东大学, 2017.

［15］ 胡靖, 张家秀. 精神分裂症认知测评及矫正对症状转归的影响 [J]. 中国现代医学杂志, 2019, 29 (6): 100-104.

［16］ 高敏, 陈青松, 邹华文, 等. 精神分裂症首发及超高危人群认知功能研究 [J]. 临床医药文献, 2018, 5 (103): 4-6.

［17］ 简炜颖, 关力杰, 黄建伟, 等. 难治性抑郁症与首发抑郁症患者认知功能的对比研究 [J]. 天津医药, 2017, 45 (12): 1275-1278.

［18］ 朱亚亚, 王中刚, 相燕静, 等. 双相障碍患者不同临床分期认知功能特点比较 [J]. 中国健康心理学, 2017, 25 (8): 1126-1129.

［19］ D'Elia L, Satz P, Uchiyama L, et al. Color Trails Test [M]. Odessa, FL: PAR, 1996.

［20］ Vlahou C H, Kosmidis M H. The Greek Trail Making Test: Preliminary normative data for clinical and research use [J]. The Journal of the Hellenic Psychological Society, 2002, 9: 336-352.

［21］ Dugbarty A T, Townes B D, Mahurin R K. Equivalence of the Color Trail Making Test in nonnative English-speakers [J]. Archives of Clinical Neuropsychology, 2000, 15: 425-431.

［22］ Lee T M C, Chan C C. Are Trail Making and Color Trails Tests of equivalent constructs [J]. Journal of Clinical and Experimental Neuropsychology, 2000, 22: 529-534.

［23］ Mitrushina M N, Broone K B, Razani J, et al. Handbook of normative data for neuropsychological assessment [M]. New York: Oxford University Press, 2005.

［24］ Lambros M, Amaryllis-C M, Tessa C, et al. Color Trails Test: Normative Data and Criterion Validity for the Greek Adult Population [J]. Archives of Clinical Neuropsychology, 2011 (26): 322-330.

［25］ Reynolds C. Comprehensive Trail Making Test [M]. Austin, TX: Pro-Ed, 2002.

［26］ Ricker J H Axelrod B N. Analysis of an oral paradigm for the Trail Making Test [J]. Â Assessment, 1994, 1; 47-51.

［27］ Franzen M, Paul D, Iverson G L. Reliability of alternate forms of the trail making test [J]. The Clinical Neurologist, 1996, 10 (2): 125-129.

［28］ Dong Y, Thompson C L, Huey Joanne Tan S, et al. Test-retest reliability, convergent validity and practice effects of the RBANS in a memory clinic setting: A pilot study [J]. Open J Med Psychol, 2013 (2): 11-16.

［29］ Tavakoli M, Barekatain M, Emsaki G. An Iranian normative sample of the Color Trails Test [J]. Psych Neurosci, 2015 (8): 75-81.

［30］ Feeney J, Savva G M, O'Regan C, et al. Measurement Error, Reliability, and Minimum Detectable Change in the Mini-Mental State Examination, Montreal Cognitive Assessment, and Color Trails Test among Community Living Middle-Aged and Older Adults [J]. Alzheimers Dis, 2016, 53 (3): 1107-1114.

［31］ Narasimhalu K, Effendy S, Sim C H, et al. A randomized controlled trail of rivastigmine in patients with cognitive impairment no dementia because of cerebrovascular disease [J]. Acta Neurological Scandinavia, 2010, 121: 217-224.

［32］ Chan R C, Hoosian R, Lee T M, et al. Reliability and validity of the Cantonese version of the Test of Everyday Attention among normal Hong Kong Chinese: a preliminary report [J]. Brain Injury, 2003, 17 (2): 131-148.

［33］ Lee T M C, Cheung P P Y. The relationship between visual-perception and attention in Chinese with schizophrenia[J]. Schizophrenia Research, 2005, 72(2-3): 185-193.

［34］ 王海星. 强迫症患者执行功能与事件相关电位特征 [D]. 中南大学, 2012.

［35］ 虞培敏, 郭起浩, 丁玎, 等. 癫痫患者认知功能特点的研究[J]. 中国临床神经科学,2006,14 (5):

494-500.

[36] Macallister W S, Maiman M, Marsh M, et al. Sensitivity of the Wisconsin Card Sorting Test (64-Card Version) versus the Tower of London (Drexel Version) for detecting executive dysfunction in children with epilepsy [J]. Child Neuropsychol, 2018, 24 (3): 354-369.

[37] Berg E A. A simple objective technique for measuring flexibility in thinking [J]. The Journal of general psychology, 1948, 39: 15-22.

[38] Grant D A, Berg E A. A behavioral analysis of degree of reinforcement and ease of shifting to new responses in a Weigl-type card-sorting problem [J]. Journal of experimental psychology, 1948, 38 (4): 404-411.

[39] Heaton R. Wisconsin card sorting test manual [M]. Florida: Inc. Odessa, 1981.

[40] Heaton R K C G, Talley J L. Wisconsin Card Sorting Test manual revised and expanded [M]. Lutz, FL: Psychological Assessment Resources, Inc, 1993.

[41] Kongs S K, Thompson L L, Iverson G L, et al. Wisconsin Card Sorting Test-64 Card Version [M]. Lutz, FL: Psychological Assessment Resources, 2000.

[42] Tien A Y, Spevack T V, Jones D W, et al. Computerized Wisconsin Card Sorting Test: comparison with manual administration [J]. The Kaohsiung journal of medical sciences, 1996, 12 (8): 479-485.

[43] Lydiaartiolai Fortuny R K H. Standard Versus Computerized Administration of the Wisconsin Card Sorting Test [J]. The Clinical neuropsychologist, 1996, 10 (4): 419-424.

[44] Ozonoff S. Reliability and Validity of the wisconsin Card Sorting Test in Studies of Autism [J]. Neuropsychology, 1995, 9 (N0. 4): 491-500.

[45] 于欣, 石川, 姚树桥. MCCB 中国常模手册 [M]. 北京: 北京大学医学出版社, 2014.

[46] Esther S, Otfried S. A compendium of neuropsychological tests: Administration, Norms, and Commentary [M]. New York: Oxford University Press, 2006.

[47] O'BRIEN R M. Generalizability coefficients are reliability [J]. Quality and Quantity, 1995, 29 (4): 421-428.

[48] Basso M R, Bornstein R A, Lang J M. Practice effects on commonly used measures of executive function across twelve months [J]. The Clinical neuropsychologist, 1999, 13 (3): 283-292.

[49] Ingram F, Greve K W, Ingram P T, et al. Temporal stability of the Wisconsin Card Sorting Test in an untreated patient sample [J]. The British journal of clinical psychology, 1999, 38 (Pt 2): 209-211.

[50] Axelrod B N, Goldman R S, Woodard J L. Interrater reliability in scoring the Wisconsin card sorting test [J]. The Clinical neuropsychologist, 1992, 6 (2): 143-155.

[51] 谭云龙, 邹义壮, 屈英, 等. 威斯康星卡片分类测验常用指标的稳定性分析 [J]. 中国心理卫生杂志, 2002, 16 (12): 831-833.

[52] Greve K W, Love J M, Sherwin E, et al. Temporal stability of the Wisconsin Card Sorting Test in a chronic traumatic brain injury sample [J]. Assessment, 2002, 9 (3): 271-277.

[53] Donders J, Wildeboer M A. Validity of the WCST-64 after traumatic brain injury in children [J]. The Clinical neuropsychologist, 2004, 18 (4): 521-527.

[54] Merrick E E, Donders J, Wiersum M. Validity of the WCST-64 after traumatic brain injury [J]. The Clinical neuropsychologist, 2003, 17 (2): 153-158.

[55] Paolo A M, Axelrod B N, Troster A I, et al. Utility of a Wisconsin Card Sorting Test short form in persons with Alzheimer's and Parkinson's disease [J]. Journal of clinical and experimental neuropsychology, 1996, 18 (6): 892-897.

[56] Pezzuti L, Mastrantonio E, Orsini A. Construction and validation of an ecological version of the

Wisconsin Card Sorting Test applied to an elderly population [J]. Neuropsychology, development, and cognition Section B, Aging, neuropsychology and cognition, 2013, 20 (5): 567-591.

[57] Nagahama Y, Okina T, Suzuki N, et al. Factor structure of a modified version of the wisconsin card sorting test: an analysis of executive deficit in Alzheimer's disease and mild cognitive impairment [J]. Dementia and geriatric cognitive disorders, 2003, 16 (2): 103-112.

[58] Li C S. Do schizophrenia patients make more perseverative than non-perseverative errors on the Wisconsin Card Sorting Test? A meta-analytic study [J]. Psychiatry research, 2004, 129 (2): 179-190.

[59] Shi C, Kang L, Yao S, et al. What is the optimal neuropsychological test battery for schizophrenia in China？ [J]. Schizophrenia research, 2019, 208: 317-323.

[60] Mak A D P, Lau D T Y, Chan A K W, et al. Cognitive Impairment In Treatment-Naive Bipolar Ⅱ and Unipolar Depression [J]. Scientific reports, 2018, 8 (1): 1905.

[61] Sanchez J L, Martin J, Lopez C. Diagnostic Utility of the Shortened Version of the Wisconsin Card Sorting Test in Patients With Sporadic Late Onset Alzheimer Disease [J]. American journal of Alzheimer's disease and other dementias, 2017, 32 (8): 472-478.

[62] Sherer M, Nick T G, Millis S R, et al. Use of the WCST and the WCST-64 in the assessment of traumatic brain injury [J]. Journal of clinical and experimental neuropsychology, 2003, 25 (4): 512-520.

[63] Donders J, Wildeboer M A. Validity of the WCST-64 After Traumatic Brain Injury in Children [J]. Clinical Neuropsychologist, 2004, 18 (4): 521-527.

[64] Chiu E C, Wu W C, Hung J W, et al. Validity of the Wisconsin Card Sorting Test in patients with stroke [J]. Disability and rehabilitation, 2018, 40 (16): 1967-1971.

[65] Woods S P, Troster A I. Prodromal frontal/executive dysfunction predicts incident dementia in Parkinson's disease [J]. Journal of the International Neuropsychological Society: JINS, 2003, 9 (1): 17-24.

[66] Meyer S E, Carlson G A, Wiggs E A, et al. A prospective study of the association among impaired executive functioning, childhood attentional problems, and the development of bipolar disorder [J]. Development and psychopathology, 2004, 16 (2): 461-476.

[67] Nyhus E, Barcelo F. The Wisconsin Card Sorting Test and the cognitive assessment of prefrontal executive functions: a critical update [J]. Brain and cognition, 2009, 71 (3): 437-451.

[68] Demakis G J. A meta-analytic review of the sensitivity of the Wisconsin Card Sorting Test to frontal and lateralized frontal brain damage [J]. Neuropsychology, 2003, 17 (2): 255-264.

[69] Stuss D T, Levine B, Alexander M P, et al. Wisconsin Card Sorting Test performance in patients with focal frontal and posterior brain damage: effects of lesion location and test structure on separable cognitive processes [J]. Neuropsychologia, 2000, 38 (4): 388-402.

[70] Ferland M B, Ramsay J, Engeland C, et al. Comparison of the performance of normal individuals and survivors of traumatic brain injury on repeat administrations of the Wisconsin Card Sorting Test [J]. Journal of clinical and experimental neuropsychology, 1998, 20 (4): 473-482.

[71] Stratta P, Daneluzzo E, Bustini M, et al. Processing of context information in schizophrenia: relation to clinical symptoms and WCST performance [J]. Schizophrenia research, 2000, 44 (1): 57-67.

[72] 刘哲宁. 精神分裂症的实验神经心理学研究进展 [J]. 国外医学 (精神病学分册), 1995, 229-231.

[73] 王传升, 周东丰, 何华. 抑郁症患者和正常人威斯康星卡片分类测验和连续操作测验的比较研究 [J]. 中国心理卫生杂志, 2001, 15 (5): 336-339.

[74] 王宗琴, 王高华, 胡晓华. 基于万方数据库的威斯康星卡片分类测验的文献计量学分析 [J]. 武汉大学学报 (医学版), 2018, 39 (2): 340-344.

［75］李媛媛, 曾勇, 阮冶, 等. 首发未服药精神分裂症患者行威斯康星卡片分类测验 (WCST) 操作时脑功能状态特点分析 [J]. 临床医药文献电子杂志, 2017, 4 (43): 8401.

［76］刘礼丽, 邹义壮, 陈楠, 等. 威斯康星卡片分类测验在慢性精神分裂症患者前瞻性记忆损伤研究的应用 [C]. 中华医学会第十三次全国精神医学学术会议论文集. 济南. 2015: 148-149.

第二节 工 作 记 忆

一、韦克斯勒记忆量表第三版：空间广度分测验

韦克斯勒记忆量表第三版（Wechsler wemory scale-third edition, WMS-Ⅲ）空间广度（spatial span）分测验（以下简称空间广度分测验）由专家组于 1997 年进行编制, 用于评估视觉工作记忆[1]。该测验与逻辑记忆测验、面孔测验、词语配对联想（verbal paired associates）测验等共 17 个分测验共同组成了 WMS-Ⅲ。

（一）概述

WMS-Ⅲ 中的许多基本任务和刺激均出现于 1925 年前[2], Wechsler 将这些已有量表改编并整合起来, 形成《韦克斯勒记忆量表》（Wechsler memory scale, WMS）, 并于 1945 年面世。1946 年, WMS 位于 100 个最常用的心理测验和记忆测验中的 90 多名, 到 1982 年已跃升至第 12 名[3]。WMS 及随后的《韦克斯勒记忆量表修订版》（Wechsler memory scale-revised, WMS-R）[4]、WMS-Ⅲ 均以提供快速、简单、实用的记忆测验为目标。空间广度分测验最初是作为数字广度测验（digit span test）的视觉类似物添加到 WMS-R 中, 用来评估工作记忆功能, 彼时被称为视觉记忆广度（visual memory span）测验。从 WMS-R 到 WMS-Ⅲ 最显著的改变是刺激结构。WMS-R 空间广度刺激由印刷在二维卡片上的方块组成, 而 WMS-Ⅲ 的空间广度由一系列三维方块组成, 方块上面的数字仅施测者可见, 此改变易化了实施和评分过程。WMS-Ⅲ 测验分两部分：第一部分称为顺行空间广度, 施测者按照数字顺序敲击方块, 敲击完毕后, 要求受试者按照同样的顺序敲击。测验从连续敲击 2 个数字方块开始, 最长至续敲击 9 个数字方块。每个长度设置 2 试, 一共 16 试。同一长度的 2 试, 只要其中一试应答正确就继续进行, 直到 2 试的应答均错误, 测验终止。第二部分称为逆行空间广度, 与顺行空间广度类似, 不同之处在于在施测者敲击完毕后, 受试者要求按照与施测者完全相反的顺序来敲击方块。顺行空间广度全部进行完毕后进行逆行部分。该测验适用于 16~89 岁的人群。

空间广度分测验最早于 2004 年由于欣教授负责的中美合作研究 "HIV-1 感染的神经行为影响" 引进国内并使用。中文版在 Wechsler 发表的 WMS-Ⅲ 基础上翻译。

（二）评分方法

每 1 试应答正确均可得 1 分, 错误则不得分。所得总分数为最后得分。顺行空间广度总分和逆行空间广度总分均为 16 分。二者总分数在 0~32 分之间。

（三）操作要求

该测验可由健康或非健康专业人员经过培训来实施和计分。测验需要在远离干扰的安静房间里，按照测验指导语来进行。依照指导语，施测者向受试者解释测验任务后，顺行广度测验直接开始，对于逆行广度，需要进行一个举例。只有受试者给出正确的反应，测验方可正式开始。如受试者没有给出正确反应，需要再次向受试者解释测验任务，并再次举例，第二次举例后无论受试者正确反应与否，都直接进行正式测验。施测者敲击方块时，需要以适当的速度匀速进行，1 秒一个方块。测验全程需要20 分钟左右。该测验的项目介绍以及操作方法等来源于官方机构，使用需要获得特别许可。

（四）信度和效度

1. **信度** WMS- Ⅲ大部分测验的总分信度系数在 0.82~0.93 之间，单个测验的信度略低，其信度显著高于 WMS-R[5]。其中，空间广度分测验在不同年龄组的信度系数在0.71~0.85 之间，平均信度系数为 0.79[6]。该测验在不同年龄组的标准误在 1.16~1.62 之间，平均标准误为 1.39。

在 297 例受试者中进行 WMS- Ⅲ 的重测信度研究，包含 13 个年龄组，每组 10~30人，男性略多于女性，以白人为主，重测平均间隔为 35.6 天。空间广度分测验的稳定系数在 16~54 岁年龄组和 55~89 岁年龄组分别为 0.72 和 0.71，具有良好的重测稳定性[6]。其评分标准较为简单和客观，故评分者间信度很高，平均超过 0.90[6]。

在 MATRICS 共识认知成套测验（MCCB）的国内常模研究[7]中，空间广度分测验对照组和患者组的重测信度组内相关系数（ICC）分别为 0.77、0.81，说明其使用稳定性良好。

2. **效度** WMS- Ⅲ分测验之间的相关性研究发现，空间广度分测验和数字字母排序测验与其他分测验间相关性较低，这两个测验组成了 WMS- Ⅲ 的空间记忆指数。空间记忆指数和其他记忆指数之间的相关性较低。WMS-R 的因子分析研究发现注意/集中注意是一个单独的因子。最初对于 WMS- Ⅲ 的因子分析研究发现 5 个因子：工作记忆、听觉即刻记忆、听觉延迟记忆、视觉即刻记忆和视觉延迟回忆。此后，由于对即刻记忆和延迟记忆是否为单独因子存在争议，美国心理公司（the psychological corporation）又联合其他学者进一步分析 WMS- Ⅲ 的因子结构，结果发现三因子模型最为合理，即工作记忆、视觉记忆和听觉记忆。尽管对 WMS 是否评估视觉记忆一直存在争议，其对工作记忆的评估却是公认的。其中，空间广度分测验是评估工作记忆功能的两个分测验之一。研究发现，WMS- Ⅲ 的工作记忆指数与 WAIS- Ⅲ 的工作记忆指数高度相关（$r=0.82$）。综上，空间广度分测验具有良好的结构效度。

WMS- Ⅲ 可用于评估阿尔茨海默病、亨廷顿病和帕金森病患者的记忆损害，工作记忆指数在 80.6~85.6 之间。在精神分裂症患者中，WMS- Ⅲ 的工作记忆指数为 85.6，提示空间记忆分测验具有良好的判别效度。

MATRICS[7]纳入了空间广度分测验,后者在重测信度、可重复使用性、与功能结局的关系、对药物反应的敏感性、实用性和患者耐受性等方面得到专家认可,从而保证了MATRICS 良好的内容效度。常模和精神分裂症患者在空间广度分测验间有显著差异,效应值(Cohen's d)为 0.51,为中等效应;在精神分裂症患者中,空间广度总分与 PANSS 的三个分量表分和总分均呈负相关,其中与阴性症状量表分之间的相关系数绝对值超过0.3。综上,空间广度分测验具有良好的效标效度。

(五) 临床应用

1. **国外应用**　空间广度分测验在不同精神障碍中应用广泛。在 538 例 65~89 岁的痴呆和轻度认知损害患者中,研究发现,认知损害越明显,空间广度总分越低。年龄和空间广度总分呈弱相关。不管认知损害程度如何,顺行空间广度相对稳定,逆行空间广度对认知损害的严重程度更为敏感。阿尔茨海默病和血管性痴呆在空间广度的损害模式类似。轻度认知损害和健康对照无差异,提示视空间功能在痴呆早期并未受损[8]。精神分裂症患者中顺行和逆行空间广度分测验的表现均显著下降[9]。2008 年,MATRICS 选择用于评估非言语工作记忆功能的神经认知测验时,空间广度分测验因其较高的重测信度、实用性、操作时间短和没有练习效应而入选[10]。在混合样本中,有研究探索空间广度分测验的操作特征,发现顺行数字广度分显著高于逆行分,而顺行和逆行空间广度的平均粗分无显著差异,且约有 1/3 受试者逆行空间广度表现优于顺行空间广度。另外,让人意外的是,逆行空间广度的表现与 WMS-Ⅲ 即刻和延迟听觉指数分相关,提示空间广度测验的意义需要进一步研究来阐明[11]。

2. **国内应用**　"中国农村献血人群中 HIV 感染的神经行为影响"研究使用空间广度分测验来评估工作记忆 / 注意功能,结果发现 HIV 感染者的工作记忆 / 注意功能显著受损,且 HIV 和丙型肝炎病毒合并感染者功能受损更显著,效应量为中等[12]。2014 年,于欣教授团队出版了《MCCB 中国常模手册》,提供了中国人群中空间广度分测验的常模,通过探索因子发现,空间广度分测验总分属于信息处理速度因子。与美国的英文版和西班牙的西班牙文版一样,年龄、性别、受教育程度、成长所在地和目前生活地均对其常模数据有影响[13]。随后 MCCB 在国内被广泛应用。国内研究发现,首发精神分裂症患者空间广度分测验的表现显著差于健康对照,而首发和慢性患者之间无显著差异[14]。此外,MCCB 在其他人群的认知功能研究中也有应用,如吸烟人群。

(六) 总结

空间广度分测验是一个用于评估非言语工作记忆的测验,除此以外,测验表现还与注意和信息处理速度有关。逆行空间广度和顺行空间广度测验可能具有不同的意义,因此还需要更多的研究来明确。总体来说,该测验操作简便,用时较短,适用于不同文化的人群;其练习效应小,因此适于随访时重复评估。

（程 章　石 川）

二、字母 - 数字广度测验

字母 - 数字广度测验(letter-number span,LNS)是由马里兰大学医学院的精神病学教授 Gold 等人于 1997 年编制[15,16]。该测验依据 Baddeley 的工作记忆多成分模型[17],从听觉形态上考察个体存储和操控信息的能力,即听觉工作记忆。LNS 测验最初用于精神分裂症患者的听觉工作记忆能力缺陷研究[15,16],后被多套测验纳入为分测验,经历多次修订,也曾更名为字母数字序列(letter-number sequencing)测验。随着应用领域的不断扩展,LNS 测验的适用人群也从精神分裂症患者逐渐扩展到脑损伤、智力残疾、青少年、老年人等各类人群。

(一)概述

LNS 测验是由 Gold 等人 1997 年开发的一个考察听觉工作记忆能力的口试测验,并由此发现了精神分裂症患者的听觉工作记忆能力损害[15]。该测验要求受试者按照要求,对由数字和字母混合组成的字符串序列进行排序,即按升序排列数字,按字母顺序排列字母,并将其口头报告给施测者。例如,如果受试者听到"w7t4",则正确答案应该回答"47tw"。LNS 测验的任务涉及序列加工、心理操作、注意力、记忆广度和短时听觉记忆,还可能涉及信息加工、认知灵活性以及流体智力[18]。最早编制的 LNS 测验包括 24 个条目,每个条目最短字符串长度为 2(如 m3),最长字符串长度为 7(如 c7g4qls)。每个字符串长度(题目难度)设有四个测验条目,当受试在任意一个字符串长度上的 4 个条目上均失败时,测验终止[15]。

1997 年,WAIS-Ⅲ将 LNS 测验纳入,作为测量工作记忆因子的核心分测验,将其更名为字母数字序列测验[19]。2008 年,WAIS-Ⅳ从形式和内容上对 LNS 测验进行了大幅度的修订[18,20],仅保留了 WAIS-Ⅲ LNS 测验中的 1 个测验题目,加入了 29 个新的测验题目,将最长序列的字符数由 7 增加到 8,并将原来每个条目下包含的 4 个测验题目减少到 3 个。在测验内容上,降低了初始题目的难度以改善地板效应,增加了测验难度的梯度,更均匀地分配数字和字母,并消除一些具有语音相似性的数字和字母的重复出现(如 B 和 C,B 和 3)。最终,WAIS-Ⅳ LNS 测验共包括 10 个条目、30 个试题。最短序列的字符数为 2,最长序列的字符数为 8,每个条目下设有 3 个试题。其中,2 字符序列设有 2 个条目、6 个试题;3 字符序列设有 3 个条目、9 个试题;从 4 字符序列到 8 字符序列,每个长度的序列仅设有 1 个条目、3 个试题。当受试在任意一个字符串长度上的 3 个条目上均失败时,测验终止。在 WAIS-Ⅳ中,由于 LNS 测验与新加入的数字广度测验中的数字序列(digit span sequencing)测验在任务要求上有相似之处(都是排序题),遂将 LNS 测验作为 WAIS-Ⅳ工作记忆因子测量的替代测验,且仅适用于 16~69 岁人群[18]。

此外,1997 年版 LNS 测验于 2006 年被选入 MATRICS 共识认知成套测验(MCCB)[21],用于测量精神分裂症患者的言语工作记忆能力。

在我国,LNS 测验最早于 2002 年由美国心理协会唯一授权的台湾行为科学社引进并进行修订,其中文版标准化样本全部来自台湾地区[22]。修订过程中,因为文化差异,将美国原版中的 26 个英文字母替换为更符合我国文化的十二生肖。2008 年,大陆学者对 1997 年美国版 LNS 测验进行修订[9],用"天干"中的前六个(甲乙丙丁戊己)代替 LNS 测验中的字母(a~f)。这意味着受试需要将听到的"天干和数字"按正确顺序排列。例如,"3 丙甲 2"的正确顺序应该是"2 3 甲丙"[23]。

(二)评分方法

LNS 测验的计分方法主要以正确序列总数来评估言语工作记忆的能力高低。分数越高,说明受试的言语工作记忆功能越好。所有条目,每正确排序一个序列给 1 分,所有分数相加为总分。因此,LNS 测验最早的 24 项版本总分为 0 分(最差)到 24 分(最佳)。而 WAIS-Ⅳ中的 30 项修订版本总分为 0~30 分。此外,还可以通过"最大序列长度"记录受试者答题的具体情况,即受试者能够做出正确回答的最长序列中字符(字母和数字)总数。受试者的最大序列长度分数越高,言语工作记忆越好。将总分和最大序列长度相结合考察受试的言语工作记忆,可以做出更符合实际、更全面的评估。

(三)操作要求

LNS 测验由经过专业训练的心理测量师完成计分。该测验操作约 10 分钟,可以通过计算机施测,也可以通过心理测量师人工施测,施测者需以每秒朗读一个数字,并间隔 1 秒的速度向受试朗读每一个测验项目。该测验的项目介绍以及操作方式等主要发表在 1997 年和 2008 年美国版本上。

(四)信度和效度

1. **信度** LNS 测验的内部一致性信度很高,在精神分裂症人群中的 α 系数为 0.85[15],组内相关系数和 1 个月后的重测信度系数均为 0.78[21]。WAIS-Ⅳ的信度研究也指出,LNS 测验在 16~69 岁健康人群中的平均内部一致性信度系数为 0.88,平均 22 天的重测信度系数为 0.80[18]。以上结果说明该测验的信度良好。

2. **效度** 在精神分裂症患者中,LNS 测验与威斯康星卡片分类测验(WCST)得分高度相关($r=0.74$),并且可以用来预测患者在 WCST 分类得分上的表现[15]。美国国立精神卫生研究所(national institute of mental health)也表示,LNS 测验之所以被选中加入 MCCB,是因为它具有很好的可靠性,并且与一般功能状态之间的相关性较强[21]。在 WAIS-Ⅳ中,LNS 测验与工作记忆因子的相关性为 0.70,与同是测量工作记忆的数字广度测验相关性为 0.69[18]。2008 年的中文版 LNS 测验与 1997 年的英文版 LNS 测验在总分($r=0.60$, $p<0.001$)、最大序列长度($r=0.50$, $p<0.001$)上高度相关,且卒中患者在 LNS 测验总分上与健康对照的差异具有显著性($p<0.05$)[23]。以上结果说明该测验的效度良好。

(五)临床应用

1. **国外应用** 经历多次修订的 LNS 测验,目前有多个版本。虽然 LNS 测验在 WAIS-Ⅳ中被重新修订,但由于它的目标人群有限(仅适合 16~69 岁人群),仅是工作记忆因子测量的替代测验。虽然在有些研究中,为了更全面地了解受试的情况,将 LNS 测验与数字广度测验结合进一步测量言语工作记忆能力[24]。但更多的测量言语工作记忆研究更倾向于单独采用数字广度测验。目前应用最多的,依然是 1997 年版本的 LNS 测验。有时它也会作为 WAIS-Ⅲ 的分测验或者 MCCB 的分测验出现在很多研究中。经实践检验,LNS 测验是一项足够敏感的工作记忆测验,它用于评估患者在工作记忆、认知转换或者多任务处理等认知过程的缺陷[23]。至今,LNS 测验已被广泛应用于精神分裂症、抑郁症、孤独症等精神疾病和多种躯体疾病患者,以及年轻人、老年人等各类群体的言语工作记忆测量[25,26]。

2. 国内应用 英文版的 LNS 测验中涉及对英文字母的排序,这对部分中国人,尤其是老年受试者人群并不适用,因此,国内很少有研究直接应用英文版的 LNS 测验。2002 年台湾修订的中文版 LNS 测验虽然考虑到了中西文化差异,但由于常模和版权限于台湾地区,故而难以实现在台湾地区以外的应用。2008 年修订的中文版 LNS 测验更加适合中国本土文化,近年来在国内应用有增多趋势,主要用于精神分裂症患者以及老年人等人群的工作记忆能力的测量[27]。

(六) 总结

LNS 测验作为国外较早编制的听觉言语工作记忆能力测验,具有良好的信度和效度。中文版目前已经在国内逐渐开始应用,适用人群也逐渐扩展到其他精神疾病以及健康人群,年龄跨度也从青少年到老年人。LNS 测验以听觉形式呈现,为了确保测验的标准化,目前主要通过计算机进行语音播放。整个施测过程仅需 6~10 分钟,操作简便,因此可作为言语工作记忆能力测验用于临床和基础研究。其局限性在于 LNS 测验涉及受试者对英文字母或者天干排序的熟悉度,过低的熟悉度可能会低估受试者的言语工作记忆能力。

(王云辉 谭淑平)

三、定步调听觉连续加法测验

定步调听觉连续加法测验(paced auditory serial addition test,PASAT)由新西兰 Gronwall 和 Sampson 博士最先应用于临床认知功能的评估[28],主要涉及注意力、工作记忆以及信息处理速度的评估。具有耗时少、敏感性高、不受视空间能力和肢体活动限制等优点[29],但由于容易受到受试者年龄、受教育程度、情绪以及主观动机等因素影响,对结果的解释需要综合考虑。

(一) 概述

本项测验改编自连续加法任务(serial addition task),是通过视觉呈现方式对受试者瞬时记忆及注意力进行评估,受试者每隔固定时间会看到 1 至 9 中任意一个数字,把看到的最后两个数字相加求和,口头报告结果,施测者根据正确数计分[30,31]。1974 年 Gronwall 和 Sampson 最先采用听觉呈现的方式评估颅脑损伤患者信息处理速度,之后本项测验被应用于多发性硬化、颈髓损伤、慢性疲劳综合征、系统性红斑狼疮及抑郁症等人群的研究。该版本(PASAT-244)应用同样的一组伪随机数列,共含61个数字,分别间隔2.4秒、2.0秒、1.6秒及1.2秒播放4次给受试者听,受试者将听到的最后两个数字加和,施测者根据正确数计分。然而,很多研究发现原版PASAT具有较明显的练习效应,因此1982年Levin等将原版进行改良,每组50个数字,且数字顺序均不相同,分别间隔2.4秒、2.0秒、1.6秒及1.2秒共播放4次给受试者听,即PASAT-200版本。

国内于2002年起陆续有相关研究发表。2011年,刘晓加教授获得Stephen M.Rao的授权,对Rao氏PASAT进行翻译,并开展中文版Rao氏PASAT信度和效度研究。该版本仅采用2秒及3秒的时间间隔,向受试者播放1至9中的任意数字,共61个数字,受试者将听到的最后两个数字加和,口头报告结果,施测者记录正确个数。例如,受试者听到数列"3""6""2""9",则其应在听到"6"时报告"9"(6+3=9),在听到"2"时报告"8"(2+6=8),在听到"9"时报告"11"(9+2=11)。受试者必须在听到下一个数字之前报告当前最后两个数字相加求和的值,才能计入正确个数。

(二)评分方法

PASAT常用计分方法为每种时间间隔的正确反应数(单项分)或不同时间间隔的正确反应数总和(总分)。正确反应数越多,说明受试者认知功能越好。Rao氏PASAT的分数为0分最差,60分(单项分)或120分(总分)最佳。另一种计分方法为正确反应的平均用时,即测验的总时间除以正确反应数(由于PASAT的数字播放间隔时间固定,所以测验总时间不会随着受试者回答速度快慢发生变化),平均用时越短,说明受试者的认知功能越好。此种计分方法的优点在于不同数字个数的测验结果具有可比性。

其他的计分方法还包括正确率、正确反应时及失误数。正确率与前文提到的正确反应的平均用时类似,不同测验结果间也具有可比性,其计算方法为正确反应数除以数字间隔数(数字个数减1)再乘以100%;正确反应时区别于前文提到的正确反应的平均用时,该计分方法仅适用于计算机版的PASAT,计算机对受试者每次做出正确回答的反应时进行平均,得到正确反应时;而失误数主要包括遗漏数、错误反应数和延迟反应数。通过对上述项目的分析,综合评价受试者的测验结果。

除此之外,随着数字播放间隔时间的缩短,测验难度增加,有些受试者会采取"策略"降低难度,如将听到的两个数字相加求和,之后间隔一个数字,再次将新听到的两个数字相加求和。为避免这些"策略"使测验结果发生偏移,可使用另一种计分方法——连续正确反应数,即仅统计连续2个及以上出现的正确反应个数,此计分方法能够提高PASAT对认知损害检出的敏感性。

(三)操作要求

PASAT是一项以听觉命令为基础的测验,因此对受试者具有一定的听力要求。要求受试者处于一个安静、舒适的环境中,在充分告知测验要求并完成几轮模拟测验后,由受试者独立完成过程中的运算任务。测验过程中不允许为受试者提供纸、笔等记录工具。通常采用播放音频文件的方式,向受试者发放数字命令,从最长时间间隔的分测验开始播放,难度依次增加。在进行不同时间间隔的分测验过程中,不允许中途暂停播放,但分测验之间允许根据受试者情况安排休息时间。

由于该测验具有明显的练习效应,故仅第一次测验得分记录为受试者成绩。另外,由于不同疾病对该项测验的敏感性不同,不建议仅选择一个时间间隔的分测验进行评估。既往有研究报道,由于该测验具有天花板效应,故间隔时间太长或太短均会降低测验的敏感性。

(四)信度和效度

1. **信度** 既往对于 PASAT 的信度研究发现,其内部一致性信度系数在 0.90~0.96 之间,重测信度系数在 0.93~0.97 之间;3 秒间隔版的重测信度为 0.93~0.94,评分者间信度系数为 0.90。中文版 Rao 氏 PASAT 通过对健康成年人进行信度研究,其内部一致性信度(Cronbach's α=0.90)、重测信度(组内相关系数 ICC=0.84)、评分者间信度(ICC=0.999)均良好,短期内[(7±2)天]具有练习效应(Z=−3.30,p=0.001)。以上均说明 PASAT 具有较高的信度。

2. **效度** 既往研究对 PASAT 进行效度分析,将该测验与其他神经心理测验进行相关分析,以检验其结构效度。有研究在传导性失语患者中进行 PASAT 效度研究,发现 PASAT 与数字广度测验 - 顺背的相关系数为 0.72,与数字广度测验 - 倒背的相关系数为 0.52。

在健康受试者中开展的效度研究,发现 PASAT 与数字广度测验的相关系数在 0.48~0.54 之间,与简易精神状态检查的相关系数为 0.52,与符号数字转换测验的相关系数为 0.67,与连线测验 A 的相关系数为 −0.44,与连线测验 B 的相关系数为 −0.49,与斯特鲁普色词测验的相关系数为 −0.42,与中文版 Rey 听觉词语学习测验的相关系数为 0.48~0.58,与《韦克斯勒成人智力量表》相似性分测验的相关系数为 0.56,与时间前瞻记忆测验的相关系数为 0.36。因此,PASAT 任务的完成主要涉及执行功能、工作记忆、言语记忆、时间前瞻记忆及逻辑归纳推理能力[32,33]。

有研究将不同的神经心理量表进行因子分析,发现 PASAT 与初版《韦克斯勒记忆量表》中的精神控制及数字广度可归入注意力 / 信息处理因子中。

(五)临床应用

作为一项认知功能评价工具,不依赖视空间能力和肢体活动能力是 PASAT 的两大特有优点,尤其适用于罹患视力损害、肢体活动障碍的受试者。但由于该测验具有较明显的练习效应,且对受试者的运算能力有一定要求,故限制了其更广泛的应用。针对这两项缺陷,国外专家亦对该测验进行优化,例如使用随机数列,以减少练习效应;进行常模研究,对与测验结果相关的影响因素进行回归处理等[34,35]。

Diehr 等对 566 名健康受试者进行常模研究发现 PASAT-200 的分数与年龄、受教育年限及种族显著相关，因此在临床使用中需对上述三个变量进行回归。应用 PASAT-200（间隔时间：3.0 秒、2.4 秒、2.0 秒及 1.6 秒），首先将原始得分进行量表分换算，再根据换算公式得到 T 分，进一步查表得到评估结果[33]。刘晓加等亦对中文版 Rao 氏 PASAT 进行了相关性分析，仅发现其与受教育年限显著相关，但国内未对该评估进行常模研究。另外一些研究发现 PASAT 的得分受年龄、智商、受教育年限、运算能力、语言功能、情绪、疼痛以及受试者主观动机等因素的影响。

目前有研究将 PASAT 与脑影像及电生理技术相结合，探索生理、病理状态下工作记忆改变的潜在机制，发现其主要与前额叶（眶额叶）、中央前回、顶上回以及小脑密切相关，但由于 PASAT 并非单一考察注意力或工作记忆功能，而是涉及注意、记忆及执行等多种认知维度，因此会有较多的相关脑区激活[36]。

另外，由于 MCCB 原版中采用字母数字广度测验来评估受试者言语工作记忆，且中文版汉化后的接受度较差，故有研究提出用 PASAT 取代中文版中的字母数字广度测验，但该提议有待更多专家的共识意见。

（六）总结

PASAT 作为广泛应用的认知评估工具，具有耗时少、敏感性高等优点。此外，该测验对受试者的视空间能力及肢体活动能力没有要求，适合具有足够听觉、语言及运算能力的受试者。但该测验易受到年龄、受教育年限、情绪及主观动机等因素的影响[37]，并且目前尚无中国受试者的常模，因此临床使用时需谨慎分析测验结果。

（李　伟　李春波）

参 考 文 献

［1］ Wechsler D. Wechsler Memory Scale-Third Edition administration and scoring manual [M]. San Antonio: The psychological Corporation, 1997.

［2］ Wechsler D. A standardized memory scale for clinical use [J]. Journal of Psychology, 1945, 19, 87-95.

［3］ Kent P. The evolution of the Wechsler Memory Scale: A selective review [J]. Applied Neuropsychology: Adult, 2013, 20: 4, 277-291.

［4］ Wechsler D. WMS-R: Wechsler Memory Scale-Revised [M]. San Antonio: The psychological Corporation, 1987.

［5］ Lezak M D, Howieson D B, Loring D W, et al. Neuropsychological assessment [M]. 4th ed. New York: Oxford University Press, 2004.

［6］ Tulsky D, Zhu J J, Ledbetter M F. WAIS-Ⅲ-WMS-Ⅲ technical manual [M]. San Antonio: The psychological Corporation, 2002.

［7］ 于欣. MCCB 中国常模手册 [M]. 北京: 北京大学医学出版社, 2014.

［8］ Wiechmann A, Hall J R, O'Bryant S E. The utility of the spatial span in a clinical geriatric population [J]. Neuropsychol Dev Cogn B Aging Neuropsychol Cogn, 2011, 18 (1), 56-63.

［9］ Chey J, Lee J, Kim Y S, et al. Spatial working memory span, delayed response and executive function in schizophrenia [J]. Psychiatry Res, 2002, 110 (3), 259-271.

［10］Nuechterlein K H, Green M F, Kern R S et al. The MATRICS Consensus Cognitive Battery, part 1: test selection, reliability, and validity [J]. Am J Psychiatry, 2008, 165 (2), 203-213.

［11］Wilde N, Strauss E. Functional equivalence of WAIS-Ⅲ /WMS-Ⅲ digit and spatial span under forward and backward recall conditions [J]. Clin Neuropsychol, 2002, 16 (3), 322-330.

［12］Heaton R K, Cysique L A, Jin H, et al. Neurobehavioral Research Center Group. Neurobehavioral effects of human immunodeficiency virus infection among former plasma donors in rural China [J]. J Neurovirol, 2008, 14 (6), 536-549.

［13］Shi C, Kang L, Yao S Q, et al. The MATRICS Consensus Cognitive Battery (MCCB): Co-norming and standardization in China [J]. Schizophrenia Res, 2015, 169, 109-115.

［14］Wu J Q, Chen D C, Tan Y L, et al. Cognitive impairments in first-episode drug-naive and chronic medicated schizophrenia: MATRICS consensus cognitive battery in a Chinese Han population [J]. Psychiatry Res, 2016, 238, 196-202.

［15］Gold J M, Carpenter C, Randolph C, et al. Auditory working memory and Wisconsin Card Sorting Test performance in schizophrenia [J]. Arch Gen Psychiatry, 1997, 54 (2): 159-165.

［16］Lenzenweqer M F, Gold J M. Auditory working memory and verbal recall memory in schizotypy [J]. Schizophr Res, 2000, 42 (2): 101-110.

［17］Baddeley A. Working memory [J]. Science, 1992, 255 (5044): 556-569.

［18］Wechsler D. Wechsler Adult Intelligence Scale-Fourth Edition: Technical and interpretative manual [M]. San Antonio: Pearson Assessment, 2008.

［19］Crowe S F. Does the letter number sequencing task measure anything more than digit span [J]. Asse nemnt, 2000, 7 (2): 113-117.

［20］Egeland J. Measuring Working Memory With Digit Span and the Letter-Number Sequencing Subtests From the WAIS-IV: Too Low Manipulation Load and Risk for Underestimating Modality Effects [J]. Appl Neuropsychol Adult, 2015, 22 (6): 445-451.

［21］Nuechterlein K H, Green M F, Kern R S, et al. The MATRICS Consensus Cognitive Battery, part 1: test selection, reliability, and validity [J]. Am J Psychiatry, 2008, 165 (2): 203-213.

［22］Wechsler D, Chen Y H, Chen X Y. WAIS-Ⅲ Chinese version technical manual [M]. San Antonio: Psychological Corporation, 2002.

［23］Chan R C, Wang Y, Deng Y, et al. The development of a Chinese equivalence version of letter-number span test [J]. Clin Neuropsychol, 2008, 22 (1): 112-121.

［24］Miller M L, Luu H, Gaasedelen O, et al. Long-Term Cognitive and Psychological Functioning in Post-Electroconvulsive Therapy Patients [J]. J ECT, 2019, 35 (1): 27-34.

［25］Munoz Ladron de Guevara C, Fernandez-Serrano M J, Reyes Del Paso G A, et al. Executive function impairments in fibromyalgia syndrome: Relevance of clinical variables and body mass index [J]. PLoS One, 2018, 13 (4): e0196329.

［26］Kiep M, Spek A A. Executive functioning in men and women with an autism spectrum disorder [J]. Autism Res, 2017, 10 (5): 940-948.

［27］Chan R C, Xu T, Li H J, et al. Neurological abnormalities and neurocognitive functions in healthy elder people-a structural equation modeling analysis [J]. Behav Brain Funct, 2011, 10 (7): 32.

［28］Gronwall D, Sampson H. The psychological effects of concussion [M]. Auckland: Auckland University Press. 1974.

［29］Tombaugh T N. A comprehensive review of the Paced Auditory Serial Addition Test (PASAT)[J].

Archives of Clinical Neuropsychology the Official Journal of the National Academy of Neuropsychologists, 2006, 21 (1): 0-76.

［30］RostiOtajärvi, E, Hämäläinen, P, Koivisto K, et al. The reliability of the MSFC and its components [J]. Acta Neurologica Scandinavica, 2010, 117 (6): 421-427.

［31］Larrabee G J, Trahan D E, Curtiss G. Construct validity of the continuous visual memory test [J]. Archives of Clinical Neuropsychology, 1992, 7 (5): 395-405.

［32］王荔, 刘晓加, 陈东, 等. 中文版- 听觉连续加法测试的信度效度检验及其相关因素研究 [J]. 中华行为医学与脑科学杂志, 2011, 20 (2): 186-189.

［33］Diehr M C, Heaton R K, Miller W, et al. The Paced Auditory Serial Addition Task (PASAT): Norms For Age, Education, And Ethnicity [J]. Assessment, 1998, 5 (4): 375-387.

［34］Chan, Raymond C K. Attention Deficits in Patients with Persisting Postconcussive Complaints: A General Deficit or Specific Component Deficit？[J]. Journal of Clinical and Experimental Neuropsychology (Neuropsychology, Development and Cognition: Section A), 2002, 24 (8): 1081-1093.

［35］Rao S M, Leo G J, Bernardin L, et al. Cognitive dysfunction in multiple sclerosis. I. Frequency, patterns, and prediction [J]. Neurology, 1991, 41, 685-691.

［36］Sherman E M S, Strauss E, Spellacy F. Validity of the paced auditory serial addition test (PASAT) in adults referred for neuropsychological assessment after head injury [J]. The Clinical Neuropsychologist, 1997, 11 (1): 34-45.

［37］Jr H D, Wingenfeld S A. The subjective experience of PASAT testing. Does the PASAT induce negative mood？[J]. Archives of Clinical Neuropsychology the Official Journal of the National Academy of Neuropsychologists, 1999, 14 (3): 273-284.

第三节　计划与问题解决

一、伦敦塔测验

伦敦塔测验（tower of London, TOL）是用于评估执行功能特别是计划能力的神经心理学测验, 由 Shallice 于 1982 年基于经典的问题解决任务——汉诺塔任务（tower of Hanoi）发展而成[1], 适用于健康人、脑损伤与各种精神疾病患者。

（一）概述

Shallice[1]认为虽然汉诺塔任务适合用来考察问题解决策略, 但不能很好地变化难度, 所以他在汉诺塔任务的基础上发展了伦敦塔测验。与汉诺塔任务之间的区别在于: 三根柱子的长度不一样; 珠子没有大小之分, 而是分不同的颜色; 初始状态和目标状态是多样化的; 最初的版本中包含 3 个珠子。Shallice 把从初始状态到目标状态所需要的最少步数作为难度指标。该测验最初目的是用来测量额叶损伤患者的计划能力, 现被用来测量不同年龄人群及各种神经精神疾病患者的执行功能与计划能力。

自 Shallice 发展了这个任务之后, 有研究者将它做成测验的形式, 如 Culbertson 和 Zilmer[2,3]进行一些改编后将其发展成为一个独立的测验"tower of London—Drexel (TOL^DX)"; Kaller 等[4]发展了电脑版伦敦塔测验（tower of London-Freiburg version,

TOL-F）。TOL 也被收录在其他成套测验中，如 Delis-Kaplan 执行功能系统（D-KEFS）[5]中的"tower test"，简短精神分裂症认知评估（BACS）[6]中的"tower of London"，剑桥自动化成套神经心理测验（CANTAB）[7]中的剑桥袜（stockings of Cambridge，SOC）任务，被广泛应用于不同人群的测量。由于伦敦塔测验是用于测量患者的计划等能力的损伤，在正常人中进行测量比较简单，所以 Ward 和 Allport[8]也发展了 4 个珠子和 5 个珠子的版本，要达到目标状态的步数增多，难度增加，在这些版本中，3 根柱子的长度相同。

该测验目前没有官方中文版，但包含了该测验的简短精神分裂症认知评估已有中文修订版[9]，国内也有研究者根据规则自行编写计算机程序施测，如武汉大学王惠玲教授团队根据 Richard Kefee 博士提供的 TOL 手册编制的电子版 TOL 测验[10]。

本测验适用范围广泛，7~80 岁受试者均适用。TOL^{DX} 分为儿童版和成人版，儿童版测验中从更为简单的问题开始。该测验也适用于不同的疾病，如脑创伤、注意缺陷多动障碍、孤独症、精神分裂症、抑郁症、轻度认知损害、老年痴呆等。

（二）评分方法

不同版本的测验略有不同，如有的版本包含 10 个问题，有的版本包含 20 个问题；有的版本每个问题限时 1 分钟，有的版本限时 2 分钟。不同版本的计分方法和指标也略有不同，主要指标包括总正确数、总步数、总计划时间、总执行时间[11,12]。

总正确数：在规定时间内正确使用最少步骤解决的问题个数；总步数：受试者完成每个问题的实际步数减去最少所需步数的和，表示受试者在完成所有问题时的无效步数；总计划时间：呈现问题和受试者开始走第一步之间的时间之和；总执行时间：受试者开始走第一步到完成该问题所需时间之和。

（三）操作要求

该测验可由心理学工作者或受过培训的医护人员施测，一般进行面对面施测。测验耗时约 15 分钟。测验过程中，受试者理解任务要求后，先进行 2 个练习问题，然后进行 10 个正式测验（正式测验的最少完成步数为 3~7 步）。一般情况下，如果出现连续 3 次没有正确解决的情况可以停止测验。包含 TOL 的成套测验均可以通过商业途径获取。

（四）信度和效度

1. 信度 较早的研究发现，TOL 的内部一致性信度为 0.25，分半信度为 0.19[13]，这可能是由于任务的难度不仅和达到目标状态所需的最少步数相关，还和其他因素相关，如目标层次、搜索深度（search depth，即第一个珠子移动到目标位置所需的步数）等[14]。当设计问题控制了这些因素，让任务难度只与最少步数相关时，分半信度和内部一致性信度分别为 0.72 和 0.69[14]。Kostering 等[15]考察了 TOL-F 的信度和效度，在健康受试者、卒中患者、帕金森病患者及轻度认知损害患者中，内部一致性信度均在 0.70 以上，说明具有较好的信度。崔界峰等[9]把简短精神分裂症认知评估（BACS）修订为中文版，并在精神分裂症中进行了信度和效度检验，伦敦塔测验是其中的一个，结果发现伦敦塔测验具有较好的重测信度(间隔 4 周组内相关系数 ICC=0.73)与复本信度(r=0.57)。

2. **效度**　Donders 等[11]在青少年脑创伤患者中考察了 TOL^{DX} 的适用性,发现使用测验的相关指标对患者和健康对照进行分类,可以达到 69.77% 的正确率,敏感性为 72.09%,特异性为 67.44%。Kostering 等[15]考察了 TOL-F 的效度,卒中患者、帕金森综合征患者及轻度认知损害患者与年龄、性别、受教育程度匹配的健康受试者相比,病例组受试者均存在计划准确性受损,该指标能明确地区分健康受试者和患者,提示其具有较好的同时效度(concurrent validity)。崔界峰等[9]发现伦敦塔测验与瑞文推理测验(r=0.47)、威斯康星卡片分类测验(r=-0.19~0.42)等具有显著相关性,说明其具有较好的效标关联效度。

(五)临床 / 研究应用

1. **国外应用**　有研究者使用正电子断层扫描或功能磁共振对执行伦敦塔测验时的神经机制进行了考察[16-19],发现受试者执行该任务时背外侧前额叶、扣带回、前运动区、顶叶等脑区激活,这些脑区和视空间工作记忆的脑区有部分重叠,说明需要视空间工作记忆的参与;鼻侧前额叶激活与任务难度相关。

研究者也在不同年龄的受试者中进行了测试,如 Albert 和 Steinberg[20]对 10~30 岁的受试者进行了考察,发现面对较难的问题时受试者的表现随年龄(10~20 岁)增加越来越好,对较难问题的表现受到工作记忆和冲动控制的调节,成年以后的表现主要受冲动控制的影响。Zook 等[21]在老年人中进行了考察,发现老年人表现差于年轻人,在老年人中伦敦塔测验成绩与瑞文推理测验显著相关。

该测验也应用于不同的临床群体。Luciana[22]对 CANTAB 的使用进行回顾,发现早产儿童、孤独症儿童在伦敦塔测验中的表现均存在缺损。Joyce 等[23]在首发精神分裂症患者中使用伦敦塔测验考察患者的计划能力,发现患者使用最优方法解决问题的比例显著低于健康对照,在移动珠子前的思考时间短于健康对照,两者在健康对照组中显著相关,而在患者中相关性不显著,说明患者的计划能力存在缺损。Hughes 等[24]发现精神分裂症患者进行伦敦塔测验时,计划时间与健康受试者差异无显著统计学意义,但执行时间显著长于对照组,说明做任务时比较冲动;在 6 个月进行追踪测量时,患者的表现与基线差异无显著统计学意义,说明缺损持续稳定存在。

Veale 等[25]发现强迫症患者在走错一步之后需要花更长的时间来思考替代策略,这个困难可能是由于更多的检查所导致的。Purcell 等[26]发现强迫症患者需要更长的计划时间。Rainville 等[27]对阿尔茨海默病患者进行了测量,发现患者和健康对照相比存在缺损,在困难的任务中缺损更严重,违反规则也是患者的一个重要特征。

Sullivan[28]对汉诺塔任务和伦敦塔测验的使用情况进行了回顾,对各种患者中的缺损进行了 meta 分析,发现伦敦塔测验的缺损程度更严重(包括手工版和电脑版),在神经退行性疾病、精神病、焦虑障碍、情感障碍患者中的效应值均大于 1,注意缺陷多动障碍的效应值为 0.44,说明计划能力是不同疾病中普遍存在的高级认知功能。

2. 国内应用 该测验在国内也有一些研究应用。Zhu 等[29]使用近红外技术对首发精神分裂症患者执行伦敦塔测验时的脑活动进行了考察,发现患者伦敦塔测验表现缺损,且执行任务时左侧前额叶活动降低。刘琳琳等[10]发现精神分裂症患者伦敦塔测验的表现与阴性症状、认知缺损存在相关。

也有研究对神经退行性疾病进行了考察,如魏文石等[30]对早期特发帕金森病患者的认知功能进行了考察,发现患者在伦敦塔测验等存在缺损,说明可能与额叶纹状体多巴胺环路中的递质紊乱有关。李澎等[31]对轻度认知损害与非痴呆血管性认知损害患者进行了测验,发现两组患者在需要两步、四步、五步完成的任务所需的时间均比对照组长,患者在四步、五步完成的任务中计划时间较短,破坏规则次数较多。

台湾学者 Chang 等[32]考察了急性有氧运动对计划能力的影响,发现 30 分钟的有氧运动能够提高计划和问题解决能力(总步数降低、总正确数升高),但对规则遵守和速度没有影响。

伦敦塔测验虽然在国内有一些应用,但目前还没有国内常模。

(六) 总结

伦敦塔测验作为一个常用的计划能力测验,具有较好的信度和效度,操作简便,并有手工和电脑版等不同的版本,可根据需要选用,所需时间约 15 分钟,在国内也有一定的使用。该测验以操作为主,对语言能力要求不高,可以作为评估认知发展及临床患者计划能力的工具。

(王 亚)

二、神经心理评估成套测验:迷宫

神经心理评估成套测验(neuropsychological assessment battery,NAB):迷宫(mazes)是由美国神经科学家 White 和心理学家 Stern 于 2003 年编制出版[33],主要用于评估受试者的预见、计划和冲动控制能力,测试受试者额叶的规划和组织功能。本测验是 NAB 执行功能模块的一部分,亦可单独用作评估。

(一) 概述

NAB 迷宫和所有的迷宫测验一样,旨在测验大脑的高级功能——计划和预见,同时包括冲动的控制,也评估推理和问题解决的能力。NAB 迷宫由 7 个分迷宫组成,每个迷宫的难度逐渐增加。适用于 18~97 岁的人群,测验工具简单,仅由纸、笔以及秒表组成,整个测验时间为 25 分钟左右。

(二) 评分方法

采用记分制,以下情况记为 0 分:在规定的时间内未按照要求完成;或完成了迷宫但超出了规定的时间;此外,如有受试者中途放弃,同样记为 0 分,连续 3 个 0 分则自动终止。如果受试者在规定的时间内成功完成迷宫,记下完成的时间,按照该迷宫完成的时间圈选出恰当的得分,将条目分相加得到迷宫粗分。

（三）操作要求

该测验简单易行,医疗或非医疗专业人员简单培训后严格按照指导语完成即可,整个测验操作时间约为 25 分钟,操作工具为纸、笔和秒表。受试者在接受测试过程中,注意每个迷宫开始的位置有变化,笔离开纸面、直接跨线到达终点均不被允许,也不允许旋转迷宫方向,当进入死胡同后可指示按原路返回并在规定时间内成功完成任务同样按规定记分。

（四）信度和效度

1. **信度**　NAB 的心理测量操作手册报道了 NAB 迷宫的重测信度,White 和 Stern[33] 分别重测 95 例和 100 例健康成年人,间隔时间分别为(193 ± 20)天和(25 ± 6)天,重测信度系数分别为 0.55 和 0.95。MATRICS 共识认知成套测验(MCCB)中国常模手册[34] 同样选择 NAB 中的迷宫作为推理和问题解决领域,分别选取 186 名正常人和 188 例精神分裂症患者,1 个月后进行重测,重测信度均为 0.84,重测相关性良好,说明该测验具有跨时间的稳定性。

2. **效度**　NAB 迷宫的实证效度较好,MCCB 中国常模手册中[34],采用两组独立样本 t 检验比较 655 名正常人与 230 名精神分裂症患者,所得效应值为 0.62,统计学上通常认为 0.5 左右为中等效应值,0.8 以上为高效应[35]。Aina Holmen 等将 NAB 迷宫用于比较 31 名 12~18 岁的早发精神分裂症患者和 66 名同龄健康对照的推理和问题解决能力,结果显示,即使在未成年的精神分裂症患者中,NAB 迷宫同样具有较高的实证效度,效应值为 0.93[36]。

（五）临床应用

1. **国外应用**　从目前发表的研究来看,NAB 迷宫很少用于独立测验,作为 NAB 成套测验中的一部分,通常与其他测验条目一起测定痴呆、创伤性脑损伤、阿尔茨海默病等神经系统疾病患者的脑功能,以及成人注意缺陷多动障碍[33]。NAB 迷宫同时是 MCCB 的一部分,可用于精神分裂症的研究。以下是 NAB 迷宫作为独立测验的临床应用:

(1)精神分裂症:有研究[36]将 NAB 迷宫、斯特鲁普色词测验和威斯康星卡片分类测验(WCST)用于检测精神分裂症患者的推理和问题解决能力,结果显示 NAB 迷宫可以很好地反映患者受损的认知功能,仅次于斯特鲁普色词测验,优于 WCST。

(2)颅脑损伤:虽然此研究[37]中迷宫是作为 NAB 的一部分用于 54 例中 - 重度颅脑损伤患者的脑功能检测,但结果显示在 NAB 所有分测验中,迷宫较其他分测验可以更好地反映患者脑功能受损程度与脑损伤程度的相关性,相关系数为 −0.57,建议可尝试将 NAB 迷宫单独用于颅脑损伤的脑功能测定。

(3)痴呆:痴呆症的患病率随着人均寿命的延长而迅速增加。据估计,全世界有 4 680 万痴呆症患者,且每年新诊断出 990 万例[38],NAB 迷宫作为 NAB 测验中的一部分,可用于评估药物[39]或非药物干预[40]对提升轻中度痴呆患者认知功能的疗效。

（4）安全驾驶能力判定：NAB 迷宫可作为检测有轻微认知功能缺陷的老年人是否具有安全驾驶能力的认知评定工具[41]。有研究[42]将 NAB 用于 77 例年龄为（67.8±18.4）岁、罹患各种可能导致轻微认知损害的受试者，结果显示迷宫可以很好地预测受试者是否具有正常的驾驶能力。

2. 国内应用 在国内的文献报道中，没有研究单独用 NAB 迷宫来检测认知功能，而是将 NAB 迷宫作为 MCCB 的组成部分用于精神分裂症[43]和双相情感障碍[44]的认知功能研究。也有研究将 MCCB 超适应证用于抑郁发作期[45]、疑病症[46]、广泛性焦虑症[47]、神经性厌食[48]、卒中后抑郁患者[49]，以及中年原发性高血压患者[50]认知功能障碍的检测。上述非精神分裂症患者的研究并未进行信度和效度检验，故 NAB 迷宫在这几类人群中的应用有待进一步验证。

（六）总结

NAB 迷宫主要检测受试者额叶的规划和组织功能，作为 NAB 的分测验很少用于独立测试。该测验已有中国成人常模，除有研究报道可用于精神分裂症、颅脑损伤和预测是否具备安全驾驶能力外，其余适应证尚有待于证实。

（刘 芳 石 川）

参 考 文 献

［1］Shallice T. Specific impairments of planning [J]. Philos Trans R Soc Lond B Biol Sci, 1982, 298 (1089): 199-209.

［2］Culbertson W C, Zillmer E A. Tower of London—Drexel University, second edition (TOLDX)[M]. Toronto, Canada: Multi-Health Systems, 2005.

［3］Culbertson W C, Zillmer E A. Tower of London Drexel University (TOLDX). Technical manual [M]. Toronto, ON: Multi-Health Systems Inc, 2001.

［4］Kaller C P, Unterrainer J M, Kaiser S, et al. Tower of London-Freiburg Version [M]. Schuhfried: Mödling, 2012.

［5］Delis D C, Kaplan E, Kramer J H. Delis-Kaplan Executive Function SystemA™ (D-KEFS™) [M]. New York: Pearson, 2001.

［6］Keefe R S E, Goldberg T E, Harvey P D, et al. The Brief Assessment of Cognition in Schizophrenia: reliability, sensitivity, and comparison with a standard neurocognitive battery [J]. Schizophr Res, 2004, 68 (2-3): 283-297.

［7］Ozonoff S, Cook I, Coon H, et al. Performance on Cambridge Neuropsychological Test Automated Battery subtests sensitive to frontal lobe function in people with autistic disorder: evidence from the Collaborative Programs of Excellence in Autism network [J]. J Autism Dev Disord, 2004, 34 (2): 139-150.

［8］Ward G, Allport A. Planning and problem solving using the five disc Tower of London task [J]. The Quarterly Journal of Experimental Psychology Section A, 1997, 50 (1): 49-78.

［9］崔界峰, 邹义壮, 李玥, 等. 简明精神分裂症认知评估测验的临床信效度 [J]. 中国心理卫生杂志, 2009, 23 (3): 183-187.

［10］刘琳琳, 王惠玲, 王熇生, 等. 伦敦塔任务下精神分裂症执行功能与精神症状的关系 [J]. 武汉大学

学报 (医学版), 2012, 33 (1): 66-69.

[11] Donders J, Larsen T. Clinical utility of the Tower of London—Drexel University,(TOLDX) after adolescent traumatic brain injury [J]. Dev Neuropsychol, 2012, 37 (4): 333-342.

[12] Peña-Casanova J, Quiñones-beda S, Gramunt-Fombuena N, et al. Spanish Multicenter Normative Studies (NEURONORMA Project): norms for the Stroop color-word interference test and the Tower of London-Drexel [J]. Arch Clin Neuropsychol, 2009, 24 (4): 413-429.

[13] Humes G E, Welsh M C, Retzlaff P, et al. Towers of Hanoi and London: Reliability and validity of two executive function tasks [J]. Assessment, 1997, 4 (3): 249-257.

[14] Kaller C P, Unterrainer J M, Stahl C. Assessing planning ability with the Tower of London task: Psychometric properties of a structurally balanced problem set [J]. Psychol Assess, 2012, 24 (1): 46-53.

[15] Köstering L, Schmidt C S M, Egger K, et al. Assessment of planning performance in clinical samples: Reliability and validity of the Tower of London task (TOL-F)[J]. Neuropsychologia, 2015, 75: 646-655.

[16] Baker S C, Rogers R D, Owen A M, et al. Neural systems engaged by planning: a PET study of the Tower of London task [J]. Neuropsychologia, 1996, 34 (6): 515-526.

[17] Beauchamp M H, Dagher A, Aston J D, et al. Dynamic functional changes associated with cognitive skill learning of an adapted version of the Tower of London task [J]. Neuroimage, 2003, 20 (3): 1649-1660.

[18] Lazeron R H C, Rombouts SaRB, Machielsen W C M, et al. Visualizing brain activation during planning: the tower of London test adapted for functional MR imaging [J]. Am J Neuroradiol, 2000, 21 (8): 1407-1414.

[19] Wagner G, Koch K, Reichenbach J R, et al. The special involvement of the rostrolateral prefrontal cortex in planning abilities: an event-related fMRI study with the Tower of London paradigm [J]. Neuropsychologia, 2006, 44 (12): 2337-2347.

[20] Albert D, Steinberg L. Age differences in strategic planning as indexed by the Tower of London [J]. Child Dev, 2011, 82 (5): 1501-1517.

[21] Zook N, Welsh M C, Ewing V. Performance of healthy, older adults on the Tower of London Revised: Associations with verbal and nonverbal abilities [J]. Aging Neuropsychol Cogn, 2006, 13 (1): 1-19.

[22] Luciana M. Practitioner review: computerized assessment of neuropsychological function in children: clinical and research applications of the Cambridge Neuropsychological Testing Automated Battery (CANTAB)[J]. J Child Psychol Psychiatry, 2003, 44 (5): 649-663.

[23] Joyce E, Hutton S M, Mutsatsa S, et al. Executive dysfunction in first-episode schizophrenia and relationship to duration of untreated psychosis: the West London Study [J]. Br J Psychiatry, 2002, 181 (S43): s38-s44.

[24] Hughes C, Kumari V, Soni W, et al. Longitudinal study of symptoms and cognitive function in chronic schizophrenia [J]. Schizophr Res, 2003, 59 (2-3): 137-146.

[25] Veale D M, Sahakian B J, Owen A M, et al. Specific cognitive deficits in tests sensitive to frontal lobe dysfunction in obsessive–compulsive disorder [J]. Psychol Med, 1996, 26 (6): 1261-1269.

[26] Purcell R, Maruff P, Kyrios M, et al. Cognitive deficits in obsessive–compulsive disorder on tests of frontal–striatal function [J]. Biol Psychiatry, 1998, 43 (5): 348-357.

[27] Rainville C, Amieva H, Lafont S, et al. Executive function deficits in patients with dementia

of the Alzheimer's type A study with a Tower of London task [J]. Arch Clin Neuropsychol, 2002, 17 (6): 513-530.

[28] Sullivan J R, Riccio C A, Castillo C L. Concurrent validity of the tower tasks as measures of executive function in adults: a meta-analysis [J]. Applied Neuropsychology, 2009, 16 (1): 62-75.

[29] Zhu Y, Liu X, Wang H, et al. Reduced prefrontal activation during Tower of London in first-episode schizophrenia: a multi-channel near-infrared spectroscopy study [J]. Neurosci Lett, 2010, 478 (3): 136-140.

[30] 魏文石, 张霞萍, 丁萍. 早期特发性帕金森病患者认知功能障碍观察 [J]. 老年医学与保健, 2006, 12 (4): 229-231.

[31] 李澎, 黄流清, 赵忠新, 等. 伦敦塔测试对轻度认知障碍与血管性认知障碍非痴呆型患者的诊断作用 [J]. 中国老年学杂志, 2010, 30: 443-445.

[32] Chang Y K, Tsai C L, Hung T M, et al. Effects of acute exercise on executive function: a study with a Tower of London Task [J]. Journal of Sport and Exercise Psychology, 2011, 33 (6): 847-865.

[33] Stern R A, White T. Neuropsychological Assessment Battery//Psychological Assessment Resources [M]. Lutz FL. 2003.

[34] 于欣, 姚树桥, 石川, 等. MCCB 中国常模手册 [M]. 中国北京: 北京大学医学出版社, 2014.

[35] Cohen J. Statistical Power Analysis for the Behavioral Sciences [M]. Hillsdale, NJ: Lawrence Erlbaum Associates, 1988.

[36] Holmen A, Juuhl-Langseth M, Thormodsen R, et al. Executive function tests in early-onset psychosis: which one to choose? [J]. Scand J Psychol, 2012, 53 (3): 200-205.

[37] Donders J, Levitt T. Criterion validity of the neuropsychological assessment battery after traumatic brain injury [J]. Arch Clin Neuropsychol, 2012, 27 (4): 440-445.

[38] Strom B S, Ytrehus S, Grov E K. Sensory stimulation for persons with dementia: a review of the literature [J]. J Clin Nurs, 2016, 25 (13-14): 1805-1834.

[39] Conti E, Tremolizzo L, Santarone M E, et al. Donepezil modulates the endogenous immune response: implications for Alzheimer's disease [J]. Hum Psychopharmacol, 2016, 31 (4): 296-303.

[40] Satoh M, Ogawa J I, Tokita T, et al. Physical Exercise with Music Maintains Activities of Daily Living in Patients with Dementia: Mihama-Kiho Project Part 21 [J]. Journal of Alzheimer's Disease, 2017, 57 (1): 85-96.

[41] Silva M T, Laks J, Engelhardt E. Neuropsychological tests and driving in dementia: a review of the recent literature [J]. Rev Assoc Med Bras, 2009, 55 (4): 484-488.

[42] Niewoehner P M, Henderson R R, Dalchow J, et al. Predicting road test performance in adults with cognitive or visual impairment referred to a Veterans Affairs Medical Center driving clinic [J]. J Am Geriatr Soc, 2012, 60 (11): 2070-2074.

[43] 邹义壮, 崔界峰, 王健, 等. 精神分裂症认知功能成套测验中文版临床信度及效度的研究 [J]. 中华精神科杂志, 2009, 42 (1): 29-33.

[44] 李涛. 精神分裂症和双相情感障碍患者的认知功能对比分析 [J]. 医学新知杂志, 2019, 29 (z1): 17-19.

[45] 李志营, 高慧敏, 朱玥, 等. 双相 I 型障碍缓解期患者与抑郁发作期患者的神经认知功能 [J]. 中国心理卫生杂志, 2014, 28 (5): 332-338.

[46] 张晨琳, 劳成明, 段金凤, 等. 疑病症的临床及认知功能特点研究 [J]. 中国现代医生, 2018, 56 (5): 86-89.

[47] 伍华林, 陈家强, 徐彩霞, 等. 青年期广泛性焦虑障碍患者认知功能缺陷分析及其与相关激素水平

的关系 [J]. 国际检验医学杂志, 2019, 40 (18): 2227-2229, 2233.

［48］徐莎, 张丽, 李雪艳. 探究神经性厌食症患者的认知功能 [J]. 中国保健营养, 2019, 29 (9): 132.

［49］韦有芳, 夏传红. 艾地苯醌合并度洛西汀对脑卒中后抑郁患者抑郁症状、认知功能和生活质量疗效研究 [J]. 精神医学杂志, 2017, 30 (6): 434-437.

［50］李钦云, 卞清涛, 邹义壮, 等. 未有效治疗的中年原发性高血压患者认知功能研究 [J]. 中华行为医学与脑科学杂志, 2009, 18 (8): 701-703.

第十章 运 动 评 估

沟槽钉板测验

沟槽钉板测验(grooved pegboard test,GPT)研制于 1963 年[1],后作为分测验于 1980 年和 1992 年分别被纳入 Wisconsin 成套神经心理学测验[2]和重复认知 - 感知 - 运动成套测验中。

一、概述

GPT 用于测试手 - 眼与运动速度的协调一致性,对受试者感觉和运动功能的整合以及运动加工过程的要求比握拳和敲击手指等简单运动更高,因此该测验对受试者神经运动速度较以上简单运动更为敏感。

GPT 的测验装置为一盒子,盒子表面是一方形金属面(10.1cm × 10.1cm),金属面由 5 × 5 个钥匙孔形状的孔组成,每个孔突出的方向不一。该项测验要求受试者从 5 × 5 矩阵孔上方的凹槽中拾取钥匙形状的钉子(直径 3mm),每个钉子的形状相同,每次仅拾取 1 枚钉子,从左到右、从上到下尽可能快地将钉子插入孔中。由于每个类似钥匙孔的突出方向不一,受试者必须旋转他们手中的钉子到位(通常在指尖和拇指之间),以便钉子与孔的方向对齐,从而正确地插入。施测者通常指导受试者从利手开始,然后测试非利手,有时同时测试双手。

最早的测验仅记录将钉子插入孔中的时间以评估神经运动的功能,2005 年,Bryden 和 Roy[3]增加了一项移除任务,要求受试者在完整地插入钉子后,尽快将钉子从孔中取出并将其放回容器中。Bryden 和 Roy[3]认为移除钉子的任务较放置钉子能更好地反映受试者的神经运动功能,因为放置钉子的任务除了测试受试者的神经运动功能外,还受到受试者视觉功能的影响。

二、评分方法

以标准化方式完成时间的秒数来反映受试者的运动神经功能,所需时间越短,说明受试者的运动神经功能越好。同时记录操作过程中钉子掉落的次数,以及在规定时间内完成的钉子数(通常规定时间内都能完成 25 个钉子的插入);再由量表分转换为相应的得分,所花时间越少,相应的得分越高,测验主要以利手、非利手或双手的完成时间来反映受试者的运动神经功能。

三、操作要求

该测验对施测者的要求简单,经简单培训对指导语熟练后即可施测。操作时间限制为 300 秒,超时则停止测验,记录受试者在规定时间里插入的钉子数目。该测验的介绍以及具体操作方式在 Lafayette 的网络平台以及 Wisconsin 成套神经心理学测验和重复认知 - 感知 - 运动成套测验中均有介绍。

四、信度和效度

(一)信度

Ruff 和 Parker[4]对 360 名年龄跨度从 16~70 岁的健康志愿者中的 30% 进行了重测,重测间隔期为 6 个月,结果显示 GPT 的重测信度系数理想,利手重测的相关系数是 0.72,非利手则为 0.74。Schmidt 报道 GPT 放置测试存在练习效应,而且练习效应与受试者的性别及是否利手无关。移除任务也有练习效应,左利手的男性甚至可以从之前的反手训练中获益[3]。在国内,于欣[5]等人对 186 名正常人及 188 名精神分裂症患者在 4~8 周后进行了重测,结果显示正常组的利手和非利手重测信度组内相关系数分别为 0.85、0.87,精神分裂症患者利手和非利手的组内相关系数分别为 0.92 和 0.89,提示该测验在中国常模样本和精神分裂症人群中的稳定性均较好。

(二)效度

Ashendorf[6]在 307 名社区居住的 55~74 岁健康老年人中探讨了运动测验与认知之间的关系,结果显示,与手指敲击测验相比,沟槽钉板测验与更多的认知领域(记忆、处理速度、执行功能和空间组织)有更强的关联。表明在认知评估中,GPT 比手指敲击测验具有更好的效标效度。在国内,于欣[5]等人将 230 例正常人与 229 例精神分裂症患者进行比较,正常人与精神分裂症患者利手得分的均数 ± 标准差分别为 50 ± 10.00 和 36.89 ± 10.89,Cohen's d 值为 1.28,两组的非利手则为 50.01 ± 10.01 和 36.97 ± 10.01,Cohen's d 值亦为 1.28,提示沟槽钉板用于精神分裂症患者有良好的实证效度。

五、临床应用

(一)国外应用

1. 帕金森病 Bohnen等[7]的研究发现GPT可作为帕金森病患者黑质纹状体失神经的有效生物标志物,且主要反映临床上受影响最小的肢体和失神经支配最少的纹状体之间的关系。Sage[8]等将GPT用于评估帕金森病临床运动症状的严重程度,结果显示GPT可以反映帕金森病早期患侧肢体的受损严重程度。

2. 预测利手 Brown[9]等人比较了诸多运动能力测验以预测利手,结果发现与Waterloo利手问卷、Wathand箱测验、手指敲击、握拳测验和Annett Pegboard相比较,GPT检测与Wathand箱测验同为检测利手最灵敏的测验。

3. 偏侧化损伤 GPT可用于检测中枢神经系统疾病的偏侧化损伤。国外有研究表明,GPT用于检测帕金森病[10]、癫痫[11]、卒中[12]等疾病的偏侧化损伤,较为灵敏。

(二)国内应用

1. 精神分裂症 GPT明确可用于测试精神分裂症患者的精细运动,如前所述,于欣[5]等人将GPT用于精神分裂症,发现患者的利手和非利手均显示出良好的重测信度和实证效度。

2. 双相 I 型障碍 有研究[13]将GPT用于双相 I 型障碍缓解期(29例)、抑郁发作期(30例)患者和健康对照(27例),探索两组患者在精细运动中的差异,结果显示,双相 I 型障碍缓解期患者GPT非利手测验结果优于抑郁发作期患者,两组患者均显著差于健康对照,但因纳入的研究例数过少,GPT用于双相 I 型精细运动的测评尚需更多的研究。

3. 其他 林鄞[14]将GPT用于检测精神分裂症和双相障碍患者的偏侧化损伤。结果表明在GPT的测验数据中双相障碍患者的偏侧化损伤重于精神分裂症患者和健康人群。

六、总结

GPT是一个用于测试精细运动灵巧度的测验,同时也和其他测验组合用于检测大脑的偏侧化损伤(如卒中、缺血性脑损伤、癫痫、帕金森病)。国外将此测验用于预测利手,国内主要将其用于测试精神分裂症患者的精细运动功能。总体而言,该项测验简单易行,信度和效度良好。

(刘 芳 石 川)

参 考 文 献

[1] KLOVE H. Clinical neuropsychology [J]. The medical clinics of North America, 1963, 47 (6): 1647-1658.

[2] HARLEY J P, LEUTHOLD C A, MATTHEWS C G, et al. Wisconsin neuropsychological test battery T-score norms for older veterans administration medical center patients [M]. Madison, WI: Depart-

ment of Neurology, University of Wisconsin Medical School, 1980.

[3] BRYDEN P J, ROY E A. A new method of administering the Grooved Pegboard Test: performance as a function of handedness and sex [J]. Brain Cogn, 2005, 58 (3): 258-268.

[4] RUFF R M, PARKER S B. Gender-and age-specific changes in motor speed and eye-hand coordination in adults: normative values for the Finger Tapping and Grooved Pegboard Tests [J]. Percept Mot Skills, 1993, 76 (3 Pt 2): 1219-1230.

[5] 于欣, 姚树桥, 石川, 等. MCCB 中国常模手册 [M]. 北京: 北京大学医学出版社, 2014.

[6] ASHENDORF L, VANDERSLICE-BARR J L, MCCAFFREY R J. Motor tests and cognition in healthy older adults [J]. Appl Neuropsychol, 2009, 16 (3): 171-176.

[7] BOHNEN N I, KUWABARA H, CONSTANTINE G M, et al. Grooved pegboard test as a biomarker of nigrostriatal denervation in Parkinson's disease [J]. Neurosci Lett, 2007, 424 (3): 185-189.

[8] SAGE M D, BRYDEN P J, ROY E A, et al. The relationship between the grooved pegboard test and clinical motor symptom evaluation across the spectrum of Parkinson's disease severity [J]. J Parkinsons Dis, 2012, 2 (3): 207-213.

[9] BROWN S G, ROY E A, ROHR L E, et al. Preference and performance measures of handedness [J]. Brain Cogn, 2004, 55 (2): 283-285.

[10] ELLINGSEN D G, SHVARTSMAN G, BAST-PETTERSEN R, et al. Neurobehavioral performance of patients diagnosed with manganism and idiopathic Parkinson disease [J]. Int Arch Occup Environ Health, 2019, 92 (3): 383-394.

[11] LANCMAN G, VAZQUEZ-CASALS G A, PERRINE K, et al. Predictive value of Spanish neuropsychological testing for laterality in patients with epilepsy [J]. Epilepsy Behav, 2012, 23 (2): 142-145.

[12] MAENZA C, GOOD D C, WINSTEIN C J, et al. Functional Deficits in the Less-Impaired Arm of Stroke Survivors Depend on Hemisphere of Damage and Extent of Paretic Arm Impairment [J]. Neurorehabil Neural Repair, 2020, 34 (1): 39-50.

[13] 李志营, 高慧敏, 朱玥. 双相 I 型障碍缓解期患者与抑郁发作期患者的神经认知功能 [J]. 中国心理卫生杂志, 2014, 28 (5): 7.

[14] 林鄞, 杨婵娟, 梁卉薇, 等. 精神分裂症和双相障碍的神经认知偏侧化比较 [J]. 精神医学杂志, 2015, 2: 102-105.

第十一章 社 会 认 知

第一节 总 论

社会认知(social cognition)通常指在人际交互过程中,个体对他人和自己的情绪、行为、意图进行感知、编码、存储、检索和调节的一系列心理加工过程。虽然社会认知与注意、记忆、执行控制等一般认知加工在行为学表现和中枢神经基础中存在较多重叠和交叉,如背外侧前额叶既参与工作记忆,也参与情绪调节过程,但无论是行为学还是影像学研究,均有大量证据表明,社会认知不同于一般认知,具有独特的认知加工过程和中枢神经机制。

一、社会认知分类

社会认知通常包含多种认知活动。根据加工特点和中枢神经机制不同,可将社会认知分为社会线索(情绪信息)感知(social cue perception)、情绪体验(experience of emotion)、心智化(mentalization)、共情(empathy)、情绪调节(emotion regulation)及情绪管理(emotion management)等多个维度。社会线索(情绪信息)感知指个体在人际交互中,对交互对象传递的情绪信息的感知,包括面孔、语音、肢体语言等多种形式的情绪信息。对情绪信息的感知是其他社会认知加工的基础,情绪信息感知的异常会导致其他社会认知加工过程的损害,如在社交场景中,不能及时发现对方面部表情、肢体语言、语声语调的变化及其所表征的情绪信息的变化,会导致个体对交流对象的情绪、意图、动机等关键信息的获取不足,从而无法根据对方情绪和意图的变化做出及时、恰当的回应,表现出心智化和情绪管理能力的缺陷。情绪体验通常指对各种情绪信息所产生的主观感受,如看到灾难现场图片会产生悲伤、痛苦体验,听到婴儿的笑声会感到愉悦等。心智化是社会认知中的高阶认知加工,在社会生活中,个体经常需要了解他人在社会活动中的行为、目的和意图,需要考虑他人的观点,并根据已有的社会线索和社会背景对他人的心理状态进行推测,这种推断他人心理状态(包括观点、意图和情绪)的能力即为心智化[也称为心理理论(theory of mind)或精神状态归因]。共情能力则指个体设身处地体验他人处境,感受和理解他人情绪和情感,并作出恰当回应的能力。情绪调节指个体运用一定的策略在情绪发生的各个阶段,对自己的情绪进行调节的过程,如采用认知重评策略,在情绪反应发生之前,通过改变对可能引起情绪反应事情的看法,减少不良情绪。情绪管理则指在情绪发生之后,采用某种策略或方法以减轻自己或他人的不良情绪以及不良情绪可能带来的负面效应的行为。

二、社会认知的神经基础

社会认知由多个脑区负责完成。不同的社会认知加工过程可由多个不同的脑区参与完成,有的脑区也同时参与多个社会认知加工过程。如面孔情绪感知主要由枕叶梭状回和杏仁核参与加工;负责语音情绪加工的区域主要有颞上回和额下回等区域;情绪体验则主要与杏仁核、岛回、前扣带回等区域功能有关;心智化则与内侧前额叶、楔前叶、颞顶联合区和颞极等区域有关;情绪调节与情绪管理主要与前额叶,尤其是腹侧前额叶、背侧前额叶以及杏仁核等区域有关。虽然上述这些脑区与某些典型的社会认知加工过程有关,但在现实的社会认知活动中,可能有很多未被研究,即学者们尚未设计出可代表该项社会认知活动的试验范式来定量研究某些(类)社会认知加工过程,如与某个人、某个集体的特殊关系对个体情绪感知的影响等,参与了某些具体的社会认知活动,而这些尚未被定量研究的社会认知加工过程可能涉及更多更广泛的脑区。因此,目前有关社会认知加工过程的脑机制研究尚处于十分初步的阶段,虽然一些相对简单的社会认知加工过程如面孔情绪识别的中枢神经机制通过神经心理学范式得到了较一致的结果,但尚未明确定义与日常生活联系更紧密、更广泛的社会认知加工过程,其脑机制的研究也处于非常初步的阶段。

三、精神疾病的社会认知损害

对社会认知进行研究的目的,除探索人类社会活动的脑机制外,更多的是对各种脑疾病导致的社会认知损害进行量化和机制探讨,为改善各种原因导致的社会认知损害的治疗、康复和预防提供科学基础。目前研究表明,多种精神障碍患者存在广泛的社会认知加工损害,如神经发育障碍疾病孤独症谱系障碍在面孔、语音情绪感知、心智化、情绪调节等多个社会认知加工过程中存在显著损害。精神分裂症也存在广泛的社会认知加工缺陷,从社会线索感知(面孔与语音情绪识别)、心智化到情绪调节与情绪管理均存在明显损害,且这些损害具有明显的素质型特征,在疾病进程中保持相对稳定。社会认知缺陷严重影响精神分裂症患者的社会功能和疾病结局,对社会认知缺陷进行量化评估和康复,是目前该病临床研究的重要方向之一。除孤独症谱系障碍与精神分裂症外,也有研究提示,情感障碍尤其是双相障碍和抑郁症也存在一定程度的社会认知损害,主要表现在情绪感知和情绪调节方面,但其损害范围及程度均明显低于孤独症谱系障碍与精神分裂症。

四、社会认知损害的评估

对社会认知加工过程进行量化评估是该领域研究与临床应用的基础性工作。目前国内外学者针对不同的社会认知加工过程开发了多种信度和效度较好的评估工具。如评价面孔情绪识别的工具 Penn 情绪敏锐度测验(Penn emotion acuity test-40,PEAT-40),评估语音情绪识别工具蒙特利尔语音情绪测验(Persian version of the Montreal affective voices test),评估共情能力的多维共情能力测验(multifaceted empathy test,MET)和基本共情量表(basic empathy scale,BES),检测心智化或心理理论的眼区情绪识别测验(reading the mind in the eyes test,RMET)及社会推论测验(the awareness of social inference test,TASIT),评估情绪管理能力的梅耶 - 沙洛维 - 库索情绪智商测验(the Mayer-Salovey-Caruso emotional intelligence test version 2.0,MSCEIT)等。这些工具都经过了较严格的信度和效度验证,大都在不同人群,尤其是疾病人群中进行了实证研究。但由于社会认知研究相对于基础认知而言,起步晚,基础薄弱,有的概念欠清晰,因此在学界和普通民众中的知晓率普遍较低,同时由于社会文化因素对社会认知具有显著影响,导致社会认知的研究范式不像基础认知范式那样具有较好的文化普适性。鉴于社会认知评估的文化普适性较差,我们需要在借鉴国外社会认知评估工具的基本原理和操作方法的基础上,根据我国的社会文化特点独立开发社会认知评估工具。

(谭淑平)

第二节 社会推论测验

社会推论测验(TASIT)是由 McDonald 等人在 2003 年编制完成的一项能够评估患者社会互动知觉能力的测验工具[1]。

一、概述

TASIT 的主要测验材料是社会互动式的影片,受试者先观看影片,然后根据影片内容回答相应问题。测验中使用的影片是邀请专业演员严格按照脚本所表演的。评估内容主要为三个部分:情绪感知、心理理论和语言推理。共有三个分测验:情绪评价测验(emotion evaluation test)、社会推论测验简明版(social inference test-minimal,SI-M)以及社会推论测验强化版(social inference test-enriched,SI-E)。

情绪评价测验主要测试受试者对情绪的识别能力,包括 28 个小片段,每个片段表达 6 种基础情绪(快乐、惊讶、悲伤、焦虑、愤怒、厌恶)或中性情绪中的一种。该测验需要受试者理解并选择影片所表达的是哪一种情绪。

SI-M 主要评估受试者的情绪识别、心理理论和语言推理能力。测验包括 15 段短视频,每段视频持续 20~60s,表演的内容为两个对话者(比如夫妇、同事)之间的日常交流。其中 5 段对话的字面意思与表演者要表达的真实意图是一致的,即所谓真诚的对话。剩下的 10 段对话则与真诚的对话形式相反,称之为"讽刺型"对话,演员言语的字面意思与其要表达的真实意图相反。在这 10 段对话中,有 5 段对话的脚本与前面 5 段真诚对话的脚本相同,但是表达的意思相反,剩下 5 段对话的字面意思并无实际意义,只有从讽刺的角度才能理解对话的真实意图。这些对话需要一些非语言线索比如表情、手势或身体姿势来帮助理解,如果缺少这些,观众会无法分辨真诚对话与讽刺对话的差别,也会觉得那些"无意义"的对话不知所云。因为这个测验所包含的非言语线索较少,因此称为简明版。

SI-E 与 SI-M 测验类似,一共有 16 段短对话,每段持续 15~60s,其中一半的对话涉及谎言(与表达者自己的信念相反)和讽刺(与表达者想要传达的内容相反)。谎言主要设定为"善意的谎言"——比如朋友问:"我胖吗?"那么对方可能会怕他伤心而撒谎:"不,你不胖。"讽刺与谎言的区别在于,虽然讽刺的语言脚本与谎言一致,但是讽刺者的意图不是掩盖自己真实的想法,而是强调自己真实的想法。SI-E 短片中加强了许多可视化的非语言线索来帮助观众更好地了解情境、说话者的知识储备和信念,因此被称为强化版。理解区分真诚、谎言和讽刺需要一定的认知资源,对于一些脑损伤患者来说,这些线索只会分散而不是促进对这些资源的加工。

SI-M 和 SI-E 都是通过四个问题来进行评估,受试者需要完成关于视频片段中说话者"想什么"(说话者的信念和对情境的理解,一级心理理论)、"做什么"(说话者想要让对方在互动过程中有怎样的想法和感受,二级心理理论)、"感受到什么"(说话者表达的情感)、"说什么"(说话者是否希望自己表达的信息被相信)四个方面的问题。这些问题考察了受试者能否理解说话者的意图以及感知复杂微妙情绪的社会认知能力。

TASIT 有 A 和 B 两个平行版本。英文版的 TASIT 可以被平均年龄 11 岁的英语母语人群所接受,受教育年限要求在 1.2 年以上。TASIT 是对社会技能缺失的诊断性测验,研制初期的受试者为具有一定教育背景的中青年人群。在试用阶段,先对 169 位正常成人和 7 例重度脑外伤患者进行测试,再对 283 位正常成人和 12 例重度脑外伤患者进行评估。结果发现,该测验对正常成年人具有天花板效应,得分普遍较高;12 名脑外伤患者出现了判断情绪较差、无法辨别真诚、谎言和讽刺的情况,体现了较为明显的社会知觉缺陷[1]。因此,TASIT 在正常人与脑损伤患者之间具有很好的区分度。

McDonald 教授也测试了 TASIT 在青少年中的表现,发现 TASIT 的 A、B 两个版本是等值的,青少年相对成人来说表现较差,但是差距并不明显。虽然测验中对英语的熟悉程度、性别都会对 TASIT 的表现有所影响,但控制一定变量之后,TASIT 仍可适用于青少年群体[2]。

TASIT 完整测验时间接近 75 分钟,为了解决时间过长的问题,原作者又根据需求编制了 TASIT 简短版(a short version of the assessment of social inference test,TASIT-S)并

于 2018 年正式发表[3]。TASIT-S 是根据验证性因子分析模型,从原版 TASIT 挑选出的具有代表性的项目,保留了原始结构,拥有三个分测验:情绪评价测验、SI-M 和 SI-E,但每个分测验中的题目数有所删减。在情绪评价测验中,由原来的 6 种基本情绪变为 5 种,删去了"惊喜"相关的题目;SI-M 和 SI-E 删至每个测验 9 个模糊对话,SI-M 包括 4 段真诚对话和 5 段讽刺对话,SI-E 包括 4 段讽刺对话和 5 段谎言对话。通过对 13~70 岁的 616 名澳大利亚人和 180 名美国人进行简短版 TASIT 测验,发现该测验没有受语言、性别的影响,20~60 岁得分较高,60 岁以后得分会下降。所以,TASIT-S 是较为有用的英语版社会认知障碍筛查工具,适合青春期到老年人群使用。

二、评分方法

TASIT 和 TASIT-S 都是以回答正确一题计 1 分的规则进行。测验结束后,可以得到三个分测验的得分以及在 SI-M 和 SI-E 分测验中"想什么""做什么""感受到什么""说什么"四个方面的各自得分。

三、操作要求

受试者可以根据指导语完成各部分内容。在情绪评价测验中,受试者需要在多个选项中选择主要情绪。在 SI-M 和 SI-E 的测验中,受试者通过"是"或"否"来回答四个方面的问题。本测验对施测者没有明确要求,了解测验目的和流程、经过相关培训的人员可担任施测者。

四、信度和效度

原编者在脑损伤患者中进行了信度和效度检验[4]。对 32 位脑损伤患者进行 A 版本的两次测验,重测信度为 0.74~0.88;对 38 例脑损伤患者进行间隔 5~26 周的复本测验,复本信度为 0.62~0.83。

将 116 位脑损伤成人的 TASIT 分数与其他认知功能如智力、工作记忆、新事物学习能力、执行功能、面孔识别等测验进行相关性分析,结果表明三个分测验都和上述测验有着较高的相关性,因此 TASIT 具有较高的聚合效度。

McDonald 等人在 2010 年再次对 TASIT 的生态效度进行了检验,结果显示 TASIT 中的表现与现实的社会行为之间有着一定的关联,在 TASIT 中未能够识别线索的行为可以在现实的社交情境中转化成可被观察到的实质性的社交困难[5]。

国内目前有台湾学者对 TASIT 进行了中文化改编[6]。改编后的台湾版 TASIT 为纸笔测验,根据英文版的意义和脚本,将原版英文影片翻拍成中文影片并加入中文字幕。测验的结构和各分测验的内容都没有变化。台湾版 TASIT 第一阶段对 107 名成年大学生进行了测验,第二阶段为构建效度阶段,招募 23 位脑伤患者和 22 位健康受试者进行对照试验。两个阶段所有受试者都需要完成 TASIT、心理理论测验、简易精神状态检查以及

《韦克斯勒记忆量表》。三个分测验内部一致性信度 Cronbach's α 系数介于 0.70~0.86 之间,具有较好的信度。根据结果进行修订,删去认同度低于 60% 的题目,内容效度显示修订后受试者对各情绪、情境均有 80% 以上的认同度。将健康受试者和脑外伤患者测验结果对比发现,脑外伤患者在 SI-M 和 SI-E 部分的讽刺一类测验题中表现低于对照组,与前人研究结果一致。

五、临床应用

TASIT 编制初期,是主要针对脑损伤患者编制的社会认知测验,随着应用越来越广,临床患者也不仅局限于各类脑损伤,还包括了精神分裂症[7]、抑郁症[8]、卒中[9]、多发性硬化症[10]、阿尔茨海默病[11]患者以及冰毒使用者[12]。例如,对精神分裂症与双相障碍患者进行 TASIT 全套测验发现[13],精神分裂症患者比双相障碍及健康人的情绪感知能力差。

TASIT 作为测量工具也深入到神经科学领域,尤其是对各类脑区功能的探索,体现出 TASIT 作为临床评估工具的敏感性。有研究发现,胼胝体发育不全的个体在 TASIT 任务中表现出情感认知缺陷和对矛盾、讽刺的理解能力减弱[14]。TASIT-S 同样已经投入使用,在阿尔茨海默病的研究中,情绪评价测验、SI-M 分测验与情绪处理脑区的完整性以及活动存在相关性,这些来自神经科的证据侧面证实了 TASIT-S 的有效性[15]。

六、总结

研究者们认为,比起相对单调的静态图片、文字测验,通过影片形式呈现更能够结合表情、手势、语气和场景等线索,给受试者提供类生活化的材料,测验结果更能够反映真实的社会认知水平。另外,TASIT 的生活化呈现,能够吸引受试者的注意,避免疲劳、注意力分散导致的结果偏差,满足了社会认知测验对生态效度的要求。从信度和效度等各个方面来说,TASIT 是较为成熟可靠的社会认知测验,可以对情绪认知、心理理论、语言推理等方面的认知能力进行临床跨文化研究。

(王心羽　彭代辉　谭淑平)

参 考 文 献

[1] MCDONALD S, FLANAGAR S, ROLLINS J, et al. TASIT: A new clinical tool for assessing social perception after traumatic brain injury [J]. J Head Trauma Rehabil, 2003, 18 (3): 219-238.

[2] MCDONALD S, FISHER A, TOGHER L, et al. Adolescent Performance on The Awareness of Social Inference Test: TASIT [J]. Brain impairment, 2015, 16 (1): 3-18.

[3] MCDONALD S, HONAN C, ALLEN S K, et al. Normal adult and adolescent performance on TASIT-S, a short version of The Assessment of Social Inference Test [J]. Clinical Neuropsychologist, 2018, 32 (2): 700-719.

[4] MCDONALD S, BORNHOFEN C, SHUM D, et al. Reliability and validity of The Awareness of

Social Inference Test (TASIT): a clinical test of social perception [J]. Disability and Rehabilitation, 2007, 28 (24): 1529-1542.

［5］MCDONALD S, FLANAGAN S, MARTIN I, et al. The ecological validity of TASIT: A test of social perception [J]. Neuropsychological Rehabilitation, 2004, 14 (3): 285-302.

［6］刘又绮, 曾亦涵, 蔡明成, 等. 社会知觉推论测验中文版的信效度研究 [J]. 应用心理研究, 2018, 68: 3-41.

［7］VIBEKE, BLIKSTED, POUL, et al. The effect of positive symptoms on social cognition in first-episode schizophrenia is modified by the presence of negative symptoms [J]. Neuropsychology, 31 (2): 209-219.

［8］LADEGAARD N, LARSEN E R, VIDEBECH P, et al. Higher-order social cognition in first-episode major depression [J]. Psychiatry Research, 2014, 216 (1): 37-43.

［9］Cooper C L, Phillips L H, Johnston M, et al. Links between emotion perception and social participation restriction following stroke [J]. Brain Injury, 2014, 28 (1): 122-126.

［10］GENOVA H M, CAGNA C J, CHIARAVALLOTI N D, et al. Dynamic Assessment of Social Cognition in Individuals with Multiple Sclerosis: A Pilot Study [J]. Journal of the International Neuropsychological Society Jins, 2016, 22 (01): 83-88.

［11］FIONA K, LAURIE-ANNE S T, LEYTON C E, et al. Degradation of emotion processing ability in corticobasal syndrome and Alzheimer's disease [J]. Brain A Journal of Neurology, 2014, 137 (11): 3061-3072.

［12］CARTER C B. Examining the relationship between methamphetamine use, Iowa Gambling Task, and The Awareness of Social Inference Test [D]. Pocatello: Idaho State University, 2011.

［13］ROWLAND J E, HAMILTON M K, NICHOLAS V, et al. Adaptive Associations between Social Cognition and Emotion Regulation are Absent in Schizophrenia and Bipolar Disorder [J]. Frontiers in Psychology, 2012, 3: 607.

［14］SYMINGTON S H. Social cognition in individuals with agenesis of the corpus callosum [J]. Soc Neurosci, 2010, 5 (3): 296-308.

［15］KUMFOR F, HONAN C, MCDONALD S, et al. Assessing the "social brain" in dementia: Applying TASIT-S [J]. Cortex, 2017, 93: 166-177.

第三节　基本共情量表

基本共情量表(BES)由剑桥大学的 Jolliffe 和 Farrington 在 2006 年完成编制[1], 原始版本为英文。BES 旨在探索青少年共情能力和具有攻击性的反社会行为之间的关系, 后来也用于测量一些罪犯的共情能力。

一、概述

在开发 BES 之前, 研究中最常用的共情量表有: ①霍根共情量表(Hogan empathy scale), 主要研究认知共情; ②情绪共情量表(measure of emotion empathy), 用于情感共情的研究; ③人际反应指数(interpersonal reactivity index, IRI), 可同时测量认知共情和情感共情。其中, IRI 应用最多, 但该量表有两个缺陷: 首先, IRI 在情感层面上无法准确区分"共情"和"同情"两个概念——同情包括认知共情,它包含了对另一个个体情感的理解,但同样也包括对这种情感的评价和回应,比如一个人会理解另一个人的悲伤(认知共情),并且为相关的社会福利而感到关心;其次,IRI没有将认知共情和情感共情的定义准确区分。因此,编者为了描述一种新的能够测量情感和认知共情的量表,同时也为了区分其他共情测验量表(如IRI)中存在的"共情"与"同情"无法区分的部分[1],编制了BES量表。BES包括两个维度:情感共情和认知共情。Jolliffe等人将情感共情定义为情绪的"获得性"认同感[2];将认知共情定义为正确理解他人的情绪,不包括理解他人对事件的评价和观点。

基于认知和情感两个维度,BES包括四种基本情绪:恐惧、悲伤、愤怒和快乐。编制过程中,一些有暗示性共情的词,比如"抱歉"被剔除了,避免了自我报告时的自我表达偏差和社会赞许倾向。

BES编制成功后,多国学者对其进行了跨文化编译及信度和效度验证,结果表明该量表具有良好的跨文化适用性。

西班牙研究者将原始BES量表改编为儿童自陈版和家长报告版,并将两版本的BES结合起来测量儿童和早期青少年的共情状态,探讨家庭环境和社会行为之间的关系[3]。其中儿童自陈版沿用英文版本格式;家长报告版在翻译过程中将第一人称变为第三人称,从旁观者的角度说明儿童的共情能力。家长报告版成为了对儿童和早期青少年使用儿童自陈版时重要的辅助资料来源。值得注意的是,由于版本中类似"当我看到恐怖片中的演员们身处恐怖场景时我感到害怕"的条目不适合用于9~18岁儿童及早期青少年,因此这些条目在该研究中被删除。

中国版BES量表[4]的主要施测对象为中国青少年,沿用了Jolliffe的两因素模型、项目内容及评分方式。原有条目数为20,使用利克特5点量表对条目进行评估,认知因子得分为9~45分,情感因子得分为11~55分,两个因素之和为总分。对1 524名中国儿童及青少年进行施测,其中男生为783名,女生为741名。根据验证性因子分析结果,剔除第三项、第二项、第十五项、第四项条目,剩余16个条目组成中国版BES量表。

为了研究成年人共情与述情障碍之间的关系,法国学者将其改编为基础共情量表-成人版(BES-A)[2],并将原有的二因素模型重新分类为三因素模型。在原有的认知和情感共情的二维模型量表中,有9项测认知共情、11项测情感共情,修改后的三维度模型包括了情绪感染(6项)、认知共情(8项)和情感脱节(6项)。

二、评分方法

经过因子分析后,原版最终条目为20条。受试者在专业指导语的指导下完成测验,以利克特5点量表进行评分。测验计算得出各分量表分以及量表总分。

研究者一般采用设立健康对照组的方式,通过比较患者或特殊人群与健康对照的差异,来探讨基本共情能力的改变,目前BES尚无固定的常模以及临界分。

三、操作要求

BES 为自陈量表,一般在 15 分钟内能够完成填写。施测者在开始之前,需要告知受试者测验的内容和目的,保证受试者完全明白操作原则,独立完成能够代表自己意见的选择,如:"请结合你自身实际情况,对每一项条目进行理解,并选择和你自身情况最符合的选项。"如受试者具有阅读困难的问题,施测者可以将每一个条目逐条念出,并让受试者做出自己的选择。

测验结束后,施测者需要核验每一条目的选项都已完成,并检验反向计分题是否被正确选择。

四、信度和效度

(一) 信度

原版本对 363 名青少年(194 名男生、169 名女生)进行预测及因子分析,将 40 个条目删至 20 个。所有最后确定的条目中,有 9 个项目测认知共情(Cronbach's α 系数为 0.97),11 个项目测情感共情(Cronbach's α 系数为 0.85)。

意大利版本的 BES 保持原有维度和条目[3],量表各个条目之间相关性为 0.45~0.75,呈较好的中度相关,Cronbach's α 系数为 0.87,具有良好的内部一致性信度。

中国版本认知共情的重测信度为 0.60,情感共情为 0.71,总体为 0.70。认知共情的内部一致性信度系数为 0.72,情感共情为 0.73,总体为 0.77。因此 BES 在中国群体中具有较好的内部一致性信度和重测信度[4]。

(二) 效度

原版本对 720 名受试者的测试数据进行验证性因子分析和结构效度分析,结果表明 BES 的认知维度载荷因子为 0.43~0.62,情感维度载荷因子为 0.41~0.71,拟合优度指数(goodness-of-fit index,GFI)为 0.89、调整拟合优度指数(adjusted goodness-of-fit index,AGFI)为 0.86、均方根残差为 0.06,具有良好的拟合指标。

意大利版本验证性因子分析表明[3],规范拟合指数(normed fit index)为 0.93,比较拟合指数(comparative fit index,CFI)为 0.95,近似误差均方根(root mean square error of approximation,RMSEA)为 0.68,GFI 为 0.91,AGFI 为 0.88,具有较好的模型拟合度。

法国版三维模型的结构效度结果显示,三维模型较二维模型有更好的解释力[2]。此结果得到了同类研究的验证,对 747 名 12~17 岁的西班牙青少年施测发现,相对于二维模型,三维模型有更好的内部一致性和模型拟合度[5]。

对 BES 进行效标效度的检验,结果显示认知共情与情感共情显著正相关。BES 与 IRI 中的同情与观点采择显著正相关;与述情障碍显著负相关;与言语流畅性显著正相关;与 NEO 人格调查表(又称大五人格问卷)中的宜人性、开放性、责任感显著正相关,而与神经质和外倾性存在负相关;与家庭社会经济地位存在负相关[1]。

五、临床应用

在开发伊始,BES 的研究对象主要为青少年[2,3],发现具有反社会倾向、边缘人格及校园暴力的青少年群体的共情能力与正常青少年有着显著的差异。经过跨文化编译和修订,BES 的测试对象也可以为儿童[6]和成人,但主要集中于缺乏共情能力、具有攻击性的人群中。比如德国[7]对 BES 的验证性研究发现,无论主动还是被动,高水平的攻击性与认知共情和情感共情的下降存在关联,这为临床干预提供了依据。在中国,BES 用于具有行为学障碍的儿童及青少年群体中[4]。

六、总结

基础共情量表(BES)是文字型 5 点自陈量表,不包含图片,只有文字列项。最佳适用人群为 12~18 岁青少年,但在 12 岁以前的大龄儿童和 18 岁之后的成人也可以使用。

BES 的优点:①基于共情理论基础[8];②两大维度清晰而不重叠,定义明确;③基于基本情绪,包括积极情绪和消极情绪;④自我表达偏差与社会赞许偏差较小。

BES 各版本更多施测于健康受试者,在基础研究中的应用相对成熟,但缺乏充分的临床研究支持,在临床中的适用性还未明确。

(王心羽　彭代辉　谭淑平)

参 考 文 献

[1] JOLLIFFE D, FARRINGTON D P. Development and validation of the Basic Empathy Scale [J]. Journal of adolescence, 2006, 29 (4): 589-611.

[2] CARRE A, STEFANIAK N, D'AMBROSIO F, et al. The Basic Empathy Scale in adults (BES-A): factor structure of a revised form [J]. Psychological assessment, 2013, 25 (3): 679-691.

[3] ALBIERO P, MATRICARDI G, SPELTRI D, et al. The assessment of empathy in adolescence: A contribution to the Italian validation of the "Basic Empathy Scale" [J]. Journal of adolescence, 2009, 32 (2): 393-408.

[4] GENG Y, XIA D, QIN B. The Basic Empathy Scale: a Chinese validation of a measure of empathy in adolescents [J]. Child psychiatry and human development, 2012, 43 (4): 499-510.

[5] HERRERA-LOPEZ M, GOMEZ-ORTIZ O, ORTEGA-RUIZ R, et al. Suitability of a three-dimensional model to measure empathy and its relationship with social and normative adjustment in Spanish adolescents: a cross-sectional study [J]. BMJ open, 2017, 7 (9): e015347.

[6] SANCHEZ-PEREZ N, FUENTES L J, JOLLIFFE D, et al. Assessing children's empathy through a Spanish adaptation of the Basic Empathy Scale: parent's and child's report forms [J]. Frontiers in psychology, 2014, 5: 1438.

[7] EULER F, STEINLIN C, STADLER C. Distinct profiles of reactive and proactive aggression in adolescents: associations with cognitive and affective empathy [J]. Child and adolescent psychiatry and mental health, 2017, 11 (1): 1.

[8] DOUGLAS C, JANET S. Empathy in Conduct-Disordered and Comparison Couth [J]. Developmental Psychology, 1996, 32 (6): 988-998.

第四节 多维共情能力测验

多维共情能力测验(MET)是由德国 Dziobek[1]等人编制的心理测验,发表于 2008 年。MET 是计算机任务形式的德语测验。编制目的是研究孤独症患者的共情能力,同时也为解决其他共情测量方法的不足,丰富问卷测量以外的测量方式,通过图片式的情境刺激来诱发认知共情和情感共情。

一、概述

MET 是依据测量的不同内容制定的连续性测验流程。MET 包括了 23 对图片刺激,图片选自国际情绪图片库(international affective picture system)。每对刺激由一幅背景图片和一个人物组成,合成一张具有一定情境的人物图,受试者需要对每一对刺激回答一系列问题。测验过程中,首先仅向受试者呈现背景图片,然后受试者需要用 0~9 分制的自我情绪评定(self-assessment manikin,SAM)来评价他们因为背景图片而唤醒的情绪水平。测验中会询问受试者:"看到这张图片后,您感觉到平静或激动吗?"受试者评定的分值越高,说明情绪唤醒越强烈。在背景图片上加入人物之后,受试者需要在给出的四个选择中选出一个能够描述人物情绪状态的评价,这四个评价中,只有一个是正确的,正确答案会在作答完成后反馈给受试者,这个阶段是评估受试者的认知共情。紧接着,受试者需要再次使用自我情绪评定对背景和人物合成图片的唤醒水平进行评价,这个阶段测试的是间接情感共情(emotion empathy implicit)。最后,受试者再对画面中人物的情感关注程度情况进行评价,这个阶段测试的是直接情感共情(emotional empathy explicit,EEE)。

MET 使用广泛,各国研究者都会依据不同文化背景将 MET 德文原版进行本土化改编,这也造成了 MET 版本众多的情况。我们将介绍英文版和中文版的改编情况,以供参考。

英文版:英文版的 MET 为一个独立的 E-prime 程序,其参数都按照德语版本的规范编写,但在情绪词语的编译方面依照英语文化做了改编[2]。英文版包括 40 幅描绘不同性别、年龄、种族和社会经济地位的人的情绪照片。其中 20 幅为积极情绪,20 幅为消极情绪。所有的图片展示两次,一次评估认知共情,一次评估情感共情。对于认知共情部分,要求受试者从四个答案中选择描述图片中人物的情绪状态。对于情感共情部分,要求受试者回答"你感觉这个人有什么样的感受",并使用利克特 9 点量表进行评价。在英文版中,包括了两个维度三个部分,两个维度分别是认知维度和情感维度。但与德文原版不同的是,英文版将情感维度分为两个部分:积极情绪部分(EE positive)和消极情

绪部分(EE negative)。英文版 MET 对 80 名健康大学生进行了验证性测量,信度使用
Cronbach's α 系数和最大最低限度方法(greatest-lowest-bound)评估。在首次对认知共
情维度进行信度检验后,将 40 个认知项目删减至 19 个,情感项目则保持不变。删减后
的 MET 英文版具有较高的信度,认知维度、积极情感维度、消极情感维度的 Cronbach's
α 系数分别为 0.51、0.93 及 0.94,所有项目采用最大最低限度方法所得指数为 0.75。使
用人际反应指数(IRI)和三元精神病态量表(triarchic psychopathy measure)作为效标对
MET 进行效度检验,结果发现积极情绪部分与 IRI 中的共情关怀显著正相关,积极情绪
部分、消极情绪部分与 IRI 中的想象力维度显著正相关;MET 的情感共情部分与三元精
神病态量表各个维度的相关性较低。MET 的认知维度则只和 IRI 中的想象力维度显著
相关。

中文版:朱玉在 2018 年基于 Dziobek(2008)、Oliver(2015)及 Thoma(2011)的相关
研究,进行了中文版的改编[1,3,4]。中文版同样具有认知和情感共情两个维度,原理、测验
流程和评分方式与英文版相似[5]。经过项目分析,改编后的测验包括 40 张与生活情境贴
近的不同情绪体验的图片,图片中人物的性别比例为 1:1,包括 20 张正性图片和 20 张负
性图片,正性图片效价为 7.11 ± 1.25,唤醒度为 5.12 ± 2.21;负性图片效价为 2.69 ± 133,
唤醒度为 5.06 ± 2.10。对 601 例有效样本的统计分析发现,中文版 MET 认知维度的 α
系数为 0.71,情感维度的 α 系数为 0.95。认知维度与情感维度的分半信度分别为 0.63、
0.93,重测信度为 0.85 和 0.80。效标效度方面,MET 的认知维度和情感维度分别与 IRI
量表的观点采择与共情关怀维度显著相关。

二、评分方法

在测验认知共情阶段,受试者每回答正确一题即可得 1 分。该测验还需计算总
分、正负效价图片下各自的得分,计算诱发水平得分、效价水平和共情关注部分的平均
得分。

三、操作要求

整个 MET 依托电脑程序来操作,无论是德文原版的幻灯片呈现或是英文版的
E-prime 程序呈现,施测者均需熟悉测验的原理和流程,在测验开始时告知受试者操作内
容和规范,并为各种类型的问题提供示例。在每一张呈现图片的下面都会有相关的问题,
受试者只需对图片进行口头回答。研究需要记录受试者反应时间,但回答问题没有时间
限制。整个测验约 35 分钟。

四、信度和效度

(一)信度

使用 Cronbach's α 系数测量 MET 内部一致性信度,认知共情维度为 0.71,间接共情

维度为 0.92,直接共情维度为 0.91,具有比较高的内部一致性信度。

（二）效度

使用 IRI 作为效标测量 MET 的效度[1],尤其是 MET 聚合效度和分歧效度检验。IRI 也是评估共情的较为成熟的研究工具[6],其主要内容包括共情关怀（empathic concern）、个人痛苦（personal distress）、观点采择（perspective taking）以及想象力（fantasy）四个部分[7]。在聚合效度测量中,检验 MET 情感共情维度的数据与 IRI 中反映情感共情的共情关怀及个人痛苦的相关性,以及 MET 认知共情维度与 IRI 中反映认知共情的观点采择的相关性。在分歧效度中检验 MET 情感共情维度与 IRI 认知共情维度的相关性、MET 认知共情维度与 IRI 情感共情部分的相关性,结果显示:MET 情感共情维度（直接情感共情、间接情感共情）与 IRI 的共情关怀显著相关,但 MET 中的认知共情与 IRI 中的认知共情部分相关性不高,且与共情关怀及个人痛苦无明显相关。既往研究提示,MET 的认知维度具有较好的分歧效度,情感维度具有较好的聚合效度。

五、临床应用

MET 的主要施测对象以共情缺失的人群为主,编制初期 Dziobek 等人成功用 MET 评估了阿斯伯格综合征[1]。MET 作为一种心理学测量范式,具有较高的心理学、精神病学临床价值,在共情相关的研究中取得许多进展。例如,有研究使用中文版 MET,证明了高频经颅直流电刺激可以调节认知,右侧额下回在认知共情中有重要作用[8]。还有研究在施测 MET 的同时,通过情感惊吓调控和皮肤电生理测试发现,较高的生理唤醒会减少个体对他人的共情[9]。

疾病评估:MET 也被用于双相情感障碍的研究。一项对 25 例躁狂发作和 25 例抑郁发作的患者进行认知和情感共情能力的研究发现[10],躁狂发作期间的情感共情能力增加,抑郁发作期间的情感共情能力则降低,而认知共情能力和发作状态没有相关性。MET 也经常和 IRI 共同使用,有研究发现述情障碍患者和抑郁症患者在 IRI 和 MET 中有着分离表现,述情障碍与抑郁症会影响个人特质型共情,而对状态型的共情则没有太大影响[11]。因此,有研究提出 IRI 测量的是"特质型"的认知共情和情感共情,而 MET 测量的共情则是一种"状态"。

药效学评估:有研究应用 MET 评估使用新型精神活性物质 4- 芬氟拉明（氟苯丙胺,4-FA）后个体共情能力的改变情况[12],结果表明 4-FA 能够降低认知共情,但是对情感共情没有影响。这和具有相同药理学机制的 3,4- 亚甲基二氧甲苯丙胺（3,4-methylenedioxymethaphetamine）有所不同,服用 3,4- 亚甲基二氧甲苯丙胺后,受试者在 MET 中的情感共情能力提升,但认知共情没有明显变化[13]。也有研究发现,如果服用多种精神药物尤其是兴奋剂的患者,其情感共情能力减低,但认知共情不受影响[14]。

六、总结

MET 编者提出该测验的优点如下：①同时测量认知共情和情感共情；②相比自我报告式量表，MET 有更好的生态效度；③同时用内隐和外显的方式测量；④能较好区分个体对非社会型刺激的情感反应和对人的情感反应。

MET 德文原版尚存在以下需要改进的地方：在情感共情的定义方面没有基本共情量表（BES）清晰，虽然各个研究对其都有一定的定义，但是从效标效度结果来看，MET 情感共情维度与 IRI 各个维度的相关还比较模糊。随着各个领域研究者的改编，MET 有可能成为评估社会认知共情方面比较成熟的测试工具。

（王心羽　彭代辉　谭淑平）

参 考 文 献

[1] DZIOBEK I, ROGERS K, FLECK S, et al. Dissociation of cognitive and emotional empathy in adults with Asperger syndrome using the Multifaceted Empathy Test (MET)[J]. J Autism Dev Disord, 2008, 38 (3): 464-473.

[2] FOELL J, BRISLIN S J, DRISLANE L E, et al. Creation and Validation of an English-Language Version of the Multifaceted Empathy Test (MET)[J]. Journal of Psychopathology & Behavioral Assessment, 2018 (2): 1-9.

[3] OLIVER L D, MITCHELL D G V, DZIOBEK I, et al. Parsing cognitive and emotional empathy deficits for negative and positive stimuli in frontotemporal dementia [J]. Neuropsychologia, 2015, 67 (4): 14-26.

[4] THOMA P, ZALEWSKI I, REVENTLOW H G V, et al. Cognitive and affective empathy in depression linked to executive control [J]. Psychiatry Research, 2011, 189 (3): 373-378.

[5] 朱玉, 陈新贵, 吴小玲, 等. 多维度共情测验的编制及信效度分析 [J]. 安徽医科大学学报, 2018,53 (007): 1100-1105.

[6] DAVIS MARK H. Measuring individual differences in empathy: Evidence for a multidimensional approach [J]. Journal of Personality & Social Psychology, 1983, 44 (1): 113-126.

[7] JOLLIFFE D, FARRINGTON D P. Empathy and offending: A systematic review and meta-analysis [J]. Aggression & Violent Behavior, 2004, 9 (5): 441-476.

[8] Wu X. The Effect of High-Definition Transcranial Direct Current Stimulation of the Right Inferior Frontal Gyrus on Empathy in Healthy Individuals [J]. Front Hum Neurosci, 2018, 12: 446.

[9] DEUTER C E, JAN N, KATJA W, et al. The role of physiological arousal for self-reported emotional empathy [J]. Autonomic Neuroscience, 2018 (214): 9-14.

[10] ANNA B, RYBAKOWSKI J K. Increased affective empathy in bipolar patients during a manic episode [J]. Revista Brasilra de Psiquiatria, 2017, 39 (4): 342-345.

[11] BANZHAF C, HOFFMANN F, KANSKE P, et al. Interacting and dissociable effects of alexithymia and depression on empathy [J]. Psychiatry Research, 2018, 270: 631-638.

[12] DOLDER P C. Independent elevation of peripheral oxytocin concentrations and reduction in cognitive empathy during 4-fluoroamphetamine intoxication [J]. Hum Psychopharmacol, 2018, 33 (6): e2680.

[13] KUYPERS K P, DOLDER P C, RAMAEKERS J G, et al. Multifaceted empathy of healthy volunteers after single doses of MDMA: A pooled sample of placebo-controlled studies [J]. Journal of Psychopharmacology, 2017, 31 (5): 589-598.

[14] KROLL S L, WUNDERLI M D, MATTHIAS V, et al. Socio-cognitive functioning in stimulant polysubstance users [J]. Drug & Alcohol Dependence, 2018, 190: 94-103.

第五节 面孔情绪识别测验

一、概述

面孔情绪识别测验(facial emotion recognition test)是由美国 Erwin 等人于 1992 年编制的计算机化的心理测验,最早应用于涉及情感处理的任务激活态的神经心理成像研究,后广泛用于检测精神分裂症患者的面孔情绪识别缺陷及其与认知缺陷的关系。

面孔情绪识别测验的情绪刺激材料多基于面部表情材料库,国际上比较通用的面部表情材料多来源于 Ekman 编制的面部表情图片(pictures of facial affect)[1]、Beaupre 等人编制的蒙特利尔情绪面部表情图片库(Montreal set of facial displays of emotion),以及 Matsumoto 和 Ekman 编制的日本和高加索人面部表情(Japanese and Caucasian facial expressions of emotion)图片库。这些面孔情绪图片库为研究提供了标准化的情绪刺激材料。然而,面部情绪识别具有明显的本族效应,如黄种人识别黄种人面部表情的能力要优于识别白人的面部表情,因此,采用本土化的情绪刺激材料对测验的准确性具有重要意义。我国学者罗跃嘉等依据中国文化背景建立了中国面孔表情图片系统(Chinese facial affective picture system,CFAPS)[2];汪凯等人于 2002 年编制了第一套中国人 Morph 情绪面孔识别测验[3](见第十二章第四节),用于神经心理学实验研究;谭淑平等人编制了中国人面孔表情强度分级图片库。这些面孔表情图片库的建立为开发我国的面孔情绪识别范式提供了基础材料。

目前有关面孔情绪识别的测验中,应用最多的是 Penn 情绪敏锐度测验(PEAT-40)[4]和情绪区分任务(emotion differentiation task,EMODIFF)。其中 PEAT-40 是有着良好信度和效度、可操作性佳的面孔情绪识别(emotion recognition)测验,又称 ER-40。PEAT-40 包含了快乐、悲伤、愤怒、恐惧四种基本情绪和中性表情。四种基本情绪中,每种情绪包含 8 张图片,4 张高强度情绪图片和 4 张低强度情绪图片。大量研究表明,ER-40 在健康人群中具有良好的信度和效度,已广泛用于精神分裂症社会认知缺陷的研究中[5]。EMODIFF 与 ER-40 有着相同的面孔情绪刺激材料,但在各种情绪维度内增加了更精细的强度分级以区分情绪的程度。

Kerr 等采用 Izard(1971)编制的黑白照片(包含快乐、悲伤、愤怒、恐惧、惊讶和厌恶 6 种情绪,每种情绪 4 张测验照片),加上从 Ekman(1976)编制的 110 张面部情绪照片中选择的 27 张照片(快乐 1 张、悲伤 6 张、恐惧 10 张、愤怒 8 张、惊讶 2 张),组成了面部情绪识别测验,该测验包含了判读情绪类别和辨别配对情绪是否同属一类情绪两种任务。判读情绪测验中每张照片的呈现时间约为 15 秒,每两张照片呈现之间约有 10 秒的间隙,以供受试者充分作答;辨别配对情绪任务时要求受试者判断同时出现的两张图片的情绪类别是否相同,该任务包含 77 个试次,其中 13 对面孔情绪相同,64 对不同,两个试次之间间隔 15 秒,以便受试者作出响应。

二、评分方法

ER-40 的计分主要根据受试者对 40 张表情图片的情绪类别的判断计分,每正确判断一次,得 1 分,错误不得分,总分 40 分,分数越高,表明受试者的面孔情绪识别能力越强。Morph 情绪面孔识别测验计分指标有①正确识别率(correct identification score):每种情绪选取前后四张为正确选择,如喜,与喜相邻的是怒与惊,相邻的四张图为 30% 怒 70% 喜、10% 怒 90% 喜、90% 喜 10% 惊与 70% 喜 30% 惊共四张,五轮共 20 张,每种情绪最高分 20 分,六种情绪共 120 分;②远隔错误率(remote errors):指选择的情绪并不是两种融合情绪中的一种,而是非融合情绪的其他情绪,称为远隔错误。如:受试者在判断惊与怒两种面孔情绪的融合图片时,将该融合情绪图片判断成了喜、恐、悲、厌中的某一种,而不是惊与怒中的一种。虽然各种面孔情绪测验的评分方法不尽相同,但原理均基于患者正确判读情绪类型的数目和百分比来计分。

三、操作要求

ER-40 和 Morph 情绪面孔识别测验为计算机版,评分过程全部采用一人一机的全自动评价模式,尽量避免人为因素对评估的干扰。施测时 30 张 Morph 情绪图片及 6 个情绪标签以随机顺序呈现,要求受试者为每个情绪图片选择 1 个情绪标签,每张图片呈现时间无限制,当受试者完成当前图片评价后自动转入下一张图片,结果在程序结束后自动呈现。

四、信度和效度

中国人 Morph 情绪面孔识别测验的内部一致性信度 Cronbach's α 系数为 0.73,总的重测信度为 0.72,各分量表的重测信度分别为喜 0.61、惊 0.82、恐 0.78、悲 0.74、厌 0.55、怒 0.78(p 值均小于 0.01)。

五、临床应用

目前国外有关面孔情绪识别的测验均为研究用范式,尚未作为临床常规测验项目。国外文献报道最多的面孔情绪测验是 ER-40,主要用于精神分裂症等精神障碍患者的面孔情绪加工研究。除 ER-40 外,还有多种情绪面孔加工测验工具,如 EMODIFF 等用于各种面孔情绪识别障碍患者的研究。国内有关面孔情绪识别的范式除 Morph 情绪面孔识别外,多个课题组也根据研究的具体需求开发了面孔情绪识别工具,但大都局限于各自课题组内使用。

六、总结

面孔情绪识别测验是基于面部表情库建立起来的神经心理学测验,国内外面孔情绪测验的情绪类型和测验方式不断丰富,体现了面孔情绪测验的可行性和有效性。我国目前在面孔情绪测验的开发、验证上也涌现了多个工具,但大多缺乏广泛的应用和系统验证,需要在今后的临床研究中不断完善。

(谭淑平　刘 丹)

参 考 文 献

[1] EKMAN P, SORENSON E R, FRIESEN W V. Pan-cultural elements in facial displays of emotion [J]. Science, 1969, 164 (3875): 86-88.

[2] 龚栩, 黄宇霞, 王妍, 等. 中国面孔表情图片系统的修订 [J]. 中国心理卫生杂志, 2011, 25 (01): 40-46.

[3] 朱春燕, 汪凯, 陶睿, 等. 中国人 Morph 情绪面孔识别测验在部分大学生中的信度和效度分析 [J]. 中国临床心理学杂志, 2010, 18 (03): 307-309.

[4] SILVER H, SHLOMO N, TURNER T, et al. Perception of happy and sad facial expressions in chronic schizophrenia: evidence for two evaluative systems [J]. Schizophr Res, 2002, 55 (1-2): 171-177.

[5] BARBATO M, LIU L, CADENHEAD K S, et al. Theory of Mind, Emotion Recognition and Social Perception in Individuals at Clinical High Risk for Psychosis: findings from the NAPLS-2 cohort [J]. Schizophr Res Cogn, 2015, 2 (3): 133-139.

第六节　眼区情绪识别测验

眼区情绪识别测验(RMET)是由 Baron-Cohen[1]等人编制的心理测验,初版发表于 1997 年[1],2001 年对初版进行了修订[2]。RMET 主要用于评估个体的心理理论能力,即评估个体对他人心理状态认识和理解的能力。测验时长约 20 分钟[3],操作相对简单,是社会认知评估中运用较为广泛的测验之一。

一、概述

RMET 主要用于测量成人孤独症谱系障碍(autism spectrum disorder, ASD)的心理理论能力。关于 RMET 的初步研究发现,ASD 成人组比抽动秽语综合征组总分更低。智商处于平均水平或高于平均水平的孤独症患者存在心理理论损伤。Baron-Cohen 等人 2001 年对 RMET 进行了修订[2],对初版中三个主要的心理测量问题进行了补充,包括①选项个数,将选项的数量从 2 个增加到 4 个;②选项的情绪内容,初版中大多使用的是基本情绪,如快乐、悲伤、愤怒、恐惧和厌恶,修订版中使用复杂的心理状态作为选项,增加难度防止天花板效应;③避免选项中使用简单的反义词,增强干扰选项的诱答力度。修订后的 RMET 验证了初版的研究结果,即孤独症成人患者存在心理理论损伤;修订后版本相较初版能更好地区分和鉴别有意义的个体差异。除了修订 RMET 成人版外,2001年还发布了 RMET 儿童版[4]。

RMET 包括一系列不同演员眼部的黑白照片,每一张图片均对应 4 个情绪词汇,要求受试者选出 1 个最符合图片中的人的情绪词汇。测验时不能提供任何形式的反馈,以避免学习效果;但受试者在完成整个测验后可以获得测试总分的反馈。整个测验还可包括一个控制条件,即要求受试者在同一张照片中判断人的性别,性别识别是一种相对独立的认知过程。整个测验以固定的题目顺序呈现,可根据正确作答的数量对测验进行评分;某些研究还将平均答题时间作为评分参考。RMET 使用广泛,但不同文化背景的评估结果差异较大。各国研究者均对 RMET 进行了不同程度的翻译和修订。本文将主要介绍英文版和中文版的情况,以供参考。

英文版:RMET 包括 37 张不同演员的眼部情绪的黑白照片[2],1 张练习图片和 36 张正式测验图片。正式测验部分包括男性和女性照片各 18 张。每一张图片均对应四个情绪词汇,要求受试者选出一个最符合图片中人的情感状态的词汇,并对图片中的人物性别进行判断。此外,测验材料还包括一张选项中所有词汇的释义表,以便受试者对不理解的词汇进行查询。整个测验不限时,但要求受试者尽快且尽可能正确地完成。RMET 的分数通过计算正确作答的数量来计分。RMET 没有常模参照,但修订版提供了正常群体的平均水平参考(27.02±3.55)。英文版 RMET 对 15 名孤独症患者、122 名健康成人和 103名健康大学生进行了验证性测量,并报告了健康成人的分数分布。患有 ASD 的成人总分较低,RMET 总分与 IQ 不相关,与孤独症谱系障碍量表分(autism spectrum quotient)负相关;RMET 得分女性要高于男性。

中文版:中国人民解放军总医院的专家团队和汪凯等分别对 RMET 进行了不同程度的修订。汪永光、汪凯等(2007)还对图片进行了本土化修订[5],使用东方人面孔的黑白眼区图片,先对 896 张图片进行筛选,最终共选出符合要求的图片 34 张,男女各 17 张,其他测验原理及流程与英文版相似。分别选取年龄、性别、受教育程度相匹配的三组[5,6]:正常对照组、抑郁症组和精神分裂症组。结果发现,抑郁症与精神分裂症患者均存在不同程度的损伤。精神分裂症组 RMET 与言语流畅性正相关,与阳性和阴性症状量表(PANSS)阴性症状量表分负相关;而与失言觉察任务(faux pas task)不相关。抑郁症组RMET 与失言觉察任务正相关;与简明精神病评定量表(brief psychiatry rating scale,BPRS)总分和 BPRS 敌对因子分均负相关。程赓等(2010)[7]报告了精神分裂症患者RMET 分数与社会功能缺陷筛选量表(social disability screening schedule)总分及各因子均负相关。

二、评分方法

计算正确作答题数。每答对一题计 1 分,未作答计 0 分。测验总分最低 0 分,最高 36 分。

三、操作要求

RMET 需按题目施测顺序进行测验。施测者需要熟悉测验的原理和流程,在测验开始时告知受试者可以预先熟悉测验材料中的情绪词汇。测验开始后在每一张图片的四周会有四个词汇选项,受试者只需选择最符合的情绪词汇来描述图片,选一项即可。研究需要记录每道题受试者的选择及作答时间,但对作答时间并没有严格的限制,整个测验耗时约 20 分钟。

四、信度和效度

(一)信度

RMET 内部一致性信度为 0.77[8],具有较好的一致性信度。不同版本具有较好的时间稳定性:RMET 法语版本一周后的重测信度为 0.70,意大利语版本一个月后重测信度为 0.83[9],西班牙语版本一年后重测信度为 0.63[10]。

(二)效度

RMET 与神经认知功能存在低到中度相关。一项有关 RMET 与 IQ 相关的 meta 分析发现两者相关较低(r=0.24)[11];与其他认知测验包括 Addenbrooke 认知功能检查(ACE)(r=0.68)[12]、言语流畅性(r=0.39)[5]和词汇测验(r=0.54)[13]存在中度相关。RMET 与其他社会认知测验存在低到中度相关,包括面孔测验(r=0.51)[12]、人际反应指数(IRI)的观点采择分量表(r=0.11)、情感特异型共情问卷(emotion specific empathy questionnaire)认知情感分量表(r=0.21)[13]和失言觉察任务(r=0.55)[6]。RMET 分数与社会功能有中度相关,包括社会功能缺陷筛选量表(r=-0.37)及各维度(r=-0.50~-0.36)[7]。RMET 与临床症状也存在中到高度相关,在 ASD 中与孤独症谱系障碍量表分负相关(r=-0.53)[2],在精神分裂症中与 PANSS 阴性症状量表分负相关(r=-0.43)[5],在抑郁症中与 BPRS 总分(r=-0.36)和 BPRS 敌对因子分(r=-0.73)负相关[6]。RMET 还能较为有效地区分非临床样本和临床样本。RMET 在 ASD 成人上有较高的效应(效应值 =1.73)[2],抑郁症与精神分裂症均存在不同程度的损伤[5,6],对变异型额颞叶痴呆的预测也比执行功能的预测效果好[14]。

五、临床应用

RMET 最初用于评估成人 ASD 患者心理理论的行为学测试,之后该测验被广泛地用于儿童和成人的行为学和功能磁共振成像研究中。心理理论损伤不局限于 ASD 患者,在抑郁症、双相障碍、精神分裂症、酒精依赖和阿尔茨海默病等患者中也普遍存在。Bora 等 (2006) 发现 RMET 能成功预测精神分裂症患者的社会功能，而且是社会功能中最重要的中介因素[15]。Gregory 等 (2002) 发现变异型额颞叶痴呆的 RMET 分数也有损伤，而阿尔茨海默病则没有[16]。RMET 也被广泛地用于影像学研究。许多研究发现 ASD 个体的心理理论损伤与灰质体积和个体对社会刺激的不同脑区激活模式有关。Sato 等 (2016) 发现 RMET 与额颞顶叶网络结构有关，包括左半球背内侧前额叶皮质、下顶叶 (颞顶叶交界处) 和前额叶的灰质体积等[17]。Sato 等 (2017) 发现 ASD 患者左颞顶交界处灰质体积与 RMET 不存在关联，而正常组则存在关联[18]。RMET 得分偏低还可能与左腹外侧前额叶皮质的灰质减少有关[19]。Yin 等 (2018) 发现左后颞上沟灰质密度会影响 RMET 得分，且左后颞上沟与杏仁核的功能连接在其中起中介因素[20]。此外，RMET 还应用于一些基础生物学研究中。Domes 等 (2007) 发现催产素可以提高 RMET 得分[21]；Warrier 等 (2018) meta 分析结果发现，女性在 RMET 上的表现要好于男性，可能与 3p26.1 位点的基因多态性有关[22]。

疗效评价：Mothersill 等 (2018) 还将 RMET 作为基于改善工作记忆的计算机辅助治疗疗效评价的一项指标，结果并未发现这种干预对 RMET 得分和基于面部情绪识别任务的功能磁共振成像脑激活等指标有改善作用[23]。

六、总结

RMET 编者提出 RMET 的优点如下：①具有很好的临床区分效度；②相比自我报告式量表，RMET 受言语表达影响较小，而且相对客观；③相对于社会认知测量领域中的其他测验，操作方便简单。

RMET 尚存在以下需要改进点：内部一致性信度欠佳，可能与测验内在可能的多维性有关，关于 RMET 内在结构的讨论还较少。RMET 有可能会成为社会认知评估领域应用最广泛的测验工具之一。

（范宏振　谭淑平）

参 考 文 献

[1] BARON-COHEN S, JOLLIFFE T, MORTIMORE C, et al. Another Advanced Test of Theory of Mind: Evidence from Very High Functioning Adults with Autism or Asperger Syndrome [J]. J Child Psychol Psychiatry, 2010, 38 (7): 813-822.

[2] BARON-COHEN S, WHEELWRIGHT S, HILL J, et al. The "Reading the Mind in the Eyes" Test Revised Version: A Study with Normal Adults, and Adults with Asperger Syndrome or High-functioning Autism [J]. Journal of Child Psychology and Psychiatry, 2001, 42 (2): 241-251.

[3] VENTOLA P, FRIEDMAN H. Reading the Mind in Eyes Test [J]. Encyclopedia of Autism Spectrum Disorders, 2015: 1-5.

[4] BARON-COHEN S, WHEELWRIGHT S, SPONG A, et al. Are intuitive physics and intuitive

psychology independent？A test with children with Asperger Syndrome [J]. Journal of Developmental & Learning Disorders, 2001, 5: 1-58.

［5］汪永光, 汪凯, 朱春燕, 等. 首发精神分裂症患者心灵理论损伤的研究（英文)[J]. 中国神经精神疾病杂志, 2006 (06): 481-486.

［6］汪永光, 王义强, 陈树林, 等. 首发抑郁症患者的心灵理论认知障碍 [J]. 中国神经精神疾病杂志, 2008, 34 (12): 711-714.

［7］程赓. 精神分裂症患者眼区情绪识别及其与社会功能相关性研究 [D]. 安徽医科大学, 2010.

［8］PREVOST M, CARRIER M E, CHOWNE G, et al. The Reading the Mind in the Eyes test: validation of a French version and exploration of cultural variations in a multi-ethnic city [J]. Cognitive neuro-psychiatry, 2014, 19 (3): 189-204.

［9］VELLANTE M, BARON-COHEN S, MELIS M, et al. The "Reading the Mind in the Eyes" test: systematic review of psychometric properties and a validation study in Italy [J]. Cognitive neuropsychiatry, 2013, 18 (4): 326-354.

［10］FERNANDEZ-ABASCAL E G, CABELLO R, FERNANDEZ-BERROCAL P, et al. Test-retest reliability of the'Reading the Mind in the Eyes'test: a one-year follow-up study [J]. Molecular autism, 2013, 4 (1): 33.

［11］BAKER C A, PETERSON E, PULOS S, et al. Eyes and IQ: A meta-analysis of the relationship between intelligence and "Reading the Mind in the Eyes" [J]. Intelligence, 2014, 44: 78-92.

［12］CHARERNBOON T, LERTHATTASILP T. The Reading the Mind in the Eyes Test: Validity and Reliability of the Thai Version [J]. Cognitive and behavioral neurology: official journal of the Society for Behavioral and Cognitive Neurology, 2017, 30 (3): 98-101.

［13］OLDERBAK S, WILHELM O, OLARU G, et al. A psychometric analysis of the reading the mind in the eyes test: toward a brief form for research and applied settings [J]. Frontiers in psychology, 2015, 6: 1503.

［14］SCHROETER M L, PAWELKE S, BISENIUS S, et al. A Modified Reading the Mind in the Eyes Test Predicts Behavioral Variant Frontotemporal Dementia Better Than Executive Function Tests [J]. Frontiers in aging neuroscience, 2018, 10: 11.

［15］BORA E, ERYAVUZ A, KAYAHAN B, et al. Social functioning, theory of mind and neurocognition in outpatients with schizophrenia; mental state decoding may be a better predictor of social functioning than mental state reasoning [J]. Psychiatry research, 2006, 145 (2): 95-103.

［16］GREGORY C, LOUGH S, STONE V, et al. Theory of mind in patients with frontal variant frontotemporal dementia and Alzheimer's disease: Theoretical and practical implications [J]. Brain, 2002, 125 (Pt 4): 752-764.

［17］SATO W, KOCHIYAMA T, UONO S, et al. Structural Neural Substrates of Reading the Mind in the Eyes [J]. Frontiers in human neuroscience, 2016, 10: 151.

［18］SATO W, UONO S, KOCHIYAMA T, et al. Structural Correlates of Reading the Mind in the Eyes in Autism Spectrum Disorder [J]. Frontiers in human neuroscience, 2017, 11: 361.

［19］HIRAO K, MIYATA J, FUJIWARA H, et al. Theory of mind and frontal lobe pathology in schizophrenia: A voxel-based morphometry study [J]. Schizophrenia Research, 2008, 105 (1): 165-174.

［20］YIN S, FU C, CHEN A. The structural and functional correlates underlying individual heterogeneity of reading the mind in the eyes [J]. Biological psychology, 2018, 138: 179-184.

［21］DOMES G, HEINRICHS M, MICHEL A, et al. Oxytocin improves "mind-reading" in humans [J]. Biological psychiatry, 2007, 61 (6): 731-733.

［22］ WARRIER V, GRASBY K L, UZEFOVSKY F, et al. Genome-wide meta-analysis of cognitive empathy: heritability, and correlates with sex, neuropsychiatric conditions and cognition [J]. Molecular psychiatry, 2018, 23 (6): 1402-1409.

［23］ MOTHERSILL D, DILLON R, HARGREAVES A, et al. Computerised working memory-based cognitive remediation therapy does not affect Reading the Mind in The Eyes test performance or neural activity during a Facial Emotion Recognition test in psychosis [J]. The European journal of neuroscience, 2018: 1691-1705.

第十二章 临床神经心理学认知范式

第一节 概　　述

　　临床神经心理学是近年来心理学的一个新分支,它是一门关注大脑功能损害引起的行为学异常的应用科学。神经心理测量是神经心理学研究与临床实践的重要手段,主要是研究大脑功能受损的心理行为变化。神经心理测量源于 19 世纪后期和 20 世纪早期。在临床工作中,常常需要评估脑损伤患者并判断其康复程度。例如,临床医生需要借助心理评估来协助诊断,评价疗效;心理医生则需要鉴别患者是否存在神经系统疾病。此外,为了快速评估脑损伤士兵的行为功能受损的程度和范围,军事医学发展出了各种神经心理测验方法。对精神迟滞、学习障碍、行为障碍儿童的研究,也推动了神经心理测量的发展。

　　近年来,神经心理测量发展迅速,特别是基于计算机实验范式的建立和不断完善,脑功能测量不断加强,大大促进了人们对大脑的认识。作为心理测量的一个分支,神经心理学认知范式具有心理测量的主要特点,同时,又具有自身的典型特征。认知范式的重点是评估行为的变化情况,其主要目的包括以下几个方面:

一、神经精神疾病诊断

　　设计神经心理测量最初的目的主要是诊断,即根据脑损伤后行为的改变来推断病变部位。随着影像学技术的发展,神经心理认知范式逐渐形成并应用。特别在诊断某些疾病如阿尔茨海默病、中毒性脑病、轻度脑外伤,即使是敏感性很高的实验室检查也不能明确诊断。而认知范式却有重要的诊断价值,成为神经诊断系统的一个重要部分。同时,对于鉴别精神和神经症状,评价非精神病患者的神经系统功能等,认知范式仍然具有重要的指导价值。

二、制订治疗和康复计划

很多接受神经心理测量的患者有脑外伤、感染、中毒等病史。因此,需要借助神经心理测量来描述患者心理功能的损害程度、尚保留的心理功能、患者的态度及需求等,从而揭示行为障碍的本质和严重程度。对患者的智力和情绪状态的准确描述,也是神经系统疾病治疗所必需的。因为只有全面了解患者的功能损害程度、心理行为改变的性质和类别以及这些变化对患者的自身体验及行为的影响程度,医生才能制订出合理的治疗方案。

神经心理认知范式的敏感性和精确性,使其非常适合疾病的整个病程的评定。定期进行评估,可以为神经系统的恢复情况、速度及方式提供有效的心理学依据,也可评价治疗和再训练的效果。此外,评估也为患者及其家属提供所需信息,以利于制订客观现实的目标。无论诊断是否明确,很多患者渴望了解其认知功能或人格特征的详细状况,以及神经系统障碍如何影响自身行为,临床医生有责任告知患者。

三、认知神经科学研究

神经心理测量常常用来探索大脑活动对行为的影响,研究脑部损害与行为障碍的相互关系,它对临床神经心理学的实践有直接影响。现代的神经心理学认知范式是基于神经影像、电生理等技术手段构建,例如,注意网络测验(attention network test, ANT)、风险决策任务及工作记忆等任务,能较好地反映人脑注意功能、社会认知及记忆功能,在探究人类脑认知功能方面具有重要意义。

四、临床疗效评估和预测

神经心理学认知范式在神经、精神疾病应用广泛,在疾病的发生、发展机制和临床疗效评估也具有重要的应用价值,如抑郁症患者在通过抗抑郁药物治疗后,情绪症状改善同时注意功能得到显著提高,注意功能测定可预测情绪改善,这提示认知范式可作为神经精神疾病的临床评估工具。除了对疾病的诊治和疗效评估具有重要的价值,对已经确诊及需要进一步明确诊断的患者也有很大帮助。例如,对昏迷的脑外伤患者恢复意识后的早期检查,可以判断其预后,对退行性病变患者进行神经心理测量也有助于预测其功能减退的程度和质量。

(汪　凯)

第二节　注意功能研究

注意在人类的日常活动中无时无刻不在发挥关键的作用,注意功能研究在认知神经科学领域的研究热点中保持着相当大的比重,也是心理学研究长期以来的兴趣中心之一,尤其是 50 年代中期以后,在认知心理学的影响下,国内外神经科学家对注意的研究越来越广泛和深入。

一、概述

注意是心理活动或意识对一定信息和对象的指向和集中的过程,也是大脑对相关感觉刺激加工的资源进行适当分配的过程。随着认知心理学的兴起,注意相关的研究已得到国内外广泛重视[1]。

注意的基本特征有集中性和选择性,后期拓展的注意相关特征包括搜寻、激活、定势以及警觉,在既往的基础上更全面地描述了注意的特征。经过进一步细分,目前理论认为注意包括 4 个亚成分:注意定向、选择注意、分散注意和维持注意[2]。

目前认知心理学对注意的加工模型暂无明确定论,知觉选择模型如过滤器模型、衰减模型,均假设神经系统的处理能力有限,信息必须经由过滤器选择后进一步加工。知觉选择模型实际上属于注意的早期选择模型。后来,Deutsch 和 Norman 认为所有的输入信息在进入过滤或衰减之前已得到充分分析,进行自动识别加工和语义加工之后才进入过滤或衰减装置,因而对信息的加工发生在加工后期的反应阶段[3,4]。

随着时间的推移,更为灵活的理论应运而生,过滤器理论、衰减理论及后期选择理论均假设注意的选择过程发生在信息加工的某个特定阶段,这意味着信息加工系统是刻板的,故 Johnston 和 Heinz 提出了多阶段选择理论,因为选择过程在不同加工阶段都可能发生。选择发生阶段依赖当前的任务要求,在进行选择之前的加工阶段越多,所需的认知加工资源就越多[5]。

80 年代初期,Reisman 提出“注意和知觉加工的内部过程紧密结合起来”的特征整合模型注意网络并探索其神经生物学机制[6],美国科学院院士 Posner 等在总结大量脑功能成像、生物学和脑损伤患者的神经心理学研究结果后,提出注意网络系统学说(attention network theory),并涉及广泛的大脑结构和神经递质。Posner 等(1990 年)提出注意网络可分为警觉(alerting)、定向(orienting)与执行控制(executive control)3 部分,在解剖和功能上都有独自的网络:①警觉是指维持一个警觉状态,解剖定位与右侧大脑半球的额叶和顶叶有关;②定向是指从传入的感觉中选择信息,解剖定位在上顶叶及颞顶交界区域;③执行控制是指对认知操作进行协调控制和解决反应冲突的能力,在解决冲突任务时额叶的中间部分(前扣带回)和前额叶的侧面被激活[7]。

关于注意的研究方法,通常是把注意的状态作为自变量(比如把注意指向一个任务而非另一个任务),来观察记录不同注意状态下的反应(如:受试者反应的速度、准确性和电生理学指标等),并根据实验结果反过来推导注意的某些特征。目前,关于注意的常用实验方法包括纸笔测验如:数字广度测验、彩色连线测验、斯特鲁普色词测验及威斯康星卡片分类测验(WCST)等,而更为实用的是计算机化的注意网络测验(ANT)。

范津教授于 2002 年根据注意网络理论设计了一套简易的电脑测验程序 ANT 实验范式,该范式能有效测验注意的警觉、定向和执行功能,且这三个元素间相互独立[8]。

二、操作要求

ANT 可客观评估注意网络的警觉、定向和执行控制 3 个功能。E-Prime 软件编制测验程序，笔记本电脑可运行已完成测验。整个测验过程共分为 336 次试次，包括 24 次练习和 312 次正式试次，约 30 分钟，分为 3 个区组（block），实验间隙给予受试者休息时间。

指导语：本测验进行过程中，你的眼睛要一直盯着屏幕中心的注视点，请你将手指置于键盘的"←"或"→"反应键上，本测验是要求你正确并且迅速判断靶箭头（位于正中间的箭头）的朝向按键。注视点为屏幕中心处有一个"+"；暗示刺激为"*"，本测验共有 4 种暗示状态和 3 种靶子状态的测验刺激（图 12-2-1）。按出现的位置以及有无，区分 4 种条件（无暗示、中心暗示、双重暗示、空间暗示）；靶刺激为中间位置的箭头，按照靶刺激周围箭头方向一致与否分为 3 种条件：单个、方向一致、方向不一致（图 12-2-2）。

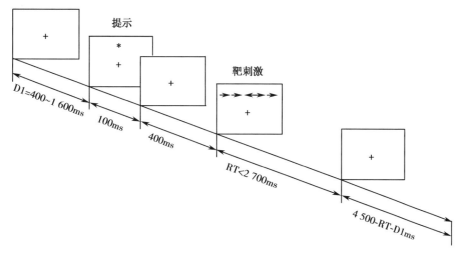

图 12-2-1　注意网络测验（ANT）测试程序

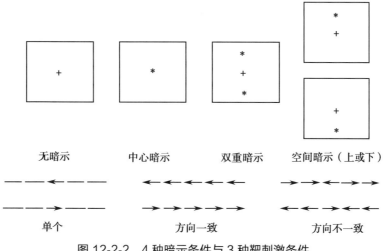

图 12-2-2　4 种暗示条件与 3 种靶刺激条件

每个试次由 5 个部分组成,①首先在屏幕的中心呈现注视点"+",时间为 400~1 600ms;②然后呈现提示(cue),时间约为 100ms;③接着出现中央的注视点,时间约为 400ms;④随后是目标靶刺激(target)出现;⑤最后受试者根据要求做出反应,当受试者按键后靶刺激消失,屏幕中央恢复注视点"+",整个过程不超过 2 700ms。每个试次总时间在 5 000ms 左右。完成后记录受试者反应的正确、错误和反应时间。

三、评分方法

根据范津等设计的 ANT 原理,注意网络的警觉、定向和执行控制功能效率可通过不同条件下的反应时减法算出:警觉网络效率等于无提示条件的反应时间(RT)减去有提示条件的 RT,这是因为在有提示条件时,注意力会集中于靶子将出现的位置,从而使反应时较无条件时减少(警觉作用);定向网络效率等于无效空间提示条件的 RT 减去有效空间提示条件的 RT,这是因为有效空间提示条件会提供定位的信息;执行控制网络效率等于方向不一致的靶刺激条件的 RT 减去方向一致的靶刺激条件的 RT。当靶箭头与其两侧的箭头方向不一致时,注意网络需要解决这种冲突,反应时较方向一致时更长。ANT 能有效测验注意的警觉、定向和执行功能,且这三个元素间相互独立。该认知范式简单易行,可用于成人和儿童的注意功能测查。

四、临床应用

ANT 是神经精神疾病关注的重点,汪凯等在脑损伤患者进行 ANT 的研究中发现,额叶损伤患者存在执行网络的损伤,顶叶损伤患者同时存在定向以及执行功能的损伤[9]。精神分裂症患者常表现为思维和行为控制能力障碍,神经影像学发现其扣带回和前额叶背外侧结构或功能异常[12]。汪凯等对 77 名精神分裂症患者和 53 名正常对照进行 ANT,发现精神分裂症患者解决执行控制任务所需的时间显著长于正常对照,推测其执行控制网络异常与前扣带回皮质的损害有关[10]。ADHD 患者的临床表现为注意力难以集中,而 ANT 中的 ADHD 患者警觉功能受损[11]。在一项涉及 44 例颞叶癫痫患者与相匹配的 40 名健康志愿者的对照研究中,应用 ANT 初步证实颞叶癫痫患者存在注意网络的执行功能损害[12],痫性放电可能是导致患者注意执行功能损害的原因。青少年广泛性焦虑障碍(GAD)患者注意执行功能部分受损[13],成年 GAD 患者则是执行控制网络受损,警觉网络和定向网络功能保留[14];抑郁症患者存在执行控制网络和警觉网络功能障碍[15]。

五、总结

范津等设计的 ANT 已在西方正常人中完成检测,国内正常人中的检测正在进行中。同时,偏侧化 ANT 也在神经精神疾病中广泛开展,未来应用功能磁共振成像及注意功能检查(如 ANT)等技术,对单个颅内病灶患者进行注意功能的研究,可进一步探讨注意网络在人类脑中对应的解剖区域。同样地,对不同患者神经递质的生化研究及基因研究可从微观上探讨注意功能缺陷的实质,以验证注意网络的各子功能在人脑中是否在解剖和生化上相互独立,最终为注意功能障碍患者的康复提供理论依据和实践方法。

(汪 凯 陈新贵)

参 考 文 献

［1］LE PELLEY M E, MITCHELL C J, BEESLEY T, et al. Attention and associative learning in humans: An integrative review [J]. Psychol Bull, 2016, 142 (10): 1111-1140.

［2］KATSUKI F, CONSTANTINIDIS C. Bottom-up and top-down attention: different processes and overlapping neural systems [J]. Neuroscientist, 2014, 20 (5): 509-521.

［3］DEUTSCH C K, DUBE W V, MCILVANE W J. Attention deficits, Attention-Deficit Hyperactivity Disorder, and intellectual disabilities [J]. Dev Disabil Res Rev, 2008, 14 (4): 285-292.

［4］NORMAN L J, CARLISI C, LUKITO S, et al. Structural and Functional Brain Abnormalities in Attention-Deficit/Hyperactivity Disorder and Obsessive-Compulsive Disorder: A Comparative Meta-analysis [J]. JAMA Psychiatry, 2016, 73 (8): 815-825.

［5］PASHLER H, JOHNSTON J C, RUTHRUFF E. Attention and performance [J]. Annu Rev Psychol, 2001 (52): 629-651.

［6］REISMAN J M. SACRAL: toward the meaning and measurement of friendliness [J]. J Pers Assess, 1983, 47 (4): 405-413.

［7］POSNER M I, PETERSEN S E. The attention system of the human brain [J]. Annu Rev Neurosci, 1990, 13: 25-42.

［8］FAN J, MCCANDLISS B D, SOMMER T, et al. Testing the efficiency and independence of attentional networks[J]. J Cogn Neurosci, 2002, 14(3):340-347.

［9］胡盼盼. 局灶性脑损伤及帕金森病患者注意网络功能受损的特点[D]. 安徽医科大学,2008.

［10］Wang K, Fan J, Dong Y, et al. Selective impairment of attentional networks of orienting and executive control in schizophrenia[J]. Schizophr Res, 2005, 78(2-3):235-241.

［11］张君,赵长印,张莉莉,等. 注意缺陷多动障碍患者一级亲属的注意功能研究[J]. 国际精神病学杂志,2016,43(02):200-202.

［12］黄家俊.癫痫患者注意网络功能的研究[D]. 泸州医学院,2009.

［13］莫大明,钟慧,李欣,等.广泛性焦虑障碍青少年患者的注意网络功能[J].中国心理卫生杂志,2019,33(06):459-463.

［14］高莉玲,董毅,汪凯,等.广泛性焦虑注意网络的功能评估[J].安徽医科大学学报,2008,(01):105-108.

［15］杜静,汪凯,董毅,等.抑郁症的注意网络功能研究[J].中国神经精神疾病杂志,2006,(05):441-443.

第三节 记忆功能研究

记忆使每个人独一无二。记忆储存我们所走过的路线、学过的东西、珍惜的时刻以及对周围世界的印象。那么,大脑是如何存储记忆的呢? 我们可以人为改造它吗? 记忆研究一直是认知神经科学最为关注的热点之一,是揭开大脑之谜的重要前提。在本节我们主要介绍与记忆相关的实验范式,包括工作记忆(working memory)、项目记忆(recognition)、源记忆(source memory)、前瞻性记忆(prospective memory)、知道感(feeling-of-knowing,FOK)以及内隐记忆测验等。

一、概述

人的大脑如何记住我们所经历过的事情,是大脑的整体功能,还是某一脑区的特异性功能? 目前这一问题尚未明确。近年来,对记忆脑机制的研究更多地围绕信息编码与提取、内隐与外显等过程。随着脑功能成像技术的日益成熟,我们对记忆脑机制的了解不再局限于人与动物脑损伤的研究。

记忆可以从不同角度进行分类,根据信息记忆过程中信息保持的时间长短不同分为瞬时记忆、短时记忆与长时记忆。短时记忆包含工作记忆等;长时记忆根据记忆成分不同分为陈述性记忆和非陈述性记忆,其中陈述性记忆又包括情景记忆(episodic memory)和语义记忆(semantic memory)。其中,情景记忆包含源记忆和项目记忆。在日常生活中,人们不仅需要对事件本身进行记忆,更需要对事件相关的背景(例如事件发生时各个细节的时间顺序、空间关系等)进行记忆。前者是关于事件本身的记忆,称项目记忆,以前有关记忆的测查多数只涉及项目记忆。而源记忆是对于事件前后关系细节的回忆,需要收集信息的不同特征(如时间、空间、事件的社会联系,以及接受方式等),最终实现对信息来源(source)的记忆。非陈述性记忆包括程序性记忆(procedural memory)和启动记忆。此外,根据记忆的时间顺序分为:前瞻性记忆和回溯性记忆(retrospective memory)。前瞻性记忆是指对经过一段时间的目的行为进行的记忆,包含多个认知加工阶段,如对信息的编码、保持和提取,以及对目的行为的执行等认知加工过程,故前瞻性记忆被认为是比回溯性记忆更复杂的一种记忆系统。作为记忆的高级形式,近年来元记忆(metamemory)的相关研究也备受关注。元记忆认为人的记忆过程应分为两个水平,即元记忆和客体记忆(object memory)。客体记忆即我们通常所说的对客体刺激的编码、储存和提取的信息加工过程,而元记忆是个体对自己客体记忆的认识、评价和监测。其中,人类记忆活动的过程中常常有某种"知道或熟悉感",这种心理活动的对象并非是客观记忆信息的歪曲或失败,而是记忆者对与记忆过程有关的内容及情感体验的主观反应即FOK[1]。FOK是"在线索提示的条件下回忆失败时,对目标是否能再认出进行预见性判断的一种评估加工",是元记忆监测(metamemory monitoring)的重要类型之一。

记忆是一项复杂的认知功能,早期的纸笔测验能较好地反映受试者记忆功能,为更好地探究人脑记忆功能加工过程及其障碍的神经机制,记忆相关的神经心理学认知范式也应运而生。现主要介绍有关记忆的常用实验方法,包括神经心理学测验(如视空间工作记忆测验)、源记忆测验、前瞻性记忆测验、FOK测验以及内隐记忆测验。

二、操作要求

(一) 视空间工作记忆测验

该测验采用 DMDX 程序设计的视觉客体和视觉空间工作记忆。测验程序:电脑呈现,首先呈现 1 000ms 的注视点,随后呈现 1 000ms 的中性面孔一张,后面为 2 000ms 的空白间隔,最后再呈现一张中性面孔。受试者在不同的测验中作出不同的任务判断,包括以下两种:

1. 视觉客体工作记忆(前后面孔是否相同,不管面孔位置如何)(图 12-3-1)

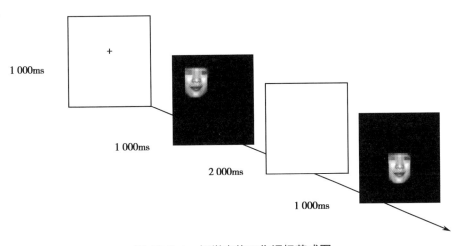

图 12-3-1　视觉客体工作记忆范式图

2. 视觉空间工作记忆(前后面孔空间位置是否相同,不管面孔如何)(图 12-3-2)

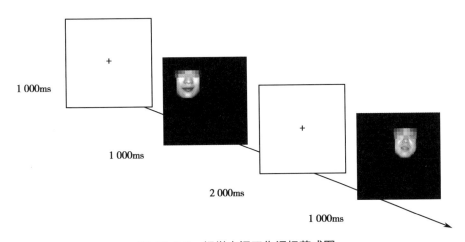

图 12-3-2　视觉空间工作记忆范式图

视空间记忆测验指标:①根据前后面孔相同与否回答,正确计 1 分,错误不计分,最终计算正确个数及反应时;②根据前后面孔空间位置是否相同做出回答,正确计 1 分,错误不计分,最终计算正确个数及反应时。

临床应用:研究发现,许多临床疾病包括轻度认知损害、阿尔茨海默病、帕金森病、右侧颞叶癫痫、卒中急性期非痴呆血管性认知损害患者及精神分裂症、首发抑郁症患者都有视空间记忆损伤。越来越多的证据支持"将视空间工作记忆看作独立的认知亚系统"这一观念[2-6]。然而,该系统的特征尚不清楚。

(二)源记忆测验

源记忆材料:选用日常生活中 8 类(水果、工具、家具、动物、衣物、交通工具、文具、家用电器)常见物体的实义词或实物图(表 12-3-1)。每种类别选 5 个,其中 1 个用中文实义词,另 1 个为简线实物图(均选自 Snodgrass 的图片),其他 3 个为实义词,共 24 个。①学习阶段:按类别,依次视觉呈现 1 个实义词、1 个实物图,然后要求受试者想象出一个同类别的另一种实物,并记住它,8 组共 24 个;②测验阶段:在学习 5min 后进行,随机呈现分属 8 个类别的 48 个实义词,其中 24 个为已学习项目,24 个为干扰项目。受试者做出新(干扰项目)/旧(已学习项目)判断的再认任务。对已学习项目,进一步作出源记忆判断任务,即要求说出该项目在学习阶段呈现的方式(即实义词、实物图,或者是自己想象的实物)。

源记忆测验指标:I 为源记忆正确度,指正确判断学习阶段项目呈现方式的正确率。I=猜中数/目标数,猜中数为正确猜中学习阶段出现的项目数,目标数为学习阶段的项目总数。

表 12-3-1 源记忆测验材料

词语	新	旧	词语	新	旧	词语	新	旧
菠萝			袜子			直尺		
毛笔						小刀		
轮船			手套			香蕉		
			狗			三轮车		
牛			床			书		
西瓜			连衣裙			火车		
自行车						空调		
锅子			冰箱			凳子		
			草莓			飞机		
留声机						上衣		
			台灯					
剪刀			松鼠			螺丝刀		
书桌			马			葡萄		
长裤			鹿			老虎钳		
铁锤			电视机			钢笔		
椅子						茶几		

备选:橘子,公鸡,电脑,皮鞋,扳手,公共汽车,橡皮,衣柜。

临床应用：研究发现早期帕金森病、强迫症、首发精神分裂症患者的情景记忆障碍主要表现为源记忆障碍，而项目记忆相对保留，表明临床开展源记忆的早期测查可能有助于帕金森病轻度认知功能障碍（mild cognitive impairment with Parkinson disease）及帕金森病痴呆（Parkinson disease dementia）的早期识别及干预[7-10]。外科治疗难治性颞叶内侧癫痫效果满意的情况下，短期内可能会造成患者的项目记忆和源记忆损害，特别是对左侧手术患者的影响较大，而对右侧手术患者的影响主要表现为项目记忆损害。对难治性颞叶内侧癫痫患者的研究发现，内侧颞叶参与源记忆执行，源记忆与项目记忆存在相互分离，且左右侧具有不对称性。

（三）前瞻性记忆测验

1. 基于事件的前瞻性记忆（event-based prospective memory，EBPM）测验指导语及计分 测验包括30张卡片，每张卡片上写有12个常用词，其中10个属于一大类，另2个属于一小类（表12-3-2）。请受试者在每张卡片上读出那两个属于一小类的词，所选出的2个词表示动物类时，敲一下桌子提示。当卡片选择结束时，需说出联系电话，并回忆所选出卡片上的动物（开始两张为练习）。

表 12-3-2　EBPM 测验材料

序号	大类词										小类词	
0	奶奶	爸爸	妈妈	舅舅	叔叔	弟弟	哥哥	爷爷	妹妹	姐姐	太阳	月亮
0	心脏	肝脏	大脑	脊柱	肺脏	肾脏	膀胱	子宫	脾脏	胰腺	狗	猫
1	自行车	飞机	卡车	货车	快艇	轮船	摩托车	火车	三轮车	出租车	香蕉	草莓
2	大衣	背心	西服	夹克衫	连衣裙	内衣	短裤	长裤	睡衣	西裤	苹果	葡萄
3	电视机	冰箱	空调	收音机	照相机	录音机	影碟机	电话机	电脑	洗衣机	萝卜	菠菜
4	足球	篮球	排球	羽毛球	铅球	保龄球	曲棍球	手球	水球	乒乓球	西瓜	菠萝
5	书本	铅笔	直尺	橡皮	文具盒	圆珠笔	圆规	日记本	三角板	钢笔	老虎	猴子
6	眼睛	嘴巴	耳朵	鼻子	手指	脚趾	胸部	腹部	头发	颈部	桌子	板凳
7	黄瓜	西红柿	青椒	土豆	卷心菜	冬瓜	南瓜	青菜	萝卜	洋葱	电视机	冰箱
8	黄瓜	白菜	苦瓜	黄豆	芹菜	南瓜	土豆	芽菜	青椒	冬瓜	猪肉	牛肉
9	中国	日本	意大利	朝鲜	美国	法国	德国	英国	泰国	俄罗斯	铅笔	尺子
10	葡萄	草莓	苹果	哈密瓜	柿子	香蕉	橘子	荔枝	菠萝	桃子	野猪	斑马
11	百合花	菊花	荷花	兰花	水仙花	玫瑰花	康乃馨	梨花	桃花	金银花	桃子	芒果
12	猪肉	牛肉	羊肉	鸡肉	兔子肉	鸭肉	狗肉	鱼肉	蛇肉	鹅肉	西服	短裤
13	北京	广州	天津	武汉	杭州	上海	合肥	南京	重庆	长沙	卡车	火车

续表

序号	大类词									小类词	
14	小学	粮校	电校	水校	商校	邮电学校	中学	大学	武校	党校	水瓶	茶杯
15	饼干	蛋糕	果冻	巧克力	奶糖	口香糖	大饼	水果糖	话梅	瓜子	长颈鹿	骆驼
16	剪刀	菜刀	钳子	扳手	铲锹	铁锤	镊子	斧头	老虎钳	水果刀	眼睛	耳朵
17	葡萄	荔枝	苹果	李子	菠萝	草莓	芒果	梨子	香蕉	枣子	美国	日本
18	猫	老虎	猪	狮子	猴子	狼	大象	狗熊	兔子	斑马	牛肉	羊肉
19	青菜	地瓜	萝卜	辣椒	茄子	西红柿	空心菜	卷心菜	南瓜	黄瓜	剪刀	铁锤
20	水稻	小麦	马铃薯	花生	早稻	玉米	油菜	山芋	地瓜	晚稻	奶牛	狗熊
21	圆形	长方形	菱形	圆柱形	球形	椭圆形	扇形	正方形	梯形	三角形	红色	黄色
22	床	沙发	椅子	书柜	餐桌	板凳	橱柜	电脑桌	茶几	写字台	大衣	背心
23	跳水	举重	铅球	跳远	射击	跳高	跑步	柔道	拳击	游泳	上海	北京
24	电视机	电灯	电风扇	微波炉	洗衣机	冰箱	电脑	电话机	空调	电水壶	金鱼	蝴蝶
25	安徽	江苏	浙江	河北	四川	江西	湖北	湖南	陕西	福建	电脑	手机
26	帽子	鞋	上衣	围巾	袜子	领结	皮带	连衣裙	西服	领带	文具盒	橡皮
27	白色	黄色	红色	橙色	粉红色	黑色	紫色	绿色	蓝色	灰色	黄山	泰山
28	床单	棉被	枕头	毛毯	被套	枕套	毛巾被	床罩	床垫	席子	水稻	小麦
29	杏子	香蕉	芒果	李子	大枣	哈密瓜	柠檬	橙子	柿子	葡萄	狮子	山羊
30	小汽车	吉普车	卡车	公共汽车	货车	救护车	火车	消防车	出租车	警车	足球	篮球

EBPM 指标：总共有 6 个目标卡片放在其中（5,10,15,20,24,29）。当目标卡片出现时，受试者能作出正确的反应计 1 分，测验结束时能记得写下电话号码的计 2 分，作为前瞻性记忆成绩，总分为 8 分；回忆出的动物数作为回溯性记忆成绩。

2. 基于时间的前瞻性记忆（time based prospective memory，TBPM）测验指导语及计分 请受试者在测验开始后 5 分钟敲一下桌子，10 分钟时敲一下桌子，15 分钟时再敲一下（表 12-3-3）。受试者右后侧放一个时钟，可转过头通过这个时钟检查时间，在测验开始时，时钟被设置为 0 时 0 分 0 秒。在时钟开始后，要求受试者看 60 张卡片，每张上有 12 个两位数，在每张卡片上选出最小的数字和最大的数字。在第 17 分钟时停止测验。并回忆一下敲桌子的时间（开始一张为练习）。

TBPM 指标：受试者如果在每个目标时间的前后 10 秒作出反应得 2 分，前后 30 秒内作出反应得 1 分，作为前瞻性记忆成绩，总分为 6 分；正确回忆出三个目标时间作为回溯性记忆成绩。

表 12-3-3　TBPM 测验材料

序号	每张卡片上的 12 个两位数字	选出的最小和最大的数字
1	45　67　36　54　47　64　72　33　76　56　82　89	33　89
2	28　72　63　47　59　35　78　23　31　42　56　66	23　78
3	22　49　57　17　26　34　63　13　36　46　51　69	13　69
4	94　55　76　82　63　98　43　86　42　79　61　57	42　98
5	75　82　66　54　49　72　38　85　67　47　52　36	36　85
6	94　34　86　29　71　25　82　91　28　31　39　74	25　94
7	70　61　83　39　56　41　68　73　81　48　31　43	31　83
8	29　17　71　63　38　52　21　16　75　62　58　29	16　75
9	64　75　74　86　68　79　82　87　63　56　49　51	49　87
10	97　64　79　94　89　91　72　86　83　69　76　62	62　97
11	54　48　86　59　83　74　52　91　24　33　76　63	24　91
12	81　19　67　73　78　32　97　21　64　56　43　98	19　98
13	51　47　62　44　58　81　45　60　73　31　39　75	31　81
14	32　39　27　18　31　16　47　51　22　45　37　14	14　51
15	61　56　63　57　68　49　50　61　45　42　51　35	35　68
16	91　95　89　84　78　86　92　94　73　79　87　83	73　95
17	75　59　62　34　53　71　49　73　42　66　70　68	34　75
18	31　23　26　37　19　28　36　17　34　12　24　15	12　37
19	46　48　51　23　41　29　44　38　32　45　50　27	23　51
20	18　21　19　31　29　17　28　30　26　24　23	15　31
21	16　28　43　23　29　15　11　46　51　42　35　44	11　51
22	86　74　62　79　82　43　60　54　76　42　81　59	42　86
23	66　72　88　89　46　63　43　76　39　91　54　29	29　91
24	55　28　48　61　34　19　45　72　56　41　63　27	19　72
25	55　58　61　48　39　50　32　36　28　43　71　53	28　71
26	88　76　91　79　68　75　77　99　31　46　70　44	31　99

续表

序号	每张卡片上的 12 个两位数字												选出的最小和最大的数字
27	38	26	42	19	31	26	40	17	24	55	48	72	17　72
28	22	19	23	41	32	17	42	52	12	15	21	36	12　52
29	89	81	92	84	93	97	70	81	48	98	46	53	46　98
30	77	72	81	39	43	79	56	37	55	75	53	82	37　82
31	60	71	80	49	54	79	76	38	26	75	57	28	26　80
32	52	64	49	58	72	63	55	48	76	97	23	41	23　97
33	36	42	55	72	34	78	48	21	84	97	19	31	19　97
34	39	27	56	25	37	44	61	28	17	46	33	23	17　61
35	47	41	34	54	45	63	38	55	58	30	60	32	30　63
36	55	49	57	46	53	51	45	61	70	39	42	62	39　70
37	47	73	22	53	52	63	74	82	41	37	29	48	22　82
38	66	70	88	59	65	64	68	67	58	89	92	76	58　92
39	80	88	96	93	94	67	63	82	85	65	83	64	63　96
40	48	15	22	16	18	14	21	20	41	44	33	31	14　48
41	21	24	28	27	34	25	31	20	33	37	36	32	20　37
42	43	45	38	47	49	39	41	32	51	35	55	31	31　55
43	23	27	30	41	45	37	36	39	51	50	54	20	20　54
44	56	58	62	57	66	61	69	46	48	41	68	73	41　73
45	32	48	46	52	58	37	49	55	61	44	53	24	24　61
46	92	88	96	95	94	87	85	86	90	91	77	74	74　96
47	68	57	49	77	82	36	30	90	11	26	84	33	11　90
48	52	65	58	53	71	73	64	68	74	61	55	57	52　74
49	46	47	52	34	37	35	41	56	61	42	53	51	34　61
50	23	26	17	15	25	14	19	22	27	32	12	35	12　35
51	46	48	42	52	31	55	57	50	34	41	37	58	31　58
52	62	64	72	68	63	58	54	73	75	70	61	52	52　75
53	73	82	84	81	74	75	63	77	83	66	76	88	63　88

续表

序号	每张卡片上的 12 个两位数字	选出的最小和最大的数字
54	92　93　85　87　98　99　81　73　79　86　72　95	72　99
55	15　18　19　12　17　23　11　22　24　16　24　26	11　26
56	34　36　31　25　37　28　29　26　35　33　21　30	21　37
57	43　37　44　36　45　48　33　31　47　39　42　40	31　48
58	46　37　48　32　44　33　47　42　45　31　30　38	30　48
59	52　56　47　55　46　41　58　50　40　43　53　59	40　59
60	63　65　57　52　54　67　62　61　56　58　68　53	52　68

临床应用：临床研究发现，许多前额叶皮质损伤疾病如精神分裂症、帕金森病、额叶肿瘤或外伤、脑梗死、酒精中毒性脑病等患者均出现 EBPM 不同程度的损害[11-13]。同时也有许多研究发现精神心理疾病、帕金森病、额叶病变、丘脑卒中以及轻度认知损害和阿尔茨海默病患者都存在不同程度的 EBPM 和 TBPM 障碍或分离性损害。在阿尔茨海默病早期诊断中，前瞻性记忆研究发现，aMCI 患者存在不同程度的 EBPM 和 TBPM 损害，EBPM 可能为 aMCI 患者早期的记忆成分改变；AD 的 EBPM 和 TBPM 损害较 aMCI 患者更为严重，以 EBPM 损害更为突出，提示 EBPM 测查可能有利于 AD 的早期诊断[14]。

（四）FOK 测验

1. 情景记忆的 FOK

（1）学习阶段：首先在电脑屏幕中央逐个出现成对的 20 组词，每组呈现 5 秒，小号字为线索词，大号字为目标词，观察这些成对的词并尽可能地记住这些词，在后面的测验中将再次出现线索词，并要求回忆目标词。学习完后休息 20 分钟，然后再进行回忆（表 12-3-4）。

表 12-3-4　情景记忆 FOK 测验材料

	线索—目标	回忆	知道感	再认	备注
1	小刀—商店				
2	二胡—歌曲				
3	地球—卫星				
4	闪电—山川				
5	房屋—阳台				
6	海洋—河马				

续表

	线索—目标	回忆	知道感	再认	备注
7	山芋—面条				
8	月亮—飞船				
9	电话—信号				
10	灯泡—插头				
11	鲜花—太阳				
12	海关—走私				
13	汽车—油料				
14	黄山—小鸟				
15	冰箱—雪糕				
16	课本—黑板				
17	宇宙—黑洞				
18	照片—电池				
19	上衣—枕头				
20	香烟—空气				
结果					

(2)回忆和判断阶段:电脑屏幕中央将逐个呈现先前学习过的小号字(线索词),请立即回忆当时与其相对应的大号字(目标词),每个呈现15秒,同时给出答案。不能回忆的受试者需对后面能否再认出目标词作出预见性判断,时长为5秒,判断等级有4种:①完全不知道;②有点知道;③基本知道;④完全知道。

(3)再认阶段:呈现一组含有目标词的5个词让受试者再认,找出与线索词相匹配的目标词,时长为5秒。

(4)测验指标:①和②为判断错误,③和④为判断正确,故其结果有4种:a.判断正确再认正确;b.判断正确但再认错误;c.判断错误再认错误;d.判断错误但再认正确,每种结果均计1分。

2. **语义记忆的FOK** 受试者不经学习阶段,直接进行回忆、FOK判断和再认,方法同前,计分形式亦同前(表12-3-5)。

表12-3-5 语义记忆FOK测验材料

序号	线索	回忆	知道感	再认	备注
1	元旦是几月几号?				
2	新中国第一位总理是谁?				
3	中国的首都是哪个城市?				
4	中秋节是农历几月几日?				

续表

序号	线索	回忆	知道感	再认	备注
5	中华人民共和国是哪年成立的?				
6	中国有多少个民族?				
7	中国共产党是哪一年成立的?				
8	谁是我们现在的国家主席?				
9	任意三角形的内角之和是多少度?				
10	香港是什么时候回归祖国的?				
11	《西游记》中孙悟空是谁演的?				
12	我国的国球是什么?				
13	"一国两制"是谁提出的?				
14	中国男性法定结婚年龄是多少岁?				
15	有"中国宝岛"之称的是哪里?				
16	布达拉宫在中国的哪个城市?				
17	中国历史上统一六国的是哪个皇帝?				
18	奥运圣火是在哪个城市点燃的?				
19	包拯是我国历史上哪个朝代的?				
20	2001 年美国发生了什么大事?				
结果					

临床应用:在一项老年特发性全面性癫痫患者的记忆障碍研究中,发现其情景记忆表现出再认能力降低,语义记忆表现出线索回忆能力降低。特发性全面性癫痫、精神分裂症患者的情景记忆监测能力受损,但语义记忆监测能力相对保留。早期帕金森病患者的情景记忆及情景记忆监测均受损[15,16]。

(五) 内隐记忆测验

采用分类产生和图片辨别两个测验分别测试概念型内隐记忆和知觉型内隐记忆。

1. 概念型内隐记忆测验 在学习阶段给受试者呈现 20 张印有词语的卡片,10 张为蔬菜类,10 张为家电类,两种分类呈现顺序经过随机化处理,要求受试者大声读出这个词语,并判断卡片上呈现的词语有无生命。间隔 15 分钟后进入测验阶段,要求受试者在 1 分钟内尽可能多地说出一类词,分别为家电类和蔬菜类,同时进行录音,在录音中数出受试者所说每一类词的总个数及学习阶段呈现过的词语个数。学习阶段呈现过的词语个数即为类别产生成绩,将其作为概念型内隐记忆成绩(图 12-3-3)。

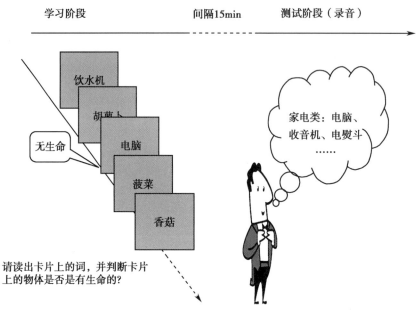

学习阶段　　　　　　间隔15min　　　测试阶段（录音）

饮水机

胡萝卜

无生命

电脑

菠菜

香菇

家电类：电脑、收音机、电熨斗……

请读出卡片上的词，并判断卡片上的物体是否是有生命的？

图 12-3-3　概念型内隐记忆范式

2. **知觉型内隐记忆测验**　采用图片辨认的方法：选取 40 张常见物体的灰度图片（包括动物、植物及常见工具），每张图片辨认率均在 98% 以上。采用电脑软件对每张图片进行马赛克化，让 20 名正常人对图片进行辨认，使每张图片的正确辨认率在 20%~30% 之间，所有图片平均辨认率为 23%。将原始图片分为 A、B 两组，对应处理过的图片为 A1、B1 组。学习阶段：在 17 寸液晶显示器上全屏呈现 A 组图片，受试者坐在屏幕正前方 60cm 处，保证每名受试者的视角相同，要求受试者对图片内容喜好度进行评定。间隔 15 分钟后进入测验阶段，在与学习阶段相同的电脑屏幕上将 40 张马赛克化的图片随机呈现给受试者，受试者眼睛距离屏幕 60cm，要求受试者对马赛克化图片进行快速辨认并命名，如超过 10 秒仍未命名，则自动呈现下一张图片，记录受试者对 A1 组及 B1 组图片的辨认正确率。图片辨认成绩 =A1 组图片的正确率 –B1 组图片正确率。图片辨认成绩作为知觉型内隐记忆成绩（图 12-3-4）。

临床应用：对 aMCI 内隐记忆启动效应的研究发现，aMCI 患者外显记忆及内隐记忆的概念性启动存在损害[17,18]，且概念性启动损害可能与其额叶功能减退存在一定的相关性。研究还发现抑郁个体沉迷于特定的内隐认知偏向：倾向于注意环境中的负性刺激[19]。

三、总结

记忆测验操作简单，除可常规测查认知功能外，还能进一步区分特定的记忆类型。EBPM 测查可能有助于 AD 的早期诊断，源记忆早期测查可能有助于帕金森病轻度认知功能障碍及帕金森病痴呆的早期识别及干预，未来可用作 AD、帕金森病的早期筛查。

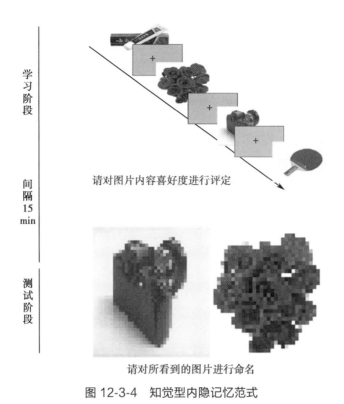

图 12-3-4　知觉型内隐记忆范式

（汪 凯　陈新贵）

参 考 文 献

［1］李梅, 丁艳云. Fok（知晓感）的研究现状及未来趋势 [J]. 吉林省教育学院学报, 2009, 25 (2): 82-83.

［2］SERRANO N, LOPEZ-SANZ D, BRUNA R, et al. Spatiotemporal oscillatory patterns during working memory maintenance in mild cognitive impairment and subjective cognitive decline [J]. Int J Neural Syst, 2020, 30 (1): 1950019.

［3］ZOKAEI N, HUSAIN M. Working memory in Alzheimer's disease and Parkinson's disease//Hodgson T. Processes of visuospatial attention and working memory [M]. Current Topics in Behavioral Neurosciences 41. Cham: Springer, 2019: 325-344.

［4］LV Z X, HUANG D H, YE W, et al. Alteration of functional connectivity within visuospatial working memory-related brain network in patients with right temporal lobe epilepsy: A resting-state fMRI study [J]. Epilepsy Behav, 2014 (35): 64-71.

［5］LI X, CHU M Y, LV Q Y, et al. The remediation effects of working memory training in schizophrenia patients with prominent negative symptoms [J]. Cognitive Neuropsychiatry, 2019, 24 (6): 434-453.

［6］李桂臣, 李吉柱. 首发抑郁症患者的视空间工作记忆研究 [J]. 影像研究与医学应用, 2017, 9 (2): 31-32.

［7］尹长林, 汪凯. 早期帕金森病患者项目记忆及源记忆能力的研究 [J]. 临床神经病学杂志, 2016, 29 (1): 58-60.

［8］杨平, 汪凯. 高低不同责任状态下强迫症患者项目记忆及源记忆的研究 [J]. 安徽医科大学学报, 2010, 5 (4): 678-681.

［9］靳胜春, 汪凯. 首发精神分裂症患者的源记忆与项目记忆 [J]. 临床精神医学杂志, 2008, 18 (4): 223-226.

［10］马军峰, 汪凯. 难治性颞叶内侧癫痫外科治疗对项目记忆和源记忆的影响研究 [J]. 立体定向和功能性神经外科杂志, 2009, 22 (1): 10-14.

［11］王林平, 邹义壮. 精神分裂症前瞻性记忆功能的研究进展 [J]. 国际精神病学杂志, 2014, 41 (4): 212-215.

［12］张晓倩, 姚文瑞. 首发型未服药非器质性睡眠障碍患者前瞻性记忆与工作记忆相关分析 [J]. 安徽医学, 2018, 39 (11): 1343-1346.

［13］RENOULT L, IRISH M, MOSCOVITCH M, et al. From knowing to remembering: The semantic-episodic distinction [J]. Trends in cognitive sciences, 2019, 23 (12): 1041-1057.

［14］MENG X, LI T, WANG X, et al. Association between increased levels of amyloid-beta oligomers in plasma and episodic memory loss in alzheimer's disease [J]. Alzheimer's research & therapy, 2019, 11 (1): 89-98.

［15］SOUCHAY C, ISINGRINI M, GIL R. Alzheimer's disease and feeling-of-knowing in episodic memory [J]. Neuropsychologia, 2002, 40 (13): 2386-2396.

［16］PAPPAS B A, SUNDERLAND T, WEINGARTNER H M, et al. Alzheimer's disease and feeling-of-knowing for knowledge and episodic memory [J]. Journal of gerontology, 1992, 47 (3): 159-164.

［17］DEASON R G, STRONG J V, TAT M J, et al. Explicit and implicit memory for music in healthy older adults and patients with mild Alzheimer's disease [J]. Journal of clinical and experimental neuropsychology, 2019, 41 (2): 158-169.

［18］HALPERN A R, O'CONNOR M G. Implicit memory for music in Alzheimer's disease [J]. Neuropsychology, 2000, 14 (3): 391-397.

［19］陈图农, 武欣, 王志庆. 抑郁的内隐认知与治疗 [J]. 心理科学, 2007, 30 (4): 990-993.

第四节　社会认知研究

社会认知是一种多维度多结构的高级认知功能, 包括情绪认知、心理理论与决策能力等几个领域。作为最复杂的高级认知功能, 社会认知已得到研究者的广泛关注, 也是认知神经科学的前沿和研究热点话题。临床中, 多种神经精神疾病患者都会存在社会认知功能障碍, 其中影响最大的两类疾病是精神分裂症和孤独症谱系障碍。

一、概述

社会认知指的是对社会信息载体(面孔、情绪、注视方向、生物运动、语言、图画等)的知觉分析, 以判断他人的行为意图, 理解他人的心理状态、想法或意图[1](心理理论), 并指导自身的社会行为(社会问题解决能力), 包括社会线索感知和社会问题解决两方面, 涉及情绪认知、心理理论与决策能力等不同过程, 许多脑区参与其中。既往的神经影像学和神经心理学研究均表明, 社会认知的神经基础主要涉及前额叶、额下回、颞顶交界处、颞上沟、杏仁核、岛叶等脑区[2]。但是,目前社会认知的神经生理机制尚未完全明确。有研究者提出镜像神经元假说,镜像神经元是指当个体观察他人行为和模仿他人时,特定的神经系统和神经元被激活。该假说认为镜像神经元驱动的具体化模拟是社会认知的生理基础,即个体在对心理状态进行归因时,也会使用身体的形式表现精神状态。社会认知是社会交往需要的基本能力,是社会活动的基础。基本认知与社会功能之间的联系是由社会认知介导,认知缺陷是通过影响社会认知进而影响社会功能,因此社会认知损害是社会功能障碍的重要前提,对社会认知功能的进一步探究有助于恢复患者社会功能,提高生活质量。

（一）情绪认知

面孔传达了丰富的社会信息,表情面孔已成为目前最常用和公认的情绪认知研究工具。Calder 等（1996 年）用动画软件制作含有 6 种基本情绪的 30 张连续变化面孔,已实现对情绪认知的定量研究[3,4]。中国科学院心理研究所罗跃嘉[5]等采集在校大学生的 7 种情绪面孔图片,首先对情绪面孔类别进行初次评定,选取评价一致的图片,再由 60 名评分者对其进行类别和情绪强烈程度的判定,得到一系列具有代表性的 7 种情绪面孔图片,制成中国面孔表情图片系统（CFAPS）。安徽医科大学认知神经心理学实验室在情绪面孔图片方面建立了多套典型的中国人情绪面孔及眼区情绪图片、注视方向识别图片,用于神经心理学实验[6,7]。

在本节我们主要介绍几种基于类别理论的标准情绪刺激范式:中国人基本情绪面孔识别测验、中国人 Morph 情绪面孔识别测验和中国人眼区基本情绪识别测验。

1. 操作要求

（1）中国人基本情绪面孔识别测验:本测验由专业演员 10 名（包括男女各 5 名,其中青年 6 名,少年、老年各 2 名）表演 6 种基本情绪和中性情绪面孔,数码取相。50 名健康人辨认挑选,将选出一致率在 85% 以上的共 70 张情绪面孔照片（每种情绪 10 张）作为实验材料。受试者对照随机呈现的情绪汉字次序,对 70 张表情面孔逐一辨认或标识（7 选 1）。测验前给受试者 14 张情绪面孔进行练习,正式测验为假随机呈现上述 70 张情绪面孔 2 轮。

观察指标:记录正确得分,每一情绪最高正确得分为 20 分。

（2）中国人 Morph 情绪面孔识别测验:本研究最早由汪凯教授[8]负责编制,是国内首次以中国人 6 种典型的基本情绪面孔为原型,经过计算机处理产生含有定量情绪成分的 Morph 图片测验。将容易混淆的情绪面孔原型放在相邻位置,用图像动画 Morph 软件产生一套连续变化的 30 张自循环表情面孔（喜 - 惊 - 恐 - 悲 - 厌 - 怒 - 喜,编号 1~30）,每对原型产生 5 张新的表情,如由"喜"及"惊"原型面孔生成了依次分别含有喜与惊的成分（喜 %: 惊 %）为 90%:10%;70%:30%;50%:50%;30%:70% 及 10%:90%,其他类推,用以定量测量受试者对面孔情绪的知觉能力。受试者对照 6 个情绪汉字,对 30 张表情面孔逐一进行辨认或标识（6 选 1）。共 6 轮测验,每轮随机呈现 30 张上述表情面孔 1 次,后 5 轮用于计算成绩。

观察指标包括①正确识别率：每种情绪选取前后 4 张，如喜，与喜相邻的是怒与惊，相邻的 4 张图为 30% 怒 70% 喜、10% 怒 90% 喜、90% 喜 10% 惊与 70% 喜 30% 惊共 4 张，5 轮共 20 张，每种情绪最高分 20 分，6 种情绪共 120 分；②错误率：错误的选择不是与该种情绪相邻的两种情绪，而是不相干的情绪。

（3）中国人眼区基本情绪识别测验：本测验材料为 4 个人（2 男 2 女）的眼区情绪照片，各有 6 种基本情绪，共 120 张照片，每张照片大小约为 6.5cm×15cm，背景被掩蔽。电脑随机呈现，受试者与电脑屏幕距离为 70cm。要求从两个备选项中选择一个正确的，测验中前 6 张照片为练习。

观察指标：判断正确得分，每正确判断一个得 1 分，共 120 分。

2. 临床应用　情绪识别障碍测验已广泛应用到临床疾病的研究中。肝豆状核变性和亨廷顿病、岛叶损伤患者表现为特别严重的厌恶情绪识别障碍[9]。阿尔茨海默病患者存在厌恶和恐惧面部表情的选择性损伤。ADHD 患儿存在面部表情识别的选择性困难。基底节卒中患者主要表现为厌恶面孔辨别障碍，对厌恶声音辨别正常，但表现为"恐"和"怒"的辨别障碍。精神分裂症患者对快乐、悲伤和中性情绪表达的识别能力受损，而不是效价、特异性和情境依赖性[10]。

（二）心理理论

心理理论是指人们能够了解自己和他人的愿望、信念、意图等心理状态并据此推断他人行为的能力，这种能力实为一个推理系统，包含一系列抽象连贯的因果解释，使个体能借助于信念、愿望等无法观测的心理状态来解释和预测他人的行为。在人际交往过程中，心理理论发挥重要作用，被认为是社会功能的重要中介因素。认知神经科学将心理理论细分为心理理论社会知觉和心理理论社会认知两种成分。早期的神经心理学研究提示，右侧半球和额叶损伤引起心理理论功能障碍，右侧前额叶皮质是自我观点采择和推理他人观点（即心理理论）的共同脑区。进一步研究发现，心理理论的脑区定位有更细化的研究划分，主要涉及 3 个脑成分，即前额叶中部、额极和颞上沟后部。神经影像学研究发现，在完成心理理论任务时激活的脑区主要位于额叶 - 顶叶 - 颞叶神经网络，右侧额中回是神经网络的中心区域，提示前额叶在心理理论能力的形成和发展中发挥重要作用。

本文采用的是心理理论故事图片任务[11]（theory-of-mind picture-sequencing task）和图片版的失言觉察任务。

1. 操作过程

（1）心理理论：心理理论故事图片任务共包括 6 个故事（图 12-4-1，见文末彩图），中文版实验范式由 Brune 教授[11]提供后翻译而成，共包括 3 种类型情节：①一个人物欺骗另一个人物；②两个人物联合欺骗另一个人物；③两个人物合作完成某项任务。每个故事由 4 张漫画图片组成，受试者首先按照图片内容逻辑进行排序，施测者记录其排序完成所用时间。图片排序完成后对受试者提问相关心理理论问题，测试受试者领悟故事中漫画人物心理状态的能力，涉及初级错误信念、二级错误信念、三级错误信念、现实感、理解互惠性、理解欺骗和对欺骗的侦测理解等内容。

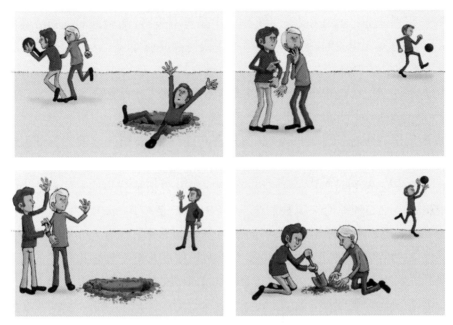

图 12-4-1　心理理论图片故事之一

（2）失言觉察任务：根据 Baron-Cohen 等的失言识别测验[12]，适当修订后用于本文中，共包括 10 个小故事，每个故事中有两三个人同时或先后进行对话，仔细阅读故事情节，寻找故事中是否有人说了一些不该说的话（如使别人难堪、不开心或不合时宜的话），如果认为有不该说的话，请指出是谁说了不该说的话？为什么他/她不该这么说？为什么他/她会这么说？（问题 1~4）；如果认为没有不该说的话，请直接回答问题中的最后两道题（问题 5、6）。下面由施测者来读这些故事（注意始终中性表情），受试者可以同时看这些故事的文字材料。举例故事一：

班里举行了一场讲故事比赛。张红很想参加，因为她故事讲得非常好，但那天她有事不在学校。比赛的结果宣布了：李敏得了第一名。第二天早上，李敏看见张红说："你昨天没得奖，真可惜。""你说什么？"张红问。"噢，没什么。"李敏说。

①故事中是不是有人说了一些不该说的话？

②谁说了不该说的话？

③为什么他/她不该这么说？

④为什么他/她会这么说？

⑤谁赢了比赛？

⑥李敏有没有意识到张红不知道比赛结果？

2. 评分方法

（1）心理理论：记录回答情况计分，如果受试图片逻辑顺序排列错误，施测者需在回答问题前将其正确排列。每个故事排序最多得 6 分,最低 0 分,总分最高 36 分,最低 0 分。每个问题回答正确 1 分,错误 0 分,问题回答总分最高 23 分,最低 0 分。总分最高 59 分。

(2)失言识别任务:通过让受试者辨别其中是否有失言,测验其对人物心理状态的理解能力,1~4 项为失言相关问题,其中问题 1、2 为失言识别,问题 3、4 为心理状态判断,分别判断受试者的情绪理解和意图理解能力,每正确回答 1 项得 1 分,4 个失言相关问题得分相加为总分,共 40 分。另外,每个故事第 5、6 个问题为控制问题,共 20 分。以上每项得分 1 分,每个故事小计 6 分,总分 60 分。

3. 临床应用　汪永光等研究发现,与正常对照组比较,精神分裂症组和抑郁症组在需要心理理论社会知觉加工的心理状态阅读任务、需要心理理论社会认知成分的失言觉察问题上的得分均显著低于正常对照组;吴伟明等发现精神分裂症元认知能力与心理理论呈正相关[13-15]。心理理论在孤独症谱系障碍中亦广泛应用,孤独症儿童在不同的心理理论任务下均表现出心理理论缺损,不同的心理理论任务呈现方式会影响孤独症儿童的心理理论评估,在某种程度上说明言语能力影响孤独症儿童心理理论任务的完成。韩永升等发现肝豆状核变性患者存在心理理论能力的缺失,在失言觉察以及错误信念任务理解能力上均存在障碍[16,17]。

(三)决策功能

决策功能就是全面衡量供选方案,并做出最优选择的过程。决策涉及面广,基于价值的决策可分为 5 个基本过程:第一,建立决策问题的表示,这需要确定内部和外部状态以及可能的行动路线;第二,评估不同的行为;第三,在其中一个行动的基础上,选择其估值;第四,在执行决定之后,大脑需测量接下来结果的可取性;最后,将结果评估用于更新其他流程,以提高未来决策的质量。既往神经影像学对决策的研究众多,决策过程涉及许多相关脑区,其中选择主观价值以及编码的脑区有扣带回前额叶的外侧面和顶叶,负责刺激编码以及价值评估的区域有腹内侧前额叶、眶额叶,而预期奖赏系统的脑区有杏仁核、岛叶皮质、基底节及多巴胺通路。本文介绍 3 种经典的实验范式,包括爱荷华博弈测验、骰子博弈任务和跨时决策任务。

1. 操作过程

(1)爱荷华博弈测验(Iowa gambling test,IGT):爱荷华博弈测验是一种概率模糊的决策方式,主要测试的是在高惩罚高奖赏与低惩罚低奖赏之间进行选择的能力。基于 IGT 未知回报,受试者需在不断选择的过程中进行反馈学习,并遵从经验做出有利选择。该测验共 100 个试次(trial),分成 5 个区组,每次让受试者从 A、B、C、D 四个选项中选择一张牌,分别按键盘上的数字 1、2、3、4 进行选择。在每次选择之后,屏幕上会显示出"你赢了 × × 元"或"你赢了 × × 元,同时输了 × × 元","你现在还有 × × 元"。指导语:目前你有 2 000 元的启动资金,你的目标是通过选择尽可能赢更多的钱。总的来看,A 与 B(每次赢 100 元,伴随高惩罚)高风险高回报,累计处罚大于收益,为不利选择;C 与 D(每次赢 50 元,伴随低惩罚)低风险低回报,累计处罚小于收益,为有利选择。

（2）骰子博弈任务（game of dice task）：采用电脑范式操作，共 18 个试次，本金为 1 000 元。在测验开始前，受试者需选定骰子的一面（即一个数），受试者的任务是尽可能赢更多的钱。

在每次掷骰子开始前，受试者可选择的选项有 1 个数字（例如 1,2,3,4,5,6），赢钱的概率为 1/6；2 个数字（例如 1 2,3 4,5 6），赢钱的概率为 2/6；3 个数字（例如 1 2 3,4 5 6），赢钱的概率为 3/6；或 4 个数字（例如 1 2 3 4,2 3 4 5,3 4 5 6），赢钱的概率为 4/6。若选定的数字在任一单个数字或数字组合（共 14 个选项）中出现，受试者将赢得此次测验。每次测验的亏损与收益均随赢钱概率的变化而变化：1 个数字，±1 000；2 个数字，±500；3 个数字，±200；4 个数字，±100。由此可知，1 个数字与 2 个数字的选项为风险选项，而 3 个数字与 4 个数字的选项为非风险选项。

（3）跨时决策任务（intertemporal decision-making task）：跨时选择中文版实验范式是参照 Figner 使用的跨时选择（intertemporal-choice）任务设计而成，用 E-prime 2 运行。跨时选择为 36 组不同时间 - 金钱组合构成的二项选择，在即刻 - 较小的（sooner-smaller，SS）和延迟 - 较多的（later-larger，LL）选项之间做出选择。在 36 个试次中，有 18 个"now"试次是今天立即给出 SS 奖励，LL 的奖励延迟给出（即刻 - 延迟）；另外 18 个"not-now"试次 SS 和 LL 奖励都是延迟给出（延迟 - 延迟）。SS/LL 数量级的相对差异从小到大不等。该任务的 36 个试次按照全因子测验设计方式，遵循以下设计原则：

1）时间跨度：SS 与 LL 之间的时间间隔设计为 2 周与 4 周。

2）按照获得 SS 奖励所需的时间（今天即给出 SS 奖励与 2 周后给出 SS 奖励）分成 18 个"now"试次（今天即给出 SS 奖励，即刻 - 延迟）与 18 个"not-now"试次（SS 与 LL 奖励均延迟给出，延迟 - 延迟）。

3）较少奖励与较多奖励之间金额差值的量级固定，分别为 0.5%、1%、10%、15%、20%、25%、30%、50% 和 75%（LL 均比 SS 多）。在每个试次中，在计算机屏幕上同时出现 SS 和 LL 选项，SS 奖励总是出现在左边，受试者通过点击鼠标（SS 对应于鼠标左键，LL 对应鼠标右键）确定他们的首选选项。36 个试次结束以后，受试者通过点击空格键启动下一个测验。

2. 评分方法

（1）爱荷华博弈测验（IGT）

测验指标分析：计算每个区组中①有利选择（C+D）与不利选择（A+B）的次数；②有利选择（C+D）向不利选择（A+B）转换的次数；③（A、B、C、D）之间相互转换的次数分别统计分析。

（2）骰子博弈任务

测验指标分析：净得分 = 非风险选项个数 − 风险选项个数；4 种选项分别计数。

（3）跨时决策任务：跨时决策实验范式是根据不同时间点以及 SS 和 LL 相对金额差异大小所设计的交叉测验，本测验任务将 36 组根据"较少的奖励是否在今天给出"

分为 now- 测验和 not-now- 测验,计算受试者选择 LL 的数量。基于 SS 和 LL 的相对金额差异幅度,我们定义 0.5%~10% 作为小差异水平,15%~25% 作为中间差异水平,30%~75% 为大差异水平,分为小、中、大三种奖励类别,并统计每个奖励类别中 LL(%)的百分比。

3. 临床应用　决策实验范式在神经精神疾病中广泛应用,马慧娟团队发现肝豆状核变性患者选择不利选项多于正常对照组,而选择有利选项少于正常对照组,其负反馈利用率也低于正常对照组,选择风险选项的次数和执行功能得分显著相关[18,19]。强迫症患者及其亲属中有 IGT 分离现象,强迫症患者更容易选择高风险选项。精神分裂症患者和未发病一级亲属存在跨时决策和执行功能(如注意力和信息加工处理速度)的缺陷[20,21]。

二、总结

社会认知测量需要精密的设计。本文所列举的实验范式操作简单,除作为常规认知功能筛查外,还能进一步区分特定的社会认知障碍,从而深入探索不同种类社会认知障碍所涉及的脑区,为将来的研究提供更多的证据支持。

(汪　凯　陈新贵)

参 考 文 献

[1] BRUNE M. "Theory of mind" in schizophrenia: a review of the literature [J]. Schizophr Bull, 2005, 31 (1), 21-42.

[2] FISKE S T. Social cognition and social perception [J]. Annu Rev Psychol, 1993 (44), 155-194.

[3] MORRIS J S, FRITH C D, PERRETT D I, et al. A differential neural response in the human amygdala to fearful and happy facial expressions [J]. Nature, 1996, 383 (6603), 812-815.

[4] WANG K, HOOSAIN R, YANG R M, et al. Impairment of recognition of disgust in chinese with huntington's or wilson's disease [J]. Neuropsychologia. 2003 (41): 527-537.

[5] 廖冲, 陆娟芝, 古若雷, 等. 预期焦虑对面孔表情加工的影响 [J]. 心理科学, 2019, 42 (02): 258-264.

[6] ADOLPHS R, TRANEL D, DAMASIO A R. Dissociable neural systems for recognizing emotions [J]. Brain and cognition, 2003 (52): 61-69.

[7] 张丹丹, 蔺义芹, 柳昀哲, 等. 厌恶与恐惧面孔的记忆编码、保持、提取 [J]. 心理学报, 2019, 51 (01): 36-47.

[8] WIECHETEK OSTOS M, SCHENK F, BAENZIGER T, et al. An exploratory study on facial emotion recognition capacity in beginning alzheimer's disease [J]. European neurology, 2011 (65): 361-367.

[9] 凤兆海, 汪凯, 王长青, 等. 情绪认知的神经基础 [J]. 中华神经科杂志, 2005,(08): 525-527.

[10] SILVER H, BILKER W, GOODMAN C. Impaired recognition of happy, sad and neutral expressions in schizophrenia is emotion, but not valence, specific and context dependent [J]. Psychiatry research, 2009 (169): 101-106.

[11] 郭馨心. 精神分裂症社会认知及社会功能研究 [D]. 济宁医学院, 2019.

[12] LAI M C, LOMBARDO M V, BARON-COHEN S. Autism [J]. Lancet, 2014, 383 (9920): 896-910.

[13] 丰程程, 周振和, 袁国桢. 社会认知的脑基础研究进展 [J]. 医学综述, 2016, 22 (08): 1457-1460.

［14］胡颖. 癫痫患者共情和情绪识别能力的神经心理学研究 [D]. 安徽医科大学, 2015.

［15］韩永升. 肝豆状核变性神经心理学及神经影像学表征研究 [D]. 安徽医科大学, 2014.

［16］吕一丁, 姚晶晶, 赵晓鑫, 等. 精神分裂症首次发病患者额顶网络功能连接与面孔情绪识别能力的关系 [J]. 临床精神医学杂志, 2016, 26 (06): 372-375.

［17］陈学全, 汪凯, 董毅. 精神分裂症社会认知功能研究进展 [J]. 中国神经精神疾病杂志, 2012, 38 (08): 502-505.

［18］王璐, 何孔亮, 柏晓蒙, 等. 精神分裂症患者及其未发病一级亲属跨期决策的研究 [J]. 中国神经精神疾病杂志, 2017, 43 (08): 470-474.

［19］LU W, SHENGCHUN J, KONGLIANG H, et al. Increased delayed reward during intertemporal decision-making in schizophrenic patients and their unaffected siblings [J]. Psychiatry Research, 2018, 262.

［20］方娟. 多巴胺能药物对帕金森病患者模糊风险决策能力的影响 [D]. 安徽医科大学, 2017.

［21］ZHANG L, WANG X, ZHU Y, et al. Selective impairment of decision making under ambiguity in alexithymia [J]. BMC psychiatry, 2017, 17 (1): 378-385.

第十三章　认知功能自评

认知功能评定一般采取他评类工具，自评量表较少。迄今为止，已知的认知功能自评（assessment of subjective cognitive function）工具仍较少，且功能较为局限，国内在认知功能自评量表方面的研究也是屈指可数。目前国际上较为常用的自评量表包括多元认知能力自评量表（multiple ability self-report questionnaire，MASQ）[1]和认知失败问卷（cognitive failures questionnaire，CFQ）[2]。MASQ 是由 Seidenberg 于 1994 年编制，可用于对正常人的认知功能评定和认知功能改变的筛查。认知失败（cognitive failure）是 Broadbent 等于 1982 年提出，包括注意失败、记忆失败以及行动功能失败。此外，尚有对譬如记忆等单项的认知功能进行测评的工具，因其并非全面评估认知功能的工具，在此不一一列举。本章重点介绍 MASQ 与 CFQ。

第一节　多元认知能力自评量表

一、概述

MASQ 由 Seidenberg 等人于 1994 年发表，在此之前，已有部分研究着手开发认知功能自评类工具，但多局限于认知的某一方面，尤其是记忆[2]。MASQ 共有 38 个条目，分布在 5 个维度，包括语言（8 个条目）、视知觉功能（6 个条目）、言语记忆（8 个条目）、视觉空间记忆（8 个条目）和注意力（8 个条目）。该量表条目虽然较多，但均较通俗易懂，且都是从患者主观感受入手，易于受试者理解把握。

涉及语言的条目包括："在交谈时，我无法准确表达我自己""我无法理解电话内容""我在表达自己的想法时，需要寻找词汇""我说话缓慢且吞吞吐吐""我会叫错熟悉的东西的名字""在交谈时，我会走神""人们说话的速度似乎太快了""阅读和理解报刊故事对我来说很简单"。

涉及视知觉功能的条目包括："我能够顺利完成拼图游戏""我能够按照图纸将简单的东西拼装完整""我发现我难以在人群中找到我的朋友""在估算距离时,我有些吃力,比如我家到亲戚家的距离""外出环游时,我会迷路""在使用地图寻找新地点时,我感到困难"。

涉及言语记忆的条目包括："在交谈时我会忘记提及重要事务""我会忘记几天前刚被告知的重要事情""我能够复述几个小时前的新闻报道的具体内容""我忘记了几个月前发生的重要事情""我会忘记所听到的趣闻中的重要部分""我忘记给电话留言""我必须反复听说多次,才能完成复述""我能够回想起我成长过程中那些名人的姓名"。

涉及视觉空间记忆包括："我能把打乱的物品恢复到原先的位置""在一家新餐厅里,当我离开餐桌后,我能够顺利重返桌前""在商场里找到我曾经去过的某家店铺,对我来说有困难""我能够顺利在储藏室找到想要的东西""我无法记住最近遇到的人的长相""第一次造访某个地方时,譬如饭馆、商场等,我可以毫不费力地找到回去的路""我能够记住我最近在报纸杂志上看到的图片""我能很顺利地从衣架上找到我的衣服"。

涉及注意力的条目包括："我可以在大脑中进行简单的计算""我要求别人重复刚说过的话,因为交谈时我走了神""我对周围发生的事情很警觉""我很难安静地坐着看我最喜欢的电视节目""我很容易被周围的事情分心""我可以同时关注多件事情""我可以一次集中注意力几分钟""我发现很难在短时间内保持我的思路"。

最初的 MASQ 英文版包含 48 个条目,在经过神经心理学家论证后,删除了 10 个条目,但亦有研究[3]使用 48 条目的 MASQ。38 条目的 MASQ 自 1994 年发表以来一直沿用至今,未被删减和修订。尽管该量表条目较多,截至目前,尚未出现简易版。

天津医科大学李苗苗、史宝欣等人[4]于 2017 年对 MASQ 进行了翻译、回译和文化校正,形成了中文版 MASQ,并在癫痫人群中进行了信度和效度检验。中文版 MASQ 在英文版的基础上进行了翻译,使其符合汉语表达习惯并且更适用于中国国情。言语记忆条目中的"我忘记给电话留言"不符合国人生活习惯,予以删除,形成了 37 条目的中文版 MASQ。由于国内研究较少用到认知功能自评工具,自李苗苗等人引入 MASQ 后,该量表暂未被修订。各种版本的 MASQ 均无移动版本,并且也未被纳入到成套的心理测验中。获得该量表使用权,需联系作者。

二、评分方法

英文版 MASQ 采用利克特 5 级评分法,即从"从不""几乎没有""有时""几乎总是""总是",依次计 1~5 分。近一半的项目需要在求和之前进行反向评分,为条目 2、6、8、9、10、17、22、23、24、26、28、29、30、31、33、36、37,其余项目均为正向计分。整个量表得分为各条目得分之和,总分最低是 38 分,最高为 190 分。该量表分为 5 个分量表,可以对各个分量表进行单独计分。按照条目不同,各分量表满分分别为:语言 40 分、视知觉功能 30 分、言语记忆 40 分、视觉空间记忆 40 分和注意力 40 分。无论是分量表还是总量表,得分越高表示认知损害越严重。

中文版 MASQ 计分规则与英文版唯一不同的在于:中文版删除了需要正向计分的第 20 条目,总分最高为 185 分。

三、操作要求

MASQ 是一种自评量表,操作较为简易,原始文献中未设定具体的操作要求。在评定开始之前,自评者需要明白量表的填写方法和每个条目的具体含义,然后做出不受干扰、符合事实的自我评定。工作人员在评定之前需要对 MASQ 做出简要介绍,介绍话语可如下:"您有 10 分钟的时间完成这份量表。这份量表有 37(或 38)个问题,您需要仔细阅读每个条目,弄清楚具体含义,然后在问题后的五个选项里勾选符合您自身情况的选项。"如果自评者文化水平较低,无法理解条目含义,可由工作人员逐条念读解释,再让评定者独立做出选择。

MASQ 的操作大概耗时 10 分钟[5],相关文献并未对施测者提出培训要求,一般均为熟悉该工具的科研工作者及临床工作者。此外,原始文献并未明确规定量表的评定时间范围。

四、信度和效度

(一) 信度

在原始文献中,对最初样本进行检验的内部一致性信度为 0.92,各分量表的内部一致性信度均高于 0.70。2 个月后对原始样本进行重测的信度为 0.71,各分量表的重测信度介于 0.55~0.74。在其他相关文献[3,6]中,信度大致与原始信度相近,例如,在乳腺癌患者群体中,其内部一致性信度为 0.93,各分量表的信度在 0.72~0.79 之间。

中文版 MASQ 的内部一致性信度为 0.95,五个分量表的内部一致性信度分别为 0.90、0.80、0.73、0.89、0.85。重测信度为 0.96,各分量表的重测信度分别为 0.87、0.86、0.85、0.90、0.84。

(二) 效度

中文版研究[4]比较了 MASQ 与癫痫生活质量量表 -31(quality of life in epilepsy-31)、医院焦虑抑郁量表(hospital anxiety and depression scale)在癫痫患者中的应用。结果发现:MASQ 与癫痫生活质量量表 -31 的相关系数为 –0.732;MASQ 与医院焦虑抑郁量表焦虑分量表、抑郁分量表的相关系数分别为 0.590、0.524。在其他相似研究中[7,8],所得结果相近,证明 MASQ 具有良好的效标效度。

结构效度[4]方面,近似误差均方根(RMSEA)为 0.076,调整拟合优度指数(AGFI)、比较拟合指数(CFI)均接近 0.90。

内容效度[4]方面,中文版 MASQ 每个条目的内容效度指数均大于 0.80,总条目内容效度指数为 0.98。

五、临床应用

无论临床还是科研,评定认知功能时,一般多采用他评类工具,比如:波士顿命名测验、MoCA、《韦克斯勒成人智力量表》等。目前而言,无论数量、质量还是技术成熟程度,认知自评工具都不如他评类工具。认知自评工具的优点如下:便于测量正常人群和非精神疾病患者的认知功能;是客观神经测量的补充;用于认知损害的初步筛选[9]。

在国外,MASQ 多用于测评癫痫患者的认知功能[3,7,8],在纤维肌痛[5]、乳腺癌化疗术后[6]等患者的认知损害研究中也有使用。在乳腺癌化疗术后认知功能的研究中,MASQ 被用来评定乳腺癌化疗组和非化疗组的认知功能的差异。目前为止,MASQ 的分界值并未确定,在上述乳腺癌化疗术后认知功能的研究中,使用方法为:比较不同组之间 MASQ 总分以确定差异是否有意义。由于 MASQ 分为 5 个分量表,故在使用该量表时可以对认知功能的不同维度进行比较。

在国内,中文版 MASQ 引入时间较短,其信度和效度只在癫痫患者中得到检验,在其他人群中的应用有待进一步验证。

六、总结

在 MASQ 问世之前,已存在对认知功能自评工具的探索,但几乎都处于评定认知功能单一维度的阶段。MASQ 是首个对多元认知功能进行综合评定的工具,操作简便,便于理解,耗时较短,经济代价小,尤其适用于正常人群及躯体疾病患者认知损伤的初筛和相关研究。但由于认知损害的特殊性,该领域自评工具发展相对他评工具较为滞后;其次,该量表条目较多,在一定程度上限制了其使用[5]。MASQ 引入中国的时间较晚,尚需进一步探索。

（张雨龙　刘寰忠）

参 考 文 献

[1] SEIDENBERG M, HALTINER A, TAYLOR M, et al. Development and validation of a Multiple Ability Self-Report Questionnaire [J]. Journal of Clinical & Experimental Neuropsychology, 1994, 16 (1): 93-104.

[2] BROADBENT D E, COOPER P F, FITZGERALD P, et al. The Cognitive Failures Questionnaire (CFQ) and its correlates [J]. The British journal of clinical psychology, 1982, 21 (1): 1-16.

[3] MARTIN R, GRIFFITH H R, SAWRIE S, et al. Determining empirically based self-reported cognitive change: Development of reliable change indices and standardized regression-based change norms for the multiple abilities self-report questionnaire in an epilepsy sample [J]. Epilepsy & Behavior E & B,

2006, 8 (1): 239-245.

［4］李苗苗, 高蕾, 张晓翠, 等. 中文版多元认知能力自评量表的信效度检验 [J]. 中国康复医学杂志, 2017, 32 (11): 1236-1240.

［5］WILLIAMS D A, ARNOLD L M. Measures of fibromyalgia: Fibromyalgia Impact Questionnaire (FIQ), Brief Pain Inventory (BPI), Multidimensional Fatigue Inventory (MFI-20), Medical Outcomes Study (MOS) Sleep Scale, and Multiple Ability Self-Report Questionnaire (MASQ)[J]. Arthritis Care & Research, 2011, 63 (S11): S86-S97.

［6］DONOVAN K A, SMALL B J, ANDRYKOWSKI M A, et al. Cognitive functioning after adjuvant chemotherapy and/or radiotherapy for early-stage breast carcinoma [J]. Cancer, 2010, 104 (11): 2499-2507.

［7］GIOVAGNOLI A R, PARENTE A, TARALLO A, et al. Self-rated and assessed cognitive functions in epilepsy: Impact on quality of life [J]. Epilepsy Research, 2014 108 (8): 1461-1468.

［8］LIIK M, VAHTER L, GROSS-PAJU K, et al. Cognitive Profile and Depressive Symptoms in Patients With Epilepsy [J]. Medicina, 2013, 49 (6): 254-261.

［9］ANNUNZIATA M A, MUZZATTI B, GIOVANNINI L, et al. Cognitive functioning self-assessment scale (CFSS): Preliminary psychometric data [J]. Psychology, Health & Medicine, 2012, 17 (2): 207-212.

第二节　认知失败问卷

一、概述

1982 年, Broadbent 等人[1]首次提出此概念并编制了认知失败问卷 (CFQ), 用于测量认知失败的一般倾向性。认知失败是基于认知因素, 个体在完成以往通常能够胜任的简单任务时出现错误并引发行为过失的现象。这些过失行为中不但影响健康和非健康人群的日常生活, 还可能导致更大的工作事故, 甚至犯罪问题。自问世以来, 该问卷被广泛使用, 并被译为多种语言以测量不同文化背景下的认知失败。CFQ 英文原版包括 25 个条目, 评估范畴包括干扰、人名记忆、记忆、人际失误、运动协调。

CFQ 每个条目问题均较为清晰简洁, 易于各个教育层次的受试者理解和接受。干扰方面问题包括:"注意不到路标""不知道想要说什么""指路时常分不清左右""认真听讲时常会走神或者做白日梦""难于下定决心或者做出决定"等; 人名记忆方面的问题包括:"忘记别人的名字""与人初次见面时, 常没注意听对方的姓名"; 记忆方面问题包括:"忘记把东西放在了哪里""忘记了约会""到了商店却忘记了要买什么""忘记是否关灯、关门或者锁门""在熟悉的道路上, 忘记了该往哪个方向走"等; 人际失误方面的问题包括:"事后才发现自己说了无礼的话语""控住不住发脾气, 事后会后悔""发现自己突然想知道刚才措辞是否准确""常几天不回复重要的信件"; 运动协调方面问题包括:"常丢三落四""常撞到别人""不小心扔掉了需要的东西, 却保存了无用的东西"。

自发表以来, CFQ 被翻译为多种语言版本, 包括匈牙利语、意大利语、德语、西班牙语等。CFQ 德国版本由 P.L.K.LUMB[2]于 1995 年发表。与英文版相比,该版本新增了 7 个条目,形成了 32 条目 CFQ。新增的条目包括:"我在街上绊了一跤""我忘记了按要求给某人传递信息"等,目的是增强认知失败不同领域的代表性。CFQ 最新译制版本为巴西版[3],由 Jonas J.de Paula 于 2018 年译制,该版本未删减增添条目,但是改变了原版的 3 个条目使之更适应当前时代和巴西文化。

荷兰拉德伯德大学 Annelies Wassenaar 等人[4]通过线性回归预测分析,于 2017 年发表了简易版 CFQ。该版本包含 14 个条目,分别为原量表的第 2、3、6、7、9、10、12、14、15、16、17、21、22、24 条目,适用对象为重症监护室幸存者,内容包括记忆、人名记忆、干扰、失误四个方面。

哈尔滨师范大学的周扬等人[5]于 2016 年将该量表引入中国,并在大学生人群中检验了其信度和效度。周扬等人在 CFQ 版权机构的许可下,对原量表进行了重新翻译和回译,并根据中国文化背景和语言习惯对条目进行了汉化。在量表的修订过程中,中文版采纳了原版的 25 条目,未删减添加条目,只是在忠于原量表含义的基础上,将疑问句更改为陈述句形式。

此外,各版本的 CFQ 并未出现移动版,也未纳入成套的心理测量中。CFQ 版权所有机构已经声明原量表可公开使用。

二、评分方法

所有版本 CFQ 均采用 5 级评分法,即"从不""几乎没有""有时""几乎总是""总是",依次计 0~4 分。整个量表得分为各条目得分之和,英文版和中文版的满分为 100 分,简易版的满分为 56 分,得分越高个体认知失败水平越高。

三、操作要求

CFQ 是一种自评量表,操作简单,适用于各类人群。其操作规则同一般自评量表无区别。工作人员需要确保自评者弄明白每个条目的具体含义,然后做出不受干扰、符合事实的自我评定。评定之前,可对 CFQ 做出简要介绍,介绍话语可参考以下:这份量表有 25 个问题,您需要仔细阅读每个条目,弄清楚具体含义,然后在问题后的 5 个选项里勾选符合您自身情况的选项。

原版 CFQ 的文字说明[1]翻译如下:下面的问题是每个人时常会犯的小错误,但有些人犯错的频率更高,我们想知道在过去的 6 个月里这些事情发生在你身上的频率,请圈出适当的数字。

如果自评者文化水平较低,无法理解条目含义,可由工作人员逐条念读解释,但须让评定者独立做出选择。

CFQ 的操作大概耗时 10 分钟[6],评定时间范围为 6 个月[1]。相关文献并未对施测者提出培训要求。此外,简易版未明确说明操作时长。

四、信度和效度

(一)信度

原始文献中最初样本的内部一致性信度为 0.89；德文版内部一致性信度为 0.82，分半信度为 0.83；巴西版内部一致性信度为 0.91。中文版的内部一致性信度为 0.86，干扰、记忆、人际失误、运动协调和人名记忆的内部一致性信度分别为 0.75、0.73、0.61、0.60、0.56。中文版重测信度为 0.87，干扰、记忆、人际失误、运动协调和人名记忆的重测信度分别为 0.73、0.70、0.63、0.64、0.59。以上结果说明此量表的信度良好。

(二)效度

CFQ 的结构效度广受争议。自 CFQ 发表以来，学者对其因素结构进行了大量研究，但因素结构却不一致，多数研究将 CFQ 分为单因素、二因素、四因素、五因素结构。原始文献认为，CFQ 只测量了认知失败一个因素，并将该因素分为了知觉、记忆、运动功能三个类别，但该观点未得到多数学者的支持。目前，国外多数研究支持 CFQ 的四因素结构[6]，即记忆、干扰、失误、人名。研究发现，四因素模型的比较拟合指数(CFI)为 0.87，非规准适配指数(Tacker-Lewis index，TLI)为 0.85，近似误差均方根(RMSEA)为 0.07，标准化残差均方根(standardized root mean squared residual)为 0.05。国内研究倾向于五因素结构[5]，即概述中所提及的：干扰、人名记忆、记忆、人际失误、运动协调，研究发现此模型的 CFI 为 0.90，TLI 为 0.89，RMSEA 为 0.05，标准化残差均方根为 0.05。

中文版 CFQ 总分与 5 个分问卷之间呈中高度相关，相关系数在 0.58~0.80 之间，结合其结构效度，研究者认为中文版 CFQ 效度良好[5]。简易版 CFQ 与原版 CFQ 具有显著相关性，二者分数差异的均值几乎为零，以上结果[4]提示简易版 CFQ 具有良好的效度。

一项研究认为，CFQ 得分与成年男性遭遇车祸的次数表现出正相关。Smith 等人[7]将 CFQ 与人格特质进行研究后发现：CFQ 得分与神经质性、焦虑、躯体症状、强迫症状存在正相关，与生物节律、警觉因素存在负相关。此外，有研究发现 CFQ 得分与持续注意存在负相关，与手机依赖表现出正相关。周扬等人研究发现，CFQ 中文版总分与日常记忆、无聊倾向、注意缺陷多动倾向呈现中等程度的正相关，与责任心负相关。

五、临床应用

(一)国外应用

CFQ 是认知失败的首个测量工具，自问世后便被广泛使用，得益于自评工具的便捷性，CFQ 在医学以外的领域，譬如工业、军事方面亦有应用。CFQ 用于测量认知失败的一般倾向性，但其结构效度等尚未确定，国外学者对 CFQ 的因素结构进行研究，所得结果差异较大，其使用因此受到了部分限制。

在国外，有大量的针对信度和效度的研究，这些研究多以其他心理学量表为效标，借此将心理学因素与认知失败相关联,具体例证可见前述"效度"一段,在此不予赘述。除探究心理学因素外,CFQ 亦被探索认知失败的生物学因素——Kanai[8]和 Sandberg[9]等人通过磁共振发现顶叶灰质的减少可导致日常生活中出现重大过失,Sandberg 还提出枕叶 α- 氨基丁酸的减少与认知失败相关。

（二）国内应用

在国内,CFQ 引入时间尚短,目前研究对象均为大学生。两项关于手机依赖和认知失败的研究[10,11]均认为手机依赖与认知失败存在关联,并与负性情绪的产生有关,譬如自卑、抑郁。

六、总结

自认知失败的概念被提出以来,CFQ 就广泛被用于评价认知失败,目前已是测量认知失败的最常见工具。CFQ 作为自评量表,获取简单,操作简易,可用于健康和非健康人员,但是目前的研究多基于大学生样本,国外研究选择样本较国内丰富,但是依然不够全面。此外,CFQ 的因素结构争议较多,主流为四因素结构,国内研究倾向于五因素结构。结构效度的不确定性在一定程度上限制了此问卷的使用。

（张雨龙　刘寰忠）

参 考 文 献

[1] BROADBENT D E, COOPER P F, FITZGERALD P, et al. The Cognitive Failures Questionnaire (CFQ) and its correlates [J]. The British journal of clinical psychology, 1982, 21 (1): 1-16.

[2] KLUMB P L. Cognitive failures and performance differences: validation studies of a German version of the cognitive failures questionnaire [J]. Ergonomics, 1995, 38 (7): 1456-1467.

[3] DE P J J, COSTA D S, MIRANDA DÉBORA M DE, et al. Brazilian version of the Cognitive Failures Questionnaire (CFQ): cross-cultural adaptation and evidence of validity and reliability [J]. Revista Brasilra De Psiquiatria, 2017, 40 (3): 312-315.

[4] WASSENAAR A, DEREUS J, DONDERS A R T, et al. Development and Validation of an Abbreviated Questionnaire to Easily Measure Cognitive Failure in ICU Survivors: A Multicenter Study [J]. Critical care medicine, 2018, 46 (1): 79-84.

[5] 周扬, 陈健芷, 刘勇, 等. 认知失败问卷中文版测评大学生样本的效度和信度 [J]. 中国临床心理学杂志, 2016, 24 (03): 438-443.

[6] BRIDGER R S, JOHNSEN S A, BRASHER K. Psychometric properties of the Cognitive Failures Questionnaire [J]. Ergonomics, 2013, 56 (10): 1515-1524.

[7] CARRIGAN N, BARKUS E. A systematic review of cognitive failures in daily life: Healthy populations [J]. Neuroscience and biobehavioral reviews, 2016, 63: 29-42.

[8] KANAI R, DONG M Y, BAHRAMI B, et al. Distractibility in daily life is reflected in the structure and function of human parietal cortex [J]. The Journal of neuroscience: the official journal of the Society for Neuroscience, 2011, 31 (18): 6620-6626.

[9] SANDBERG K, BLICHER J U, DONG M Y, et al. Occipital GABA correlates with cognitive failures

in daily life [J]. NeuroImage, 2014, 87: 55-60.

［10］张雨晴, 黄海, 张亚梅, 等. 大学生手机依赖与认知失败的关系——自尊和抑郁的链式中介作用 [J]. 中国心理卫生杂志, 2018, 32 (08): 710-712.

［11］张红梅, 张志杰. 认知失败的研究综述: 概念、测量及相关研究 [J]. 心理学探新, 2011, 31 (01): 89-93.

第十四章　痴呆及精神科常用成套神经心理测验

第一节　中国老年成套神经心理测验

中国老年成套神经心理测验(NTBE)成型于 20 世纪 90 年代初,由肖世富、严和骎等在世界卫生组织老年成套神经心理测验(world health organization-battery of cognitive assessment instrument for elderly,WHO-BCAI)[1]的基础上,依据我国国情对部分项目进行修订和汉化而编制[2]。该套工具兼顾了世界各国的社会经济和文化发展水平的不平衡,实施比较简便,目的是为各国对老年人认知功能的研究提供可比较的数据。

一、概述

NTBE 包括 9 部分内容[3,4]:①听觉词语学习测验,测查近记忆、听觉和学习能力;②分类测验,测查视觉及推理能力;③注销测验,测查注意力、手眼协调能力;④语言测验:发音、命名、言语流畅、命名回忆、小标记(mini-token),测查语言功能,确定有无失语;⑤运动测验,测查运动功能;⑥视觉辨认功能测验:功能联系、语义联系、视觉再认、视觉推理,测查概括、推理和分析能力;⑦听觉词语学习 - 延迟回忆测验,测查记忆力;⑧结构测验,测查空间结构能力;⑨彩色连线测验:T1、T2,测查空间知觉、眼手协调、思维灵活性等。该套量表的特点:专门针对老年人编制,难度适中,正常老人需时约 1 小时。NTBE 测验最早于 1996 年 WHO 发布 WHO/BCAI 后,由上海交通大学医学院附属精神卫生中心老年科引进使用并完成中国常模的制定工作。经临床应用,其诊断 AD 的敏感性为 85.71%,特异性为 92.82%[5]。

二、评分方法

听觉词语学习测验及延迟回忆测验为 RAVLT,具体计分标准见第六章第二节。

分类测验与注销测验(De Viliers/Brandt)通过注销测验纸完成,分类测验首先询问受试者能够看到测验纸上哪些不同的东西,如正确回答颜色(红、绿、蓝、黄)、大小、形状(圆

233

形、正方形、三角形、五角形),每正确一项得 1 分,总分 10 分。注销测验按照指导语要求受试者分别尽快划去红色圆圈、蓝色大圆、蓝色小方块,分别记录三组测验的正确数、遗漏数、错误数及耗时时间。

语言能力测验:发音测验要求受试者跟读"发 - 发 - 发""啦 - 啦 - 啦""哈 - 哈 - 哈""40-40-40",每正确一词得 1 分,总分 12 分。命名测验指出 7 个物品(铅笔、手表、椅子、鞋子、头、手、肩)让受试者命名,正确一项得 1 分,总分 7 分。命名回忆测验请受试者再次回忆刚才的 7 个物品,回忆正确一项得 1 分,总分 7 分。言语流畅性测验:分别让受试者在 1 分钟内说出尽可能多的动物、姓氏、蔬菜,三组测验分别计分,每正确一个得 1 分,记录三组的总分。小标记测验:根据测验图片分别要求受试者按照指导语做出完整动作,共有 4 组动作,每句指导语听完后动作全部正确得 1 分,动作有漏项该句不得分,总分 4 分。

运动测验:包括三组动作测验,每组动作需要施测者示范后再让受试者完成。测验 1 包括:①把右手放在桌子上,大拇指朝上;②手掌心朝桌面;③握拳,每一正确动作得 1 分,左右手分别完成,总分共计 6 分。测验 2 要求用右手掌心和掌背轮番拍击左手掌心 10 次,再更换左手 10 次,每正确拍击一次得 1 分,总分共计 20 分。测验 3 要求伸出左右手,左手掌心向下,右手掌心向上,左手大拇指钩住右手小指,然后两手掌翻过来,用右手大拇指钩住左手小指,每一正确动作得 1 分,总分共计 2 分。

视觉辨认功能测验:功能联系要求受试者找出 3 张图片中与示例图片功能搭配的 1 张图片,共有 4 组测验,每正确一组得 1 分,总分共计 4 分。语义联系:要求受试者找出 3 张图片中与示例图片属性同类的 1 张图片,共有 4 组测验,每正确一组得 1 分,总分共计 4 分。再认是辨别给出的一组 16 张图片是否是前述两项测验中出现过的图片,其中有 8 张为前面出现过的,分别记录受试者辨认的正确数和错误数。视觉匹配和推理是要求受试者在备选项中选出一个合适的放入四分象限图片中空缺的一个象限,从而符合 4 张图片的规律,答对一题得 1 分,总分共计 9 分。

空间结构测验要求受试者按照示例图片用 6 根火柴搭出相同的结构,每放对一根得 1 分,总分共计 6 分。

彩色连线测验(CTT)包括 CTT-1 和 CTT-2。CTT-1 要求将彩色圆圈里的数字按照阿拉伯数字顺序连接,CTT-2 除要求顺序连续,还要求圆圈的颜色红黄交替。两组测验都要记录完成时间、数字顺序错误数、提示次数及近似错误次数。

三、操作要求

该套测验需要经过培训来完成量表评估和计分。测验操作大约 1 小时,需通过面对面直接交谈进行检测。该测验在 20 世纪 90 年代初世界卫生组织老年成套神经心理测验(WHO-BCAI)发布时配有相应的操作手册及测验图片,需使用操作手册完成全套测验,大致操作方法可见评分方法。

四、信度和效度

(一)信度

NTBE 经过全国 15 个地区 753 例样本的信度和效度研究[6],研究前统一进行测验培训(包括 NTBE 介绍、测验指导详解和测验练习),培训结束时行一致性评定。一致性检验组内相关系数(ICC)为 0.87,一致性良好。从分半信度、重测信度和分测验内部一致性进行信度检验,结果发现听觉词语学习、注销、视觉功能、空间结构、连线等分测验的重测信度为 0.640~0.916,分半信度为 0.85,NTBE 各分测验之间的相关系数为 0.102~0.416。

(二)效度

效度检验有结构效度和效标效度,结构效度包括因素分析;效标效度包括 MMSE 与 NTBE 的相关性。主成分分析显示 6 个特征根 ≥1 的因子可解释方差的 61.38%;NTBE 总分与 MMSE 总分之间的直线相关系数为 0.37。

NTBE 的信度和效度较理想,符合心理测验的要求。

五、临床应用

薛海波等在全国 15 个地区内取样[7],调查 903 名 60 岁以上的正常老人,进行 NTBE 测验。逐步回归分析发现,NTBE 的结果受年龄、教育程度的影响显著,而受性别的影响不显著,故按年龄和文化程度进行分组。按聚类分析结果对原始变量进行合并和处理,使其符合正态分布,计算标准分数、正态性标准分数和 T 分转换,得出 T 分常模。

在临床上,NTBE 最重要的用途为辅助诊断痴呆和 MCI。以低于相应年龄和教育程度组别人群均分的 2 个 SD 作为分界值,用于辅助诊断 AD 时,总体敏感性和特异性均很高,分别为 79% 和 96%,分组敏感性在 33%~100% 之间,特异性在 89%~100%,符合诊断性测验的要求。NTBE 用于辅助诊断 MCI[3],以低于相应年龄和文化程度组别人群均分的 1.5 个 SD 作为分界值时,结果总体良好,敏感性 66%,特异性 91%;除了初中和高中人群敏感性不够高外,其余组别结果尚理想。

肖世富等发现 CTT-2、小标记测验、精神运动测验、视觉推理和语义联系测验能较好地区分 MCI 和正常认知功能老人,可能对 AD 的早期诊断比较敏感[2,8]。薛海波等对 NTBE 的预测作用分析显示,连线测验、注意力测验和延迟回忆测验对 MCI 是否进展为痴呆具有显著的预测意义。这些测验预测 MCI 进展为痴呆的正确率比较高,总正确率达 90.7%,预测不进展为痴呆的正确率为 96.4%,预测 MCI 进展痴呆的正确率为 57.1%,说明成套神经心理测验在预测 MCI 是否进展为痴呆方面具有一定优势[9]。

该套量表也作为认知训练后老年人认知功能改善的评估工具。李春波、方芳等对成功老龄化机制的系列研究发现,71~75 岁老人中 NTBE 9 项数值降低明显,认为该年龄段是认知老化的敏感时期,建议可作为成功老龄化干预的靶重点人群。薛志强、冯威等对社区健康老人给予为期 3 个月的认知训练后,采用 NTBE 评估患者干预前后的差别,发现干预组在红色圆形错误数、命名回忆测验、视觉匹配与推理、CTT-1 数字顺序错误数等成绩优于对照组,且视觉匹配与推理有效性可保持 1 年[10-12]。

六、总结

NTBE 是我国较早引进并修订编制的老年成套神经心理测验,涉及认知功能维度较全,具有良好的信度和效度,并已制定中国常模。其操作需 1 小时左右,并可作为辅助痴呆诊断和 MCI 预测的评估工具;操作需要操作手册,并进行一致性培训。其局限性在于耗时相对较长,重度痴呆患者完成相对困难;近年来国内外使用该套量表的研究较少,且往往选择部分分量表进行相关功能评估。

（冯　威　肖世富）

参 考 文 献

［1］World Health Organization. World Health Organization-Battery of Cognitive Assessment Instrument for Elderly [J]. Geneva: WHO, 1996.

［2］肖世富, 徐巍, 姚培芬. 世界卫生组织老年认知功能评价成套神经心理测验的临床初步应用 [J]. 中华精神科杂志, 1999, 32 (4): 230-232.

［3］薛海波, 肖世富, 李春波, 等. 老年成套神经心理测验的制定和应用 [J]. 中华医学杂志, 2005, 85 (42): 2961-2965.

［4］薛海波, 肖世富, 张明园. 神经心理测验在痴呆诊断中的应用 [J]. 上海精神医学, 2001, 13 (1): 48-50.

［5］肖世富. 神经心理测验和评定量表在阿尔茨海默病的应用及价值 [J]. 中国现代神经疾病杂志, 2005, 5 (3): 137-140.

［6］薛海波, 肖世富, 张明园. 老年成套神经心理测验的信度和效度研究 [J]. 内科理论与实践, 2007, 2 (2): 103-105.

［7］薛海波, 肖世富, 李春波, 等. 中国老人老年成套神经心理测验常模. 上海精神医学, 2001, 13 (增刊): 19-22.

［8］肖世富, 徐巍, 姚培芬, 等. 老年人轻度认知功能损害的神经心理测验研究 [J]. 临床精神医学杂志, 1999, 9 (3): 129-132.

［9］肖世富, 薛海波, 李冠军, 等. 老年轻度认知功能损害的随访研究 [J]. 中华医学杂志, 2006, 86 (21): 1441-1446.

［10］冯威, 李春波, 吴文源, 等. 综合认知训练对社区健康老人认知功能的影响 [J]. 中华精神科杂志, 2008, 41 (3): 152-155.

［11］薛志强, 冯威, 李春波, 等. 对社区老人认知功能干预的近期效果 [J]. 临床精神医学杂志, 2007, 17 (5): 292-295.

［12］冯威, 李春波, 陈优, 等. 社区健康老人综合认知训练 1 年随访观察 [J]. 临床精神医学杂志, 2009, 19 (3): 145-147.

第二节　阿尔茨海默病评定量表 - 认知部分

阿尔茨海默病（AD）是一种大脑退行性病变，能导致记忆力和其他认知功能（包括语言、实践能力和注意力）进行性丧失。Rosen WG 和 Mohs RC 等人于 1983 年编制阿尔茨海默病评定量表（Alzheimer's disease assessment scale，ADAS）[1-3]，并于 1994 年修订。该量表分为认知（ADAS-Cog）和非认知（ADAS-Ncog）两部分，主要用于评定轻中度 AD 特征性的认知症状和非认知行为症状的严重程度及治疗中的变化。迄今为止，ADAS-Cog 评分仍然为国内外评价抗痴呆药物改善认知功能的标准预后指标。与既往版本（11 项，评分范围 0~70 分）相比，1994 年修订版增加了注意力条目评定，构成评分范围 0~75 分的 12 项条目版本。

经原作者 Mohs RC 授权使用，我国于 2000 年引入 1994 年修订版，由北京大学精神卫生研究所翻译，并对中文译本的信度和效度进行了初步测试，为我国临床 AD 痴呆严重程度的评定和抗痴呆治疗的疗效评价提供了标准化工具[4]。2002—2003 年期间北京市科学技术委员会"十五"攻关协作研究项目"早期老年期痴呆临床应用量表规范化研究"对 ADAS-Cog 中文版区分不同严重程度 AD 患者的能力进行了研究[5,6]，并对 ADAS-Cog 评分在健康老人中的分布模式进行了初步研究，探讨了 ADAS-Cog 中文版评分在我国健康老人中的分布模式及其影响因素，以及 ADAS-Cog 评分区分轻度 AD 和健康老人的敏感性和特异性[7]。这些研究工作为该量表在临床评估 AD 药物疗效中的推广应用提供了更为科学的依据，进一步促进我国 AD 治疗药物研究的国际化。

一、概述

ADAS-Cog 标准版本包括 11 个条目，即词语回忆、命名物体和手指、执行口头命令、结构性练习、意象性练习、定向力、词语辨认、回忆测验指令、口头语言能力、找词困难、口头语言理解能力。目前，该版本在国际临床试验中的使用较广泛。

ADAS-Cog（1994 年版）由 12 个条目组成，评定 AD 最重要的认知缺陷。其评分范围为 0（无错误或无损害）~75 分（严重损害）。全套量表还包含标准化使用手册，对每一条目的定义和评分细则进行了界定和具体说明，以提高 ADAS-Cog 测验分值的信度和效度。

为了满足临床研究的需求，也有研究尝试在原有 ADAS-Cog 版本基础上增加其他条目，如增加词语延迟回忆条目评估轻度认知损害患者的延迟回忆能力[8]，或者增加数字删除等执行功能测验评估血管性认知损害[9]。

2000 年北京大学精神卫生研究所引入量表 1994 年修订版本，进行翻译，将测验环境中不易安排的测验工具进行了修改，即：认知部分条目 2（"命名物体和手指"）中高频词"床"改为"沙发"、中频词"拨浪鼓"改为"毽子"，并请母语为英语的学者对中译本进行回译，结合回译中发现的问题，进行中文译本的修改和校译，形成量表的中文终译本。

1994年修订版 ADAS-Cog 中译本由 12 个条目组成:词语回忆、命名物体或手指、执行口头命令、结构性练习、意象性练习、定向力、词语辨认、回忆测验指令、口头语言能力、找词困难、口头语言理解能力及注意力,评定 AD 最重要的认知缺陷,包括记忆、语言、操作能力以及注意力等主要领域。该量表总分范围为 0(无错误或无损害)~ 75 分(严重损害),受试者得分越高,提示认知损害越严重。

二、评分方法

ADAS-Cog11 条目版本评分方法见表 14-2-1。

表 14-2-1　ADAS-Cog 11 条目版本评分方法

条目	评定内容	评分方法	评分范围
词语回忆	评定学习与记忆 10 个高频词的能力	学习与回忆 3 次 每次记录未回忆出的词语数目,作为该次测验评分 计算 3 次测验的平均分	0~10
命名物体和手指	评定对 12 种随机展示的物品以及其惯用手手指的命名能力	0=0~2 件物品命名不正确 1=3~5 件物品命名不正确 2=6~8 件物品命名不正确 3=9~11 件物品命名不正确 4=12~14 件物品命名不正确 5=15~17 件物品命名不正确	0~5
执行口头命令	评价感受性语言能力	0= 所有指令均正确 1=1 项指令错误,4 项指令正确 2=2 项指令错误,3 项指令正确 3=3 项指令错误,2 项指令正确 4=4 项指令错误,1 项指令正确 5= 所有 5 项指令均错误	0~5
结构性练习	评价复制四幅几何图形的能力	0=4 幅图全部正确 1=1 幅图错误 2=2 幅图错误 3=3 幅图错误 4=4 幅图均错误 5= 未作图;刻写;只有一部分图形;用文字代替图形	0~5
意象性练习	评定对一项熟悉但复杂的动作程序的操作能力	0= 所有步骤操作正确 1= 未能操作 1 步 2= 未能操作 2 步 3= 未能操作 3 步 4= 未能操作 4 步 5= 未能操作 5 步	0~5
定向力	评定对人物、星期、日期、月份、年份、季节、钟点和地点的定向能力	每一项错误各评 1 分	0~8

续表

条目	评定内容	评分方法	评分范围
词语辨认	评定对 12 个学习过的词语加以辨认的能力	评分为每次测验中回答错误的数目,但每次允许最大错误分为 12 分 该条目的评分等于三次测验中回答错误的平均数	0~12
回忆测验指令	评定受试者能记住辨认任务中的要求的能力	0= 受试者从不需要额外提醒指令 1= 很轻——忘记 1 次 2= 轻度——必须提醒 2 次 3= 中度——必须提醒 3 次或 4 次 4= 中重度——必须提醒 5 次或 6 次 5= 重度——必须提醒 7 次或 7 次以上	0~5
口头语言能力	对言语质量进行总体评定,即清晰性以及言语是否存在可理解性困难	0= 没有难以理解受试者的情况 1= 很轻——有 1 次缺乏可理解性的情况 2= 轻度——受试者存在可理解性困难的时间少于 25% 3= 中度——受试者在 25%~50% 的时间内存在言语可理解性困难 4= 中重度——受试者在 50% 以上的时间内存在言语可理解性困难 5= 重度——说一两个词即中断;说话虽流利,但内容空洞;缄默	0~5
找词困难	评定受试者的表述性言语损害,但仅评定找词困难	0= 在自发言语过程中无找词困难的依据 1= 很轻——出现一两次找词困难,临床意义不明显 2= 轻度——明显的赘述或用同义词替代 3= 中度——有时缺词,且无替代词补充 4= 中重度——频繁缺词,且无替代词补充 5= 重度——几乎完全丧失有内容的单词;听起来言语空洞;说一两个词即中断	0~5
口头语言理解能力	评定理解言语的能力	0= 无理解能力差的依据 1= 很轻——有 1~2 次理解错误的情况 2= 轻度——有 3~5 次理解错误的情况 3= 中度——需要多次重复和反复解说短语方能理解 4= 中重度——受试者仅偶尔作出正确的反应;即"是 - 否"的问题 5= 重度——受试者极少对问题作出适切反应,且非言语贫乏所致	0~5

三、操作要求

1. **施测者资质**　要求所有施测者在进行评估之前参加系统的 ADAS-Cog 标准化培训;获得研究机构认证后方可使用。

2. **测验耗时**　ADAS-Cog 并非定时测试,通常评定时间为 30~45 分钟。

3. 操作步骤与注意事项　进行 ADAS-Cog 客观测验之前,施测者需与受试者进行 10 分钟左右中性话题的简单开放性交谈,从而建立融洽的关系使患者放松,并方便施测者观察患者使用和理解语言的能力,也有利于施测者评估患者是否有听力困难,必要时可进行相应调整。施测者在开场讨论时和整个评估期间都要做记录,记下与语言相关的任何问题,并在交谈结束时根据开场交谈对受试者的口头语言能力、找词困难以及口语语言理解能力进行评分。

然后,施测者依次进行各客观测验的评估。测评过程中施测者应使用标准指导语。ADAS-Cog 的施测者需要特别注意的是:

(1)词语学习和词语辨认测验:每个词语以每两秒展示一个的速度施测。

(2)执行命令和意象性练习测验:在受试者未进行任何尝试的情况下,每个指令最多只能重复一次。

(3)结构性练习:仅当患者要求时或患者认为第一次画得有问题时,可允许患者进行第二次尝试。如进行了第二次尝试,让患者指出他们认为两张图中哪一张更好,并只对这次尝试评分。同时,施测者需要在原始资料中明确指出选择评分的形状。

(4)命名物品和手指测验:测验材料应为实物,而非图片。施测者需要随机向受试者呈现实物,呈现物品时不允许受试者接触物品,施测者也不允许展示该物品功能。此外,进行手指命名之前,施测者需要询问受试者的利手情况,并要求受试者对本人惯用手五个手指分别命名,期间,施测者不允许触碰受试者的手指。

(5)定向力测验:在受试者未作出任何尝试回答的情况下允许复述问题一次。

四、信度和效度

(一)信度

1. 内部一致性信度　王华丽和李霞等的研究均认为,ADAS-Cog 大多数条目彼此呈高度正相关,所有条目与其总分均呈显著相关性[4,10]。

2. 重测信度　郭起浩等间隔 1 个月对 AD 患者再次进行测评,重测信度为 0.92[11]。李霞等的研究对 95 名 AD 患者在 4 周后由相同施测者重测,结果显示,除注意力条目之外,ADAS-Cog 总分及 11 个条目初评与重测评分均显著相关[10]。以上结果均提示,ADAS-Cog 具有较好的重测信度。在一项 251 名 AD 患者和 51 名正常对照的亚洲人群研究中,间隔 25~30 天,ADAS-Cog 重测信度也较好[12]。

3. 评分者间信度　ADAS-Cog 标准版除口头语言能力、找词困难、口头语言理解能力外,其余条目均为客观评价,即测评员按照指导语规范施测,如实记录,准确计算,即可获得条目评分。因此,测评员经过标准化培训,通过考核后,一致性通常较好。王华丽等在前期研究中发现,ADAS-cog 各条目的评定者间一致性 kappa 值均在 0.75 以上[4]。在一项亚洲人群研究中,通过不同测评员对录像进行评分,同样发现,评分者间信度较好(组内相关系数>0.9)[12],进一步证实量表的评定者间一致性良好。

（二）效度

1. **平行效度**　王华丽等采用总体衰退量表（global deterioration scale）评价痴呆严重程度，发现不同总体衰退量表评定等级患者的 ADAS-Cog 总分存在显著差异[4]。Shen 等在亚洲人群研究中也发现，轻度与中度 AD 患者评分之间存在显著差异[12]。

在北京市一项多中心研究中，于欣等发现，中度 AD 组 ADAS-Cog 总分比轻度 AD 平均高约 15 分，提示 ADAS-Cog 能够反映出中度 AD 存在更为严重的认知损害。对 ADAS-Cog 各条目进行逐一分析，发现中度 AD 所有条目评分均高于轻度 AD，提示中度 AD 病例在记忆、语言、操作能力以及注意力等主要认知领域均存在比轻度 AD 更为突出的损害[6]。

此外，ADAS-Cog 总分与 MMSE 呈显著负相关，与生活能力（日常生活能力量表及 Blessed-Roth 痴呆量表）及精神行为症状（神经精神量表）评分呈显著正相关[4,10]。

2. **效标效度**　Wang 等的研究发现，以 ADAS-Cog 评分区分不同受教育年限组轻度 AD 患者与健康老人，结果发现 0~5 年组曲线下面积（AUC）为 0.75 ± 0.03，6~8 年组为 0.76 ± 0.05，9~11 年组 AUC 为 0.85 ± 0.04，12~14 年组为 0.81 ± 0.06，≥15 年组为 0.88 ± 0.03。以 ADAS-Cog 评分区分不同年龄组轻度 AD 患者与健康老人，结果 50~59 岁组 AUC 为 0.82 ± 0.06，60~69 岁组为 0.75 ± 0.04，70~79 岁组 AUC 为 0.80 ± 0.02，≥80 岁组为 0.69 ± 0.04。以健康老人 ADAS-Cog 总分 95% 百分位数为分界值，考察其区分轻度 AD 患者与非痴呆（健康对照与非痴呆患者）个体的敏感性和特异性，发现对受教育年限 15 年以上者的总体区分准确度较高，敏感性、特异性和准确度分别为 77.78%、17.22% 和 82.02%[7]。

李霞等以 DSM-Ⅳ 为诊断 AD 的"金标准"，提出 ADAS-Cog 总分 15.5 分可作为 AD 与正常对照的划界标准，AUC 为 0.949[10]。这些结果均提示 ADAS-Cog 对 AD 的判断具有一定价值。

此外，也有研究对 ADAS-Cog 区分轻度和中度 AD 患者的能力进行了评价，发现定向力与结构性练习两个条目的评分能有效区分轻、中度 AD，约有 90%（178/199）轻度 AD 病例和 61%（65/106）中度 AD 病例能被准确判断，其中，定向力单项评分对轻度 AD 的判别敏感性为 0.80，特异性为 0.73；定向力与结构性练习两项总分对轻度 AD 的判断敏感性为 0.78，特异性为 0.73；ADAS-Cog 总分的敏感性为 0.82，特异性为 0.70[5,6]。

国外大部分研究也认为 ADAS-Cog 可区分 AD 严重程度，但是否可区分 MCI 尚无定论[8,13-15]。李霞等发现，ADAS-Cog 能在一定程度上区分 MCI 和轻度 AD，但使用该量表区分 MCI 与正常老年人并不理想[16]。

五、评分影响因素

1. **年龄**　北京市一项共纳入 2 051 例受试者（健康老人 / 非痴呆易混淆老年患者 / 轻度 AD/ 中度 AD=1 616/125/201/109）的多中心研究发现，不同年龄组健康老人的评分差异显著,80 岁以上组评分最高;而非痴呆易混淆老年患者、轻度 AD 及中度 AD 患者的不同年龄组间评分差异无显著性意义[7]。

2. **受教育程度** 一项小样本研究发现,条目 4、5、11、16、17 评分在不同受教育程度组间存在显著差异,其余条目评分及 ADAS-Cog 总分均不存在显著差异[4]。而北京市多中心研究发现,健康老人不同受教育年限组间评分差异有显著性意义,受教育年限为 0~5 年者评分最高;非痴呆易混淆老年患者中 0~5 年受教育年限组评分高于 6~8 年组和 9~11 组,差异有显著性,轻度 AD 患者不同受教育年限组间评分差异无显著性意义,中度 AD 组受教育 6~8 年者评分高于 9~11 年者,差异有显著性[7]。

仅对轻度和中度 AD 患者进行分析,以 ADAS-Cog 总分为因变量,年龄、受教育程度、痴呆严重程度为自变量进行广义线性模型分析,仅痴呆严重程度具有显著性意义,其余各变量对 ADAS-Cog 总分的影响均无显著性意义[5,6]。

六、临床应用

常模研究发现 ADAS-Cog 中文版总分在健康老年人群中的分布与受教育年限有关,而轻度 AD 者评分与受教育年限无关,提示采用 ADAS-Cog 中文版评估 AD 患者认知功能变化时可能需要考虑的受教育因素相对较弱,从而支持 ADAS-Cog 适用于我国 AD 患者认知功能评估,尽管既往研究认为我国老年人受教育程度较低。

另一方面,研究结果发现健康老人 ADAS-Cog 评分与年龄有关,而 AD 患者评分与年龄无关,提示在采用 ADAS-Cog 考察健康老人认知功能动态变化时需考虑年龄影响,以利于早期发现可能的认知障碍。常模研究还发现 ADAS-Cog 评分在一定程度上可有效区分轻度 AD 与健康老人,尤其适用于高文化水平(受教育年限 ≥ 15 年)者。

已有研究提示,ADAS-Cog 有区分不同严重程度 AD 认知损害的能力,进一步研究表明该量表中文版足以反映 AD 认知功能的演变趋势。国外已经将 ADAS-Cog 评分作为评判 AD 治疗药物对认知功能改善效果的指标之一。基于我国的研究结果,也建议将 ADAS-Cog 采纳为今后我国 AD 药物疗效评估的认知指标之一。

七、总结

近 30 余年来,ADAS-Cog 历经编制、多次修订、翻译,绝大多数研究都证明该量表具有较好的信度和效度,多项研究也支持其区分不同严重程度 AD、评价 AD 疾病进展以及药物疗效的价值。但该量表对测评条件以及测评员的资质要求较高,且操作费时,因此,重点推荐该量表用于 AD 药物疗效评估指标。此外,年龄和受教育程度对痴呆患者 ADAS-Cog 总分的影响并不显著,这进一步说明 ADAS-Cog 具有良好的中文适应性,适于评估中国 AD 患者认知功能的进展。

目前研究认为 ADAS-Cog 对 MCI 的识别能力有限,今后是否可在已有条目基础上,增加部分对 MCI 更敏感的测评条目,如延迟回忆,使之能对正常老人、MCI 以及不同程度 AD 进行连续谱性评价,值得深入探索。另外,近年来也有学者试图采用不同的统计方法对 ADAS-Cog 测验评分进行分析,以期辅助监测 MCI 个体的认知演变趋势[14,15,17,18]。而前期增加了执行功能测验的血管性 ADAS-Cog 量表(VADAS-Cog)的信度和效度仍需进一步验证[15]。今后,更有必要结合不同类型神经认知障碍生物学标记物探究 ADAS-Cog 及其改良版的临床应用价值。

(王华丽)

参 考 文 献

[1] MOHS R C, ROSEN W G, DAVIS K L. The Alzheimer's Disease Assessment Scale: an instrument for assessing treatment efficacy [J]. Psychopharmacol Bull, 1983, 19: 448-450.

[2] ROSEN W G, MOHS R C, DAVIS K L. A new rating scale for Alzheimer's disease [J]. Am J Psychiatry, 1984, 141 (11): 1356-1364.

[3] MOHS R C, COHEN L. Alzheimer's Disease Assessment Scale (ADAS)[J]. Psychopharmacol Bull, 1988, 24: 627-628.

[4] 王华丽, 舒良, 司天梅, 等. 阿尔茨海默病评定量表中文译本的效度和信度 [J]. 中国临床心理学杂志, 2000, 8 (2): 89-93.

[5] WANG H, YU X, LI S, et al. The Cognitive Subscale of Alzheimer's Disease Assessment Scale, Chinese Version in Staging of Alzheimer Disease [J]. Alzheimer Dis Assoc Disord, 2004, 18: 231-235.

[6] 于欣, 王华丽, 李淑然, 等. ADAS-Cog 中文版区分轻、中度阿尔茨海默病的能力 [J]. 中国心理卫生杂志, 2005, 19 (1): 31-33.

[7] 王华丽, 于欣, 陈玉芳, 等. 北京城郊老人阿尔茨海默病评定量表认知部分中文版评分分布模式研究 [J]. 中华神经科杂志, 2009, 42 (5): 310-313.

[8] SANO M, RAMAN R, EMOND J, et al. Adding Delayed Recall to the Alzheimer Disease Assessment Scale is Useful in Studies of Mild Cognitive Impairment But Not Alzheimer Disease [J]. Alzheimer Dis Assoc Disord, 2011, 25: 122-127.

[9] SCHMIDT R, BERGHOLD A, JOKINEN H, et al. White Matter Lesion Progression in LADIS: Frequency, Clinical Effects, and Sample Size Calculations [J]. Stroke, 2012, 43: 2643-2647.

[10] 李霞, 肖泽萍, 肖世富, 等. ADAS-Cog 中文版信效度分析 [J]. 中国临床心理学杂志, 2009, 17 (5): 538-540.

[11] 郭起浩, 王蓓, 洪震. ADAS 评估阿尔茨海默病认知功能研究 [J]. 神经疾病与精神卫生, 2003, 3 (4): 251-252.

[12] SHEN J H Q, YU H, LAI J S, et al. Validation of an Alzheimer's disease assessment battery in Asian participants with mild to moderate Alzheimer's disease [J]. American Journal of Neurode-generative Disease, 2014, 3 (3): 158-169.

[13] HARRISON J E, RENTZ D M, BRASHEAR H R, et al. Psychometric Evaluation of the Neuropsy-chological Test Battery in Individuals with Normal Cognition, Mild Cognitive Impairment, or Mild to Moderate Alzheimer's Disease: Results from a Longitudinal Study [J]. The Journal of Prevention of Alzheimer's Disease, 2018, 5 (4): 236-244.

[14] PODHORNA J, KRAHNKE T, SHEAR M, et al. Alzheimer's Disease Assessment Scale–Cognitive subscale variants in mild cognitive impairment and mild Alzheimer's disease: change over time and the effect of enrichment strategies [J]. Alzheimer's Research & Therapy, 2016, 8: 8.

［15］SKINNER J, CARVALHO J O, POTTER G G, et al. The Alzheimer's Disease Assessment Scale-Cognitive-Plus (ADAS-Cog-Plus): an expansion of the ADAS-Cog to improve responsiveness in MCI [J]. Brain Imaging Behav, 2012, 6 (4): 489-501.

［16］李霞, 肖世富, 李华芳, 等. 轻度认知功能障碍、轻度阿尔茨海默病和正常对照老人的 ADAS-Cog 中文版评分比较 [J]. 中国心理卫生杂志, 2010, 24 (6): 425-429.

［17］POSNER H B, CANO S, CARRILLO M C, et al. Establishing the psychometric underpinning of cognition measures for clinical trials of Alzheimer's disease and its precursors: A new approach [J]. Alzheimer's & Dementia, 2013, 9 (1): S56-S60.

［18］KUEPER J K, SPEECHLEY M, MONTERO-ODASSOA M. The Alzheimer's Disease Assessment Scale-Cognitive Subscale (ADAS-Cog): Modifications and Responsiveness in Pre-Dementia Populations: A Narrative Review [J]. Journal of Alzheimer's Disease, 2018, 63 (2): 423-444.

第三节　UDS 神经心理学成套量表

UDS 神经心理学成套量表(the neuropsychological battery of the uniform data set, UDSNB)是美国华盛顿大学国家阿尔茨海默病协调中心(national Alzheimer's coordinating center, NACC)统一数据集(uniform data set, UDS)中的一套量表,由阿尔茨海默病中心 (ADC)临床工作小组(John C.Morris, 医学博士)以及美国国家阿尔茨海默病协调中心 (Walter A.Kukull, 博士)编制[1,2]。主要用于检测认知功能的改变,探究神经退行性病变的病因,包括从正常认知、MCI 到早期阿尔茨海默病(AD)的连续性过程。

一、概述

这项测验最早在 2005 年由美国国立衰老研究所(national institute of aging)开始实施,主要用于评估情节记忆、处理速度、执行能力、语言和构造能力。该套量表包括多个亚量表,测验时按如下顺序依次测试:MoCA、Craft 故事回忆 21(craft story 21 recall)(即时)(immediate)、Benson 复杂图复制(Benson complex figure copy)(即时)(immediate)、数字广度测验(number span test)、范畴流畅性(category fluency)、连线测验(TMT)、Craft 故事回忆 21(延时)(craft story 21 recall)(delayed)、Benson 复杂图复制(延时)(Benson complex figure copy)(delayed)、多语言命名测验(multilingual naming test)、言语流畅性:音素测验(verbal fluency:phonemic test)。

英文版的 UDSNB 已经历多次版本演变,1.1 版本和 1.2 版本之间的差异主要包括对评分说明以及对延迟故事回忆说明的修改。在 1.1 版本中,延迟故事回忆测验在 30 分钟后、没有提示的情况下进行;而在 1.2 版本中,修改为延迟 20 分钟后进行测试,并允许测试者提供故事中的一个细节。但是,如果由于个别限制而无法满足建议的时间,也允许记录实际的延迟时间。2.0 版本在 1.2 版本的基础上,修正了 TMT 中连线的分数以及 MMSE 中重叠五边形的分数[1]。有关 3.0 版本的文献于 2018 年发表,该版本也是目前最新的版本。在此版本中,将 MMSE 替换为 MoCA 以更好地评估整体认知状态。有证据表明,相比于 MMSE,MoCA 对于轻度认知损害更敏感[3,4]且得分范围更广[5],因此 MoCA 更适合评估早期认知功能下降。Craft 和他的同事设计了 22 种与逻辑记忆相似的故事回忆测验,经专家评议和预实验,最终选取了 Craft 故事回忆 21 替换了 2.0 版本中的逻辑回忆测验。除了与逻辑回忆测验中相似的意译得分外,Craft 还增加了逐字得分,后者对于早期记忆衰退更敏感[6,7]。3.0 版本中,选择多语言命名测验替换波士顿命名测验(BNT),因为前者最初有四种语言设计,更适用于不同人群;选择数字广度测验替换了数字符号测验。此外,为了更好地评估语言能力,增加了言语流畅性:音素测验。UDSNB 2.0 没有包含视觉空间测验,视觉空间症状一般出现在由于 AD 引起的遗忘性痴呆的后期,但也可能出现在大脑后部皮质萎缩或路易体痴呆临床综合征的早期。因此,增加了 Benson 复杂图形测验[8]以评估受试者的结构能力。

中文普通话版的 UDSNB 由北京大学生物统计系周晓华教授领导的团队和长春中医药大学王健教授领导的团队翻译。在翻译的过程中考虑到了中美语言文化的差异,对医学术语、情感术语、俗语、俚语等进行精准的翻译,保证国内医务工作者能方便地使用中文版本的 UDSNB。其中,MoCA 使用 MoCA(北京版)替代;Craft 故事回忆 21 根据中文用语习惯进行了本土化修改;言语流畅性:音素测验本土化为要求受试者分别在 60 秒内,尽可能多地说出含有"学""发"字的词语或成语。目前,由两位教授主编的中文普通话版 UDS 著作已经出版,分别名为《痴呆诊断与认知功能损害评估量表》与《神经心理学成套量表操作指南》。

二、评分方法

根据 UDS 3.0 版中的"神经心理学成套测验的说明"完成测验,其中 MoCA 测验根据受试者填写正确的条目数量计算得分,满分为 30 分,总分 ≥ 26 分属于正常,分数较低者提示其表现较差,有严重的认知损害。需注意 MoCA 计算总分时,不计分类提示和多选提示的得分。

Craft 故事回忆 21 按照给出的评分表对记录内容进行判定。评分表中一张是逐字评分表,另一张是意译评分表。首先要计算故事回忆的逐字得分,然后再计算其意译得分,二者的得分是完全独立的,不能累加到一起。

Benson 复杂图测验的评分说明确定了八个主要的图形元素。如果每个元素绘制正确并正确地放置在该图中则记 2 分(精度 1 分、放置 1 分),如果元素绘制不正确但放置正确或绘制正确但放置错误记 1 分,如果元素绘制和放置均不正确记 0 分。

数字广度测验分为顺背和倒背两个测验,分别记录复述正确数字符串的总数,每复述正确一个得 1 分。

范畴流畅性测验分别计算动物类总分和农作物类总分,需注意的是如果受试者 15 秒内没有任何回答,或受试者表示无法回答(例如,"我想不出更多。"),允许给予一个提示("告诉我,您能想到的所有动物名称。"),如果受试者有具体的要求,可以将指令和类别进行重复。

TMT 评分方法为记录完成各部分的时间(秒),这个秒数就是这部分的得分,A 部分最多 150 秒,B 部分最多 300 秒。

多语言命名测验的总得分应该在受试者测验停止后进行计算。只有自发命名或语义线索提示后的正确命名项才计为正确,如果受试者在语音提示后做出正确的回答则不计入总得分。这样做的原因是,本次测验需在完全能够辨识事物的情况下来评估受试者的词语检索功能,如果受试者在一开始辨识错误后就被提示事物的相关特性,尽管在这种情况下回答正确,但不再是一个词语的检索问题。

言语流畅性:音素测验评分要求为,可以在词典中查到的含有指定字的任何词语或成语,都作为正确的回答进行计分,但不包括名字或句子、数字以及重复的词。

其他违反规则的情况详见该测验的说明。临床医生综合上述神经心理学测验的表现以及其他可能会影响测验结果的因素(如先前认知能力、教育、种族 / 民族以及受试者的积极性和配合情况)后,对受试者的认知状况进行评定并作总体评价。同时,NACC 提供了一个交互式的、基于回归方程的在线评分计算器[9],作为临床研究人员的辅助工具。

三、操作要求

这项测验可以由医疗工作者或经过培训后的非医疗工作者来实施。UDSNB 测验需 30~45 分钟。NACC 网站提供了不同版本的 UDSNB 测验量表和操作说明。

四、信度和效度

(一) 信度

UDSNB 所含量表的原始版本的信度检验已在大量研究中经过验证[10-12],但近年来有研究结果显示,两次测验间可存在练习效应(测验间隔为一年)[13],参与重复测验者的总分值比非重复测验者的分值平均高出 0.5 个 SD(大约为 6 分)。

(二) 效度

UDSNB 所含量表的原始版本的效度已在大量研究中经过验证[10-12],例如一项研究表明逻辑回忆测验的类似版本(敏感性为 87%,特异性为 89%),连线测验:B 部分(敏感性为 85%,特异性为 83%)和范畴流畅性测验(敏感性为 96%,特异性为 88%)可准确区分健康老年人和非常轻度的痴呆患者(MMSE 得分 ≥ 24 分),并于三年内通过尸检或临床诊断进行验证[14]。研究结果表明,UDS 总分的分类准确度可成功区分认知正常者和痴呆患者,但识别 MCI 个体的能力明显较低[13]。仅 0.4% 认知功能正常者被错误地分类为痴呆患者,7.4% 痴呆患者被错误地分类为认知功能正常者。但正常组中有 22%、痴呆组中有 18.5% 的受试者被错误地分类为 MCI;同时,MCI 组中有 26.4% 被分类为认知正常者,29.2% 被分类为痴呆患者。UDSNB 3.0 版本对不同教育程度老年人认知能力下降的早期症状的敏感性可能有所提升[2]。

UDSNB 3.0 版本在 2.0 版本的基础上做了较大的改动,将其中的几项测验替换为功能相似且公开的测验,有研究比较了这两个版本之间的相关系数,发现两版本有较好的相关性,相关系数为 0.68~0.78[15]。

五、临床应用

(一)国外应用

完整的 UDS 不仅包含神经心理学成套测验,还包括受试者个人信息、用药史、家族史、生物标志物以及神经精神功能等信息。早期的版本自 2005 年开始收集并存储在华盛顿大学的 NACC 数据库中。所有数据均可供研究人员共享,截至 2019 年,全世界各国的研究者使用 NACC 数据库的相关资源进行研究,共发表文献 931 篇。

(二)国内应用

目前国内还未有应用整套 UDSNB 测验的研究成果发表。

六、总结

UDSNB 是一套相对简洁的,同时对认知正常、MCI、AD 和其他神经心理疾病具有广泛区分能力的测验。尽管 MMSE 或 MoCA 已成为筛查 MCI 或痴呆患者的常用方法,但对于更轻微的认知损害,特别是在高学历个体和高级认知功能中,其敏感性和特异性还不足以做出诊断。因此,UDSNB 作为一套综合的神经心理学量表,UDSNB 可降低传统简短的精神状态量表衰减效应(天花板效应和地板效应),促进 MCI 和轻度痴呆的进一步分期。

(李昱颖　周晓华)

参 考 文 献

[1] WEINTRAUB S, SALMON D, MERCALDO N, et al. The Alzheimer's Disease Centers'Uniform Data Set (UDS): the neuropsychologic test battery [J]. Alzheimer Dis Assoc Disord, 2009, 23 (2): 91-101.

[2] WEINTRAUB S, BESSER L, DODGE H H, et al. Version 3 of the Alzheimer Disease Centers' Neuropsychological Test Battery in the Uniform Data Set (UDS)[J]. Alzheimer Dis Assoc Disord, 2018, 32 (1): 10-17.

[3] LUIS C A, KEEGAN A P, MULLAN M. Cross validation of the Montreal Cognitive Assessment in community dwelling older adults residing in the Southeastern US [J]. International Journal of Geriatric Psychiatry, 2009, 24 (2): 197-201.

[4] ROALF D R, MOBERG P J, XIE S X, et al. Comparative accuracies of two common screening instruments for classification of Alzheimer's disease, mild cognitive impairment, and healthy aging [J]. Alzheimer's & Dementia, 2013, 9 (5): 529-537.

[5] TRZEPACZ P T, HOCHSTETLER H, WANG S, et al. Relationship between the Montreal Cognitive Assessment and Mini-mental State Examination for assessment of mild cognitive impairment in

older adults [J]. BMC geriatrics, 2015, 15 (1): 107.

［6］CRAFT S, ASTHANA S, SCHELLENBERG G, et al. Insulin effects on glucose metabolism, memory, and plasma amyloid precursor protein in Alzheimer's disease differ according to apolipo-protein-E genotype [J]. Annals of the New York Academy of Sciences, 2000, 903 (1): 222-228.

［7］CRAFT S, NEWCOMER J, KANNE S, et al. Memory improvement following induced hyperinsulinemia in Alzheimer's disease [J]. Neurobiology of aging, 1996, 17 (1): 123-130.

［8］POSSIN K L, LALUZ V R, ALCANTAR O Z, et al. Distinct neuroanatomical substrates and cognitive mechanisms of figure copy performance in Alzheimer's disease and behavioral variant fronto-temporal dementia [J]. Neuropsychologia, 2011, 49 (1): 43-48.

［9］SHIRK S D, MITCHELL M B, SHAUGHNESSY L W, et al. A web-based normative calculator for the uniform data set (UDS) neuropsychological test battery [J]. Alzheimers Res Ther, 2011, 3 (6): 32.

［10］BONDI M W, SALMON D P, GALASKO D, et al. Neuropsychological function and apolipoprotein E genotype in the preclinical detection of Alzheimer's disease [J]. Psychology and aging, 1999, 14 (2): 295.

［11］LEZAK M D, HOWIESON D B, LORING D W, et al. Neuropsychological assessment [M]. New York: Oxford University Press, 2004.

［12］STRAUSS E, SHERMAN E M, SPREEN O. A compendium of neuropsychological tests: Administration, norms, and commentary [M]. New York: Oxford University Press, 2006.

［13］MATHEWS M, ABNER E, KRYSCIO R, et al. Diagnostic accuracy and practice effects in the National Alzheimer's Coordinating Center Uniform Data Set neuropsychological battery [J]. Alzheimers Dement, 2014, 10 (6): 675-683.

［14］SALMON D P, THOMAS R, PAY M, et al. Alzheimer's disease can be accurately diagnosed in very mildly impaired individuals [J]. Neurology, 2002, 59 (7): 1022-1028.

［15］MONSELL S E, DODGE H H, ZHOU X H, et al. Results From the NACC Uniform Data Set Neuropsychological Battery Crosswalk Study [J]. Alzheimer Dis Assoc Disord, 2016, 30 (2): 134-139.

第四节　可重复的成套神经心理状态测验

可重复的成套神经心理状态测验（RBANS）用于评估神经系统功能紊乱的成年患者（诸如痴呆、头部外伤和卒中等）的认知功能，操作简便，涵盖即刻记忆、视觉空间结构、语言、注意力和延迟记忆5个认知领域。

一、概述

RBANS由美国神经心理学家Randolph等人编制，于1998年发表[1]，最初用于识别老年人群中不同类型的痴呆；后发现其筛查年轻人的认知功能的巨大潜力，故调整后的常模数据亦包含年轻人群。RBANS由12个分测验组成，包括5个因子：即刻记忆（词汇学习、故事记忆）、视觉空间结构（图形临摹、线条角度）、语言（图片命名、语义流畅——水果和蔬菜，或动物）、注意力（数字广度、编码）以及延迟记忆（词汇回忆、词汇再认、故事回忆、图形回忆）。RBANS作为筛查性测验，便携性好，操作时间短，适合床旁操作。

RBANS分为A、B式两个等效版本，便于疾病进展随访或治疗性干预后疗效评估的重复测量。词汇学习要求受试者尽可能多地回忆出施测者读出的 10 个语义不相关的词语,共学习 4 次。故事记忆要求受试者根据记忆重复施测者读出的短故事,共学习 2 次。图形临摹要求受试者临摹一个复杂图形。线条角度向受试者展示一张标准图例,图中有 13 条从同一圆点发出的等长线段,线段从左至右依次编号 1~13,形成扇形。每页的标准图例下方有 2 条线段,要求受试者找出标准图例中与之匹配的线条,并说出对应的编号,共 10 题。图片命名要求受试者说出所呈现图片(线条勾勒的图片)中实物的名称,如果受试者对图片有明显的误解,可提供语义线索。语义流畅要求受试者在 1 分钟内说出尽可能多的水果和蔬菜名称(A 式)或动物园里的动物名称(B 式)。数字广度为顺背,要求受试者重复施测者读出的一组数字,数字位数逐步增加。编码要求受试者在 90 秒内尽可能多地将数字填写到对应的符号下面。词汇回忆要求受试者回忆词汇学习分测验中学习的 10 个词语。词汇再认要求受试者判断施测者读出的 20 个词语是否为之前学习过的那组 10 个词语,另外 10 个词语是混淆项。故事回忆要求受试者回忆之前学习的故事。图形回忆要求受试者凭记忆画出之前临摹的图形。

2007 年由北京大学精神卫生研究所和北京回龙观医院组成的 8 人研究小组最早对 RBANS 进行翻译、回译和协调,并进行适当修改,形成中译本供测验使用,但在 2008 年发表的论著中未对翻译修改处作具体说明[2]。2009 年,由同济大学附属同济医院精神医学科和上海交通大学医学院附属精神卫生中心共同发表的信度和效度研究中,对汉化过程进行了更详细的说明。该团队由 3 名精神医学专业研究人员翻译及回译,形成了研究用的中文版[3]。在汉化过程中,结合中国国情并平衡中英文版本题目难度,将 A 式故事记忆和故事回忆中的地点关键词"俄亥俄州克利夫兰市"改为本土的"中国福建省",B 式则由"佛罗里达州迈阿密市"改为"辽宁省铁岭市",余部分未做变更。

RBANS 于 2012 年修订为 RBANS UPDATE,含 12~89 岁人群常模。包含 A、B、C、D 四个变式,除因子分外可得到每个分测验得分,修订版操作手册中可提供一些关键数值用于比较受试者前后的因子分变化,亦包含青少年相关信息以及 1998 年第一版出版后针对 RBANS 的研究。同时,RBANS UPDATE 提供 Q-interactive 版本,施测者可在 iPad 上对受试者的回答进行记录、录音和评分。

二、评分方法

词汇学习:每个试次中正确复述出一个词汇计 1 分,该分测验的原始分为 4 个试次的总分之和,分数范围为 0~40 分。

故事记忆:每个试次正确复述故事中的黑体词或括号中列出的备选关键词计 1 分。2 个试次测验正确复述关键词的得分相加为该分测验原始分,分数范围为 0~24 分。

图形临摹:整个图形被分解为 10 个部分。完整准确地画出某一部分图形得 1 分,位置准确得 1 分。每部分图形和位置分数相加为该部分图形得分,各部分图形得分相加即为该分测验原始分。具体评分标准参见测验手册 A 或 B 的附录 1,附录中含完整的评分标准和图形示例。分数范围 0~20 分。

线条角度:记录受试者说出的线条编号,正确识别一条线计 1 分,例题不计分,分数范围 0~20 分。

图片命名:逐字记录受试者的原始回答,命名正确计 1 分,分数范围 0~10 分。

语义流畅:A 式中任何不同水果或蔬菜计 1 分;B 式中任何不同动物计 1 分,"猫""狗"等一般猫科和犬科词汇记为正确,其他驯化动物(如马、奶牛、猪)也计为正确,但"小猫""小狗""小牛"等不计分。因 B 式难度高于 A 式,故 B 式需在原始分基础上加 4 分以使两版本等效。分数范围为 0~40 分。

数字广度:每项第 1 试复述正确计 2 分,并进行下一项,即数字长度增加 1 个;如第 1 试错误则进行第 2 试,正确计 1 分,如仍错误,该项计 0 分,并终止该测验。分数范围为 0~16 分。

编码:使用计分模板评分,该模板上写有正确答案,计算 90 秒内正确填写的数字总数,示例不计分。分数范围 0~89 分。

词汇回忆:每正确回忆一个词语计 1 分,每项得分相加即为该分测验原始分,分数范围 0~10 分。

词汇再认:根据受试者回答在相应的"Y"或"N"上画圈,粗体表示正确答案。每项得分相加即为该分测验原始分,分数范围 0~20 分。

故事回忆:逐字记录受试者的回答,正确说出黑体词或括号中列出的备选关键词计 1 分,每项得分相加即为该分测验原始分,分数范围 0~12 分。

图形回忆:评分标准同"图形临摹",完整准确地画出某一部分图形得 1 分,位置准确得 1 分。每部分图形和位置分数相加为该部分图形得分,各部分图形得分相加即为该分测验原始分,分数范围 0~20 分。

RBANS 适用于 20~89 岁的成年人。刺激手册附录 2 提供了 6 个年龄组(20~39 岁、40~49 岁、50~59 岁、60~69 岁、70~79 岁和 80~89 岁)的因子分常模。可根据每项分测验的原始分查表得到 5 项因子分:即刻记忆、视觉空间结构、语言、注意力以及延迟记忆,每项因子分范围均为 40~160 分,计算 5 项因子分之和后可再次查表得到量表总分(total scale),分数范围亦为 40~160 分,并可得到该分值在一般人群中对应的百分位数及其置信区间。

近年亦有学者提出在 RBANS 原有基础上结合错误类型分析来反映执行功能紊乱,将词汇学习的重复和插入、故事记忆的插入、语义流畅的重复和错误、编码错误整合为 RBANS 执行错误分量表(RBANS EE)[4]。

三、操作要求

本测验要求经过培训的施测者操作,完成全套测验耗时 20~30 分钟。实际操作受受试者状态特点、施测者检查技术等因素影响,中老年人群的评估耗时 35~45 分钟。为保证测验结果的正确性和可靠性,施测和评分程序需严格遵照操作者表格和评分手册进行。

操作者表格包含各分测验的简要说明、终止规则、正确答案、时间限制和指导语。任何改变标准化测验程序的操作(如改变测验项目顺序或指导语等)都可能会影响测验结果的正确性。尽量一次性完成整套测验,如果受试者不合作或受情绪影响而无法继续,可以在分测验之间暂停休息,随后尽量继续完成整个测验。

四、信度和效度

(一) 信度

1. 内部一致性信度　RBANS 操作手册并未提供各分测验的信度。后续国外报告 RBANS 量表总分与 5 个因子分的内部一致性信度 Cronbach's α 系数为 0.86~0.94[5-7],量表总分与 5 个因子分间相关系数为 0.25~0.79[5];RBANS 因子分的分半信度系数为约为 0.80[8]。张保华等人[2]发表的国内首个信度和效度研究报告 RBANS 量表总分与 5 个因子分的内部一致性信度 Cronbach's α 系数为 0.67~0.88。成燕等人对上海市社区老年人的研究显示,RBANS 总分除了与数字广度原始分相关性无统计学意义外,与 11 个分测验得分的偏相关系数为 0.366~0.793,与 5 个因子分的偏相关系数为 0.448~0.796,相关性均有统计学意义[3]。王静华等人[9]对精神分裂症住院患者的研究显示,RBANS 量表总分与即刻记忆、注意和延迟记忆因子分的 Pearson 相关系数为 0.593~0.778 ($p<0.001$),而与语言和视觉空间结构的相关性则较低(Pearson $r=0.475~0.499$)。

2. 重测信度　39 周后对 40 名老年人(平均年龄 70.7 岁)进行 RBANS A 式重测[8],量表总分的重测信度系数较高(0.88),但各因子分的重测信度系数略低(语言 0.55,即刻记忆 0.78);重测时平均得分较初始评估平均高 5 分,但语言因子分下降 2 分。在 65 岁及以上常态老化人群中,RBANS A 式因子分的 1 年后重测信度系数为 0.58~0.83,各分测验的重测信度系数为 0.51~0.83[10]。大部分测验得分重测时略有下降,提示 RBANS 无明显练习效应。张保华等人[2]对健康人群间隔 12 周进行重测,RBANS 量表总分与 5 个因子分重测信度(r)为 0.53~0.90;成燕等人[3]对 49 名上海社区老人于 8 周前后进行 RBANS A 式评估,重测信度 Pearson 相关系数为 0.504~0.955。王静华等人对 44 例精神分裂症住院患者在 32~114 天重测 RBANS A 式,RBANS 量表总分组内相关系数(ICC)为 0.877,5 个因子分 ICC 为 0.453~0.875[9]。

3. 复本信度　采用交叉设计间隔 1~7 天分别使用 A 式和 B 式进行测定,量表总分相关性高(0.82),但因子分变异较大(语言:0.46,注意:0.80)[8]。Gold 等人对 53 例精神分裂症患者平均间隔 12 周进行 2 个变式测定,量表总分($r=0.84$)和注意因子分($r=0.91$)的复本信度较佳,另外 4 个因子的复本信度较低(语言:0.56,即刻记忆:0.73)。

4. 评分者间信度　图形临摹分测验的 ICC 为 0.85,提示不同评分者能够得出较为一致的评分[8]。

(二) 效度

1. 结构效度　RBANS 操作手册未提供因子分析数据来支持其量表结构,亦未报告构成不同因子分的分测验之间的相关性如何。在标准化样本中,即刻记忆与延迟记忆因子分的相关性最高(0.63),而其他因子分之间的相关性则较低(0.28~0.41),提示这些因子分反映了相对不同的认知成分[8]。在另一无中枢神经系统功能障碍的正常老年患者样本中亦有类似发现[5]。RBANS 因子分与评估相应功能的测验诸如 WAIS-R、WMS-R、Rey 复杂图形、线条角度判断(judgement of line orientation)、波士顿命名测验、WRAT-3 和受控口语联想测验(COWAT)呈中度至中高度相关(0.21~0.82)[8]。

Gold 等人(1999)[11]在精神分裂症患者中对部分 RBANS 分量表进行了聚合效度验证,结果显示 5 个因子分中的 3 个因子分(即刻记忆、注意、延迟记忆)与他们分配的标准变量相关性最为密切(RBANS 即刻记忆因子分与 WMS-Ⅲ 即刻和延迟记忆因子分,RBANS 注意因子分与 WAIS-Ⅲ 工作记忆因子分,RBANS 延迟记忆因子分与 WMS 延迟记忆因子分)。然而,语言因子分则与 WAIS-Ⅲ 言语理解、WAIS-Ⅲ 处理速度和 WMS-Ⅲ 即刻记忆及一般记忆因子分相关性类似;视觉空间 / 结构因子分与 WAIS-Ⅲ 言语理解、感知组织(perceptual organization)及工作记忆因子分相关性接近,使人们对 RBANS 语言和视觉空间 / 结构因子分的含义产生担忧。

相较之下,Larson 等人(2005)[12]在脑卒中患者中的研究发现,除了注意因子分,大部分 RBANS 因子分与许多其他测验工具[例如连线测验、划消测验、执行功能访谈、波士顿诊断性失语症检查(BDAE)重复和命令、WAIS-R 词汇、瑞文彩色推理测验、Benton 面孔测验,Rivermead 行为记忆测验和流调用抑郁自评量表 -10 项简本]的聚合效度及区分效度均在合理范围内。与此同时,所有 RBANS 因子分均与反映语言功能的测验工具呈中度相关,说明 RBANS 对言语反应依赖度高,故其在失语症患者中的应用尚有存疑。

成燕等人[3]在上海市社区老年样本中的研究显示,采用主成分分析进行探索性分析,通过方差最大化正交旋转法析出 3 个公共因子,特征根分别为 5.453、1.561、1.104,解释的方差变异占总方差的比例依次为 45.444%、13.007%、9.198%。因 3 个公共因子命名困难,随后采用 Lisrel 8.7 对 5 因子模型进行验证性因素分析,显示模型拟合良好,拟合优度指数(GFI)为 0.80,比较拟合指数(CFI)为 0.94,近似误差均方根(RMSEA)为 0.11;张保华等人的验证性因素分析同样证实 RBANS 结构合理[2]。

2. **效标效度** RBANS 与多项评估工具高度相关。在一项大部分为痴呆患者的混合临床样本研究中,RBANS 量表总分与 WAIS-R 短版(由算术、相似性、填图和数字符号 4 个分测验组成)获得的全量表智商高度相关(0.78)[8]。同样,精神分裂症患者 RBANS 量表总分与 WAIS-Ⅲ 全量表智商(0.77)和 WMS-Ⅲ 量表分(0.67~0.69)中度相关[11]。来自公共精神卫生系统不同诊断样本的研究发现,RBANS 量表总分与由 22 项涵盖智商、记忆、语言、运动、注意和执行功能的标准化工具得出的综合标准分(z 分)高度相关(0.79);RBANS 因子分与一般能力因子高度相关,但与运动、警觉性和执行功能的相关性有限。值得注意的是,韦克斯勒全量表智商或记忆量表分的平均分往往显著高于 RBANS 量表总分平均分,提示 RBANS 对损伤识别可能较韦克斯勒量表更敏感[6]。以工具性日常生活能力为效标,RBANS 对卒中患者 12 个月后自我报告的认知障碍预测效度好[12]。

张保华等人[2]在健康人群中发现除简易 WAIS 言语量表分与 RBANS 视觉空间 / 结构因子分相关性无统计学意义外,RBANS 量表总分及其他因子分与简易 WAIS 和简易 WMS 总分及各量表分均呈显著正相关(0.21~0.59)。成燕等人[3]的社区研究发现,RBANS 在老年人群中有良好的平行效度,RBANS 总分与 MMSE 总分及其 9 个子项目分(除时间定向和地点定向外)呈正相关,且有统计学意义($r=0.289~0.675$);除语言因子外,RBANS 的 4 个因子分及对应的 10 个分测验与 MMSE 总分呈正相关($r=0.293~0.670$)。在精神分裂症住院患者中,王静华等人[9]以世界卫生组织老年成套神经心理测验(WHO-BCAI)和斯特鲁普色词测验为效标,发现除 RBANS 视觉空间 / 结构因子分与 WHO-BCAI 延迟回忆因子分、RBANS 语言因子分与 WHO-BCAI 视觉辨认功能及空间结构不相关外,RBANS 量表总分及各因子分与 WHO-BCAI 各因子分及斯特鲁普色词测验正确数及耗时相关性均有统计学意义($r=-0.733~0.659$)。

五、临床应用

(一)国外应用

RBANS 对包括脑震荡和痴呆在内的多种疾病敏感,亦可用于鉴别皮质性或皮质下损害。Randolph 等人[7]曾报道,阿尔茨海默病(AD)患者语言和延迟回忆表现很可能最差,而亨廷顿病注意和视觉空间 / 结构得分最低;AD 与亨廷顿病在词汇回忆、词汇再认及故事回忆上的得分差异有统计学意义。即使这两类患者的 MMSE 和 DRS 得分均在分界值之上,其 RBANS 得分均显著低于对照组,提示 RBANS 能有效识别、并鉴别不同类型痴呆。对于已诊断为痴呆的患者,以量表分计算以下指标:[(注意 + 视觉空间结构)/2-(延迟记忆 + 语言)/2],用于鉴别皮质性(>0)或皮质下痴呆(≤0)的准确度可达93%。Beatty 和 Ryder 等人[13]发现 AD 患者的语言和延迟记忆损害更严重,而帕金森病患者注意损害更严重,但 Randolph 提出的计算指标对尚未达到痴呆的帕金森病(PD)患者归类准确度欠佳(39%)。此外,亦有报道 RBANS 可鉴别 PD 和多发性硬化造成的记忆损害[14]。多发性硬化患者的故事回忆表现优于词汇回忆,且词汇再认表现优于词汇回忆;与之相反,PD 患者的故事记忆或故事回忆并不比词汇学习或词汇回忆更好,词汇再认的表现也不比词汇回忆好。这与早先提出的提取失败是 PD 记忆损害主要原因[13]的观点有所出入。

RBANS 还可用于精神障碍患者的筛查。Hobart 等人[6]发现精神分裂症患者 RBANS 表现受损比双相障碍患者明显。因子分析[11]显示精神分裂症患者的语言和视觉空间结构受损较记忆和注意轻;虽然 RBANS 表现与精神症状(简明精神病评定量表)基本无关,但与就业状况密切相关,其中,即刻记忆因子分对就业状况的鉴别力最强。

此外,亦有证据表明测验时间会影响老年人的 RBANS 故事记忆表现,老年人在一天中的非首选时段测得的 RBANS 故事回忆得分略低于其首选时段[15]。

（二）国内应用

RBANS 在社区老年人认知功能的应用研究发现，不同年龄段社区老年人的职业身体活动与认知功能关系不同。老年人身体活动量表（physical activity scale for the elderly, PASE）职业身体活动得分与低龄组（60~69 岁）RBANS 延迟记忆因子分（标准化 β=0.24）和 RBANS 量表总分（标准化 β=0.24）存在正向关联，与高龄组（70~89 岁）RBANS 语言因子分也存在正向关联（标准化 β=0.24）[16]。另一项研究显示，调整年龄、性别和受教育年限后，65~75 岁社区健康老人的左右侧海马体积均与 RBANS 延迟记忆因子分呈正相关（标准化 β=0.434、0.400），但与即刻记忆因子无关联；左右侧海马的体积之差与 RBANS 注意因子分呈负相关（标准化 β=−0.250），该相关性在女性中强于男性，提示海马体积与记忆的相关性存在性别差异[17]。

RBANS 亦广泛用于精神障碍的认知功能研究。王雪等[18]早期进行的小样本研究发现精神分裂症门诊和住院患者 RBANS 量表总分及各因子分均较正常对照显著下降，RBANS 量表总分及即刻记忆因子分与阳性和阴性症状量表（PANSS）阴性症状分及部分条目分显著相关。近期陈大春等人[19]采用 RBANS 比较首发精神分裂症、双相障碍及抑郁障碍住院患者的认知功能差异，发现首发精神分裂症、双相障碍组 RBANS 量表总分均显著低于正常对照组，3 组患者即刻记忆、语言、延时记忆因子分均显著低于正常对照组；其中，双相障碍语言因子分显著低于首发精神分裂症，首发精神分裂症注意因子分显著低于抑郁障碍及正常对照组，证实 3 组患者均存在不同程度或领域认知损害。另外一项比较未治疗软双相障碍（soft bipolar spectrum）与单项抑郁障碍患者认知功能的研究发现，前者 RBANS 量表总分、注意、视觉空间结构及延迟记忆因子分显著低于后者，提示软双相障碍者的认知损害更严重[20]。亦有不少学者应用 RBANS 研究吸烟[21]与精神分裂症认知功能的相关性，以及精神分裂症或抑郁障碍伴代谢综合征（如胰岛素抵抗或胰岛细胞功能异常[22]、糖尿病[23]等）、精神分裂症伴迟发性运动障碍[24]、抑郁症伴焦虑症状[25]或睡眠障碍[26]对认知功能的影响。

除上述观察性研究外，RBANS 在国内还常用于社区健康老人[27]、轻度认知损害[28]、精神分裂症、抑郁症药物或非药物（认知训练、运动疗法、无抽搐电休克、重复经颅磁刺激等）干预前后的认知功能比较。

六、总结

RBANS 是一套能有效评估总体认知功能的筛查工具，该测验简明、便捷，适用于注意力无法持久的受试者（如精神分裂症患者[2]）。RBANS 对损伤可能比 MMSE、DRS、WMS-Ⅲ等标准测验更敏感，但它并不能替代更为系统的神经心理测验。RBANS 不适合单独用于建立诊断印象或进一步推衍受试者的认知优势和劣势，如用于诊断必须辅以警觉性、执行功能以及运动功能的评估作为补充[6]，并充分了解受试者的病前功能、定向和情绪状态。RBANS 针对健康成年人和中度痴呆患者设计，识别高智力水平者的损害时"天花板效应"明显;其对言语反应依赖度高,可能不适合失语症患者[12];用于监测病情进展或功能下降时,对于较微弱的进展或变化识别能力有限。RBANS量表总分重测稳定性较高,纵向评估时可考虑将其作为监测指标,但只有在得分差异较大时才能确信变化是可靠的。

（曹歆轶　李春波）

参 考 文 献

[1] MCKAY C, WERTHEIMER J C, FICHTENBERG N L, et al. The repeatable battery for the assessment of neuropsychological status (RBANS): clinical utility in a traumatic brain injury sample [J]. Clinical Neuropsychologist, 2008, 22 (2): 228-241.

[2] 张保华, 谭云龙, 张五芳, 等. 重复性成套神经心理状态测验的信度、效度分析 [J]. 中国心理卫生杂志, 2008, 122 (12): 865-869.

[3] 成燕, 李春波, 冯威, 等. 可重复的成套神经心理状态测量 (RBANS) 在社区老人中的信度和效度研究 [J]. 中国临床心理学杂志, 2009, 17 (5): 535-537.

[4] SPENCER R J, KITCHEN ANDREN K A, TOLLE K A. Development of a scale of executive functioning for the RBANS [J]. Applied Neuropsychology Adult, 2018, 25 (3): 231-236.

[5] GONTSKY S T, BEATTY W W, MOLD J W. Repeatable Battery for the Assessment of Neuropsychological Status in a Normal, Geriatric Sample [J]. Clinical Gerontologist, 2004, 27 (3): 79-86.

[6] HOBART M P, GOLDBERG R, BARTKO J J, et al. Repeatable battery for the assessment of neuropsychological status as a screening test in schizophrenia, Ⅱ: convergent/discriminant validity and diagnostic group comparisons [J]. Am J Psychiatry, 1999, 156 (12): 1951-1957.

[7] RANDOLPH C, TIERNEY M C, MOHR E, et al. The Repeatable Battery for the Assessment of Neuropsychological Status (RBANS): preliminary clinical validity [J]. Journal of Clinical and Experimental Neuropsychology (Neuropsychology, Development and Cognition: Section A), 1998, 20 (3): 310-319.

[8] RANDOLPH C. Repeatable Battery for the Assessment ofNeuropsychological Status [M]. San Antonio: Psychological Corporation, 1998.

[9] 王静华, 李春波, 成燕, 等. 可重复成套神经心理状态测验在精神分裂症患者中信度和效度的初步研究 [J]. 上海精神医学, 2009, 21 (5): 265-268.

[10] DUFF K, BEGLINGER L J, SCHOENBERG M R, et al. Test-Retest Stability and Practice Effects of the RBANS in a Community Dwelling Elderly Sample [J]. Journal of Clinical & Experimental Neuropsychology, 2005, 27 (5): 565-575.

[11] GOLD J M, QUEERN C Q, IANNONE V N, et al. Repeatable battery for the assessment of neuropsychological status as a screening test in schizophrenia I: sensitivity, reliability, and validity [J]. Am J Psychiatry, 1999, 156 (12): 1944-1950.

[12] LARSON E B, KIRSCHNER K, BODE R, et al. Construct and Predictive Validity of the Repeatable Battery for the Assessment of Neuropsychological Status in the Evaluation of Stroke Patients [J]. J Clin Exp Neuropsychol, 2005, 27 (1): 16-32.

[13] BEATTY W W, RYDER K A, GONTKOVSKY S T, et al. Analyzing the subcortical dementia syndrome of Parkinson's disease using the RBANS [J]. Archives of Clinical Neuropsychology, 2003, 18 (5): 509-520.

［14］BEATTY W. RBANS analysis of verbal memory in multiple sclerosis [J]. Archives of Clinical Neuropsychology, 2004, 19 (6): 825-834.

［15］PARADEE C V, RAPPORT L J, HANKS R A, et al. Circadian preference and cognitive functioning among rehabilitation inpatients [J]. Clinical Neuropsychologist, 2005, 19 (1): 55-72.

［16］王云辉, 范宏振, 谭淑平, 等. 社区老年人身体活动与认知功能的关系 [J]. 中国心理卫生杂志, 2016, 30 (12): 909-915.

［17］姜丽娟, 成燕, 李清伟, 等. 健康老人认知功能和海马体积相关性的横断面研究 [J]. 上海精神医学, 2014 (5): 280-287.

［18］王雪, 任艳萍, 贺佳丽, 等. 精神分裂症患者认知功能评价及其与精神症状的相关性 [J]. 首都医科大学学报, 2008, 29 (4): 423-427.

［19］陈大春, 陈科, 张荣珍, 等. 首发精神分裂症与双相障碍及抑郁障碍认知功能比较 [J]. 中国神经精神疾病杂志, 2016, 42 (9): 518-522.

［20］杨敬铭, 陈景旭, 张立刚, 等. 未治疗的软双相障碍与单相抑郁障碍患者认知功能的比较 [J]. 临床精神医学杂志, 2019, 29 (5): 302-304.

［21］张向阳, 曹连元, 陈大春, 等. 中国男性精神分裂症患者吸烟、精神病理学、认知功能和治疗相关不良反应的病例对照研究 [J]. 中国药物依赖性杂志, 2009, 18 (4): 283-293.

［22］林晨, 张荣珍, 付卫红, 等. 精神分裂症患者胰岛素抵抗及分泌水平对认知功能的影响 [J]. 神经疾病与精神卫生, 2017, 17 (9): 623-628.

［23］张保华, 韩笑乐, 王志仁, 等. 精神分裂症并发糖尿病患者认知功能损害影响因素分析 [J]. 中华行为医学与脑科学杂志, 2018, 27 (3): 246-251.

［24］张苹, 李艳丽, 范丰梅, 等. 精神分裂症伴迟发性运动障碍患者静息态脑功能低频振幅研究 [J]. 中国心理卫生杂志, 2018, 32 (5): 442-448.

［25］何小婷, 孙宁, 杜巧荣, 等. 伴焦虑症状的抑郁症患者认知功能研究 [J]. 中华行为医学与脑科学杂志, 2016, 25 (5): 385-389.

［26］任雁娟, 李欣, 林小敏, 等. 抑郁症首次发病患者睡眠障碍与认知功能的关系 [J]. 临床精神医学杂志, 2017, 27 (6): 406-408.

［27］CHENG Y, WU W, FENG W, et al. The effects of multi-domain versus single-domain cognitive training in non-demented older people: A randomized controlled trial [J]. BMC Medicine, BioMed Central Ltd, 2012, 10 (1): 30.

［28］成燕, 冯威, 张旭, 等. 多领域认知训练对社区轻度认知障碍老年人影响的随机对照研究 [J]. 中华精神科杂志, 2012, 45 (4): 228-231.

第五节　改善精神分裂症认知功能的测量与治疗研究共识认知成套测验

改善精神分裂症认知功能的测量与治疗研究(MATRICS)由美国国立精神卫生研究所发起,旨在编制一套全球通用的认知测验,从而增进全球改善认知功能药物临床药理实验的可比较性。最初的 MATRICS 共识会有 130 位来自学术界、政府和药厂的科学家参加,统一了五个选择测验的标准:重测信度,能重复使用,与功能状态相关,对药物有反应,适用于临床而且患者能够耐受。依照此标准,从 90 多个测验中编选了 10 个分测验,涵盖 7 个认知领域。最终,MATRICS 共识认知成套测验(MCCB)由美国神经心理学家 Keith H.Nuechterlein 和 Michael F.Green 等于 2008 年编制完成[1],主要用于精神分裂症认知损害及其干预后变化的检测,后期也陆续在双相障碍和抑郁症患者的认知评估中应用[2,3]。

一、概述

这套测验最早由 Nuechterlein 等于 2008 年发表,同时由 Kern 等建立了美国常模[4]。MCCB 英文原版包含的 10 个分测验和 7 个认知领域见表 14-5-1。这 7 个认知领域包括从精神分裂症认知操作多因素分析研究中提取出来的 6 个因子——信息处理速度,注意 / 警觉性,词语学习,视觉学习,工作记忆和推理及问题解决。第 7 个认知领域是社会认知,将其纳入的原因是,对精神分裂症而言,虽然该领域的研究还太新而未能被纳入多数因素分析研究中,但它被看作是精神分裂症认知缺陷中生态学意义上的重要领域,且能够反映功能结局的神经认知中介。

表 14-5-1　MATRICS 公认认知成套测验

测验	认知领域
连线测验 A	信息处理速度
符号编码分测验	信息处理速度
霍普金斯词语学习测验 - 修订版,即刻回忆	词语学习
韦克斯勒记忆量表第三版,空间广度分测验	工作记忆(非词语)
字母数字广度测验	工作记忆(词语)
神经心理评估成套测验,迷宫分测验	推理和问题解决
简短视觉空间记忆测验 - 修订版,即刻回忆	视觉学习
范畴流畅测验,动物命名	信息处理速度
梅耶 - 沙洛维 - 库索情绪智商测验,情绪管理部分	社会认知
持续操作测验 - 相同配对版	注意 / 警觉性

信息处理速度领域包含两类测验:一类是范畴流畅测验,另一类是书写运动速度测验。范畴流畅测验选择的是最常用的版本动物流畅,需要受试者在 1 分钟之内说出能记得的动物名称。书写运动速度测验选择的是精神分裂症简短认知评估的符号编码分测验和 HR 神经心理成套测验中的连线测验 A。符号编码要求受试者在 90 秒内将 9 种不同符号对应的数字填写到相应的空格中,连线测验 A 则要求受试者将零散分布的数字 1~25 按顺序连接起来。注意 / 警觉性用持续操作测验 - 相同配对版本测量,包含 2 位数、3 位数和 4 位数 3 个分测验,要求受试者注意观察屏幕上连续出现的字符串,如当前的字符串与前一个字符串相同则按鼠标左键进行反应。词语学习领域选择了霍普金斯词语学习测验 - 修订版,即刻回忆含 6 个变式,每个变式包含 12 个不同类别的单词,要求受试者在报读后自由回忆单词。视觉学习领域选择简短视觉空间记忆测验 - 修订版,即刻回忆同

样含 6 个变式，每个变式包括 6 个图形，要求受试者在看图 10 秒之后进行自由回忆并在空白纸上画出相应图形和位置。工作记忆领域包括词语和视觉空间工作记忆。词语工作记忆选择的是字母数字广度测验，字母数字广度测验要求受试者将不同长度听觉呈现的打乱的数字和字母重新按应有的顺序排列；视觉空间工作记忆选择的是 WMS-Ⅲ的空间广度分测验，空间广度分顺行广度和逆行广度，要求受试者按顺序和逆顺序递进敲击不同数目不同方位的模块。推理及问题解决领域选择的是迷宫分测验，共 7 个迷宫，难度递进，需要受试者在规定时间完成，连续 3 个不能完成则停止测验。社会认知领域选择了梅耶-沙洛维-库索情绪智商测验中的情绪管理部分，含 29 道题目，要求受试者根据既定社会场景作出的不同行为反应的有效性进行评价。

于欣等于 2008 年对 MCCB 进行了翻译和常模数据收集，2014 年出版了中国 MCCB 常模手册[5]。中文版的翻译过程中，对某些测验进行了适当的文化校正，如霍普金斯词语学习测验中，比如用"硬币"代替了"便士"，"二胡"代替了"小提琴"，"和尚"代替了"牧师"。情绪智商测验中，用"刘佳""胡伟"和"周华"中文名代替了"Mara""Andrew"和"Jane"英文名。鉴于字母数字广度对英文 26 个字母进行排序在中国部分人群中实施困难，删除此测验，为补充词语工作记忆方面的测验内容，增加了定步调听觉连续加法测验。此外，为扩展常用神经认知测验在中国的使用，还对范畴流畅测验-动作流畅、沟槽钉板、威斯康星卡片分类、斯特鲁色词测验和彩色连线测验（CTT）进行了翻译和修订。中国的常模根据 2005 年中国人口学年鉴，按年龄、性别和受教育年限进行了全国六大行政区划的分层取样，共收集 656 例正常人常模数据和 230 例慢性精神分裂症效标数据。

二、评分方法

对于 MCCB 的每个分测验和附加测验，都先记录粗分。连线测验 A 的粗分是完成 1~25 连线所耗费的秒数。符号编码的粗分是在 90 秒内完成的正确符号编码数目。霍普金斯词语学习-修订版的粗分是 3 次学习回答出的正确单词总数，词语延迟回忆粗分是在完成第三试即刻回忆 20~30 分钟后能自由回忆的单词数。空间广度，无论是顺行还是逆行，都是每正确敲击一个空间广度模块序列 1 次记 1 分，然后将两者得分相加为其粗分。迷宫测验每个测验根据完成时间会有不同得分，规定时间不能完成计 0 分，所有完成迷宫得分相加为迷宫粗分。简短视觉空间记忆测验-修订版粗分是 3 次学习所画图形得分相加，每个图形满分 2 分，位置正确给 1 分，图形准确给 1 分；图形延迟回忆粗分是在完成第三试即刻回忆 25~35 分钟后自由回忆所画图形的总分。范畴流畅测验-动物命名和动作流畅的粗分是 1 分钟之内说出的动物和动作个数。梅耶-沙洛维-库索情绪智商测验（MSCEIT），情绪管理的粗分由 MSCEIT™情绪管理的软件产生，需要先将 29 个条目对应的答案录入软件，然后运行程序生成 EXCEL 文件，找到"SS_B4"变量下的分数即可。持续操作测验-相同配对在测验完成后，点击浏览结果，找到 2 位数、3 位数和 4

位数的"D-prime"值,将其相加后平均即得到该分测验的粗分。定步调听觉连续加法测验共 50 个数字,49 次加法,粗分为正确完成的加法次数。沟槽钉板粗分即利手和非利手各自插入 25 个钉子所需秒数。威斯康星卡片分类为计算机版本,粗分由程序自动生成,记录总错误数、持续反应数、持续错误数和范畴完成分类数即可。斯特鲁色词测验分单词式、颜色式和色词式,粗分为受试者各自在 45 秒内正确读出的项目个数。彩色连线测验(CTT)分 CTT-1 和 CTT-2,均以完成 1~25 不同颜色数字的秒数计算粗分,CTT-2 还记录近似错误数(有明确意图接近错误数字但未触及该数字之前及时纠正并画向正确的数字)、颜色错误数、数字错误数及提示数(10 秒未能找到下一个连接的数字,由施测者指出下一个数字的位置)等指标。

完成各分测验粗分统计后,将各测验的粗分和年龄、性别及受教育年限人口学变量录入到 MCCB 的评分软件中,计算标准分,即 T 分,并得出各认知领域的 T 分以及综合分。中国的常模除了考虑年龄、性别和受教育年限之外,还引入了出生城市及目前居住城市对认知影响显著的变量到 T 分换算回归方程,建议在进行认知测验时,记录这些变量。对于城市的编码,1 为农村,2 为小城市(人口少于 50 万),3 为中城市(人口 50 万 ~500 万之间),4 为大城市(500 万以上)。

三、操作要求

该测验可以由健康专业人员或者非健康专业人员经过培训来完成量表评估和计分。MCCB 整套测验需要 1 个小时左右,附加的 6 项测验需要额外的半个小时左右。在施测时,MCCB 每个分测验必须按照固定的顺序完成,分测验之间可以休息,建议在一天内完成,多次随访评估建议在一天中相同的时间点完成,认知测验的前一天向受试者强调晚上不要服用安眠药物或饮酒,保证充足的睡眠。在操作过程中,要求受试者专心不被打扰,如手机静音,观察受试者的配合及努力程度以及对指导语的理解情况,随时记录受试者在测验中出现的一些特殊情况。

四、信度和效度

(一)信度

MCCB 英文原版各分测验重测信度在 0.68~0.85 之间,练习效应值(Cohen's d)在 0.00~0.22 之间。霍普金斯词语学习测验 - 修订版 6 个变式的复本信度研究显示,6 个版本有相同的学习曲线[6],在回忆操作水平上没有差别[7],另一项研究显示第 1、2 和 4 变式在假阳性错误数上比 3、5 和 6 变式多[8],因此建议在需要重复测验的研究中使用 1、2 和 4 三个版本。简短视觉空间记忆测验 - 修订版复本信度研究显示 6 个版本在各项操作水平上没有显著差异,评分者间信度在 0.97~0.98 之间[9]。MCCB 中文版 9 个分测验 15 个项目的内部一致性信度 Cronbach's α 系数为 0.92,MCCB 中文扩展版 15 个分测验 30 个项目的内部一致性信度 Cronbach's α 系数为 0.96;MCCB 中文版的重测信度为 0.94,各分测验的重测信度在 0.73~0.92 之间，MCCB 中文扩展版的重测信度为 0.97，各分测验的重测信度在 0.73~0.96 之间；简短视觉空间记忆测验 - 修订版在中国常模的评分者间信度为 0.99[5]。

（二）效度

MCCB 英文原版采用了四个功能评估量表来进行效标效度检验，其中功能性能力测验选用的是马里兰社交能力评估和加州大学圣地亚哥分校基于任务表现的社会技能评估；基于访谈的认知测量选用的是精神分裂症认知评定量表和临床总体认知印象表。MCCB 所反映的总体认知功能与功能性能力测验相关较高（r =0.32~0.61），而与基于访谈的认知测量相关较低（r =-0.18~-0.31）[10]。实证效度方面，Kern 等对 176 例慢性精神分裂症或分裂情感障碍患者进行 MCCB 测验，与 300 例社区正常受试者相比，发现此类患者在 7 个认知领域均出现显著损害，比正常人群低 1~1.5 个 SD，损害最严重的认知领域是信息处理速度，其次是工作记忆[11]。McCleery 等对首发精神分裂症患者进行的研究显示出与慢性精神分裂症损害一样的模式，但在工作记忆和社会认知（情绪管理）领域略好于慢性精神分裂症[4]。

对 MCCB 中文扩展版进行探索性因素分析以检验其结构效度，发现情绪管理独立负担情绪智商因子，鉴于社会认知只有一个条目，无法在后续进行验证性因素分析，故将该条目排除后，再次进行探索性因素分析，旋转出 8 个因子分别定义为 1= 概念形成，2= 图形学习与记忆，3= 词语学习与记忆，4= 信息处理速度，5= 注意力，6= 语言功能，7= 精细运动功能，8= 词语流畅。验证性因素分析提示精神分裂症和常模样本的比较拟合指数（CFI）与非规准适配指数（TLI）均在 0.90 左右，而近似误差均方根（RMSEA）均在 0.07 左右，提示拟合良好[5]。实证效度方面，Shi 等对 230 例慢性精神分裂症进行研究显示，在所有分测验和认知领域，患者操作水平都显著差于正常对照，尤其在连线测验 A、CTT-1 和 CTT-2、符号编码、霍普金斯词语学习和延迟记忆、定步调听觉连续加法测验、沟槽钉板和持续操作 - 相同配对测验方面更为显著，差异的效应值（Cohen's d）均在 0.8 以上，可能形成精神分裂症测验的最佳中文版测验组合。Wu 等对未用药的首发精神分裂症患者研究显示在 MCCB 各分测验和认知领域均差于正常对照，但与慢性精神分裂症相比，在连续测验 A、范畴流畅、数字序列、霍普金斯词语学习、迷宫和梅耶 - 沙洛维 - 库索情绪智商测验方面损害较轻[12]。在与临床变量的相关性方面，MCCB 总分与阳性和阴性症状量表（PANSS）阴性症状、一般病理症状及总分呈中到低度负相关（r =-0.27~-0.33），各分测验也表现出相同的模式（r =-0.15~-0.41）[5,12]。

在与人口学变量相关性方面，无论是英文版还是中文版 MCCB，均显示出年龄和受教育年限效应，即年龄越大，认知功能越差；受教育程度越高，认知功能越好[4,11]。性别效应方面，英文版和中文版 MCCB 均显示男性在工作记忆和推理问题解决方面优于女性，英文版女性在词语记忆方面优于男性；中文版女性在符号编码和梅耶 - 沙洛维 - 库索情绪智商测验方面优于男性[4,11]。除此之外，中文版 MCCB 还显示了城市效应，即受试者的出生城市和目前居住城市也是影响其认知功能的变量，出生和居于城市优于农村，大城市优于小城市[15]。

五、临床应用

(一)国外应用

MCCB 经临床研究证实是一种适用于测评精神分裂症认知缺陷症状的成套测验,具有较好的信度和效度,练习效应小,且可以重复使用,很快被翻译成不同版本(如中国、日本、韩国、挪威、波兰、西班牙[1]及巴西[2]等国家)并被推荐使用。临床研究及实践主要体现在以下几个方面:

1. MCCB 被广泛应用于精神分裂症认知提升药物的试验研究,在一项来自 11 个国家、81 个中心参与的随机双盲安慰剂对照 Ⅱ 期临床试验中[13],509 例精神分裂症患者被随机分配到五组,即甘氨酸转运蛋白 -1 抑制剂 BI 425 809 日剂量 2mg、5mg、10mg、25mg 和安慰剂组,主要结局指标是 MCCB 总体综合 T 分改善情况。结果显示,与安慰剂对照相比,服用 BI 425 809 10mg 和 25mg 的精神分裂症患者 12 周治疗后 MCCB 总体综合 T 分的平均改善更大;标准化效应值分别为 0.34(10mg)和 0.30(25mg)。在 MCCB 分测验中,与安慰剂对照的治疗效应差异最大的是连线测验(信息处理速度)、迷宫分测验(推理和解决问题)以及空间广度分测验(工作记忆)。

2. 探讨 MCCB 对首发精神分裂症患者及精神病高危综合征患者的适用性,结果发现首发患者与慢性患者呈现相同的认知缺陷模式,在 MCCB 的七大认知维度均存在明显缺陷,并且某些认知缺陷症状(如注意及工作记忆缺陷)可以预测首发患者的社会功能与职业功能[4]。精神病高危综合征患者[5]与精神分裂症患者表现出类似的认知缺陷症状(社会认知维度除外),其中信息处理速度、注意 / 警觉性及工作记忆等维度的认知缺陷最为明显(效应值分别为 −1.21、−0.83 及 −0.76)。

3. 探讨 MCCB 对其他重性精神病患者,如双相障碍患者及重度抑郁症患者的适用性,结果发现双相障碍患者的认知功能全面受损(MCCB 的七大认知维度),其中信息处理速度及工作记忆维度缺损最为明显[6]。重度抑郁症患者的认知功能也存在明显缺陷,其中信息处理速度、推理和问题解决维度的缺陷最为明显[7]。

4. 进一步探讨 MCCB 的维度或因子结构[8,9],一方面证实 MCCB 的七大认知维度是精神分裂症认知功能缺陷最为合适的描述维度,另一方面发现 MCCB 的三因子结构(信息处理速度、工作记忆及视觉学习)是精神分裂症最为重要的认知缺陷症状。

社会认知是 MCCB 中颇受争议的认知维度,研究发现该维度的区分度比不上其他神经认知维度,一些跨文化研究尤其存在缺陷。DeTore 等[10]研究揭示社会认知维度在 MCCB 中具有独特作用,尤其能反映精神分裂症的社会认知功能缺陷。

(二)国内应用

于欣及石川等[11]领衔国内六大中心(北京、上海、长沙、西安、哈尔滨及昆明)参与对 MCCB 的翻译、修订、信度和效度验证及常模制定等工作,中文版 MCCB 具有良好的信度及效度,适合于中国精神分裂症的认知功能评定及临床干预研究。

国内学者除了应用 MCCB 对首发和慢性精神分裂症患者进行研究外[12],还对精神分裂症患者一级亲属(生物学父母)的认知缺陷症状进行研究,Cao 等[14]比较了首发精神分裂症患者与其一级亲属(生物学父母)的认知缺陷症状,结果发现存在明显的性别差异,男性患者的六大认知领域(社会认知领域除外)相对于男性亲属而言均存在缺陷,而女性患者的工作记忆及问题解决能力低于其女性亲属。

还有学者结合 MCCB 与其他研究手段(如脑影像学及神经生化研究)对精神分裂症认知缺陷机制进行研究。Huang 等[15]结合磁共振波谱(¹H-MRS)及 MCCB 发现首发精神分裂症患者左侧背外侧前额叶的 N- 乙酰天门冬氨酸(NAA)水平降低,且 NAA 与肌酸(Cr)的比值(NAA/Cr)与精神分裂症的词语学习及视觉学习成绩相关;Yang 等[16]研究发现精神分裂症的脑源性神经营养因子(brain-derived neurotrophic factor)水平明显降低,并且脑源性神经营养因子水平与部分认知功能(视觉学习、记忆及信息处理速度)缺陷显著相关;An 等[17]研究发现首发精神分裂症的神经细胞黏附分子(neural cell adhesion molecule)水平明显降低,神经细胞黏附分子水平与 MCCB 总分呈正相关,回归分析揭示神经细胞黏附分子是精神分裂症 MCCB 总分的独立影响因子;Chen 等[18]及刘亚菲等[19]分别研究了精神分裂症认知功能与胰岛素抵抗的相关性,前者虽然发现部分首发精神分裂症患者存在糖耐量及胰岛素抵抗异常,但首发精神分裂症的认知功能缺陷与上述指标异常的相关性并不明显[18],后者发现首发精神分裂症患者的血清同型半胱氨酸水平升高,以内稳态模型计算的胰岛素抵抗指数(homeostasis model assessment for insulin resistance)升高,并且精神分裂症的同型半胱氨酸水平与注意及信息处理速度、词语学习呈负相关,而以内稳态模型计算的胰岛素抵抗指数与注意及视觉记忆呈负相关[19]。

六、总结

MCCB 是目前全球应用较为广泛的标准化神经认知成套测验之一,主要的应用领域是精神分裂症及相关谱系障碍,具有良好的信度和效度,但适合中国精神分裂症人群的最佳测验组合有待于进一步探索,并且反映情绪智商的分测验的跨文化适应性欠佳。其操作时间需要 1 小时左右,目前已有中国的常模,北京市发改委已通过该套测验的收费标准,为临床应用和科学研究提供较好的参考。MCCB 目前全部是基于操作的测验,需要经过培训的人员一对一评估,未实现人机对话自动测试,一定程度上限制了在基层精神卫生机构的使用。此外,评估较为烦琐,耗时较长,不适合进行人群筛查,有待于发展基于移动端的更简短的版本来扩展其应用范围。

(石 川 刘登堂 于 欣)

参 考 文 献

［1］ RODRIGUEZ-JIMENEZ R, DOMPABLO M, BAGNEYA, et al. The MCCB impairment profile in a Spanish sample of patients with schizophrenia: Effects of diagnosis, age, and gender on cognitive functioning [J]. Schizophrenia Research, 2015, 169: 116-120.

［2］ FONSECA A O, BERBERIANA A A, DE MENESES-GAYA C, et al. The Brazilian standardization of the MATRICS consensus cognitive battery (MCCB): Psychometric study [J]. Schizophrenia Research, 2017, 185: 148-153.

［3］ KEEFE R S E, BUCHANAN R W, MARDER S R. et al. Clinical Trials of Potential Cognitive-Enhancing Drugs in Schizophrenia: What Have We Learned So Far？ [J]. Schizophrenia Bulletin, 2013, 39 (2): 417-435.

［4］ MCCLEERY A, VENTURA J, KERN R S, et al. Functioning in First-Episode Schizophrenia: MATRICS Consensus Cognitive Battery (MCCB) Profile of Impairment [J]. Schizophrenia Research, 2014, 157: 33-39.

［5］ ZHENG W, ZHANG Q, CAI D, et al. Neurocognitive dysfunction in subjects at clinical high risk for psychosis: A meta-analysis [J]. Journal of Psychiatric Research, 2018, 103: 38-45.

［6］ BO Q, MAO Z, LI X, et al. Use of the MATRICS consensus cognitive battery (MCCB) to evaluate cognitive deficits in bipolar disorder: A systematic review and meta-analysis [J]. PLoS ONE, 2017, 12 (4): e0176212.

［7］ MOHN C, RUND B R. Neurocognitive profile in major depressive disorders: relationship to symptom level and subjective memory complaints [J]. BMC Psychiatry, 2016, 16: 108.

［8］ MCCLEERY A, GREEN M F, HELLEMANN G S, et al. Latent structure of cognition in schizophrenia: A confirmatory factor analysis of the MATRICS Consensus Cognitive Battery (MCCB)[J]. Psychol Med, 2015, 45 (12): 2657-2666.

［9］ LO S B, SZUHANY K L, ALEXANDRA K, et al. A confirmatory factor analysis of the MATRICS consensus cognitive battery in severe mental illness [J]. Schizophrenia Research, 2016, 175: 79-84.

［10］ DETORE N R, MUESER K T, MCGURK S R. What does the Managing Emotions branch of the MSCEIT add to the MATRICS consensus cognitive battery？[J]. Schizophrenia Research, 2018, 197: 414-420.

［11］ SHI C, KANG L, YAO S, et al. The MATRICS Consensus Cognitive Battery (MCCB): Co-norming and standardization in China [J]. Schizophrenia Research, 2015, 169: 109-115.

［12］ WU J, CHEN D, TAN Y, et al. Cognitive impairments in first-episode drug-naïve and chronic medicated schizophrenia: MATRICS consensus cognitive battery in a Chinese Han population [J]. Psychiatry Research, 2016, 238: 196-202.

［13］ FLEISCHHACKER W W, PODHORNA J, GROSCHL M, et al. Efficacy and safety of the novel glycine transporter inhibitor BI 425809 once daily in patients with schizophrenia: a double-blind, randomised, placebo-controlled phase 2 study [J]. Lancet Psychiatry, 2021, 8 (3): 191-201.

［14］ CAO A, SHEN T, LI H, et al. Dysfunction of cognition patterns measured by MATRICS Consensus Cognitive Battery (MCCB) among first episode schizophrenia patients and their biological parents [J]. Shanghai Archives of Psychiatry, 2017, 29 (3): 154-160.

［15］ HUANG M, KHOH K, LU S, et al. Relationships between dorsolateral prefrontal cortex metabolic change and cognitive impairment in first-episode neuroleptic-naive schizophrenia patients [J].

Medicine, 2017, 96: 25 (e7228).

［16］ YANG Y, LIU Y, WANG G, et al. Brain-derived neurotrophic factor is associated with cogni-tive impairments in first-episode and chronic schizophrenia [J]. Psychiatry Research, 2019, 273: 528-536.

［17］ AN H, ZHOU L, YU Y, et al. Serum NCAM levels and cognitive deficits in first episode schizo-phrenia patients versus health controls [J]. Schizophrenia Research, 2018, 192: 457-458.

［18］ CHEN D, DU X, YIN G, et al. Impaired glucose tolerance in first-episode drug-naïve patients with schizophrenia: relationships with clinical phenotypes and cognitive deficits [J]. Psychol Med, 2016, 46 (15): 3219-3230.

［19］ 刘亚菲、王亚萍、张佩芬，等. 首发精神分裂症患者血清同型半胱氨酸水平、胰岛素抵抗与认知功能的关系 [J]. 中华医学杂志, 2018, 98 (3): 191-195.

第六节 梅耶 - 沙洛维 - 库索情绪智商测验

梅耶 - 沙洛维 - 库索情绪智商测验（MSCEIT）是由 Mayer 等人于 2002 年出版的测量情绪智力的测验。

一、概述

MSCEIT 是在多维情绪智力测验（multifactor emotional intelligence scale）的基础上发展而来，原版为英文版。

MSCEIT 是典型的理论建构型测验，具有以下特点：①是可操作化的能力测验；②中立计分制；③受试者获得的分数体现实质存在的智力水平，但也反映个体内部的特殊变异；④情绪智力会随着年龄的增长而发展。这些特点符合一个情绪智力测量的要求。

MSCEIT 共有 2 个分测验，4 个维度，对应 Mayer 等人 1997 年提出的情绪智力理论结构的 4 个维度，每个维度测验由 2 个任务组成，这 8 个任务分别隶属于 2 个分测验[1]。

2 个分测验分别为经验情绪智力（experiential emotional intelligence）和策略情绪智力（strategic emotional intelligence）。4 个维度分别为情绪感知（perceiving emotions）、情绪应用（facilitating thought）、情绪理解（understanding emotions）和情绪管理（managing emotions）。情绪感知和情绪应用属于经验情绪智力分测验，而情绪理解和情绪管理属于策略情绪智力分测验。

情绪感知维度由人物面部表情任务（A/faces）和抽象图片任务（E/pictures）组成；情绪运用维度由情绪思维任务（B/facilitation）和情绪省察任务（F/sensation）组成；情绪理解维度由理解、分析情绪任务（C/changes）和运用情绪知识任务（G/blends）组成；情绪管理维度由情绪管理任务（D/emotion management）和情绪关系任务（H/emotion relationships）组成[2,3]。

在情绪感知维度中，A 任务要求受试者辨别面孔情绪，E 任务要求受试者辨别抽象图片所反映的情绪。在情绪运用维度中，B 任务评估受试者是否有能力产生一种情绪来协助和支持思考和推理,情绪省察任务 F 评估受试者将不同情绪与光、色彩、温度等匹配的能力。情绪理解维度中,C 和 G 任务评估受试者理解复杂情绪和情绪链的能力和识别、合理化情绪的能力。情绪管理维度中,D 任务评估受试者管理、协调自身情绪的能力,H 任务评估识别、应对他人情绪的能力——如何在生气时让自己冷静下来,如何去缓解他人的焦虑情绪等。

二、评分方法

MSCEIT 包括了 141 项条目,一共有 15 个分值,包括总分、2 个分测验得分、4 个维度(分支)得分以及 8 个任务得分。

MSCEIT 的评分标准与传统智力测验相同,平均分为 100 分,SD 为 15 分。按照正态分布原理,85~115 分属于在 SD 之内的水平,高于 115 分意味着处于总体智力水平的前 15%;各分测验、维度和任务评分依照同样的原理。

MSCEIT 有两套评分系统:专家评分系统和公众评分系统,公众评分系统的内部一致性信度系数高于专家评分系统。专家评分系统为 21 名情绪专家进行测试,同意度最高的项目权重最大。公众评分系统是将受试者的回答与其他所有受试者回答的总体数据进行比较。因此,与专家评分系统达成一致或与公众评分系统达成一致都会得到更高的分数。

三、操作要求

MSCEIT 是一份自评量表,目标人群要求 17 岁以上,完成时长为 30~45 分钟。使用者可以登录官方网站进行注册和购买正版的线上测验或测试软件,官网提供计分服务和测验报告。从正规渠道获取测验之后,测试者可以根据指导语完成测验。MSCEIT 对于施测者没有特定的要求,明晰测验目的、经过一定培训的人员可以进行 MSCEIT 施测。

四、信度和效度

既往研究对 MSCEIT 进行了信度和效度检验,但是,对此版本的内部结构问题也引发了近十年的争论。

(一) 信度

根据一项适用性报告,MSCEIT 的标准数据来自 50 多项研究,受试者人数达 5 000 人以上。Mayer 在其 2004 年的文章中对 MSCEIT 的样本进行了信度和效度的总结[2],结果表明:全量表公众评分系统下的 Cronbach's α 系数为 0.93,四个维度的 α 系数在 0.79~0.91 之间,经验分测验和策略分测验的一致性系数分别为 0.90 和 0.88;专家评分系统下的 Cronbach's α 系数为 0.91,四个维度的 α 系数在 0.77~0.90 之间,经验分测验和策略分测验的一致性系数分别为 0.90 和 0.86。两套评分系统的一致性为 0.98。

(二) 效度

Brackett 与 Mayer 在 2003 年对 MSCEIT、情商量表(emotional quotient inventory)

以及自我报告情绪智力测验(self-report EI test)进行聚合效度、分歧效度检验,结果表明 MSCEIT 与情商量表和自我报告情绪智力测验之间的相关性较低,因此 MSCEIT 测验与其他情绪测验具有一定的区分度。MSCEIT 与大五人格问卷的相关性为 0.38,属于中相关,与宜人性、开放性、责任感三个维度的相关性较高,与外向性和神经质维度相关性低[4]。

Roberts 等人在对澳大利亚 MSCEIT 版本的效度检验中发现其结构效度存在一定的问题,即情绪感知维度与情绪运用维度可聚成一个维度[5]。这两个维度较高的关联度在不同的效度研究中得到了证实[3]。结合非语言敏感度测验(profile of nonverbal sensitivity,PONS)、非语言准确性诊断分析(diagnostic analysis of nonverbal accuracy-2,DANVA2)和情感交流测验(affective communication test)对 MSCEIT 量表进行聚合效度的分析,结果发现 MSCEIT 与 PONS 和 DANVA2 之间存在显著相关性,但与情感交流测验之间不存在相关性,主要原因在于 PONS 量表和 DANVA2 量表都是测试认知能力的量表,而情感交流测验则是与情绪表达相关的测验,这说明 MSCEIT 在测试情绪表达上有欠缺。

王晓均等人在 2008 年对 MSCEIT 中国版进行检验,结果表明,全量表 Cronbach's α 系数为 0.84,四个维度 α 系数在 0.50~0.85 之间,说明量表内部存在交叉测量相同潜变量的情况。使用因素分析发现,提取 4 个公因子的方差百分比贡献率占 8 个变量的 67.26%,公因子有效,量表具有比较好的结构效度[6]。

五、临床应用

(一) 国外应用

行为学评估:研究表明 MSCEIT 与学习表现、偏差行为、亲社会行为具有强相关,可以预测学习能力和行为倾向。除此以外,MSCEIT 与领导力也有一定的相关性,情绪智力的高低影响着工作表现和成功的概率。MSCEIT 测量下的情绪智力与心理健康情况存在关联[7]。西班牙一项研究将 MSCEIT 作为测量工具探讨自杀行为与情绪智力的关系,发现 MSCEIT 的策略分测验能够预测自杀行为,低情绪智力与高自杀风险存在显著相关[8]。

药效学评估:一项研究给予健康受试者一定量的鼻内催产素,然后完成 MSCEIT 的情绪感知和情绪理解任务,发现鼻内催产素可以增强受试者对他人的情绪感知能力,产生对面部情绪的"过度敏感"[9]。

(二) 国内应用

在国内,MSCEIT 广泛应用于稳定期抑郁症、精神分裂症患者的研究中。钟盈花等人对稳定期抑郁症患者的情绪管理能力进行研究,采用 MSCEIT 情绪管理分测验对入组对象进行情绪管理能力评估,该测验包括 29 个条目。在使用过程中,研究对象在测验后获取量表粗分,再转换为校正的 T 分。总体缺陷分由 T 分换算而来,通常以 T 分为 40 分作为判断是否存在损害的分界值,当 T 分<40 分时,表明受试者存在损害,情绪管理能力较差。该研究发现,约 14.67% 的抑郁症患者存在情绪管理能力低下的情况[10]。

研究者采用 MSCEIT 对 658 名健康对照与 230 名稳定期精神分裂症患者进行测试发现,精神分裂症患者情绪管理能力相对健康人存在显著损害,且存在性别间差异。此外,有研究认为,精神分裂症患者的阴性症状可能与情绪管理能力有关[11]。

六、总结

情绪智力理论产生于 20 世纪 60 年代,MSCEIT 是伴随情绪智力理论发展而来的产物。随着情绪智力被心理学、人工智能以及精神病学所重视,MSCEIT 得到广泛应用,成为社会认知标准化测量的一个重要部分。一方面,MSCEIT 脱胎于经典智力理论,具有较高的信度和内容效度;另一方面,MSCEIT 验证性研究多,标准样本量大,有较为稳定的外部效度。但是,由于追求与经典四分支智力理论的同步性,MSCEIT 的结构效度并不稳定,四维模型与三维模型也存在一定争论。许多研究会选择将完整的 MSCEIT 拆分,取其中的分测验作为测量工具。

MSCEIT 是情绪智力方面较为成熟的研究工具。中国本土化过程中,MSCEIT 的情绪管理维度在抑郁症、精神分裂症研究中具有适用性,可以结合其他量表对有可能存在情绪智力损害的个体进行筛查。

(王心羽　彭代辉　谭淑平)

参 考 文 献

[1] MAYER J D, SALOVEY P. What is emotional intelligence？ //SALOVEY P, SLUYTER D J (Eds.). Emotional development and emotional intelligence: Educational implications [M]. New York: Basic Books, 1997: 3-31.

[2] MAYER J D, SALOVEY P, CARUSO D. Emotional Intelligence: Theory, Findings, and Implications [J]. Psychological Inquiry, 2004, 15 (3): 197-215.

[3] FAN H, JACKSON T, YANG X, et al. The factor structure of the Mayer–Salovey–Caruso Emotional Intelligence Test V 2. 0 (MSCEIT): A meta-analytic structural equation modeling approach [J]. Personality and Individual Differences, 2010, 48 (7): 781-785.

[4] BRACKETT M A, MAYER J D. Convergent, discriminant, and incremental validity of competing measures of emotional intelligence [J]. Pers Soc Psychol Bull, 2003, 29 (9): 1147-1158.

[5] ROBERTS R D, SCHULZE R, O'BRIEN K, et al. Exploring the validity of the Mayer-Salovey-Caruso Emotional Intelligence Test (MSCEIT) with established emotions measures [J]. Emotion, 2006, 6 (4): 663-669.

[6] 王晓钧, 刘薇. 梅耶-沙洛维-库索情绪智商测验 (MSCEITV2. 0) 的信度, 结构效度及应用评价研究 [J]. 心理学探新, 2008 (02): 91-95.

[7] TIZIANA LANCIANO ANTONIETTA CURCI. Does Emotions Communication Ability Affect Psychological Well-Being? A Study with the Mayer-Salovey-Caruso Emotional Intelligence Test (MSCEIT) v2. 0 [J]. Health communication, 2015, 30 (11): 1112-1121.

［8］DOMINGUEZ-GARCIA E, FERNANDEZ-BERROCAL P. The Association Between Emotional Intelligence and Suicidal Behavior: A Systematic Review [J]. Front Psychol, 2018, 9: 2380.

［9］CARDOSO C, ELLENBOGEN M A, LINNEN A M. The effect of intranasal oxytocin on perceiving and understanding emotion on the Mayer-Salovey-Caruso Emotional Intelligence Test (MSCEIT)[J]. Emotion, 2014, 14 (1): 43-50.

［10］钟盈花, 龚玲, 胡建军, 等. 375 例稳定期抑郁症患者情绪管理能力调查分析 [J]. 海南医学, 2018, 029 (004): 572-575.

［11］郑敏婕, 石川, 康岚, 等. 稳定期精神分裂症患者情绪管理能力的相关研究 [J]. 中华精神科杂志, 2015, 48 (4): 227-231.

第七节　Cogstate 量表

Cogstate 量表是成套的计算机化认知评估系统,目前已被运用于健康人群(如运动员、学校学生)及多种疾病(精神障碍、脑外伤、癫痫等)患者的认知功能检测及认知功能改变评估。Cogstate 量表具有费时少、可靠、敏感、操作简便、同时检测多个认知领域等优点,根据使用目的分为临床试验、临床实践、学术研究三个主要版本,其中学术研究版本包含的认知领域最全,以下内容将主要介绍 Cogstate 学术研究版本。

一、概述

Cogstate 量表主要包括 8 项任务,涉及 7 个认知功能领域,大约需要 40 分钟完成。Cogstate 量表几项任务呈现在计算机屏幕,背景为深绿色,任务目标出现在屏幕中央。在每项任务开始前都有任务的指导语,用于帮助测试人员向受试者讲解任务。此外,任务开始前,会有短暂的练习,帮助受试者充分了解任务规则。Cogstate 量表包括多个语言版本,任务开始前可以设置相应的语言版本,其中,国内中文版本是 2011 年委托台湾学者翻译,包括简体中文版及繁体中文版。

以下具体介绍 8 项任务:

1. **检出任务**(detection task)　用于检测加工速度。在绿色屏幕中央显示一张卡片,要求受试者在卡片翻转时尽快按下"是(即右键)",必须在翻转了的卡片消失前做出反应。指标分是正确反应情况下的反应时间取 10 为底的对数,分数越低表示反应越快。

2. **识别任务**(identification task)　用于测试注意力 / 警觉。在绿色屏幕中央显示一张卡片,当纸牌翻转时,若纸牌是红色的要求受试者尽快按"是(即右键)",若纸牌是黑色的要求受试者尽快按"否(即左键)"。指标分是正确反应情况下的反应时间取 10 为底的对数,分数越低表示反应越快。

3. **单卡学习任务**(one card learning task)　评估视觉记忆。在绿色屏幕中央显示一张卡片,当纸牌翻转时,要求受试者判断是否这张卡片之前是否出现过,若出现过按"是",若未出现过按"否"。指标分为正确率的平方根,再做反正弦转换,分数越高表现越好。

4. **双卡学习任务**（two back task）　测试工作记忆。在绿色屏幕中央显示一张卡片，当纸牌翻转时，要求受试者判断该卡片和上张是否一致，一致按"是"，不一致按"否"。指标分是取正确率的平方根，再做反正弦转换，分数越高表现越好。

5. **Groton 迷宫学习任务**（Groton maze learning task）　测试空间问题解决 / 错误监管能力[1,2]。在绿色屏幕中央，呈现一个灰色的 10×10 个小方格组成大方格，在这 100 个小方格里隐藏了一个 28 步路径的迷宫，要求受试者按照行走规则找到这条路径，从迷宫入口（左上角小方格）走到迷宫出口（右下角小方格）。行走时有两条规则：只能点相邻的方块；如果路径正确显示绿色的勾，如果路径错误显示红色的叉，这时必须返回上一个正确的方块再继续寻找。迷宫路径在这 5 次连续重复实验内不变。指标分是总错误数。

6. **国际购物清单任务**（international shopping list task）　评估言语学习记忆，词库多为生活化的常见词语，受文化环境影响较小[3]。针对每个受试者，计算机随机从词库中挑选 12 个词（词语数目可以根据测验难度在 2~16 词内选择），测试人员阅读这些词语，约 1 秒一个速度阅读，阅读结束后要求受试者在 60 秒内尽量多地回忆出这些词语，每回忆出一个，实测人员在屏幕上呈现的词语处打勾。3 次连续实验（每次词语相同）总的正确数之和为指标分，分数越高说明表现越好。如果受试者说了一个不在阅读范围的词语，施测人员勾选其他词语选项。如果受试者复述同一个词语多次，施测人员应当勾选相应的次数。

7. **社会情绪认知任务**（social emotional cognition task）　检测社会情绪认知。在绿色的屏幕上呈现 4 张人脸的面部表情，要求受试者找出和其他 3 个不一样的表情并做出按键反应。指标分是取正确率的平方根，再做反正弦转换，分数越高表现越好。

8. **连续配对任务**（continuous paired association learning task）　检测空间工作记忆。第一阶段，要求受试者学习并记住 8 个形状颜色各不相同的图片以及这些图片分别藏在屏幕中哪 10 个位置里。第二阶段，要求受试者根据出现在屏幕中间的图片，找到其藏匿的相应位置并做出按键反应，找到 8 个图片相应位置后又重复第二阶段，共重复 7 次。只有做出正确反应的时候，才会呈现下一幅图片。指标分为总错误数。

二、评分方法

Cogstate 量表将本地收集的数据上传到安全账号，通过在线客户软件分析计算数据并返回测验结果。对于检出任务、识别任务涉及加工反应速度的认知任务，一般选择反应时间作为指标。对于单卡学习任务、双卡学习任务、社会情绪认知任务选择正确率作为指标。对于国际购物清单任务选择总正确数反映听觉记忆。对于 Groton 迷宫学习任务、连续配对任务选择总错误数作为指标。为使测验结果符合正态分布，反应时间经过对数变换，正确率经过反正弦变化。也可以将每个任务得分进行标准分转换并计算综合分。

三、操作要求

施测人员需要经过测验环境、测验任务、软件使用、数据管理的培训。采集认知功能数据时,确保测验环境安静,受试者舒适(如温度、光线、噪声)并且不被打扰。多个受试者同时进行时,确保有足够的空间,受试者间不会相互打扰或看到对方屏幕。测验过程中,施测人员应该全程陪同讲解,确保受试者充分明白测验任务规则。

针对单个受试者,施测人员应执行一定程序,确保计算机、鼠标等可用,确保电脑音量合适。打开计算机及测验软件,录入受试者年龄、性别、测验编号等基本信息,开始向受试者讲解测验目的及任务规则,开始测试。测验途中,如果出现受试者疲倦等需要暂停的情况,可以选择一些合适的契机(如两项测验之间)适当休息。

每个受试者需要辨别黑、红两种颜色,色盲不影响测验。每项测验开始前,确保受试者都已完成练习部分。

四、信度和效度

(一)信度

在精神分裂症人群中,Cogstate 量表 1 个月后重测信度为 0.39~0.62[4,5]。Cogstate 在健康现役军人中 1 个月后重测信度为 0.70~0.79[6],在痴呆及轻度认知损害人群中重测信度也较好[7]。Cogstate 量表中文版反映内部一致性信度的 Cronbach's α 系数为 0.81,认知功能内部相关系数为 0.10~0.74,各项认知功能与综合分相关系数为 0.58~0.80,说明量表有较好内部一致性信度及重测信度[5]。

(二)效度

使用 Cogstate 量表检测出精神分裂症、抑郁症、成瘾患者、痴呆、癫痫、脑外伤等患者相对于健康对照存在认知损伤,甚至也能较敏感地检测轻度认知损害,说明该量表有较好的区分效度[4,5,8-16]。一些纵向随访研究发现,Cogstate 能够敏感地检测认知功能改变,如痴呆患者认知功能随病程进展下降,或者成瘾患者随着精神活性物质戒断期延长认知损伤恢复[17]。

Cogstate 量表与其他认知功能评估工具,包括 MATRICS 共识认知成套测验(MCCB)、可重复的成套神经心理状态测验(RBANS)、MoCA、简短精神分裂症认知评估(BACS)在各认知领域、综合分上具有较高的相关性和较好的效标效度[2,4,5,18]。一项研究提示,在精神分裂症患者中,Cogstate 与 MCCB 总分及各认知领域得分相关性系数为 0.22~0.82,但是 Cogstate 练习效应更小,且增加了社会情感认知的检测[4]。

大部分因子分析提示 Cogstate 量表主要由两因子构成,检出任务、识别任务构成因子 1 主要反映认知加工速度,单卡学习任务、双卡学习任务、Groton 迷宫学习任务、连续配对任务、国际购物清单任务构成因子 2 主要反映工作记忆及执行功能[5,14]。一项研究提示,在学龄儿童中,Cogstate 量表包含加工速度、警觉性、执行功能 3 个结构因子[19]。但也有研究提示 Cogstate 及另外三种计算机化认知评估工具与传统认知功能评估工具之间只有较弱的相关性[20],使用时应根据其在具体疾病种类中的信度和效度选择。

五、临床应用

(一)国外应用

大量研究证据提示,Cogstate 量表是评估多种精神障碍、脑外伤、癫痫等患者认知功能敏感、有效的工具。由于 Cogstate 受文化影响小、练习效应不明显、涵盖认知领域较广泛、操作实施简便等特点,该量表广泛应用于健康人群及 60 多个疾病领域[9],包括注意与缺陷多动障碍、疲劳、术后认知障碍、脑外伤[15]、MCI、阿尔茨海默病及痴呆[8]、精神分裂症[4,5]、心境障碍、肿瘤[12]、癫痫[13]、心衰[14]、成瘾人群[10]、抑郁症[11]、脑血管病[18]等。Cogstate 研究版本适用年龄范围为 10~99 岁,并且有一个特殊的儿童版本可以测试 4 岁以上儿童。

(二)国内应用

Cogstate 量表中文版目前已经在精神分裂症、抑郁症、成瘾人群、健康人群中运用[5,10,11,21],提示该量表在这些人群中具有较好的适用性、信度和效度。Cogstate 量表能够较为敏感地检测出成瘾人群在工作记忆、执行功能、错误监管、社会认知方面的损伤,并且随着戒断期延长,成瘾者的任务表现改善,提示成瘾者戒断后认知损伤能够部分康复。Cogstate 量表相关研究也发现,首发未服药抑郁症患者存在注意力、加工速度、执行功能、工作记忆及社会认知损伤,提示抑郁症患者认知损害可能存在于疾病开始阶段[11]。当然,目前关于 Cogstate 量表中文版在各种疾病中的研究还较少,将来需要更多的研究证据。

六、总结

总体来讲,Cogstate 量表是一个包括多个认知领域的计算机化的认知评估工具,任务基于生活且世界通用,受文化及语言影响小,练习效应较低。Cogstate 量表可用于多种存在认知功能变化的患者的认知检测,如精神分裂症、抑郁症、注意力缺陷联合多动障碍、脑外伤、癫痫、肿瘤等,在这些疾病领域,Cogstate 能够较为敏感地识别认知损伤及认知变化,为疾病的临床决策及深入研究提供良好的途径。

(钟 娜 赵 敏)

参 考 文 献

[1] MARUFF P, COLLIE A, DARBY D, et al. Subtle memory decline over 12 months in mild cognitive impairment [J]. Dement Geriatr Cogn Disord, 2004, 18 (3-4): 342-348.

[2] YOSHIDA T, SUGA M, ARIMA K, et al. Criterion and construct validity of the CogState Schizophrenia Battery in Japanese patients with schizophrenia [J]. PloS one, 2011, 6 (5): e20469.

[3] RAHIMI-GOLKHANDAN S, MARUFF P, DARBY D, et al. Barriers to repeated assessment of verbal learning and memory: a comparison of international shopping list task and rey auditory verbal learning test on build-up of proactive interference [J]. Arch Clin Neuropsychol, 2012, 27 (7):

790-795.

［4］ LEES J, APPLEGATE E, EMSLEY R, et al. Calibration and cross-validation of MCCB and CogState in schizophrenia [J]. Psychopharmacology, 2015, 232 (21-22): 3873-3882.

［5］ ZHONG N, JIANG H, WU J, et al. Reliability and validity of the CogState battery Chinese language version in schizophrenia [J]. PloS one, 2013, 8 (9): e74258.

［6］ COLE W R, ARRIEUX J P, SCHWAB K, et al. Test-retest reliability of four computerized neuro-cognitive assessment tools in an active duty military population [J]. Archives of clinical neuropsychology: the official journal of the National Academy of Neuropsychologists, 2013, 28 (7): 732-742.

［7］ LIM Y Y, JAEGER J, HARRINGTON K, et al. Three-month stability of the CogState brief battery in healthy older adults, mild cognitive impairment, and Alzheimer's disease: results from the Australian Imaging, Biomarkers, and Lifestyle-rate of change substudy (AIBL-ROCS)[J]. Archives of clinical neuropsychology: the official journal of the National Academy of Neuropsychologists, 2013, 28 (4): 320-330.

［8］ MIELKE M M, MACHULDA M M, HAGEN C E, et al. Performance of the CogState computerized battery in the Mayo Clinic Study on Aging [J]. Alzheimer's & dementia: the journal of the Alzheimer's Association, 2015, 11 (11): 1367-1376.

［9］ MARUFF P, THOMAS E, CYSIQUE L, et al. Validity of the CogState brief battery: relationship to standardized tests and sensitivity to cognitive impairment in mild traumatic brain injury, schizophrenia, and AIDS dementia complex [J]. Archives of clinical neuropsychology: the official journal of the National Academy of Neuropsychologists, 2009, 24 (2): 165-178.

［10］ GAN H, ZHAO Y, JIANG H, et al. A Research of Methamphetamine Induced Psychosis in 1, 430 Individuals With Methamphetamine Use Disorder: Clinical Features and Possible Risk Factors [J]. Frontiers in psychiatry, 2018, 9: 551.

［11］ CHEN C, JIANG W H, WANG W, et al. Impaired visual, working, and verbal memory in first-episode, drug-naive patients with major depressive disorder in a Chinese population [J]. PloS one, 2018, 13 (4): e0196023.

［12］ PATEL S K, MEIER A M, FERNANDEZ N, et al. Convergent and criterion validity of the CogState computerized brief battery cognitive assessment in women with and without breast cancer [J]. The Clinical neuropsychologist, 2017, 31 (8): 1375-1386.

［13］ FRATTI S, BOWDEN S C, COOK M J. Reliability and validity of the CogState computerized battery in patients with seizure disorders and healthy young adults: comparison with standard neuropsychological tests [J]. The Clinical neuropsychologist, 2017, 31 (3): 569-586.

［14］ CHOU C C, PRESSLER S J, GIORDANI B, et al. Validation of the Chinese version of the CogState computerised cognitive assessment battery in Taiwanese patients with heart failure [J]. Journal of clinical nursing, 2015, 24 (21-22): 3147-3154.

［15］ ARRIEUX J P, COLE W R, AHRENS A P. A review of the validity of computerized neurocognitive assessment tools in mild traumatic brain injury assessment [J]. Concussion, 2017, 2 (1): 31.

［16］ HAMMERS D, SPURGEON E, RYAN K, et al. Validity of a brief computerized cognitive screening test in dementia [J]. Journal of geriatric psychiatry and neurology, 2012, 25 (2): 89-99.

［17］ DE MEIJER L, MERLO D, SKIBINA O, et al. Monitoring cognitive change in multiple sclerosis using a computerized cognitive battery [J]. Multiple sclerosis journal-experimental, translational and clinical, 2018, 4 (4): 2055217318815513.

［18］ GAGNON M M, LAFORCE R Jr. Computerized vs. Paper-Pencil Assessment of Cognitive Change following Acute Ischemic Stroke [J]. Journal of neurological disorders, 2016, 4 (8): 317.

［19］BANGIRANA P, SIKORSKII A, GIORDANI B, et al. Validation of the CogState battery for rapid neurocognitive assessment in Ugandan school age children [J]. Child and adolescent psychiatry and mental health, 2015, 9: 38.

［20］Cole W R, Arrieux J P, Ivins B J, et al. A Comparison of Four Computerized Neurocognitive Assessment Tools to a Traditional Neuropsychological Test Battery in Service Members with and without Mild Traumatic Brain Injury [J]. Archives of clinical neuropsychology: the official journal of the National Academy of Neuropsychologists, 2018, 33 (1): 102-119.

［21］Ji LY, Li X L, Liu Y, et al. Time-Dependent Effects of Acute Exercise on University Students' Cognitive Performance in Temperate and Cold Environments [J]. Frontiers in psychology, 2017, 8: 1192.

第八节　剑桥自动化成套神经心理测验

剑桥自动化成套神经心理测验(CANTAB)是由剑桥大学基于动物模型的表现并在健康人类志愿者和患者群体中测试,逐渐建立完善起来的。在测量和评估与神经网络相关的认知功能方面具有较高的敏感性和客观性。CANTAB是一个高度电脑化的测量工具,是一系列认知能力测量项目的集合,具有不依赖语言、文化无关、非侵入性的特点,对受试者使用电脑的熟练程度没有严格要求,已广泛应用于神经系统疾病和精神疾病的研究。健康受试者常模的年龄范围覆盖4~90岁,适用于一些大型、多采样点、不同参与样本的研究。

一、概述

到目前为止,CANTAB是最有效和使用最广泛的计算机化认知成套测验,其认知测验维度包括:注意力和心理运动速度、执行功能、记忆、情绪与社会认知四部分。

注意力和心理运动速度:注意力的认知维度是指选择性关注特定信息,同时忽视无关信息的能力。同时可以测量持续注意的亚维度,观察持续操作和视觉性持续注意。心理运动能力是认知功能和生理运动之间的关系。测试中,心理运动速度主要观察个体对环境中的快速变化(如一个刺激的出现)进行侦查和反应的能力。基于此,该测验可评估反应时间、运动速度和警觉性。测验项目包括:反应时间(reaction time,RTI)、快速视觉信息处理(rapid visual information processing,RVP)和运动扫视任务(motor screening task,MOT)。

执行功能:执行功能的认知维度覆盖了高水平的思维和决定。执行功能可分为以下亚维度:心理灵活性、计划、策略和反应抑制。心理灵活性是指在思考不同概念之间转换;计划是心理选择一个适当动作从而获得想要结果的能力;策略是完成问题解决的策略性思考的能力;反应抑制是抑制不恰当反应的能力。测验项目包括:剑桥赌博任务(Cambridge gambling task,CGT)、内外维度设置转换(intra-extra dimensional set shift,IED)、多任务测验

(multitasking test,MTT)、空间广度(spatial span,SSP)、一触式剑桥袜(one touch stockings of Cambridge,OTS)、剑桥袜(SOC)和停止信号任务(stop signal task,SST)。

记忆:记忆的认知维度是指储存长程或者短程信息的能力。记忆可以分解为以下亚维度:情景记忆、识别记忆和工作记忆。情景记忆是将事件与地点、时间相联系的记忆;识别记忆是指识别视觉、物体或者空间信息的记忆;工作记忆是指在头脑中保留和处理信息记忆的能力。测验项目包括:样本的延迟配对(delayed matching to sample,DMS)、配对关联学习(paired associates learning,PAL)、模式识别记忆(pattern recognition memory,PRM)、空间工作记忆(spatial working memory,SWM)和词语识别记忆(verbal recognition memory,VRM)。

情绪与社会认知:社会认知任务评估的是对情绪负荷刺激的反应。社会认知可以分为情绪识别和情绪偏向。情绪识别是确认脸部表情情绪的能力;情绪偏向是加工信息偏向于积极刺激或消极刺激的表现。测验项目包括:情绪偏向任务(emotional bias task,EBT)和情绪识别任务(emotion recognition task,ERT)。

不同测验项目的测验目标、耗时见表 14-8-1。

表 14-8-1　不同测验项目测量目标与耗时

测验项目	测量目标	耗时 /min
反应时间	测量运动和心理反应的速度,同样测量动作时间、反应时间、反应正确性和冲动性	3
快速视觉信息处理(rapid visual information processing,RVP)	测量持续注意能力	7
运动扫视任务	评估受试者是否存在感觉运动缺陷或者缺乏理解力,同时可以作为介绍 CANTAB 使用方式的友好界面	2
剑桥赌博任务	评估在学习背景之外做出决定和采取冒险行为的能力	18
内外维度设置转换	评估获得规则和倒转规则的能力;该测验评估了个体视觉识别、注意力维持、转移和灵活性的能力。对大脑前额叶 - 纹状体区域的变化尤为敏感,类似于威斯康星卡片分类测验	7
多任务测验	管理箭头提供的位置和方向信息的冲突信息,忽视任务无关的信息	8
空间广度	评估视觉工作记忆能力	5
一触式剑桥袜	评估视觉计划能力和工作记忆能力	10
剑桥袜	评估个体使用问题解决策略的视觉计划能力	10
停止信号任务	反映抑制能力的经典评估	20
样本的延迟配对	评估同步视觉匹配能力和短时视觉识别记忆能力	7
配对关联学习	评估视觉记忆和新的学习能力	8

续表

测验项目	测量目标	耗时/min
模式识别记忆	评估视觉模型识别记忆能力	4
空间工作记忆	评估保留和处理视觉空间信息;同时测量策略和工作记忆错误	4
词语识别记忆	评估言语记忆和新的学习能力;测量编码和随后检索言语信息的能力,涉及额叶-颞叶网络	10
情绪偏向任务	检测面部情绪感知中的知觉偏差	4
情绪识别任务	通过面部表情,识别表情连续体中的6种基本情绪的能力	6-10

CANTAB 是一个电脑化的成套认知测验,最初的 CANTAB 版本就采用了电脑主机的形式,也称为传统的 CANTAB 版本(legacy CANTAB)。目前,CANTAB 已经开发了平板和网络的使用形式(CANTAB connect),可以通过联网实现在线测量。CANTAB 尚无官方中文版,但可以通过网络获得 CANTAB 的技术支持。

在测试之前,研究者需要对受试者读出指导语。传统版本的 CANTAB 中,研究者需要念出各项测验项目指导语的标准脚本,这些任务脚本在"测验管理指导"(test administration guide)中,最初是英文版的,也有一些其他语言的版本,用户可以根据情况选择。而 CANTAB connect 的指导语则可通过自动画外音功能,翻译成 35 种语言输出。在 CANTAB 的测验过程当中,多项测验任务(除 VRM、CGT 任务)的刺激物都是抽象的图案、与语言无关,因此,大多数测验项目在不同的文化背景中并不影响受试者的表现。另外一些包含语言成分的任务包括情感 Go/No Go(affective Go/No Go)测验、VRM 和视觉模拟评分法(visual analogue scales),已被翻译成多语言版本。

根据需要评估的角度,上述测验项目各自采集一个或者多个数据。以 SOC 测验为例(图 14-8-1,见文末彩图),该测验类似于汉诺塔任务,要求受试者以最简洁的步骤,将下一层图片移动至上一层图片的排列样式(只有上层的图片可以移动)。该测验采集

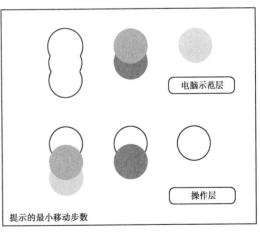

图 14-8-1 SOC 测验示意图

的数据包括:最小问题解决移动次数——指个体成功完成测验所需的最少移动次数;2 步 SOC 任务平均移动步数(3 步、4 步、5 步)——指最少移动 2 步可以解决问题的时候,个体解决问题的平均移动步数;2 步 SOC 平均起始思考时间(3 步、4 步、5 步)——指解决

同一个问题的两个状态(即"复制"和"跟随")下,选择第一个球的时间差;2步SOC平均随后思考时间(3步、4步、5步)——指个体在起始移动之后的移动速度。

二、评分方法

CANTAB的常模数据库来自4~90岁的健康人群,在传统CANTAB中,这些计算过程已储存在CANTAB的主机中,研究者可直接获得每个测验项目各测量维度的原始分数,是测验过程中直接获得的值,可能是百分比、可能性、延迟时间或者受试者完成任务达到的程度。同时计算机也能直接计算出标准分数,以方便使用者给出初步的判断。标准分数是修正后的分数,以z-score或均数/SD的形式给出。通过修正,该分数可以与其他测验中的分数进行比较;而通过百分位数给出的形式,可以了解受试者在人群中所处的位置。

三、操作要求

CANTAB的测验内容是计算机化的测验项目,采用"人-机"对话式的方式完成,尤其是受试者主要通过触屏和鼠标、反应键与计算机进行互动。因此,对施测者并没有特定的资质要求,也没有特殊的培训或者认证过程,对测验项目规则熟悉的个体经过简单培训就可以对受试者施测。传统的CANTAB是以计算机为载体的测验工具,所有的测验项目、计分方法、统计参数均由计算机完成,获得CANTAB的主机需要向创办部门购买,附操作手册。目前,"CANTAB connect"也需要通过网络与创办部门联络。

测验耗时可能因版本不同而不同。在传统CANTAB中,不同测验项目在不同的受试者当中完成的时间也不尽相同。不少项目的耗时需要根据受试者的表现而定。例如,RTI测验任务中,屏幕当中出现一个刺激,要求受试者尽快点击,从而计算当中的时间差。反应越快的受试者,实际上完成整个测验的时间也越短。再以SSP测验任务(图14-8-2,见文末彩图)为例,要求受试者按照顺序点击之前出现的位置点。如果受试者连续多次无法通过3个视觉空间广度的测验,则计算机不会再增加难度,而是直接结束任务。表14-8-1提供官方报告的"CANTAB connect"部分测验项目的耗时,仅供参考。

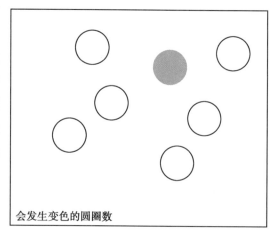

会发生变色的圆圈数

图14-8-2 SSP测验示意图

四、信度和效度

(一) 信度

Lyttle(1998)以60~80岁人群为样本,时隔4周,对CANTAB的多个项目进行重测信度的研究[1]。在该研究中,重测信度在0.75~0.8之间或者更高的项目主要包括:样本-

视觉搜索任务、双选择识别任务正确率和配对关联任务的平均成功数。高淑芬(2010)进行 CANTAB 的重测信度(组内相关)研究,发现其稳定性可(平均 22 天),其中 IED 组内相关系数为 0.78~1,SSP 组内相关系数为 0.55~1,SWM 组内相关系数为 0.94~0.99,SOC 组内相关系数为 0.72~1[2]。Syväoja(2015)对 230 名儿童进行信度和效度研究,结果提示 PRM、RTI、RVP 的 1 年稳定性为中度到良好,SSP 和 IED 的多个测量参数呈中度相关[3]。

（二）效度

CANTAB 由多项测验、多种基本数据采集组成。研究者将这些测验与传统神经心理测验进行了相关性分析,提示二者中度相关[4]。

研究者对儿童和老年人群进行 CANTAB 研究,探索其在神经心理发育和神经心理退行过程的测试适用性[5]。Luciana(2002)对不同母语 4~12 岁儿童的 CANTAB 项目适用性进行测试,结果提示不同母语对儿童的 CANTAB 表现没有影响,后者主要与智力水平相关;同时,结果还提示 12 岁之前儿童的大脑成熟度不足[6]。Luciana(2003)的后期研究结果支持 CANTAB 应用于儿童的神经心理能力测验[7]。Fray(1996)和 Robbins(2002)就 CANTAB 的应用和效度进行讨论,认为 CANTAB 的测验内容可以分为相互影响的三大成分:视觉记忆、注意力、空间工作记忆和计划性[8]。CANTAB 在神经退行性疾病,如阿尔茨海默病、帕金森病和亨廷顿病中较为敏感。Robbins(1994)测试 787 名 55~80 岁老年志愿者的认知功能,结果提示在普通老年人群中,CANTAB 的测验结果与年龄、智商水平相关[9]。

在临床应用中,不同疾病采用的测验项目各不相同。Kim(2014)以精神分裂症和双相障碍患者为研究对象,与众多经典神经心理测验进行比较,探索 CANTAB 在执行功能测量中的结构和同时效度[10]。结果提示 IED 与威斯康星卡片分类测验显著相关,SOC 与连线测验、斯特鲁普色词测验正相关($r=0.35, p<0.05$),SWM 与斯特鲁普色词测验显著相关;CANTAB 的基本测验数据也与疾病症状量表得分具有一定的相关性($r=0.345~0.679$)。CANTAB 官方网站列举了不同疾病在不同测验项目下的相关效度,如有需要,可进行查询。

五、临床应用

（一）国外应用

如前所述,CANTAB 适用于各类神经系统和精神疾病的研究。在官方介绍中,CANTAB 已在以下疾病当中积累了丰富的经验和数据:物质滥用、阿尔茨海默病、注意缺陷障碍、孤独症谱系障碍、抑郁和情感障碍、唐氏综合征、癫痫、亨廷顿病、多发性硬化、神经肌肉疾病、强迫障碍、帕金森病、精神分裂症、卒中或血管意外、创伤性脑外伤等。

关于临床问题的 CANTAB 应用报告众多。研究者需根据所研究内容涉及的认知过程,选择备选的测验项目进行施测。临床疾病的推荐测验维度和测验项目可参考表 14-8-2。由于各测验项目独立,研究者可根据疾病特定的神经心理损害,选择性地纳入测验项目,创建测量集。不同临床问题的推荐测验内容见表 14-8-2。

表14-8-2 临床疾病推荐CANTAB测验项目

认知域	测验项目	物质滥用	阿尔茨海默病前期	阿尔茨海默病中后期	注意缺陷障碍	孤独症谱系障碍	抑郁与情感障碍	唐氏综合征	癫痫	亨廷顿病	多发性硬化	神经肌肉疾病	强迫障碍	帕金森病	精神分裂症	卒中或脑血管意外	创伤性脑外伤
注意力与心理运动速度	反应时间（RTI）	√	√	√				√	√	√	√	√		√	√	√	√
	快速视觉信息处理（RVP）		√	√	√		√		√	√	√	√	√		√	√	
	运动扫视任务（MOT）		√	√				√	√	√	√	√		√		√	
执行功能	剑桥赌博任务（CGT）																
	内外维度设置转换（IED）																
	多任务测验（MTT）					√		√							√		√
	空间广度（SSP）									√							
	一触式剑桥袜（OTS）					√	√		√	√				√	√		√
	剑桥袜（SOC）																
	停止信号任务（SST）				√								√				

续表

认知域	测验项目	物质滥用	阿尔茨海默病前期	阿尔茨海默病中后期	注意缺陷障碍	孤独症谱系障碍	抑郁与情感障碍	唐氏综合征	癫痫	亨廷顿病	多发性硬化	神经肌肉疾病	强迫障碍	帕金森病	精神分裂症	卒中或脑血管意外	创伤性脑外伤
记忆	样本的延迟配对（DMS）		√	√			√										
	配对关联学习（PAL）		√	√		√		√	√	√	√	√	√	√	√	√	√
	模式识别记忆（PRM）		√											√			
	空间工作记忆（SWM）		√	√	√	√	√		√	√	√	√	√	√		√	√
	词语识别记忆（VRM）					√											
情绪与社会认知	情绪偏向任务（EBT）						√										
	情绪识别任务（ERT）														√		

以抑郁症为例,CANTAB 测验项目应包括:快速视觉信息加工(RVP)、样本的延迟配对(DMS)、空间工作记忆(SWM)、一触式剑桥袜(OTS)和情绪识别任务(ERT)。Rock(2014)的 meta 分析发现 CANTAB 测验对抑郁患者认知功能紊乱的敏感性高,抑郁患者在注意力(RVP 测验效应值为 0.6)、记忆(DMS 测验效应值为 0.5)和执行功能(SOC 测验效应值为 0.4,SWM 测验效应值为 0.5)的测验中存在中度损害[11]。

（二）国内应用

CANTAB 已经有了中文广东话版本和中文台湾地区的指导语,但尚无基于大陆地区人群的标化 CANTAB 测验。高淑芬曾对 CANTAB 进行信度和效度研究,并应用于注意缺陷多动障碍等相关疾病[2,12-14]。到目前为止,CANTAB 已被国内多家研究机构引进和使用,研究范围主要集中在精神疾病,包括:精神分裂症、双相障碍、抑郁障碍、焦虑障碍、强迫障碍、品行障碍以及注意缺陷多动障碍。

六、总结

CANTAB 是旨在促进对跨物种认知认识的神经心理测量工具,对个体的认知能力测量覆盖面广,适用于所有中枢神经系统疾病、神经肌肉疾病和精神障碍的研究领域。编制至今的 30 多年里,CANTAB 已被广泛应用于全球的神经科学研究,累计发表的文献超过2 200 篇。在全球药理和学术研究当中,CANTAB 被认为是标准评估工具之一。

CANTAB 的测验内容多为抽象的图示和信号,与言语的关联性低,因此较少受文化的影响,在各语言背景下都可使用,适用性好。CANTAB 包含多个认知测量维度,而每个测量维度又包含多个测验项目,使用者可以根据各自测量的需求选择测量内容。由于各测验项目之间相互独立,使用者可以更加灵活地将这些测验项目重新组合,形成更适用的测验序列。CANTAB 的最直接数据是各个测验项目的每一个直接测量数据,包括时间、数量等。这些直接数据的常模数据已经过标化,在传统 CANTAB 机器中,受试者的原始数据会直接输出为标准分数,提供总体水平上的解释;而在"CANTAB connect"中可以通过联网获得数据支持。

综上所述,任何有相关需求的研究者都可以将 CANTAB 作为可信的选择之一。

（江文庆　杜亚松）

参 考 文 献

[1] LYTTLE C. Test/re-test reliability of the CANTAB and ISPOCD neuropsychological batteries: theoretical and practical issues. Cambridge Neuropsychological Test Automated Battery. International Study of Post-Operative Cognitive Dysfunction [J]. Neuropsychologia, 1998, 36 (9): 915-923.

[2] GAU S S, SHANG C Y. Executive functions as endophenotypes in ADHD: evidence from the Cambridge Neuropsychological Test Battery (CANTAB)[J]. Journal of Child Psychology and Psychiatry, 2010, 51: 838-849.

[3] SYVÄOJA H J, TAMMELIN T H, AHONEN T, et al. Internal consistency and stability of the

CANTAB neuropsychological test battery in children [J]. Psychol Assess, 2015, 27 (2): 698-709.

[4] SMITH P J, NEED A C, CIRULLI E T, et al. A comparison of the Cambridge Automated Neuropsychological Test Battery (CANTAB) with "traditional" neuropsychological testing instruments [J]. Journal of Clinical and Experimental Neuropsychology, 2013, 35 (3): 319-328.

[5] LUCIANA M, NELSON C A. The functional emergence of prefrontally-guided working memory systems in four-to eight-year-old children [J]. Neuropsychologia, 1998, 36: 273-293.

[6] LUCIANA M, NELSON C A. Assessment of Neuropsychological Function Through Use of the Cambridge Neuropsychological Testing Automated Battery: Performance in 4-to 12-Year-Old Children [J]. Developmental Neuropsychology, 2002, 22 (3): 595-624.

[7] LUCIANA M. Practitioner Review: Computerized assessment of neuropsychological function in children: Clinical and research applications of the Cambridge Neuropsychological Testing Automated Battery (CANTAB)[J]. Journal of Child Psychology and Psychiatry, 2003, 44: 649-663.

[8] FRAY P J, ROBBINS T W, SAHAKIAN B J. Neuorpsychiatyric applications of CANTAB [J]. International Journal of Geriatric Psychiatry, 1996, 11 (4): 329-336.

[9] ROBBINS T W, JAMES M, OWEN A M, et al. Cambridge Neuropsychological Test Automated Battery (CANTAB): A Factor Analytic Study of a Large Sample of Normal Elderly Volunteers [J]. Dementia and Geriatric Cognitive Disorders, 1994, 5 (5): 266-281.

[10] KIM H S, AN Y M, KWON J S, et al. A preliminary validity study of the Cambridge neuropsychological test automated battery for the assessment of executive function in schizophrenia and bipolar disorder [J]. Psychiatry Investigation, 2014, 11 (4): 394-401.

[11] ROCK P L, ROISER J P, RIEDEL W J, et al. Cognitive impairment in depression: a systematic review and meta-analysis [J]. Psychological Medicine, 2014, 44 (10): 2029-2040.

[12] FAN L Y, GAU S S, CHOU T L. Neural correlates of inhibitory control and visual processing in youths with attention deficit hyperactivity disorder: a counting Stroop functional MRI study [J]. Psychological Medicine, 2014, 44 (12): 2661-2671.

[13] GAU S S, CHIANG H L. Sleep problems and disorders among adolescents with persistent and subthreshold attention-deficit/hyperactivity disorders [J]. Sleep, 2009, 32: 671-679.

[14] GAU S S, CHIU C D, SHANG C Y, et al. Executive function at adolescence among children with attention-deficit/hyperactivity disorder in Taiwan [J]. Journal of Developmental & Behavioral Pediatrics, 2009, 30 (6): 525-534.

第十五章 社会功能评估

第一节 UCSD 基于任务表现的社会技能评估 - 简明版

UCSD 基于任务表现的社会技能评估 - 简明版,以下简称 UPSA-B,是美国 Mausbach 等[1]于 2007 年在 Patterson 等人 2001 年编制的完整版 UCSD 基于任务表现的社会技能评估(university of California San Diego performance-based skills assessment,UPSA)[2]的基础上所修订,目的是测量重性精神障碍的日常社会功能、独立生活所需要的必备技能。UPSA-B 更适合对生活在不同社会环境中人群的日常社会功能进行评估,而且使用便捷、具有良好的信度和效度,近年广泛应用于认知障碍及重性精神病研究和试验中日常社会功能评估工具。

一、概述

2007 年 Mausbach 等人对 UPSA 五项测试内容(家务、沟通、财务、交通工具和安排日常娱乐活动)进行因子分析得到两大因子负荷最高的项目:财务技能和沟通技能[1],组成 UPSA-B。其中财务技能包括金额计算(包含三项用纸币形式计算金额)、找零计算(包含一项计算找零金额)以及付账单(付费信息查找);沟通技能包括拨打紧急电话、拨打电话查询指定地址和通过角色扮演拨打电话重新预约体检时间等项目。所有项目均是对受试者日常独立生活功能的评估。

UPSA-B 被修订成多国语言版本,2018 年经原作者 Thomas L.Patterson 授权,由美国加州大学圣地亚哥分校医学院精神医学系金华教授和上海交通大学医学院附属精神卫生中心李春波主任医师组织,王垚(心理测量师、心理治疗师)、曹歆轶(精神科主治医师)和李春波(精神科主任医师)翻译和修订,并根据中国国情对部分条目修改和补充,金华和 Thomas L.Patterson 审校,形成 UPSA-B 官方授权中文版。中文版修订的条目涉及:①为保持同等的计算难度且适合中国国情,财务技能中将道具中的美元面额兑换成最接近的人民币纸币/硬币的面额,道具数量保持不变,每道题目计算金额所使用到的道具与国际版美金道具数量一致;②财务技能-付账单中的账单替换为本土最常使用的国家电网电费账单;③沟通技能中的各类常用电话号码根据国内实际情况调整;④使用体检通知单替代医生体检预约信;⑤用模拟通话的形式代替语音信箱留言。

二、评分方法

UPSA-B 的评分结果包括财务分量表分和沟通分量表分,以及两项相加得到的总分。总分越高代表社会技能越好,总分越低代表功能损害越严重。19 个计分条目中财务技能每条目正确计 2 分,错误计 0 分,其余 18 条目正确计 1 分,错误计 0 分。财务技能共计 10 个计分条目,最高粗分总分为 11 分,沟通技能共计 9 个计分条目,最高粗分总分为 9 分。两个分量表的粗分总分分别除以各自满分(分别为 11 和 9),得到正确率乘以 50 为各自分量表分(0~50 之间),两分量表分相加得到 UPSA-B 总分,总分为 0~100 分。

三、操作要求

此项测验可由精神卫生专业人员或者非专业人员经过完善培训后完成量表评估与计分。测验全程耗时 10~15 分钟,必须通过面对面完成测试。其中文操作手册可向上海交通大学医学院附属精神卫生中心临床神经认知研究中心申请使用。

四、信度和效度

(一) 信度

UPSA-B 国际版内部一致性信度为 0.59~0.77,国内版为 0.83,国际版重测信度为 0.73($p<0.01$),国内版重测信度为 0.75($p<0.01$),评分者间信度——组内相关系数(ICC)国际版与国内版均为 0.91($p<0.001$)[3,4]。

(二) 效度

关联效度:多项研究比较了 UPSA-B 和阳性和阴性症状量表(PANSS)的相关性,发现 UPSA-B 总分与 PANSS 总分以及阳性、阴性分量表分呈显著负相关,UPSA-B 总分与抑郁症状的相关性无统计学意义[1]。

区分效度:在 UPSA-B 预测精神分裂症患者的独立生活能力方面,Mausbach 等[5]人将其与 UPSA 进行比较未发现显著差异,UPSA-B 预测患者独立生活能力的 AUC 曲线下面积为 0.73(95% 置信区间:0.67~0.78),UPSA 为 0.74,均优于 Mattis 痴呆评定量表、PANSS 阳性量表分和阴性量表分。

五、临床应用

(一) 国外应用

UPSA-B 是一项有效、简易可靠的社会功能测试工具,在临床和研究中广泛应用。将

UPSA-B 用于精神分裂症和双相障碍[5]的社会功能研究发现,UPSA-B 得分与独立生活能力、日常生活技能和工作技能相关[6],得分越高,独立生活能力越强、日常生活技能越高。患者病前智商越高,UPSA-B 得分越高。

UPSA-B 在精神分裂症人群中的预测研究发现,以 78 为分界值时,UPSA-B 识别独立生活的敏感性为 75.9%,特异性为 59%;以 82 为分界值时,UPSA-B 识别受试者的敏感性为 73.9%,特异性为 57.8%[5]。敏感性和特异性分析发现 60 分可能是 UPSA-B 的分界值,大于等于 60 分代表有信心预测受试者可以在社区独立生活。

跨文化研究发现,患者的社会功能受损具有跨文化的相似性,但不同的文化和社会支持情况影响不同的社会功能的现实状况[7,8],即患者的实际生存状况。

（二）国内应用

崔界峰等报道了早期版本的 UPSA-B（北京回龙观）用于精神分裂症患者生活能力测定及其中文版信度和效度[4]。2018 年由上海交通大学医学院附属精神卫生中心引进的 UPSA-B 为官方授权简体中文修订版,已有中文操作手册。此版本的信度和效度研究正在进行中,仍需进一步验证。

六、总结

UPSA-B 测验作为一项针对非住院人群,评估患者在社区中的真实社会功能、独立生活能力的量表,具有良好的信度和效度,其操作只需 10~15 分钟,最新量表及中文操作手册已有官方授权修订的中文版。UPSA-B 以询问和角色扮演为主要测验方式,需要面对面评估,其局限性在于仅适合评估预测独居或者居住在护理机构的受试者,难以判断同住者给予的支持。

（王 垚　曹歆轶　金 华）

参 考 文 献

［1］MAUSBACH B T, HARVEY P D, GOLDMAN S R, et al. Development of a brief scale of everyday functioning in persons with serious mental illness [J]. Schizophrenia bulletin, 2007, 33 (6): 1364-1372.

［2］PATTERSON T L, GOLDMAN S, MCKIBBIN C L, et al. UCSD Performance-Based Skills Assessment: development of a new measure of everyday functioning for severely mentally ill adults [J]. Schizophrenia bulletin, 2001, 27 (2): 235-245.

［3］OLSSON A K, HELLDIN L, HJARTHAG F, et al. Psychometric properties of a performance-based measurement of functional capacity, the UCSD Performance-based Skills Assessment-Brief version [J]. Psychiatry research, 2012, 197 (3): 290-294.

［4］崔界峰, 邹义壮, 王健, 等. 加州大学圣地亚哥分校基于任务的生活能力测验简版的临床信效度 [J]. 中国心理卫生杂志, 2012, 26 (08): 577-583.

［5］MAUSBACH B T, HARVEY P D, PULVER A E, et al. Relationship of the Brief UCSD Performance-based Skills Assessment (UPSA-B) to multiple indicators of functioning in people with schizophrenia and bipolar disorder [J]. Bipolar disorders, 2010, 12 (1): 45-55.

［6］HARVEY P D, RAYKOV T, TWAMLEY E W, et al. Validating the measurement of real-world functional outcomes: phase I results of the VALERO study [J]. The American journal of psychiatry, 2011, 168 (11): 1195-1201.

［7］HARVEY P D, HELLDIN L, BOWIE C R, et al. Performance-based measurement of functional disability in schizophrenia: a cross-national study in the United States and Sweden [J]. The American journal of psychiatry, 2009, 166 (7): 821-827.

［8］HELLDIN L, CAVALLARO R, GALDERISI S. A functional comparison of patients with schizophrenia between the North and South of Europe [J]. European psychiatry: the journal of the Association of European Psychiatrists, 2012, 27 (6): 442-444.

第二节　简明国际功能能力评估

简明国际功能能力评估（brief international functional capacity assessment, BIFCA）于 2012 年编制[1]，是与 MATRICS 共识认知成套测验（MCCB）相配套的社会功能评估工具。目的是评估精神分裂症和慢性精神障碍患者的日常社会功能以及独立生活所需要的能力。

一、概述

BIFCA 作为一项与 MATRICS 共识认知成套测验配套的日常社会功能相关能力的评估工具，从编制开始就更倾向于使其适用于生活在世界各国、不同社会与文化环境中的人群。目前主要用于评估精神分裂症和精神障碍患者的日常社会功能能力，特别是计划、问题识别、问题解决以及持续参与活动的能力。

BIFCA 主要由 3 个分测验（或任务）组成，包括：①动物园之旅（理解和计划）；②购物清单（家务管理）；③宣传单分类（工作与生产力）。其中，第 1 和第 2 个分测验主要来源于 Thomas L.Patterson 等编制的 UPSA[2]中的第 2 个分测验；第 3 个分测验来源于 Dawn I.Velligan 等编制的精神分裂症适应行为测验（test of adaptive behavior in schizophrenia）[3]。为了使日常社会功能能力评估能更好地适用于不同地区和社会文化背景下的人群，该量表开发公司和这一领域的专家共同讨论制定，并在全世界 8 个不同国家（包括中国）进行了文化适应性研究，最终形成了目前的 BIFCA。尽管它推出时间不长，但由于它适合更广泛的人群且使用便捷，并具有良好的信度和效度，已开始成为改善认知和社会功能等干预性临床试验的主要评估工具，在全球范围内被推广使用。

二、评分方法

BIFCA 的评分结果包括动物园之旅、购物清单和宣传单分类 3 个分测验的总粗分（total raw score），以及 3 个分测验总粗分相加得到的总分。总分越高提示社会技能能力越好，总分越低提示功能损害越严重。

动物园之旅和购物清单分测验均为每答对一题得 1 分,答错得 0 分。其中,动物园之旅分测验得分范围为 0~14 分,即 0 分全错,14 分全部正确;购物清单分测验得分范围为 0~4 分,即 0 分全错,4 分全部正确。

宣传单分类分测验需要根据以下 5 个方面进行评分:①组织策略,得分范围为 0~1 分;②整理好的第一份宣传单,得分范围为 0~1 分;③堆放方法,得分范围为 0~3 分;④整理错误,得分范围为 0~5 分;⑤正确整理,得分范围为 0~17 分。共计 27 分,0 分最差,27 分最好。

3 项分测验的汇总分数(summary score)换算:①计算动物园之旅的总粗分,将其除以 14 并乘以 100,得到正确率;②计算购物清单的总粗分,将其除以 4 并乘以 100,得到正确率;③计算宣传单分类的总粗分,将其除以 27 并乘以 100,得到正确率。最后,将各项分测试的正确率相加再除以 3,得到受试者的汇总分数。

三、操作要求

此项测验可由精神卫生专业人员或者非专业人员经过标准化培训后完成量表评估与评分。测验全程耗时 15~20 分钟,必须通过面对面完成。BIFCA 已有授权翻译的中文版。它的中文操作手册和测试员表格可以通过量表开发公司订购。中文版使用的培训可通过上海交通大学医学院附属精神卫生中心临床神经认知研究中心经过量表开发公司培训认证的神经心理测量专业人员安排落实。

四、信度和效度

（一）信度

英文版 BIFCA 间隔 4 周复测的重测信度组内相关系数(ICC)为 0.60,两次测试的 Pearson 相关系数(r)为 0.62。

（二）效度

数项研究比较了 BIFCA 和 UPSA-B、MATRICS 共识认知成套测验、阳性和阴性症状量表(PANSS)在精神分裂症患者中的相关性,结果发现 BIFCA 总分与 UPSA-B、MATRICS 共识认知成套测验呈显著正相关,但与 PANSS 总分、阳性量表分以及阴性量表分的相关性无显著统计学意义[4]。

五、临床应用

（一）国外应用

BIFCA 的编制是基于 UPSA 中的 2 个分测验,其另一分测验来源于精神分裂症适应行为测验。其主要目的之一是与 MCCB 配套,用于精神分裂症和其他常见精神障碍患者的日常社会功能能力评估;另一目的是能更好地适用于不同发展地区与社会文化背景的人群。尽管 BIFCA 的分测验主要来源于 UPSA 和精神分裂症适应行为测验这两项已被广泛应用的测验,但 BIFCA 近年才编制,针对其本身的研究数据还十分有限。

美国 Velligan 等[4]应用 BIFCA 对 140 多例精神分裂症患者进行研究,结果显示 BIFCA 总分与 UPSA-B 及 MATRICS 共识认知成套测验总分具有显著相关性,但与 PANSS 阳性量表分和阴性量表分没有显著相关性,提示 BIFCA 能够反映日常社会功能 的改变,并与 UPSA 具有较好的一致性,同时,日常社会功能的损害与精神分裂症患者的 认知损害具有显著相关性,但与精神分裂症患者的阳性症状及阴性症状相关性并不明显。 另外,在包括中国在内的八个国家小样本的文化适应性研究中,BIFCA 也显示了在不同 文化背景人群中较好的适用性[1]。

(二)国内应用

BIFCA 目前已有官方中文版,但其在国内引进的时间较晚,目前尚未有这一工具用 于国内精神病患者日常社会功能能力评估的研究报道。因此,BIFCA 在国内精神障碍患 者中的实际使用效果仍有待于进一步研究来检验。

六、总结

BIFCA 作为一项评估精神障碍患者在社区中的日常社会功能、独立生活能力的量 表,具有良好的信度和效度,完成只需 15~20 分钟。相较于其他日常社会功能评估量表, BIFCA 可能更适合于不同地区和文化背景的人群。尽管此量表及操作手册已有官方中 文版。但其在国内精神障碍患者中的实际使用效果需要更多地研究。

(金　华)

参 考 文 献

[1] VELLIGAN D L, RUBIN M, FREDRICK M, et al. The Culture Adaptability of Intermediate Measure of Functional Outcome in Schizophrenia [J]. Schizophrenia Bulletin, 2012, 38 (3): 630-641.

[2] PATTERSON T L, GOLDMAN S, MCKIBBIN T H, et al. UCSD Performance based Skills Assessment: Development of a New Measure of Everyday Functioning for Severely Mentally Ill Adults [J]. Schizophrenia Bulletin, 2001, 27 (2): 235-245.

[3] VELLIGAN D L, DIAMOND P, GLAHN D C, et al. The reliability and validity of the Test of Adaptive Behavior in Schizophrenia (TABS)[J]. Psychiatry Research. 2007, 151 (1-2): 55-66.

[4] VELLIGAN D L, FREDRICK M, MINTZ J, et al. The Reliability and Validity of MATRICS Functional Assessment Battery [J]. Schizophrenia Bulletin, 2014, 40 (5): 1047-1052.

第三节　基于操作的社会功能生态学测验 - 北京版

基于操作的社会功能生态学测验 - 北京版(Beijing performance-based functional ecological test,BJ-PERFECT)由石川等于 2012 年编制,又名操作性功能评估测试北京大 学版[1],主要用于评估精神分裂症患者的社会功能。

一、概述

这项测验由石川等于 2012 年发表,包括交通、理财和工作 3 个领域,共 10 个条目,完成测验需要 25~30 分钟。要求受试者在上述 3 个领域中进行角色扮演,并根据是否能够正确达到题目要求而计分。

交通领域包括使用地图及安排行程 2 个内容。给予受试者角色扮演卡片以及一张包括 3 条公交线路和 3 条地铁线、火车站、机场及其他地点的地图,将地图放在受试者面前,并询问一些问题,如:"看地图,您在这里(位置 1),告诉我坐哪辆公交车可以到人民医院""看地图,您在这里(位置 4),告诉我去机场的最佳线路",共 11 个问题。根据回答的交通工具名称与顺序正确与否,给予 1 分或 0 分,最高得 11 分。

财务管理领域包括计算找零、计算医疗报销金额、计算用餐打折账单、暖气费与物业费的缴纳 4 个方面。给予患者按面额从大到小顺序排列的若干纸币和硬币,并逐次给出医疗保险的报销说明、餐馆账单以及暖气与物业管理账单,询问患者相关问题,如"想象您在一家商店里购物。我是收银员,您给我 100 块人民币付账单(测查者从受试者手里接过 100 块人民币),购物花了 46.51 元,请数出应找给您的钱数。"将餐馆账单交给受试者并说"假设您与一个朋友在餐馆吃了顿饭,这是餐馆账单,除酒水之外可以打 8 折,那么您将付多少钱?"共 11 个问题。

工作领域分为准备餐具和做一名收银员两部分。准备餐具要求受试者按示范方法摆放共计 12 种餐具,并按顺时针方向放置在餐桌上,受试者需要在规定时间内尽可能多地进行餐具成套摆放。第二部分要求受试者尝试做一名收银员,将现金若干放入收银机,并说明假设受试者为超市的一名收银员,我将假装为超市的顾客,将牛奶、啤酒以及可乐放在受试者面前,等待受试者反应。根据受试者是否完成扫条形码、计算总价、输入金额、找零及给出购物小票的要求,为受试者计分。

二、评分方法

BJ-PERFECT 按正确答案或正确完成问题要求计分,正确完成条目要求可计 1 分,答案错误或无法完成项目要求计 0 分。第 1 版交通领域得分范围为 0~11 分,财务管理领域得分范围为 0~11 分,工作领域得分范围为 0~17 分,总分最高为 39 分;修订后第 2 版满分为 30 分。得分越高,说明受试者认知功能越完善。在交通领域,受试者按题目要求和正确搭乘顺序答出交通方式的名称即可计 1 分,错误计 0 分,共 4 个条目,11 个评分点。以第 1 版为例,在财务管理领域,受试者根据题目和道具,正确计算金额并给出正确数额的金钱,或完成题目要求即可计 1 分,错误计 0 分,共 4 个条目,11 个评分点。在工作领域,准备餐具部分根据摆放套数计分,每摆放一套计 1 分,最高分 10 分。在收银部分,受试者正确进行问候、扫码、计算金额、输入金额、找零、给出购物小票及打包,可分别计 1 分,共 7 个评分点。

各领域分为:(原始分 ÷ 该领域满分)×100,分值范围为 0~100 分,即为标准分数;工具总分,即大体功能标准化得分(global functioning standardized score)为 3 个亚领域分的均值,分值范围为 0~100 分。

三、操作要求

这项测验可以由健康专业人员或者非健康专业人员经过培训来完成量表评估和计分。BJ-PERFECT 整套测验需要半个小时左右完成。

四、信度和效度

（一）信度

通过对 15 名精神分裂症患者 1 周后重测的结果表明,使用组内相关系数(ICC)测得重测信度为 0.89(95% 置信区间:0.63~0.97,$p < 0.01$),Pearson 相关系数为 0.90($p < 0.01$)。使用 ICC 计算各子测试的重测信度,结果在 0.85~0.94 之间,Pearson 相关系数为 0.85~0.91。

使用 ICC 计算的 BJ-PERFECT 的评分者间信度为 0.88(95% 置信区间:0.54~0.97,$p < 0.01$),Pearson 相关系数为 0.80($p < 0.01$)。各子测试的评分者间信度使用 ICC 的结果为 0.89~0.93,Pearson 相关系数为 0.80~0.89。

（二）效度

在一项研究中比较了 BJ-PERFECT 与功能大体评定量表(global assessment of functioning,GAF)及 UCSD 基于任务表现的社会技能评估(UPSA)在精神分裂症中的应用。该测试的全球标准功能化得分结果与 GAF 得分和 UPSA-B 总分均显著相关,各子测试的标准得分(SS)与 UPSA-B 对应部分得分也具有相关性,其中财务管理领域得分相关性最高。BJ-PERFECT 的评分者间信度为 0.88,与 UPSA(0.91)和 UPSA-B(0.91)相似。

作为一项为精神分裂症患者开发的基于操作的社会功能生态学测验,BJ-PERFECT 表现出与 UPSA-B 较为一致的有效性,具有清晰客观的评分体系,能够准确反映治疗后患者认知功能的变化。

五、临床应用

BJ-PERFECT 目前主要在国内用于精神分裂症康复期的功能评估。

六、总结

BJ-PERFECT 是一项可靠的针对常居中国的精神分裂症患者的认知功能评估测验,具有良好的信度和效度,完成时间为 25~30 分钟。通过在交通、财务管理和工作事务处理领域的实际操作,可以较好地区分和评估精神分裂症患者的认知功能受损情况。测验的局限性主要体现在选入测验的操作性任务不能完全等同受试者在现实情境下的表现,另外缺乏 BJ-PERFECT 得分水平与受试者的其他现实表现评估数据(如就业情况和工作时长)的相关性研究,对该测验的敏感性尚无检验,且目前现有研究使用的样本量也较小。

(石　川)

参 考 文 献

[1] SHI C, HE Y, CHEUNG E F, et al. An ecologically valid performance-based social functioning assessment battery for schizophrenia [J]. Psychiatry Res, 2013, 210 (3): 787-793.

第四节　个人和社会功能量表

社会功能是指个体完成自己不同社会角色的能力及其实际的社会表现[1]。社会功能损害是精神障碍致残性高的一个重要方面[2,3],患者社会/职业功能恢复是目前精神障碍的一个重要治疗目标。个人和社会功能量表(personal and social performance scale,PSP)是由 Morosini 等人于 2000 年在既往功能评定量表的基础上,制订的一个评估精神障碍患者社会功能的量表。

一、概述

在 PSP 之前,评估精神障碍患者社会功能损害的常用工具有功能大体评定量表(GAF)、社会适应量表(social adjustment scale)、社会功能缺陷筛选量表,这几个量表在评价个体在处于不同疾病阶段的社会功能时缺乏敏感性[4]。另有社会和职业功能评定量表(social and occupational functional assessment scale,SOFAS),该量表是 Morosini 早期为一项精神康复计划"技能评定和目标计划(skills assessment and objective planning)"设计的成套工具之一。Morosini 在比较了多个专业工具后,以 SOFAS 为模板发展了在格式上相似但不同的 PSP。与大体评定量表(global assessment scale)和 SOFAS 相比,PSP 是独立于症状之外的反映患者功能状态的量表,并且有明确的 4 个领域及可操作性的评分标准[5,6],其目的是希望较好地反映患者受疾病影响的程度以及患者的社会功能,同时能测量和区分不同方面的功能,涵盖了评定功能损害程度时需要考虑的行为方面的特殊标准。

二、评分方法

PSP 有 4 个维度,总分为 100 分。这 4 个维度分别评估患者 4 个方面的功能。a 项:社会中有用的活动(包括工作和学习);b 项:个人关系和社会关系;c 项:自我照料;d 项:扰乱及攻击行为。前 3 项共享一个评分标准,第 4 项(即 d 项)使用单独的一个评分标准。分别完成这 4 项的评分后,依据评分标准,评出一个总分。总分的范围是 0~100 分,分为 10 个等级。总分 71~100 分表示患者社会功能和人际交往无困难或有轻微困难；总分 31~70 分表示有不同程度的能力缺陷；30 分以下表示功能低下，患者需要积极的支持或密切监护。

1. a~c 项（社会中有用的活动、个人关系和社会关系、自我照料）的评定标准

无：完全正常。

轻度：只有非常熟悉受试者的人才能觉察到某方面的困难。

中度：所有的人都能觉察到受试者有某方面的困难，但是按照其社会文化背景、年龄、性别和受教育程度，该困难并未造成受试者在某方面功能的实质性下降。

偏重：其困难严重干扰某方面的功能，但是在没有专业人员或社会帮助的情况下，受试者仍然能够做一些事情，尽管做得不充分或只是偶尔能做，若得到他人帮助，受试者仍可达到以前的功能水平。

重度：若没有专业人员（指精神卫生专业人员，如精神科医师、护士、康复师、心理师、社工等）的帮助，受试者无法进行某方面的任何功能，或者导致受试者具有破坏性，但不危及生命。

极重：严重的损害和困难，危及受试者生命。

2. d 项（扰乱及攻击行为）的评定标准

无：完全正常。

轻度：轻度无礼，不太符合社会规范的行为，或因琐事而抱怨。

中度：不符合社会规范的行为，如说话声音太大，或与他人说话时显得过于近乎，或进食方式不合礼仪。

偏重：当众侮辱他人，损坏物品，经常出现不符合社会规范但非危险性的行为（如当众脱光衣服或小便），该行为是非偶然的。

重度：经常有言语威胁或经常有身体攻击，但非蓄意也没有造成严重伤害的可能性，该行为非偶然的。

极重：经常出现攻击行为，欲造成或者很可能导致严重伤害，该行为非偶然的（PSP 中"非偶然的"定义为 1 个月内出现 3 次以上相关行为，或虽少于 3 次但评估者根据目前情境与过去表现认为未来有再次出现的危险性）。在评估中，如果患者只是"偶然"而不是"非偶然的"出现攻击行为，评分时减一级。

3. 在此基础上，综合 4 个维度的评定结果，根据以下标准评估 PSP 总分：

100~91 表示全部 4 个维度的功能均优异，受试者因良好的品质而得到高度评价，能够充分地应对生活问题，参与广泛的兴趣活动。

90~81 表示全部 4 个维度的功能良好，只有常见的问题和困难。

80~71 表示 a~c 项中 1 个或多个存在轻度困难。

70~61 表示 a~c 项中 1 个或多个存在中度但不偏重的困难，或者 d 项存在轻度困难。

60~51 表示 a~c 项之一存在偏重的困难，或者 d 项存在中度困难。

50~41 表示 a~c 项中 2 个或 3 个存在偏重的困难,或者一项存在重度困难,d 项存在或不存在中度困难。

40~31 表示 a~c 项中之一存在重度困难且至少 1 项存在偏重困难,或者 d 项存在偏重困难。

30~21 表示 a~c 项中有 2 个存在重度的困难,或者 d 项存在重度困难,伴或不伴 a~c 项的损害。

20~11 表示 a~d 项均存在重度困难,或者 d 项存在极重度困难,伴或不伴整个 a~c 项的损害。若患者对外界刺激有反应,建议评分为 20~16;若没有反应,建议评分为 15~11。

10~1 表示基本功能缺乏自主性,伴有极端行为,但是没有生命危险,评分 6~10;有生命危险,如因营养不良、脱水、感染、不能识别明显危险的环境引起的死亡危险,评分 5~1。

根据患者的具体情况和细节,在该等级范围的 10 分内调节。如果评定者认为患者功能在某等级水平较高,可以给予尾数为 5 以上的分数,如果在这一等级水平较差,可以给予尾数为 5 以下的评分。有些方面在 4 个维度中没有包括进去,如对疾病的自我管理、注意身体健康、对社会、政治或体育等感兴趣并知道这方面的新闻、会很好地利用电话、会使用一些设备和工具、旅行等,也可以在这里一并考虑进去,在 10 分的档次内调整。

三、操作要求

PSP 评定的时间范围一般为最近 1 个月,如果患者正在发生、或刚刚发生了严重事件,则要分开询问严重事件发生期间和事件发生前 1 个月的功能状态,分别评估两个时段的 PSP。也可根据需要另行规定评估时间范围,如最近 1 周。依据评定时间范围内最差时的功能状况评。访谈时,需注意保持良好的医患关系。提问可根据患者所处的生活和工作环境调整,以开放式或半开放式提问为主,给对方一定的阐述和扩充的时间。资料收集或访谈的内容不仅要涉及需要评估的 4 个维度,更要具体了解各个维度所需要的详细信息,如每个维度下所包括的多个内容,以及区分不同评分等级的关键点等。在评估时需要注意:了解在他所生活的环境中,他能做什么或可以做什么,是否需要或是否有人帮助或督促。比如,一个家庭主妇,从未有就业经历,平时的常规工作为操持家务,也不可能再返回职场就业。评估"工作中有用的活动"项中学习和工作功能时,可以评估其操持家务的功能水平,学做新菜肴和学习使用新的家用电器的能力。由于精神分裂症患者常有自知力缺失,患者可能对自己的功能评估欠客观,这种情况下需要特别询问家属或其他照料者。当患者和知情人提供的信息不一致时,专业施测者应在分别访谈的基础上综合评估。

还需要注意的是,评定 a~c 项时,并不是综合该维度下的各个方面功能进行评估,而是看那些做得比较好的方面在评定时间段(如最近 1 个月)内差到什么状态来评估,仍然以家庭主妇为例,应评估她擅长的活动,如家庭料理和个人料理能力,而非其不常用的电脑操作能力。评定 d 项时,如果患者只是"偶尔"才出现干扰或攻击行为,则评分时,可以减轻一级,如从"重度"改为"偏重"。所谓"偶尔",指在评定时间范围内仅发生过 1~2

次,并且专业人员或照料者认为在未来 6 个月内可能不会再发生。如果造成了只要条件许可就应该急诊处理的受伤 / 伤害,必须评为"重度"。d 项受文化习俗影响较大,其中"社会规范的行为"可能在不同的文化背景下有不同的界定;该条目对总分贡献大,受症状影响较大,有时与症状难以区别,在评定该条目时存在一定难度,需结合行为出现的频率、行为造成社会影响的严重程度等因素综合考虑后打分。

根据这 4 个维度的评估结果、大致功能水平分层和 PSP 评分标准,确定一个总分等级。精神分裂症患者的社会功能损害多数情况下在 31~70 分之间。如果恢复得很好,仅有轻度困难,则可评到 71~100 分。30 分以下者,可能提示患者有严重功能损害,需要特别监护。根据国外平行效度研究报告,稳定期的精神分裂症患者临床总体印象量表 - 病情严重程度(clinical global impression-severity of illness,CGI-S)在轻度到中度(3~4 分)时,PSP 为 61~70 分;CGI-S 在中度到重度(4~6 分)时,PSP 为 50~60 分。急性期住院患者大概在 50 分以下。我国前期测试结果提示,阳性和阴性症状量表(PANSS)≥70 分的患者组,PSP 得分多数在 20~40 分之间;PANSS<70 分的患者组,PSP 总分一般在 40~70 分之间。

四、信度和效度

(一)信度

国内外几项 PSP 信度和效度研究均提示该量表有良好的信度。Sarah White 的研究[7]以组内相关系数(ICC)报告该量表评分者间信度为 0.78,评估人员的工作性质影响 PSP 的信度,其中临床医生的 ICC 为 0.82,研究人员的 ICC 为 0.77;临床医生的评分比研究人员更一致,因此在使用 PSP 进行研究时对非临床医生的严格培训是必不可少的。国内的研究报告显示[8]在精神分裂症患者中该量表内部一致性信度 Cronbach's α 系数为 0.84,评分者间信度为 Kappa 值为 0.56(ICC 为 0.94),重测信度 ICC 为 0.95;在抑郁障碍患者的测评中该量表内部一致性信度 Cronbach's α 系数为 0.71,评分者间信度 Kappa 值为 0.82(ICC 为 0.94),重测信度 ICC 为 0.90[9]。何燕玲等[10]在 2012 年对住院和门诊精神分裂症患者的研究显示该量表内部一致性信度 Cronbach's α 系数为 0.81,d 项会使量表的信度下降(删除该项后 α 系数会增加到 0.83),提示 d 项占整个量表的权重较大。以上结果说明该量表的信度良好。

(二)效度

基于 PSP 的评估范畴,大多效度研究选择 GAF、PANSS 或 CGI-S 来测量 PSP 的平行效度。几项研究[7,8,10]均显示 PSP 与 GAF 呈显著正相关,相关系数(r)为 0.82~0.95。与 PANSS 呈显著负相关,r 为 -0.62~-0.79,即症状严重程度越高,社会功能越差。精神分裂症患者治疗 8 周后,治疗有效患者(定义为 PANSS 与基线比较的减分率 ≥50%)PSP 评分增加(平均增加 21.2),明显高于部分有效的患者(定义为 PANSS 与基线比较的减分率<50%,PSP 增加 10.2),提示该量表对病情变化有较好的敏感性。在抑郁障碍

患者中,PSP 与汉密尔顿抑郁量表(Hamilton depression scale)-17 项总分呈显著负相关($r=-0.54$),急性期和稳定期与 PSP 总分相关的抑郁因子不同。在量表的反应能力方面,一项针对急性期精神分裂症患者的研究[11]使用 Pearson 检验 PSP 评分变化与 CGI-S 评分变化之间的相关性,结果显示 PSP 的标准效应值为 0.74~1.74,标准反应值为 0.68~1.72,配对 t 检验差异有统计学意义($p<0.001$),PSP 的变化与 CGI-S 的变化有一定的相关性($r=0.35~0.74$),提示该量表在精神分裂症患者急性期治疗时表现出明显的内部反应性和外部反应性,PSP 作为一种评估社会功能随时间变化的结果指标有明显的优势。

五、临床应用

(一) 国外应用

PSP 与精神分裂症患者的症状严重程度、社会/职业功能具有明显相关性,该结论已得到广泛验证。国内外研究均显示,该量表与 GAF 和 SOFAS 相比有明确的评定维度和评分标准,可操作性高。PSP 已经被译成德语、西班牙语等不同的版本,在精神分裂症人群中表现出了较好的一致性和稳定性[12,13]。PSP 对评估精神分裂症患者社会职业和人际功能方面的敏感性较高,随着症状的改善,患者人际和社会功能均有提高,因此该量表适用于精神分裂症患者的急性期、稳定期、康复期。

(二) 国内应用

2005 年 PSP 被首次引进中国,经原作者同意将 PSP 量表翻译为中文版并使用。司天梅等人[8,9]于 2009 年、2010 年对 PSP 中文版在精神分裂症患者和抑郁症患者中分别进行信度和效度评价,结果显示该量表能方便、有效、可靠地评估精神分裂症急性期和稳定期患者的个人和社会功能;该量表亦可评价抑郁症患者的个体和社会功能,但总体信度低于在精神分裂症患者中的信度。乔颖等人[10]的信度和效度评估显示门诊病例 PSP 的内部一致性信度优于住院病例,量表在一定程度上可反映住院和门诊患者功能损害的不同维度;门诊患者中"社会中有用的活动"这一功能损害严重,住院患者则是"个人关系和社会关系"这一功能损害较严重。

六、总结

PSP 自 2000 年问世以来,已经被广泛应用于临床研究和实践。作为一项评估社会功能的量表,具有良好的信度和效度,同时具有操作简单、稳定性高等优势。该量表的中文版信度和效度已被验证。PSP 测验的信息来源以询问患者为主,还包括知情人或照料者、其他精神卫生专业人员、量表检查和观察所得。局限性在于该量表的检查项目、测验方法、等级划分比较机械,大多根据测验当时的情况进行横向评估。此外,该量表对操作人员的要求较高,在实际操作前应先进行严格的评估者间一致性培训,评估者在与患者访谈前需对其既往病情有一定了解。

(金　金　何燕玲)

参 考 文 献

［1］ Priebe S. Social outcomes in schizophrenia [J]. Br J Psychiatry, 2007, 50: 15-20.

［2］ Byson G, Bell M D. Initial and final work performance in schizophrenia: cognitive and symptom predictors [J]. J NervMent Dis, 2003, 191 (2): 87-92.

［3］ Green M F, Kern R S, Braff D L, et al. Neurocognitive deficits and functional outcome in schizophrenia: are we measuring the "right stuff"? [J]. Schizophr Bull, 2000, 26 (1): 119-136.

［4］ Kennedy N, Foy K, Sherazi R, et al. Long-term social functioning after depression treated by psychiatrists: a review [J]. Bipolar Disorder, 2007, 9: 25-37.

［5］ Morosini P L, Magliano L, Brambilla L, et al. Development, reliability and acceptability of a new version of the DSM-Ⅳ Social and Occupational Functioning Assessment Scale (SOFAS) to assess routine social functioning [J]. Acta Psychiatr Scand, 2000, 101: 323-329.

［6］ Burns T, Patrick D. Social functioning as an outcome measure in schizophrenia studies [J]. Acta Psychiatr Scand, 2007, 116: 403-418.

［7］ Sarah W, Christianne D, Dhruv N, et al. The reliability of the Personal and Social Performance scale-informing its training and use [J]. Psychiatry Res, 2016, 243: 312-317.

［8］ 司天梅, 舒良, 田成华, 等. 个体和社会功能量表中文版在精神分裂症患者中的信效度 [J]. 中国心理卫生杂志, 2009, 23 (11): 790-794.

［9］ 司天梅, 舒良, 田成华, 等. 个体和社会功能量表中文版在抑郁障碍患者中的信效度 [J]. 中国心理卫生杂志, 2010, 24 (7): 481-485.

［10］ 乔颖, 何燕玲, 赵靖平, 等. 个体和社会功能量表信效度研究 [J]. 中国医药导报, 2012, 9 (26): 11-14.

［11］ Chiu E C, Hung T M, Lee S C, et al. Responsiveness of the Personal and Social Performance scale in patients with schizophrenia [J]. Psychiatry Res, 2018, 260: 338-342.

［12］ Juckel G, Schaub D, Fuchs N, et al. Validation of the Personal and Social Performance Scale (PSP) in a German sample of acutely ill patients with schizophrenia [J]. Schizophr Res, 2008, 104: 287-293.

［13］ Nasrallah H, Morosini P, Gagnon D D. Personal and Social performance scale in patients with stable schizophrenia [J]. Psychiatry Res, 2008, 161: 213-224.

第十六章 其他相关量表

第一节 Rosen 改良版 Hachinski 缺血指数量表

Hachinski 缺血指数量表（Hachinski ischemia score）由 Hachinski 于 1975 年编制[1]，常作为鉴别血管性痴呆与老年性痴呆（即阿尔茨海默病）的工具。之后，Rosen 等人对量表的计分法作了修改，称为"改良版的局部缺血性量表"[2]，主要用于血管性痴呆的鉴别和筛查。

一、概述

该量表由 Hachinski 于 1975 年发表[1]，最早编制的缺血指数量表包含 13 个项目，其中包括发病形式及病程（3 项）、精神障碍（5 项）、血管性病史（3 项）、神经系统症状和体征（2 项）。13 个条目分别为：①急性起病；②阶梯式恶化；③波动性病程；④夜间意识模糊；⑤人格相对保持完整；⑥情绪低落；⑦躯体诉讼；⑧情感失禁；⑨有高血压或高血压史；⑩卒中史；⑪动脉硬化；⑫局灶神经系统症状；⑬局灶性神经系统体征。

该量表的修订版由 Rosen 等于 1980 年首次发表[2]。考虑到 Hachinski 等人的研究未获得组织学诊断，因此存在两个问题：①在依赖临床评估诊断的情况下，区分老年期阿尔茨海默病型痴呆（senile dementia of the Alzheimer type）和多发梗死性痴呆（multi-infarct dementia）的缺血评分是不准确的；②以上 2 种类型痴呆的混合，即混合性痴呆（mixed forms of dementia）病例可能会被误判，因为与多发梗死性痴呆相比，两者均发生脑血管病变。Rosen 等人为确定缺血指数，对已知组织学诊断为阿尔茨海默型老年性痴呆、多发梗死性痴呆或混合性痴呆的患者，开展临床分化准确性的相关研究，并基于研究结果对计分法进行了修订。Loeb 等人于 1983 年也评估了 Hachinski 版缺血指数在阿尔茨海默型老年性痴呆和多发梗死性痴呆之间鉴别诊断的准确性，发现 4 个特征（即急性起病、卒中史、局灶性神经系统症状和体征）与多发梗死性痴呆的诊断最相关。基于此，

Loeb 等人建议将缺血指数量表修订为包含 5 个项目(上述 4 个特征加 CT 扫描结果)的版本[3]。

在国内,最早由樊彬等量表协作研究组对该量表的鉴别作用进行了系统化研究,并于1989 年首次发表[4]。主要对该量表在血管性痴呆诊断中的效度、Hachinski 和 Rosen 两种计分法结果比较、量表的内部信度等方面进行了分析。

二、评分方法

缺血指数量表由 13 个项目组成,它来源于临床经验,主要根据 Mayer-Gross 教科书所列,加以规范化,有 Hachinski 和 Rosen 两种计分方法[5]。阴性计分均为 0 分,阳性计分各项不等,第 2、4、5、6、7、8、9、11 项计为 1 分,第 1、3、10、12、13 项为 2 分。

Hachinski 计分法总分:系全部 13 项的累积总分,满分为 18 分,得分在 4 分及以下者,属老年性痴呆;5~6 分者,属混合性痴呆;7 分及以上者,则属血管性痴呆。

Rosen 计分法总分:仅取 1、2、5、7、8、9、10、12、13 这 9 个项目,各项计分与上同,最高分 13 分,≥4 分属血管性痴呆。

三、操作要求

缺血指数量表各项评分是根据每位患者的记录情况确定的,其中包括相关的医疗信息、社会历史以及家庭和工作人员在入院前后的行为观察,该量表仅仅用于血管性痴呆和老年性痴呆的鉴别诊断[2]。评定须在确认痴呆后进行,无论是 Hachinski 计分法还是 Rosen 计分法,主要依据仍然来源于病史收集、体格检查和精神检查[4]。缺血指数量表施测时间为 15~20 分钟。该量表表述比较简洁,施测人员需要提前明确每一项目所代表的含义,以保证评估的准确性。针对其中部分项目说明如下:

项目 2,阶梯式恶化:指疾病或痴呆发生后,病情停留在一个水平上,然后病情又加重,接着又停留在一个水平上,多见于多次梗死时。

项目 3,波动性病程:指病情好转后又恶化的情况。

项目 7,躯体诉述:指患者有任何躯体不适的诉述,如头痛、耳鸣、眩晕等。

项目 8,情感失禁:指情感的控制能力减弱,而表现为好哭、好笑、易怒等,但每种情感的维持时间很短。

项目 10,卒中史:包括"短暂性脑缺血发作"。

项目 11,动脉硬化:主要指冠状动脉、肾动脉、眼底动脉的硬化,脑电图、眼底检查或脑血流图检查的证据等。

项目 12,局灶性神经系统症状:指提示定位性的神经系统症状。

项目 13,局灶性神经系统体征:指提示定位性的神经系统体征。

四、信度和效度

(一) 信度

有研究将 130 名痴呆患者的缺血指数量表总分与各单项分逐一进行等级相关分析，结果显示，总分与项目 1、2、3、4、7、9、10、11、12、13 呈十分显著相关($p<0.01$)，与项目 6 为显著相关($p<0.05$)，与项目 5 和 8 不相关，说明除了少数项目外，缺血指数量表的内部一致性信度良好[4]。David 等人利用标准项目分析技术研究每个项目对总体缺血评分的贡献，结果发现每一项与缺血总评分都相关，最能预测总分的项目是局灶神经系统症状，其中 4 项(局灶性神经系统症状、阶梯式恶化、卒中史和局灶性神经系统体征)预测了 90% 的总分变化[6]。以上结果说明此量表的信度良好。

(二) 效度

有研究比较了缺血指数量表和其他一些评估认知损害的评定量表在老年痴呆中的应用，结果发现缺血指数评分与 MMSE 和临床痴呆评定量表(CDR)以及一些血管性因素(高血压病史、卒中史、痴呆家族史和心脏病史)显著相关[7]。

还有研究证明缺血指数量表评分与患者血管相关指标有显著的相关性。Sattel 等人以 67~92 岁的痴呆患者(具体分类不明确)为研究对象，探究诊断可能为阿尔茨海默型老年性痴呆的患者血管阻力指数对于鉴别伴发血管疾病的贡献。结果发现，在阿尔茨海默型老年性痴呆患者中 Hachinski 缺血评分与所有基底脑动脉的脉动指数(pulsatility indices)存在直接相关性；3 种缺血评分(Hachinski 法，Rosen 法，Loeb 和 Gandolfo 法)均与中脑和基底动脉的脉动指数显著相关；通过分析 3 种不同缺血评分的单项与脉动指数的相关性，发现仅项目局灶性神经系统体征与脉动指数显著相关[8]。

此外，还有一些研究验证缺血指数量表不同分界值对于区分痴呆不同亚型的有效性。Moroney 等人调查 Hachinski 缺血评分在区分阿尔茨海默病(AD)、血管性痴呆和混合性痴呆患者中的效用，并鉴定最能区分痴呆亚型的具体项目，结果发现当分界值 AD ≤4、血管性痴呆 ≥7 时，敏度性为 89.0%，特异性为 89.3%；血管性痴呆与混合性痴呆的比较，敏感性为 93.1%，特异性为 17.2%；而 AD 与混合性痴呆的敏感性为 83.8%，特异性为 29.4%；区分血管性痴呆与 AD 的项目是阶梯式恶化、波动性病程、有高血压或高血压史、卒中史和局灶神经系统症状；区分血管性痴呆和混合性痴呆的项目是阶梯式恶化和情感失禁；区分 AD 和混合性痴呆的项目是波动性病程和卒中史[9]。Siritho 等人的一项前瞻性研究发现在泰国人口中将分界值设为 5 时，区分 AD 和血管性痴呆或者混合性痴呆的敏感性为 85.3%，特异性为 72.9%[10]。樊斌等人将 Hachinski 计分法与 Rosen 计分法进行比较发现，两种计分法给出的诊断具有很好的一致性，经 Kappa 检验，血管性痴呆、混合性痴呆和"血管性痴呆 + 混合性痴呆"三组的 K 值分别为 0.94、0.84 和 0.96；同时还发现 Rosen 计分法比 Hachinski 计分法要好，其阳性预测率完全覆盖了 Hachinski 计分法；以 Hachinski 计分法 ≥7 作为血管性痴呆的区分值，其敏感性、特异性、阳性预测、阴性预测及有效性分别达到 90.91%、98.97%、95.24%、97.96% 和 97.48%[4]。以上结果说明此量表的效度良好。但也有研究表明 Hachinski 缺血评分对心房颤动痴呆患者痴呆亚型的判别准确性较差,确诊率在 46%~70% 之间,并且具有显著比例的错误分类[11]。

五、临床应用

(一) 国外应用

1975 年以来,对缺血指数量表的研究主要为效用验证以及量表的修订,还有一些研究将该量表应用于入组筛查、基线评估等。Elmar 等人分析了 5 项使用缺血指数量表进行临床诊断的研究,并进行神经病理学验证,结果发现该量表可区分多发梗死性痴呆和阿尔茨海默型痴呆,但准确度有限[12]。Johnson 等人探究缺血指数量表在鉴定种族多样性样本中认知功能障碍和 MCI 的效用时发现,量表评分与认知功能相关,但是结果因种族而异[13]。Engel 等人在探究头部的计算机断层扫描对诊断痴呆症的价值时,将缺血指数量表的 Rosen 计分法 <4 作为入组阿尔茨海默病的标准[14];Mohs 等人的一项为期 54 周的双盲安慰剂对照研究,采用缺血指数量表的 Rosen 计分法 ≤4 作为入组阿尔茨海默病的标准[15]。也有研究将缺血指数量表应用于前瞻性研究,Rogers 等人对 107 名无症状的正常高血压志愿者进行为期 7 年的前瞻性研究,平均随访间隔为(50.12 ± 5.76)个月,缺血指数量表是评估工具之一,结果发现平均灰质脑血流量值是脑血管疾病的敏感预测因子,吸烟的高血压志愿者中脑血管病发病率明显高于非吸烟者[16]。

(二) 国内应用

缺血指数量表在国内得到广泛应用,多用于入组标准筛选、患病率和流行病学调查、痴呆相关因素分析、治疗方法的疗效评估等。吴克谅等人在研究克拉瑞啶治疗血管性痴呆的疗效时,采用缺血指数量表的 Rosen 计分法 ≥4 作为入组血管性痴呆的标准[17]。而黎逢光等人研究吡拉西坦治疗血管性痴呆的临床疗效时,采用缺血指数量表的 Hachinski 计分法 ≥7 作为入组血管性痴呆的标准[18]。也有研究将缺血指数量表用于患病率和流行病学调查,劳梅丽等人将其用于了解海南省 ≥55 岁人群中 AD 的患病率,并分析其危险因素[19]。于大林等人使用缺血指数量表了解神经内科门诊 55 岁以上患者中痴呆及各痴呆亚型的比例,并探讨各痴呆亚型的临床特点,了解 ApoE 基因与阿尔茨海默病的相关性[20]。另外,有研究利用缺血指数量表进一步探究痴呆的相关因素,研究发现大脑白质疏松(leukoaraiosis,LA)病情分级与血管性痴呆发生率呈正相关,白质疏松分级愈高,痴呆的程度愈重[21]。此外,还有大量研究将缺血指数评分作为临床疗效指标[22]。

六、总结

缺血指数量表有 Hachinski 与 Rosen 两种计分法,均已证实具有良好的信度和效度。从严格意义上讲,缺血指数量表不属于评定量表,但它简单、方便,且能有效地鉴别血管性痴呆和老年性痴呆,有很好的敏感性、特异性、阳性预测和阴性预测能力。缺血指数量表虽然使用便捷,但仍存在局限性,如缺乏条目的操作性定义及评分手册,Hachinski 计分法评分中 ≤ 4 分也许只能说明是非血管性痴呆[5]。由于量表评分的主要依据仍然来源于病史收集、体格检查和精神检查,一旦临床工作不细致,资料不正确或不齐全,那么缺血指数评定便失去了依据和意义[4],且该量表的出现是经验的科学总结,并不能完全代替临床诊断。

(张彩迪 黄延焱)

参 考 文 献

［1］ HACHINSKI V C, ILIFF L D, ZILHKA E, et al. Cerebral Blood Flow in Dementia [J]. Archives of Neurology, 1975, 32: 632-637.

［2］ Pathological verification of ischemic score in differentiation of dementias [J]. Annals of Neurology, 1980, 7 (5): 486-488.

［3］ LOEB C, GANDOLFO C. Diagnostic evaluation of degenerative and vascular dementia [J]. Stroke, 1983, 14 (3): 399-401.

［4］ 樊彬, 张明圆. 哈金斯基缺血指数在老年性痴呆和血管性痴呆鉴别中的应用 [J]. 上海精神医学, 1989 (3): 131-135.

［5］ 张明园. 精神科评定量表手册 [M]. 2 版. 湖南: 科学技术出版社, 1998.

［6］ DAVID B, JOHN S, JOSEPH C, et al. The construct validity of the ischemic score of Hachinski for the detection of dementias [J]. The Journal of Neuropsychiatry and Clinical Neurosciences, 1989, 1 (2): 181-187.

［7］ KIM Y H, KWON O D. Clinical Correlates of Hachinski Ischemic Score and Vascular Factors in Cognitive Function of Elderly [J]. Journal of Biomedicine and Biotechnology, 2014, 2014 (6): 852784.

［8］ SATTEL H, FÖRSTL H, BIEDERT S. Senile Dementia of Alzheimer Type and Multi-Infarct Dementia Investigated by Transcranial Doppler Sonography [J]. Dementia and Geriatric Cognitive Disorders, 1996, 7 (1): 41-46.

［9］ MORONEY J T, BAGIELLA E, DESMOND D W, et al. Meta-analysis of the Hachinski Ischemic Score in pathologically verified dementias [J]. Neurology, 1997, 49 (4): 1096-1105.

［10］ SIRITHO S, SENANARONG V, NAKO A, et al. Use of Hachinski Ischemic Score in the memory clinic: Thai experience [J]. Journal of the Medical Association of Thailand = Chotmaihet thangphaet, 2006, 89 (11): 1822-1828.

［11］ DI NISIO M, PRISCIANDARO M, RUTJES A W, et al. Dementia in patients with atrial fibrillation and the value of the Hachinski ischemic score [J]. Geriatrics & Gerontology International, 2015, 15 (6): 770-777.

［12］ ELMAR GRÄSEL, CAMERON S, LEHRL S. What contribution can the Hachinski ischemic scale make to the differential diagnosis between multi-infarct dementia and primary degenerative dementia ? [J]. Archives of Gerontology&Geriatrics, 1990, 11 (1): 63-75.

［13］ JOHNSON L A, CUSHING B, ROHLFING G, et al. The Hachinski ischemic scale and cognition: the influence of ethnicity [J]. Age & Ageing, 2014, 43 (3): 364-369.

［14］ ENGEL P A, GELBER J. Does computed tomographic brain imaging have a place in the diagnosis of dementia ? [J]. Archives of Internal Medicine, 1992, 152 (7): 1437-1440.

［15］MOHS R C, DOODY R S, MORRIS J C, et al. A 1-year, placebo-controlled preservation of function survival study of donepezil in AD patients [J]. Neurology, 2001, 57 (3): 481-488.

［16］ROGERS R L, MEYER J S, MORTEL K F. Additional predisposing risk factors for atherothrombotic cerebrovascular disease among treated hypertensive volunteers [J]. Stroke, 1987, 18 (2): 335-341.

［17］吴克琼, 衣美玉. 克拉瑞啶治疗血管性痴呆 30 例 [J]. 医学理论与实践, 1999 (9): 532-533.

［18］黎逢光, 徐艳, 李朝武, 等. 吡拉西坦治疗血管性痴呆的临床疗效观察 [J]. 神经损伤与功能重建, 2008, 3 (2): 138-138.

［19］劳梅丽, 张海英, 易西南, 等. 海南岛阿尔茨海默病的流行病学调查 [J]. 中国老年学, 2011, 31 (20): 4016-4018.

［20］于大林, 吕建为, 易刚, 等. 神经内科门诊痴呆的流行病学调查 [J]. 中华临床医师杂志 (电子版), 2013 (8): 102-105.

［21］俞鸣. 脑白质疏松症病情分级与血管性痴呆发生率的关系 [J]. 现代实用医学, 2005, 17 (6): 367-368.

［22］朱逸溪, 黄龙珠, 秦雯. 多奈哌齐联合奥氮平治疗伴精神行为症状血管性痴呆的远期疗效观察 [J]. 精神医学杂志, 2016, 29 (1): 60-62.

第二节　老年抑郁量表

抑郁障碍是老年期常见精神障碍之一, 严重影响老年人群的身心健康和生活质量。老年抑郁量表 (GDS) 是由 Brink TL 和 Yesavage JA 等人于 1982 年编制[1,2], 是一种专用于老年人的抑郁筛查量表, 为便于老年人理解, 基于老年人群的特点, 量表采用 "是 / 否" 的定式回答方式; 同时量表中不涉及睡眠减少、食欲下降、性症状等躯体性症状。原量表共有 30 项条目, 后发展出多个简短、易于操作的版本, 如 GDS-15、GDS-12 等。此处我们主要介绍的是 GDS-30 版本。

一、概述

GDS 包括 30 个条目, 每一条目均为短句, 受试者根据自身情况, 判断有无该症状, 每一条目询问一种症状, 就症状评分, 有症状为 "1" 分, 无症状为 "0" 分。包含:①生活满意度;②活动兴趣;③生活空虚感;④厌倦感;⑤对未来失去希望;⑥烦恼感;⑦精力减退;⑧不祥预感;⑨不快乐;⑩无助;⑪坐立不安;⑫居家不出;⑬担忧未来;⑭记忆减退;⑮愉快感丧失;⑯忧郁;⑰消极观念;⑱为往事忧愁;⑲无兴奋感;⑳启动困难;㉑活力减退;㉒绝望;㉓自卑;㉔为琐事伤心;㉕易哭泣;㉖注意力集中困难;㉗晨重夜轻;㉘回避社交;㉙决断不能;㉚思考困难。简化版 GDS-15 有 15 个条目, 为原版的第 1、2、3、4、7、8、9、10、12、14、15、17、21、22、23 条。

二、评分方法

GDS 的主要统计指标为总分, 范围为 0~30 分。总分反映抑郁症状的程度, 分值越高,抑郁程度越重。量表的 30 个条目中有 10 个条目为反向评分(1,5,7,9,15,19,21,27,29,30),即回答"是",计 0 分,答"否"计 1 分。关于 GDS 阳性分界值,不同的研究得出不同的结果,使用者可根据使用目的,设定在 9~14 之间,也可参考以下几个研究报告的分界值。①量表研发者认为 GDS 评分 10 分以内为正常,GDS 评分 ≥ 10 为可能抑郁,使用 14 为分界值可以最大限度地避免假阳性诊断[1];②研发者网站提供的解释指南为 0~9 分正常,10~19 分轻度抑郁,20~30 分重度抑郁。

三、操作要求

GDS 量表主要用作自评。在填写量表前,需要把评定目的和方法告知受试者,让受试者仔细阅读每一项内容,按照自己的实际情况,独立评分。如果受试者有阅读困难,可以由施测者协助完成。评定的时间范围一般为最近 1 周。受试者完成评估后,施测者应审核受试者填写的量表,如有漏项或重复,应让受试者当即改正或补充。

四、信度和效度

(一) 信度

研究结果显示,GDS 量表内部一致性信度 Cronbach's α 为 0.94,各条目与总分相关系数在 0.32~0.83 之间,隔 1 周的重测信度为 0.85,$p < 0.01$[1]。国内的研究显示中文版 GDS 的内部一致性信度 Cronbach's α 为 0.920,各条目与总分的相关系数在 0.26~0.67 之间,3 周后重测信度系数为 0.72($p < 0.01$)。但是需要指出的,该研究的受试者均为农村老龄人口,因为受教育程度普遍较低,加上视力下降等客观原因的影响,该研究的信息收集采取由调查员逐条念出条目内容,受试者根据自身实际情况作答,调查员进行记录的方式[3]。另一项针对城市人口信度和效度研究显示该量表的 Cronbach's α 为 0.84,2 周后重测信度为 0.81($p < 0.01$)[4]。国内一项对 GDS-15 的信度和效度调查显示内部一致性信度 Cronbach's α 为 0.79,各条目与总分的相关系数在 0.19~0.53 之间,隔 1 周的重测信度为 0.72,$p < 0.01$[5]。另一项研究显示 GDS-15 与 9 项患者健康问卷(patient health questionnaire-9 items)的一致率达 96.1%,并指出在进行 GDS-15 评估时,需考虑城乡分布的影响(OR=2.104,$p=0.03$)[6]。可以看出既往数项研究均提示 GDS 的信度良好。

(二) 效度

量表作者比较了 GDS 和一些其他抑郁症状评定量表,判断其平行效度,结果显示 GDS 和抑郁自评量表(self-rating depression scale)之间的相关系数为 0.82,和汉密尔顿抑郁量表的相关性系数为 0.82,与贝克抑郁问卷的相关系数为 0.73[1]。国内研究显示,中文版 GDS 与流调中心用抑郁量表(the center for epidemiological studies depression scale,CES-D)总分的相关系数为 0.79($p < 0.01$)[4]。在结构效度方面,国外有研究结果认为 GDS 是多维度量表,Sheikh 等[7]和 Adams 等[8]的两项研究分别抽提出 5 个和 6 个因子;而 Salamero[9]、Chiu 等[10]及国内的研究认为该量表是单一维度量表。区

分效度方面,有研究显示 GDS-30 在分界值为 12 分时,其敏感性和特异性分别为 55% 和 86%[11]。简化版 GDS-15 在分界值为 6 分时的敏感性和特异性分别为 81.4% 和 75.4%[12]。

五、临床应用

(一)国外应用

经实践检验 GDS 是一项有效且可靠的评估老年期抑郁症状的工具。GDS 也是目前被广泛应用于老年期抑郁症状的评估工具,已被翻译成法语、德语、西班牙语、中文、日文等多种语言版本。临床医师和研究人员可通过开发人员的网站获取该量表不同语言版本的最新资料。GDS 的结构效度有所分歧,Kim 等人[13]对 GDS-30 结构效度的研究进行 meta 分析,发现英、中、日、韩等国的 GDS-30 包含 2~9 个不等的因子,据此提出,语言和文化可能是影响抑郁量表结构的重要因素。

(二)国内应用

GDS 中文版除了有大陆版本,还有香港版[14]和台湾版[15]以适应不同地域文化背景的老年人群,其信度和效度结果均类似,与国外研究也较一致。有国内研究提出中文版 GDS 中的两项条目“你是否已放弃了许多活动和兴趣”和“你是否希望居家而不愿去做新鲜事”不适合纳入量表,因为这两个条目与中国老年人生活习惯有密切关系,并非抑郁的典型表现。该判断从项目的区分度上亦可看出,也即低分组在这两个项目上的得分明显高于其他项目,而与高分组的差距相对较小[5]。

六、总结

GDS 具有良好的信度和效度,中文版也被很早引进,近年来在 GDS-30 的基础上发展出不少简化版本,尤其是 GDS-15,其信度和效度也已被广泛验证。GDS 为自评量表,在受试者阅读能力允许的范围内应主张受试者自行完成。Stiles 等人[16]建议对认知障碍患者需谨慎使用,并建议严重认知障碍患者或自知力受损的患者不宜使用该量表;同时该作者建议使用 GDS-30 而非简化版,因为 30 个条目的 GDS 更可靠、更有效。

(金 金 何燕玲)

参 考 文 献

[1] BRINK T L, YESAVAGE J A, LUM O, et al. Screening tests for geriatric depression [J]. Clin Gerontol, 1982, 1: 37-44.

[2] YESAVAGE J A, BRINK T L, ROSE T L, et al. Development and validation of a geriatric depression screening scale: A preliminary report [J]. J Psychiatr Res, 1982-1983, 17 (1): 37-49.

[3] 何晓燕, 肖水源, 张德杏. 老年抑郁量表在中国农村社区老年人中的信度和效度 [J]. 中国临床心理学杂志, 2008, 16 (5): 473-475.

[4] 刘杰, 王瑛, 王晓慧, 等. 中文版老年抑郁量表在城市社区老年人群中应用的信效度研究 [J]. 中国临

床心理学杂志, 2013, 21 (1): 39-41.

［5］唐丹. 简版老年抑郁量表 (GDS-15) 在中国老年人群中的使用 [J]. 中国临床心理学杂志, 2013, 21 (3): 402-405.

［6］ZHANG H, WANG S, WANG L, et al. Comparison of the Geriatric Depression Scale-15 and the Patient Health Questionnaire-9 for screening depression in older adults [J]. Geriatr Gerontol Int, 2020, 20: 138-143.

［7］SHEIKH J I, YESAVAGE J A, BROOKS J O, et al. Proposed factor structure of the Geriatric Depression Scale [J]. International Psychogeriatrics, 1991, 3 (1): 23-28.

［8］ADAMS K B, MATTO H C, SANDERS S. Confirmatory factor analysis of the Geriatric Depression Scale [J]. Gerontologist, 2004, 44 (6): 818-826.

［9］SALANMERO M, MARCOS T. Factor study of the Geriatric Depression Scale [J]. Acta Psychiatrica Scandinavica, 1992, 86 (4): 283-286.

［10］CHIU H F K, LEE H C B, WING Y K, et al. Reliability, validity and structure of the Chinese Geriatric Depression Scale in a HongKong context: A preliminary report [J]. Singapore Medical Journal, 1994, 35 (5): 477-480.

［11］VAN MARWIJK H W, WALLACE P, DE BOCK G H, et al. Evaluation of the feasibility, reliability, and diagnostic value of shortened versions of the Geriatric Depression Scale [J]. Br J Gen Pract, 1995, 45: 195-199.

［12］FRIEDMAN B, HEISEL M J, DELAVAN R L. Psychometric properties of the 15-item Geriatric Depression Scale in functionally impaired, cognitively intact, community-dwelling elderly primary care patients [J]. J Am Geriatr Soc, 2005, 53: 15701576.

［13］KIM G, DECOSTER J, HUANG C H, et al. A meta-analysis of the factor structure of the geriatric depression scale (GDS): The effects of language [J]. International Psychogeriatrics, 2012: 1-11.

［14］CHIU H F K, LEE H C B, WING Y K, et al. Reliability, validity and structure of the Chinese Geriatric Depression Scale in a HongKong context: A preliminary report [J]. Singapore Medical Journal, 1994, 35 (5): 477-480.

［15］廖以诚, 叶宗烈, 样延光, 等. 台湾老年忧郁量表之编制与信效度研究 [J]. 台湾精神医学, 2004, 18: 30-41.

［16］STILES P G, MCGARRAHAN J F. The Geriatric Depression Scale: a comprehensive review [J]. J Clin Geropsychol, 1998, 4: 89-110.

第三节　老年人身体活动量表

老年人身体活动量表（PASE）由美国新英格兰研究所开发编制[1]，用于评估 65 岁以上老年人最近 1 周的身体活动程度。PASE 设计简洁，评估用时短，可用于大规模流行病学等研究。

一、概述

本量表最早于 1993 年发表于 *Journal of Clinical Epidemiology*（《临床流行病学杂志》）[1]，共有 26 个问题，可分为三个部分：第一部分称为 "休闲活动"，由 6 个条目组成，询问受试者过去 1 周参与某种类型活动的频率，用 "从不 (0 天 / 周); 很少 (1~2 天 / 周);

有时(3~4 天 / 周);经常(5~7 天 / 周)"记录答案。并且需要记录具体参与的活动内容以及每天参与该活动的平均小时数,用"少于 1 小时;1~2 小时;2~4 小时;4 小时以上"记录答案。第二部分称为"家务劳动",有 6 个条目,用"是"或"否"作答,主要询问过去 1 周中是否有进行此类活动,受试者也可自行填上题目例子以外的具体活动。第三部分是关于参与有偿或志愿工作的一个条目,用"有"或"没有"作答,如果有,则记录 1 周内参与该工作的小时数和工作性质。

二、评分方法

PASE 计分方式是根据公式:[活动频率(天 / 周)]乘以[活动时间(小时 / 天)]除以[7(天 / 周)]乘以[各条目的加权指数](表 16-3-1)计算出条目分,然后所有条目分相加得出总分。所得总分介于 0~400 之间甚至更高[2,3],总得分越高表示身体活动水平越高。请注意,坐式活动不得分。

表 16-3-1 老年人身体活动量表条目加权指数表

题号	身体活动方式	条目给分	加权指数
1	坐式活动	此题不给分	0
2	散步	0;1;2;3	20
		1;2;3;4	
3	轻度活动	0;1;2;3	21
		1;2;3;4	
4	中度活动	0;1;2;3	23
		1;2;3;4	
5	费力活动	0;1;2;3	23
		1;2;3;4	
6	肌耐力运动	0;1;2;3	30
		1;2;3;4	
7	轻松家务	0;1	25
8	费力家务	0;1	25
9-1	修缮工作	0;1	30
9-2	园艺工作	0;1	36
9-3	户外园艺	0;1	20
9-4	照顾他人	0;1	35
10	动态式工作	0;1	21

三、操作要求

本量表可以由健康专业人员或非健康专业人员经过培训后完成评估和计分,可以通过面对面直接交谈、邮件或者电话进行评估,耗时 5~15 分钟。

四、信度和效度

(一) 信度

Washburn 等人[1]在美国马萨诸塞州西部 23 个城镇,对 277 名平均年龄为 73 岁的社区老人进行 PASE 测试,3~7 周的重测信度相关系数为 0.75(95% 置信区间:0.69~0.80)。Allison 等人[4]用 PASE 测量 65 岁以上的老年人,2~3 周重测信度系数为 0.72。Dinger 等人[2]在平均年龄为 75 岁的社区老年人群中的研究发现,PASE 在 3 天后的重测信度系数为 0.91。以上研究表明,PASE 具有较好的信度。

(二) 效度

Washburn 等人[1]对健康状态(抓握力、静态平衡能力、大腿力量、自觉健康状况、疾病影响量表分数)与生理测量值(休息时心跳数)进行效度测试,PASE 与各指标间的相关系数分别为:抓握力($r=0.37$)、静态平衡能力($r=0.33$)、大腿力量($r=0.25$)、休息时心跳数($r=-0.13$)、年龄($r=-0.34$)、自觉健康状态($r=-0.34$)、疾病影响量表分数($r=-0.42$)。1999年,Washburn 等人[5]研究了 PASE 在 55~75 岁老年人群中的效度,PASE 得分和最大摄氧量($r=0.20$)、收缩压($r=-0.18$)和平衡分($r=0.20$)显著相关($p<0.05$)。Allison 等人[4]的研究表明,PASE 与自觉健康状况问卷之间的相关系数为 0.39。Dinger 等人[2]在研究中发现 PASE 总分和体能消耗监测平均每分钟计数呈显著正相关(斯皮尔曼相关系数为0.43,$p<0.01$)。

五、临床应用

(一) 国外应用

PASE 问卷已被其他多个国家的研究者翻译并使用,如荷兰[6]、意大利[7]、日本[8]、韩国[9]、土耳其[3]。这些研究的信度测量结果差别较大,重测信度系数在 0.65~0.99 之间。效度测量指标较多,测量结果均显示 PASE 具有较可靠的效度。

(二) 国内应用

国内尚无统一的翻译版本。吴佳仪[10]以改编后的中文版 PASE 测量台湾社区老年人身体活动,重测信度系数为 0.89($p<0.01$)。Ngai 等人在香港[11]评估改编后的中文版PASE,PASE 重测信度系数为 0.81。于洪军等人[12]发现 PASE 量表在中国老年受试者中的重测信度系数为 0.90。陶燕霞等人[13]将 Vaughan 提供的繁体中文版 PASE 进行调整后,评价 PASE 在老年慢性阻塞性肺疾病患者中的重测信度系数为 0.98。这些研究的效度测量结果显示,几个中文翻译版本均有较好的效度。

六、总结

PASE 测验作为评估老年人身体活动的评估量表,包含老年人经常参与的日常活动,不像其他问卷强调体育活动和娱乐活动。具有较好的信度和效度,评估仅需 5~15 分钟,适用于大规模的流行病学调查等研究。其局限性为仅靠一次 PASE 测验不能反映受试者一贯的活动,评估受外界因素比如天气影响比较大[6]。

(李 婷 李春波)

参 考 文 献

［1］ WASHBURN R A, SMITH K W, JETTE A M, et al. The Physical Activity Scale for the Elderly (PASE): development and evaluation [J]. J Clin Epidemiol, 1993, 46 (2): 153-162.

［2］ DINGER M K, OMAN R F, TAYLOR E L, et al. Stability and convergent validity of the Physical Activity Scale for the Elderly (PASE)[J]. J Sports Med Phys Fitness, 2004, 44 (2): 186-192.

［3］ AYVAT E, KILINC M, KIRDI N. The Turkish version of the Physical Activity Scale for the Elderly (PASE): its cultural adaptation, validation, and reliability [J]. Turk J Med Sci, 2017, 47 (3): 908-915.

［4］ ALLISON M J, KELLER C, HUTCHINSON P L. Selection of an instrument to measure the physical activity of elderly people in rural areas [J]. Rehabil Nurs, 1998, 23 (6): 309-314.

［5］ WASHBURN R A, MCAULEY E, KATULA J, et al. The physical activity scale for the elderly (PASE): evidence for validity [J]. Journal of clinical epidemiology, 1999, 52 (7): 643-651.

［6］ SCHUIT A J, SCHOUTEN E G, WESTERTERP K R, et al. Validity of the Physical Activity Scale for the Elderly (PASE): according to energy expenditure assessed by the doubly labeled water method [J]. Journal of clinical epidemiology, 1997, 50 (5): 541-546.

［7］ COVOTTA A, GAGLIARDI M, BERARDI A, et al. Physical Activity Scale for the Elderly: Translation, Cultural Adaptation, and Validation of the Italian Version [J]. Curr Gerontol Geriatr Res, 2018, 2018: 8294568.

［8］ HAGIWARA A, ITO N, SAWAI K, et al. Validity and reliability of the Physical Activity Scale for the Elderly (PASE) in Japanese elderly people [J]. Geriatr Gerontol Int, 2008, 8 (3): 143-151.

［9］ CHOE M, KIM J, JEON M-Y, et al. Evaluation of the Korean version of physical activity scale for the elderly (K-PASE)[J]. Korean Journal of Women Health Nursing, 2010, 16 (1): 47-59.

［10］ 吴佳仪. 小区老人睡眠质量与身体活动、忧郁之相关性探讨 [D]. 台湾大学护理学研究所硕士论文, 台北, 2001.

［11］ NGAI S P, CHEUNG R T, LAM P L, et al. Validation and reliability of the Physical Activity Scale for the Elderly in Chinese population [J]. Journal of Rehabilitation Medicine, 2012, 44 (5): 462-465.

［12］ 于洪军, 仇军. 运用 PASE 量表测量中国老年人体力活动的信效度验证 [J]. 上海体育学院学报, 2014, 38 (5): 60.

［13］ 陶燕霞, 王岚, 郑洪, 等. 中文版老年人体力活动量表在老年慢性阻塞性肺疾病患者中的信效度研究 [J]. 中国全科医学, 2017, 20 (15): 1860-1864.

第四节　剑桥神经检查表

剑桥神经检查表（Cambridge neurological inventory，CNI）由 Chen 等人于 1995 年编制[1]，主要用于检查精神分裂症及其他精神疾病的神经体征。本量表最初包括软体征和硬体征等部分，目前较多使用的是神经软体征部分。这里我们主要介绍简版剑桥神经检查表，由原版剑桥神经检查表中的 3 个软体征分量表构成，即运动协调、感觉整合和抑制失调三部分[2]。

一、概述

剑桥神经检查表（CNI）是参考当时已有相关量表中的条目，比如神经软体征量表[3-9]、锥体外系反应[10]、迟发性运动障碍[11]等。在这些量表中，保留了相关的条目，排除了一些重复的或不合适的条目——如直接对高级认知功能的测量（语言、记忆和空间表现）以及需要额外设备或程序的条目。然后对体征的引发和评定进行了操作性指导语的制作。用 4 点量表进行评分：正常反应（0 分）、模棱两可的反应（0.5 分）、异常反应（1 分）、严重的异常反应（2 分）。在进行初测和评分者一致性检验时，几个难以施测或评分的条目被排除［如眨眼率、使用性行为（utilization behavior）等］，从而形成最终版本。

根据条目的性质，把条目分为 8 类：①硬体征；②运动协调；③感觉整合；④原始反射；⑤迟发性运动障碍；⑥紧张性体征；⑦帕金森症状；⑧抑制失调。Chan 等[2]从原版量表中选取软体征的 3 个分量表，形成可用于评估神经软体征的简版剑桥神经检查表（简版 CNI）中文版。简版 CNI 的 3 个分量表具体是：运动协调（拇指示指对击、拇指和其他四指对击等）、感觉整合（闭眼区分身体部位、闭眼摸猜物体等）、抑制失调（眼动追踪时头动，睁一眼闭一眼等），并且对评分进行了简化，变为 0 分（正常）、1 分（异常）的计分标准。该版本目前已被广泛使用。本测验并未包含在计算机成套测验中。

陈楚侨等开发了数据手套以对运动协调的部分条目进行更为客观的测量，包括拇指示指对击、拇指和其他四指对、击、拳 - 边 - 掌等，对运动力度、转动的角度、速度等进行测量，可以对运动协调进行更为客观地评估，已取得发明专利（专利号：ZL201210279736.8）。

简版 CNI 适用人群广泛，包括儿童到老年人（年龄小至 3 岁儿童[12]；年龄大至 96 岁的老年人[13]），也适用于对各种精神疾病的功能进行测量，包括精神分裂症、抑郁症、双相障碍[14]、强迫症[15]、轻度认知损害[16]等。简版 CNI 曾用于 14~62 岁人群中，刻画了包含 1 577 例健康人群、256 例分裂型特质人群、738 例精神分裂症患者群体、155 例未患病的一级家属和 379 例其他精神疾病患者的神经软体征表现，以及年龄相互匹配的精神分裂症患者群体与健康对照组群体软体征随年龄的毕生发展轨迹，这个研究结果揭示简版 CNI 所评估的神经软体征对精神分裂症谱系障碍具有特异性[14]。

二、评分方法

每个条目有异常计 1 分,没有异常计 0 分。分数越高,表示问题越严重。软体征部分共有 25 个条目(计分 0~25 分),可进一步分为 3 个分量表:运动协调(9 项)、感觉整合(8 项)以及抑制功能失调(8 项)。

三、操作要求

本测验可以由精神科医生、护理人员或心理学工作者进行评定。评分者需经过专门的培训及评分者间一致性的计算,评分者间一致性达到 0.85 以上者方可作为施测者。测验时长约 10 分钟。需要评分者与被评人面对面进行评定。该量表没有通过商业途径提供。

四、信度和效度

(一) 信度

1. **内部一致性信度**　Chen 等[1]对神经体征 8 个分量表(硬体征、运动协调、感觉整合、原始反射、迟发性运动障碍、紧张性体征、帕金森症状、抑制失调)进行了皮尔逊相关性分析,发现神经软体征的 3 个分量表之间两两显著相关:运动协调性与感觉整合之间相关系数为 0.67($p<0.001$);运动协调与抑制失调之间的相关系数为 0.40($p<0.001$);感觉整合与抑制失调之间的相关系数为 0.34($p<0.001$)。该结果表明,把这 3 个评估软体征的分量表提出来后形成的简版 CNI 具有较好的内部一致性信度。

2. **评分者间信度**　Chen 等[1]的研究中,对 3 个成员所评估的神经软体征的每一个条目进行了肯德尔和谐系数的计算:拇指和另外四根手指对击(finger-thumb opposition)的一致性为 0.88,$p=0.023$;拇指和另外四根手指对击时另一只手的镜像运动(mirror movements,finger-thumb opposition)一致性为 0.82($p=0.041$);掌拍拳(dysdiadockokinesia)一致性为 0.91($p=0.018$);掌拍拳时另一只手的镜像运动(mirror movements:dysdiadockokinesia)一致性为 1($p=0.008$);拳 - 边 - 掌 0.85($p=0.035$);双手轮流交替握张(oseretsky test)一致性 0.93($p=0.017$);节奏敲击(rhythm tapping)一致性 0.91($p=0.04$);Go-nogo 测试一致性 1($p=0.008$);身体刺激位置感受性(extinction)一致性 0.87($p<0.026$);手指失认(finger agnosia)一致性 0.97($p<0.01$);物品失认(stereoagnosia)一致性 0.95($p<0.011$);手心写数字(agraphesthesia)一致性 0.93($p<0.015$);左右方向辨别错误(left-right disorientation)一致性 1($p<0.008$)。综上,该工具具有良好的评分者间信度。

3. **重测信度**　有研究使用简版 CNI 量表对 157 名首发精神分裂症患者做了两个时间点的软体征评估,一个是基线时间点,一个是 6 个月以后的时间点(101 名首发精神分裂症患者完成了第二次的重测评估),使用结构方程模型的等效模型方法进行数据分析,发现基线时拟合度很好的模型在第二次重测时依然有很好的拟合度。这说明简版 CNI 有较好的跨时间结构不变性[17]。

4. **复本信度**　Chan 及其团队开发了部分神经软体征条目所对应的磁共振任务(如运动协调中的拳 - 边 - 掌及感觉整合任务),并在健康受试者及精神分裂症谱系中进行了施测,发现拳 - 边 - 掌任务可以激活额叶相关的功能连接[18,19],精神分裂症及其一级亲属表现出功能连接的异常[20];感觉整合任务会激活额叶及顶叶与感觉整合相关的脑区,激活程度并与简版 CNI 的感觉整合得分相关[21];通过双生子研究发现这两个影像任务所对应的脑激活具有显著的遗传度[22],说明行为任务和影像任务之间具有等效性。

(二) 效度

Chan 和 Chen[23] 比较了 250 名精神分裂症患者和 90 名健康对照的 CNI 神经体征的各项指标,发现 3 个神经软体征分量表在区分健康对照和精神分裂症患者人群上有更好的敏感性和特异性。将 3 个神经软体征分量表合并成一个总的神经软体征得分后,取 4 为分界值,用来区分精神分裂症与健康对照,可以得到 0.63 的敏感性和 0.71 的特异性。

Chan 等[2]考察上述 3 个神经软体征分量表形成的 CNI 神经软体征评估量表与神经认知功能之间的关联结构效度。使用结构方程模型发现,由运动协调性、感觉整合、抑制失调 3 个分量表评估的神经软体征可以显著地预测执行功能(系数为 -0.56)、言语记忆(系数为 -0.47)和视觉记忆(系数为 -0.54),即神经软体征越明显,执行功能、言语记忆、视觉记忆越差。说明简版 CNI 具有较好的效度。

最后,CNI 神经软体征得分与神经激活之间也存在显著关联。如 Chan 及其团队开发了部分神经软体征条目所对应的磁共振任务(如运动协调中的拳 - 边 - 掌及感觉整合任务),并在健康受试者及精神分裂症谱系中进行施测,发现拳 - 边 - 掌任务可以激活额叶相关的功能连接[18,19],精神分裂症及其一级亲属表现出功能连接的异常[20];感觉整合任务会激活额叶及顶叶与感觉整合相关的脑区,且激活程度与简版 CNI 的感觉整合得分相关[21];通过双生子研究发现,这两个影像任务所对应的脑激活具有显著的遗传度[22],说明行为任务和影像任务之间具有等效性。

五、常模

(一) 适用年龄范围

研究表明,CNI 神经软体征量表适用于 3~96 岁的群体。研究还刻画了 14~62 岁年龄段的健康对照组和精神分裂症组在神经软体征上毕生发展的 U 形轨迹[12-14]。

(二) 中国常模

CNI 的神经软体征量表目前无正式中国常模,但已有研究通过跨年龄段的大样本数据建立了初步的常模,此研究描述了精神分裂症患者、分裂型特质、其他精神疾病患者的均数与 SD。如对年龄进行精准匹配以后,373 名精神分裂症患者的神经软体征均数为 4.89,SD 为 3.37,对应的健康对照组的均值为 3.49,SD 为 2.80;220 名分裂型特质个体神经软体征均数为 3.59,SD 为 2.23,对应的健康对照组均值为 2.81,SD 为 2.39;86 名未患病的一级家属为 4.41,SD 为 2.79,对应的健康对照组均值为 3.86,SD 为 3.13;251 名其他精神疾病患者均值为 4.01,SD 为 2.99;对应的健康对照组均值为 3.96,SD 为 3.19[14]。

此研究还刻画了 14~62 岁的中国人群的软体征毕生发展轨迹。研究发现健康群体中神经软体征随着年龄增长呈 U 形曲线。在 14~62 岁年龄与之匹配的大样本精神分裂症患者群体中,U 形曲线变得更为平缓,但整体上升,这说明随着年龄的增长,神经软体征在精神分裂症患者中的发展轨迹发生了改变,神经软体征与精神分裂症的病理机制有关[14]。

六、临床应用

(一)国外应用

该量表在国外的应用主要集中在精神分裂症和强迫症患者中。如,Gunasekaran 等[24]发现首发未服药精神病患者表现出神经软体征异常(在运动协调、感觉整合等方面)。Boks 等[25]发现服用典型和非典型的抗精神病药物的首发精神病患者在神经软体征得分上没有差异;Boks 等[26]进一步发现神经软体征中的运动症状是特异于精神分裂症的,抑郁症患者不存在相关缺损。Theleritis 等[27]发现在一般人群中神经软体征和分裂型特质的得分显著相关,特别是阴性特质,而且在两年后追踪时相关仍然显著。Basu 等[28]发现在儿童和青少年躁狂患者中,神经软体征存在明显异常,经过 4 周治疗后,虽然神经软体征分数降低,但还是显著高于对照组。Chen 和 Chan[29]对比了西方和中国的数据,发现神经软体征可能存在民族之间的差异,西方精神分裂症患者得分高于中国患者;另外还发现神经软体征和智力、性别、年龄等人口学变量存在相关性,而且神经软体征与阴性症状的相关性只存在于女性患者中。

研究发现强迫症患者的神经软体征存在缺损[30-33],且神经软体征与强迫症状相关,但神经软体征对行为疗法的效果没有预测作用。也有研究表明神经软体征与认知功能相关[30,32]。

(二)国内应用

国内的研究考察了不同人群的神经软体征表现,如 Chan 等[12]在注意缺陷多动障碍儿童中进行了考察,发现注意缺陷多动障碍儿童在 3 个分量表上均存在缺损,且运动协调得分与认知功能相关。Peng 等[15]的研究发现强迫症患者在运动协调和总分上高于对照组(即神经软体征存在缺损),强迫症共患精神分裂症个体的运动协调得分高于强迫症患者。Cai 等[34]在青少年中考察了神经软体征的表现,发现男性得分高于女性;得分随着年龄增长而递减;神经软体征和认知功能存在相关性。Chan 等[14]在大样本的毕生发展数据研究中发现,神经软体征随年龄增长呈 U 形分布,儿童和老年人问题较多,成年人问题较少。而在精神分裂症患者中,神经软体征随年龄增长的变化相对平缓,为"精神分裂症是神经发育障碍"这一观点提供了来自神经软体征的证据。另外,在精神分裂症谱系和其他精神疾病中进行比较,发现精神分裂症患者、分裂型特质个体、患者一级亲属的神经软体征表现呈线性变换,而其他精神疾病患者没有表现出神经软体征缺损,说明神经软体征在精神分裂症谱系中具有一定的特异性。

以往有研究发现神经软体征与认知功能之间存在关系,Chan 等[2]通过结构方程模型发现神经软体征与传统的认知测验(言语记忆、视觉记忆、执行功能)隶属于同一水平的脑功能。Chan 等[17]在首发精神分裂症患者中重复了该结果,并发现这一结果具有跨时间的稳定性。Chan 等[13]在健康老年人中也发现了相似的结果。

Chan 等[18]对神经软体征的神经机制进行了考察,发现与控制任务(拍掌)相比,拳 - 边 - 掌任务在感觉运动区、辅助运动区、顶叶、小脑等脑区均有激活。Rao 等[19]对该数据重新进行了功能连接分析,发现拳 - 边 - 掌虽然没有直接激活前额叶,但感觉运动区与右侧额下回和额中回的功能连接在拳 - 边 - 掌任务中比控制任务有所增强。Chan 等[20]在精神分裂症患者中发现,在执行拳 - 边 - 掌任务时,患者额叶激活降低,且没有表现出在健康受试者中的感觉运动区与额叶的功能连接。Huang 等[21]进一步考察了视听感觉整合的神经机制,发现顶枕联合区和中央前回在感觉整合时出现激活,且左侧额上回的激活与 CNI 的感觉整合得分相关。

研究还对神经软体征的遗传度进行了探讨。Xu 等[35]通过健康双生子研究发现,运动协调和感觉整合具有显著的遗传性,遗传度分别为 0.57 和 0.21,精神分裂症患者和未患病的一级亲属神经软体征显著相关,这进一步证实了神经软体征与遗传相关。Li 等[22]通过双生子研究探讨了神经软体征脑基础的遗传度,发现在执行拳 - 边 - 掌运动协调任务时辅助运动区的激活和执行视听觉感觉整合时中央前回和丘脑的激活都有显著的遗传性,遗传度在 0.5~0.62 之间。

七、总结

CNI 神经软体征量表的操作简单,评测时间短,适用人群广,测量一致性程度高[36]。系列研究已经表明,对于精神疾病患者,尤其是精神分裂症患者,CNI 神经软体征量表有良好的鉴别力。在测验的潜在因子上可以等同于传统的神经认知功能。最后,由 CNI 所测量的神经软体征具有遗传特征,对精神分裂症来说,符合其内表型标准。

(黄 佳 王 亚 陈楚侨)

参 考 文 献

[1] CHEN E Y H, SHAPLESKE J, LUQUE R, et al. The Cambridge Neurological Inventory: a clinical instrument for soft neurological signs and the further neurological examination for psychiatric patients [J]. Psychiatry Res, 1995, 56: 183-202.

［2］ CHAN R C K, WANG Y, WANG L, et al. Neurological soft signs and their relationships to neurocognitive functions: A re-visit with the structural equation modeling design [J]. PLos ONE, 2009, 4 (12): e8469.

［3］ KINSBOUME M, WARRINGTON E K. A study of linger agnosia [J]. Brain, 1962, 85: 47-66.

［4］ QUITKIN F, RIFKIN A, KLEIN D F. Neurological soft signs in schizophrenia and character disorders [J]. Arch Gen Psychiatry, 1976, 33: 845-853.

［5］ WALKER E. Attentional and neuromotor functions of schizophrenics, schizoaffectives and patients with other affective disorders [J]. Arch Gen Psychiatry, 1981, 38: 1355-1358.

［6］ TWEEDY J, REDING M, GRACIA C, et al. Significance of cortical disinhibition signs [J]. Neurology, 1982, 32: 169-173.

［7］ JENKYN L R, REEVES A G, WARREN T, et al. Neurological signs in senescence [J]. Arch Neurol, 1985, 42: 1154-1157.

［8］ BUCHANAN R W, HEINRICHS D W. The Neurological Evaluation Scale (NES): a structured instrument for the assessment of neurological signs in schizophrenia [J]. Psychiatry Res, 1989, 27: 335-350.

［9］ MERRIAM A E, KAY S R, OPLER L A, et al. Neurological signs and the positive-negative dimension in schizophrenia [J]. Biol Psychiatry, 1990, 28 (3): 181-192.

［10］ SIMPSON G M, ANGUS J W S. Drug induced extrapyramidal disorders [J]. Acta Psychiatr Scand, 1970, Suppl 212: 1-58.

［11］ SIMPSON G M, LEE J H, ZOUBOK J H, et al. Rating scale for tardive dyskinesia [J]. Psychopharmacology (Berl), 1979, 64: 171-179.

［12］ CHAN R C K, MCALONAN G M, YANG B, et al. Prevalence of Neurological Soft Signs and Their Neuropsychological Correlates in Typically Developing Chinese Children and Chinese Children With ADHD [J]. Dev Neuropsychol, 2010, 35 (6): 698-711.

［13］ CHAN R C K, XU T, LI H J, et al. Neurological abnormalities and neurocognitive functions in healthy elder people: a structural equation modeling analysis [J]. Behavioural and Brain Functions, 2011, 7: 32.

［14］ CHAN R C K, XIE W, GENG F L, et al. Clinical utility and lifespan profiling of neurological soft signs in schizophrenia spectrum disorders [J]. Schizophr Bull, 2016, 42 (3): 560-570.

［15］ PENG Z-W, XU T, MIAO G-D, et al. Neurological soft signs in obsessive-compulsive disorder: the effect of co-morbid psychosis and evidence for familiality [J]. Prog Neuropsychopharmacol Biol Psychiatry, 2012, 39 (1): 200-205.

［16］ LI H-J, WANG P-Y, JIANG Y, et al. Neurological soft signs in persons with amnestic mild cognitive impairment and the relationships to neuropsychological functions [J]. Behavioral and Brain Functions, 2012, 8: 29.

［17］ CHAN R C K, DAI S, LUI S S Y, et al. Re-visiting the nature and relationships between neurological signs and neurocognitive functions in first-episode schizophrenia: An invariance model across time [J]. Sci Rep, 2015, 5: 11850.

［18］ CHAN R C K, RAO H Y, CHEN E Y H, et al. The neural basis of motor coordination soft signs: an fMRI study of healthy subjects [J]. Neurosci Lett, 2006, 398: 189-194.

［19］ RAO H, DI X, CHAN R C K, et al. A regulation role of the prefrontal cortex in the Fist-Edge-Palm Task: evidence from functional connectivity analysis [J]. Neuroimage, 2008, 41: 1345-1351.

［20］ CHAN R C K, HUANG J, ZHAO Q, et al. Prefrontal cortex connectivity dysfunction in performing the Fist-Edge-Palm task in patients with first-episode schizophrenia and non-psychotic first-degree relatives [J]. NeuroImage: Clinical, 2015, 9: 411-417.

[21] HUANG J, REINDERS A A T S, WANG Y, et al. Neural Correlates of Audiovisual Sensory Integration [J]. Neuropsychology, 2018, 32 (3): 329-336.

[22] LI Z, HUANG J, XU T, et al. Neural mechanism and heritability of complex motor sequence and audiovisual integration: A healthy twin study [J]. Hum Brain Mapp, 2018, 39: 1438-1448.

[23] CHAN R C K, CHEN E Y H. Neurological Abnormalities in Chinese patients with schizophrenia [J]. Behav Neurol, 2007, 18: 171-181.

[24] GUNASEKARAN V, VENKATESH V M, ASOKAN T V. A study of soft neurological signs and its correlates in drug-naive patients with first episode psychosis [J]. Indian J Psychol Med, 2016, 38: 408-413.

[25] BOKS M P M, LIDDLE P F, RUSSO S, et al. Influence of antipsychotic agents on neurological soft signs and dyskinesia in first episode psychosis [J]. Psychiatry Res, 2003, 119: 167-170.

[26] BOKS M P M, LIDDLE P F, BURGERHOF J G M, et al. Neurological soft signs discriminating mood disorders from first episode schizophrenia [J]. Acta Psychiatr Scand, 2004, 110 (1): 29-35.

[27] THELERITIS C, VITORATOU S, SMYRNIS N, et al. Neurological soft sings and psychometrically identified schizotypy in a sample of young conscripts [J]. Psychiatry Res, 2012, 198: 241-247.

[28] BASU S, RAM D, DAS S C, et al. A case controlled study of neurological soft signs in childhood and adolescent mania [J]. Hong Kong J Psychiatry, 2002, 12 (1): 6-10.

[29] CHEN E Y H, CHAN R C K. The Cambridge Neurological Inventory: Clinical, demographic and ethnic correlates [J]. Psychiatr Ann, 2003, 33 (3): 202-210.

[30] MATAIX-COLS D, ALONSO P, HERNA'NDEZ R, et al. Relation of Neurological Soft Signs to Nonverbal Memory Performance in Obsessive-Compulsive Disorder [J]. J Clin Exp Neuropsychol, 2003, 25 (6): 842-851.

[31] BOLTON D, GIBB W, LEES A, et al. Neurological soft signs in obsessive compulsive disorder: standardised assessment and comparison with schizophrenia [J]. Behav Neurol, 1999, 11: 197-204.

[32] BOLTON D, RAVEN P, MADRONAL-LUQU R, et al. Neurological and neuropsychological signs in obsessive compulsive disorder: interaction with behavioural treatment [J]. Behav Res Ther, 2000, 38: 695-708.

[33] JAAFARI N, DE LA CRUZ L F, GRAU M, et al. Neurological soft signs in obsessive-compulsive disorder: two empirical studies and meta-analysis [J]. Psychol Med, 2013, 43: 1069-1079.

[34] CAI L, ZHU X, YI J, et al. Neurological Soft Signs and Their Relationship with Measures of Executive Function in Chinese Adolescents [J]. J Dev Behav Pediatr, 2013, 34: 197-204.

[35] XU T, WANG Y, LI Z, et al. Heritability and familiality of neurological soft signs: evidence from healthy twins, patients with schizophrenia and non-psychotic first-degree relatives [J]. Psychol Med, 2016, 46 (1): 117-123.

[36] 陈楚侨. 精神分裂症谱系的内表型研究进展// 中国心理学会. 2014-2015 心理学学科发展报告 [M], 北京: 中国科学技术出版社, 2016: 55-70.

第五节 海德堡神经软体征量表

海德堡神经软体征量表（Heidelberg scale）是由 Johannes Schröder、Christoph Reitz

和 Michael Binkert 等人于 1992 年编制的。2019 年孔丽、陈楚侨等人引进并翻译此量表的中文版本。该量表主要用于测量精神分裂症等精神疾病患者和健康人群的神经软体征。

一、概述

这项测验由 Schröder 等[1]于 1992 年编制发表。最早编制的海德堡神经软体征量表是由大量有关神经软体征的文献汇编而成的,用于测量精神分裂症等精神疾病患者和健康人群的神经软体征指标[2-5]。最初版本的海德堡神经软体征量表有 17 个项目,包括步态(gait)、一字步(tandem walking)、两点辨别觉(two-point-discrimination)、奥泽雷茨基试验(Ozeretzki's test)、轮替动作(diadochokinesis)、旋前 - 旋后(pronation-supination)、反向对指(finger-to-thumb opposition)、言语与发音(speech and articulation)、指鼻测验(finger-to-nose test)、拳 - 边 - 掌(fist-edge-palm-test)、左右定向(right/left orientation)、图形觉(graphesthesia)、面 - 手测试(face-hand test)、实体觉(stereognosis)、手臂平举(arm-holding test)、镜像运动(mirror movements)和原始反射(primitive reflexes),并初步将这些项目划分为 5 个分量表。该测验使用 0~3 级评分,对应:无、轻微、中度、明显异常。

Schröder 等人进一步对该量表进行了信度和效度检验。评估精神分裂症患者和正常人群的内部信度,得到克朗巴哈系数分别为 0.85 和 0.89,该量表的评分者间信度为 0.88。由于原始反射这一项目在测量时存在地板效应,无法在参与实验的任何患者中识别出来,因此作者将该项目从海德堡量表中删除。同时作者还对剩余的 16 个测验项目进行了探索性因素分析,16 个项目最终产生 6 个因子,这 6 个因子解释了 63% 的共同变异。而后作者将运动协调相关的因子 1 和 4 合并为 1 个因子,因为因子 1 和因子 4 测量的内容相似,有较高的相关性。最终,该量表在结构上存在 5 个因子,即包含 5 个分量表。

5 个分量表主要用于评定运动协调功能、感知整合功能、复杂运动功能、左右及空间定向和硬体征。运动协调功能包括奥泽雷茨基试验、轮替动作、旋前 - 旋后、反向对指、言语与发音。感知整合功能包括步态、一字步、两点辨别觉。复杂运动功能包括指鼻测验、拳 - 边 - 掌。左右及空间定向包括左右定向、图形觉、面 - 手测试、实体觉。硬体征包括手臂平举、镜像运动。

二、评分方法

海德堡神经软体征量表以 5 个分量表的得分以及量表总分来评估神经软体征,得分越高,表明神经软体征异常越明显。每个条目的评分范围为 0~3 分,为无、轻微、中度和明显异常。在测评中除步态、一字步、奥泽雷茨基试验、言语与发音、左右定向外,其余项目均分别对右侧和左侧进行单独计分。

三、操作要求

这项测验的量表评估和计分可以由经过专业人员培训的测试者来完成,有些条目需要施测者亲自示范动作并解释。测验应在安静的环境中进行,没有干扰或旁观者,整个过程需要十几分钟。

四、信度和效度

采用经修订的海德堡神经软体征量表中文版对 30 名精神分裂症患者进行测试,结果显示,其内部一致性信度系数为 0.90。评分者间信度采用两名施测者同时对一位受试者施测的方式进行,其一致性结果为 0.93。

五、临床应用

在国外的临床研究中,海德堡神经软体征量表已得到很好的验证,并被广泛应用于精神分裂症等精神疾病患者以及健康人群的神经软体征测量[6,7]。所测得的神经软体征评分与大脑结构的病理学改变高度相关[1,8-11]。

六、总结

尽管海德堡神经软体征量表在国外的临床研究中都得到很好的验证,但既往未在中国人群中使用过。经过检验,此次修订的海德堡神经软体征量表中文版具有良好的信度,效度还有待进一步研究确认。该量表施测简单,耗时较短(仅需 10~15 分钟)。希望该量表中文版的引进能为我国精神疾病患者以及健康人群的神经软体征测评提供一个简单易用的工具。

(孔 丽 陈楚侨)

参 考 文 献

［1］ SCHRÖDER J, NIETHAMMER R, GEIDER F J, et al. Neurological soft signs in schizophrenia [J]. Schizophrenia Research, 1992, 6 (1): 25-30.

［2］ COX S M, LUDWIG A M. Neurological Soft Signs and Psychopathology I. Findings in Schizo-phrenia [J]. The Journal of nervous and mental disease, 1979, 167 (3): 161-165.

［3］ MANSCHRECK T C, AMES D. Neurologic features and psychopathology in schizophrenic disorders [J]. Biological psychiatry, 1984, 5 (19): 703-719.

［4］ QUITKIN F, Neurologic soft signs in schizophrenia and character disorders. Organicity in schizo-phrenia with premorbid asociality and emotionally unstable character disorders [J]. Archives of general psychiatry, 1976, 33 (7): 845-853.

［5］ ROSSI A, CATALDO S D, MICHELE V D, et al. neurological soft signs in schizophrenia [J]. British Journal of Psychiatry, 1990 (157): 735-739.

［6］ HEROLD C J, LASSER M M, SEIDL U W, et al. Neurological Soft Signs and Psychopathology in

Chronic Schizophrenia: A Cross-Sectional Study in Three Age Groups [J]. Front Psychiatry, 2018 (9): 98-106.

[7] BACHMANN S, BOTTMER C, SCHRÖDER J. Neurological soft signs in first-episode schizophrenia: a follow-up study [J]. American Journal of Psychiatry, 2005, 162 (12): 2337-2343.

[8] HEUSER M, THOMANN P A, ESSIG M, et al. Neurological signs and morphological cerebral changes in schizophrenia: An analysis of NSS subscales in patients with first episode psychosis [J]. Psychiatry research, 2011, 192 (2): 69-76.

[9] HIRJAK D, WOLF R C, STIELTJES B, et al. Neurological soft signs and brainstem morphology in first-episode schizophrenia [J]. Neuropsychobiology, 2013, 68 (2): 91-99.

[10] KONG L, BACHMANN S, THOMANN P A, et al. Neurological soft signs and gray matter changes: A longitudinal analysis in first-episode schizophrenia [J]. Schizophr Res, 2012 (134): 27-32.

[11] THOMANN P A, ROEBEL M, DOS SANTOS V, et al. Cerebellar substructures and neurological soft signs in first-episode schizophrenia [J]. Psychiatry Research: Neuroimaging, 2009, 173 (2): 83-87.

第六节　自我效能量表

自我效能量表(self-efficacy scale,SES)由耶鲁大学心理系 Rodin 等于 1992 年发表[1],可用来衡量个体自我效能的水平,受不同心理、生理和社会状况的影响[2]。

一、概述

SES 最早于 1992 年发表使用[1],由 8 个条目组成,包括:保持健康、乘车、家庭和睦、经济状况、安全、朋友关系、生活安排、生产力能力。中文版 SES 于 2001 年由李春波、何燕玲等翻译引进[3]。

二、评分方法

SES 计分范围是 8~32 分,属于反向计分:分数越高则自我效能水平越低,分数越低则自我效能水平越高。每个条目均按 1~4 级进行评分。

三、操作要求

该量表的评估需要在统一的指导语下进行,大约需要 5 分钟。在实际调查中,常作为他评量表,对于评估人员资质没有作出特别的规定。

四、信度和效度

(一) 信度

李春波等研究发现[3]SES 各项目与总分之间有明显的相关性,说明各项目与量表总分所反映内容具有很好的一致性。同时采用 Cronbach's α 系数来评定 SES 的内部一致性信度,经计算 α 为 0.80,提示该量表的内部一致性信度较好。在首次评定后的第 2 周再进行评定,两次测得结果进行皮尔逊相关分析,各相关系数均在 0.67~0.93 之间,说明该量表重测信度较好。

（二）效度

目前 SES 尚无衡量其效度的公认标准。SCL-90 作为测量心理卫生状况的公认量表,国内外大量研究均证实其具有良好的信度和效度,且它能反映心理状况的多个维度。李春波等研究[3]采用 SCL-90 作为 SES 的效度标准,效度的测量采用 SCL-90 总分与 SES 进行相关分析,结果表明 SES 的总分与 SCL-90 总分间的相关系数为 0.45,具有较高的相关性,且半数以上的项目与 SCL-90 总分呈显著正相关。进一步将 SES 各项评分与 SCL-90 各因子进行相关后,发现各项目分与 SCL-90 的一些因子亦呈显著性相关。以上研究均提示 SES 具有较好的效度。

五、临床应用

（一）国外应用

SES 在老年自我健康感知相关的研究中应用较多。一项探索感知功能下降预测因素的纵向研究发现[1],在控制了基础疾病和药物使用的影响之后,新疾病的增加、就医次数增加和先前存在疾病恶化(在自我效能感更高的受试者中)都与健康感的下降有关。在解释客观疾病指标变化的影响之后,还发现心理社会因素变化也可预示健康感知的下降,如抑郁和自我效能感降低有关。另一个队列研究以 70~79 岁老年人为对象[2],发现在 2.5 年的随访中,高自我效能水平有助于预防感知功能障碍的发生,而较低的自我效能水平预测了老年人的功能状态下降。自我效能可能对老年人的生活方式和生活质量产生重要影响。

（二）国内应用

吴文源等探索成功老龄可能机制的研究发现,高自我效能水平与认知功能状态呈正相关,且与日后结局变化相关联[4]。成功老龄组自我效能水平明显高于非成功老龄组,并呈高水平的自我效能倾向及低宿命感。另外,个性特征可影响老年人自我评价,且自我效能与老年躯体状态及个性特点相关[5]。因此,在今后建立高危人群监控区时,应将个性指数、自我效能列入筛选指标,使筛查阳性者成为健康教育的重点对象及作为成功老龄干预的目标人群。一项探索康复训练对老年轻度认知损害干预效果的研究发现[6],干预后老年轻度认知损害患者的自我效能水平有所提高,且自我效能水平与轻度认知损害的程度相关,自我认知功能较高者其自我效能水平也高。说明该康复训练可明显改善老年轻度认知损害患者的自我效能水平,对老年轻度认知损害患者应及早开展康复训练干预,以延缓病情的发展,预防痴呆。

六、总结

SES 通过评定个体对自我能完成或进行一定操作的能力判断,评价其当时的认知态度、心理卫生及躯体状态。此外,自我效能也是一个能够影响个体主观健康评价与其客观健康状况之间关系的重要调节变量[1]。自我效能量表作为一个简短的评判个体自我效能水平的量表,具有较好的信度和效度,涵盖面较广,可操作性强,可作为躯体及心理健康状况流行病学研究中的一个工具[7]。

(张彩迪　李春波)

参 考 文 献

[1] RODIN J, MCAVAY G. Determinants of change in perceived health in a longitudinal study of older adults [J]. Journal of Gerontology: Psychological Sciences, 1992, 47 (6): 373-384.

[2] SEEMAN T E, UNGER J B, MCAVAY, et al. Self-efficacy beliefs and perceived declines in functional ability: MacArthur Studies of Successful Aging [J]. Journal of Gerontology: Psychological Sciences, 1999, 54B (4): 214-222.

[3] 李春波, 李晨虎, 张旭, 等. 自我效能量表的信度及效度研究 [J]. 上海精神医学, 2003, 15: 36-38.

[4] 吴文源, 张明园, 李春波, 等. 成功老龄化机制的系列研究: 基线部分 [J]. 中华精神科杂志, 2006, 39 (1): 24-28.

[5] COMIJS H C, DEEG D J H, DIK M G, et al. Memory complaints; the association with psychoaffective and health problems and the role of personality characteristics: A 6-year follow-up study [J]. Journal of Affective Disorders, 2002, 72 (2): 157-165.

[6] 张菊艳, 吴金山, 田春艳. 老年轻度认知功能障碍者血糖、血脂水平及康复训练效果研究 [J]. 海南医学, 2012 (24): 28-29.

[7] 李春波, 张明园, 何燕玲, 等. 关于成功老龄几种假说的验证. 上海精神医学, 2001, 13 (增刊): 43-46.

第七节　帕金森病量表 - 认知

帕金森病量表 - 认知(scales for outcomes of Parkinson disease-cognition,SCOPA-COG)是荷兰学者 Marinus 于 2003 年编制[1],主要用于筛查和检测帕金森病(PD)患者的认知功能及其改变。

一、概述

该量表最早由 Marinus 于 2003 年发表,涵盖对记忆和学习、注意、执行及视空间 4 个认知域的评估。记忆力和学习能力的评估包括即刻词语回忆、延迟词语回忆、逆序数字广度测试、正方体指示(施测者按照顺序指向立方体,后让患者重复),涵盖了对视觉记忆和听觉记忆以及即时记忆和延迟记忆的评估。执行功能评估包括①语义流畅性测试:1 分钟内尽可能多地说出不同动物的名称;②拳 - 边 - 掌:让患者按照施测者做的顺序完成以下动作:小指朝下的拳头、小指朝下出掌以及手掌朝下出掌;③骰子测试:包括 2 个任务,骰子上的数是偶数说"是",是奇数说"否";骰子上的数比前一个骰子上的数大说"是",小说"否")。注意力包括①倒数:30 连续减 3,直至 0 停止;②倒数英文 12 个月份名称。

视空间能力评估采用图形重组测试：向受试者呈现 5 个不完整图形，让其从 4 到 6 个选项中选择 2 个或 3 个形状来补完呈现的图形。SCOPA-COG 量表已有巴西版、西班牙版及意大利版等版本，目前暂无中文版。

二、评分方法

SCOPA-COG 以正确总分数来反映认知功能损害程度，分数越低，说明患者认知功能的损害越严重。SCOPA-COG 总分范围为 0~43 分。其中即刻及延迟词语回忆计 0~5 分，逆序数字广度测试计 0~7 分，骰子测试计 0~5 分，从 30 倒数和倒数月份均计 0~2，语义流畅性测试计 0~6 分，拳 - 边 - 掌测试计 0~3 分，骰子测试计 0~3 分，图形重组测试计 0~5 分。

三、操作要求

这项测验需由专业人员经过培训来完成评估和计分。SCOPA-COG 通过面对面直接交谈进行检测，操作需 10~15 分钟。其项目介绍以及操作方式详见 Marinus 等于 2003 年发表的论文方法学部分[1]。SCOPA-COG 测验量表和使用说明并没有通过商业途径提供。

四、信度和效度

（一）信度

几项研究发现 SCOPA-COG 量表的重测信度系数为 0.78~0.80，内部一致性信度 Cronbach's α 为 0.77~0.83[1-4]，信度良好。

（二）效度

有多项研究探讨了 SCOPA-COG 和其他一些评估认知功能损害的评定量表在 PD 患者中的应用，结果发现 SCOPA-COG 和 MMSE 之间的相关系数为 0.61~0.72，和剑桥认知检查（CAMCOG）的相关系数为 0.83，和简易认知状态问卷（SPMSQ）的相关系数为 −0.37，与简易 PD 认知量表（mini-mental Parkinson）的相关系数为 0.50~0.77，与 DRS 的相关系数为 0.77[1-4]。

此外，研究发现 SCOPA-COG 可较好地区分临床诊断为伴痴呆的 PD 患者、伴轻度认知损害的 PD 患者和认知正常的 PD 患者。一项意大利的研究发现，以 SCOPA-COG 总分 24 分为分界值，其区分伴轻度认知损害和认知正常的 PD 患者的敏感性为 90%，特异性为 73%，曲线下面积达 0.92；以 SCOPA-COG 总分 17 分为分界值，其区分伴轻度认知损害和伴痴呆的 PD 患者的敏感性为 93%，特异性为 97%，曲线下面积达 0.97[5]。一项新西兰的研究发现以 20 分为界，SCOPA-COG 区分伴痴呆和认知正常的 PD 患者的敏感性为 80%，特异性为 98%；以 31 分为界，SCOPA-COG 区分伴轻度认知损害和认知正常的 PD 患者的敏感性为 80%，特异性为 51%[6]。一项加拿大的研究评估 SCOPA-COG 在

PD 患者中诊断轻度认知损害的能力,发现其曲线下面积为 0.72。以至少 0.80 的敏感性作为筛查标准,发现其分界值为 30 分,特异性为 33%;以至少 0.80 的特异性作为诊断标准,发现其分界值为 24 分,敏感性为 44%[7]。

五、临床应用

经实践检验,SCOPA-COG 是一项有效、简易而且可靠的评估 PD 患者认知功能的测验工具,同时也可作为筛查 PD 患者伴痴呆的工具。但该量表对纵向改变检测的敏感性仍需要进一步研究,有研究发现 4 年内 SCOPA-COG 的平均得分改变仅 0.8 分[8]。同时该量表主要评估额叶 - 皮质下功能,缺乏评估后皮质功能的条目。运动障碍协会对该量表的推荐等级为推荐伴警告,建议将其用于 PD 伴认知障碍的筛查、严重程度评估和相关性研究中,不建议将其用于临床试验评估认知的改变[8]。目前国内暂无相关量表的研究内容发表。

六、总结

SCOPA-COG 测验作为专门针对 PD 患者的认知功能评估量表,具有良好的信度和效度。该量表操作较简单,耗时 10~15 分钟,可作为筛查 PD 伴认知障碍的工具。但该量表缺乏评估后皮质功能的项目,且对检测认知功能的纵向改变不敏感。

(崔诗爽 王 刚)

参 考 文 献

[1] MARINUS J V M, VERWEY N A, VERHEY F R, et al. Assessment of cognition in Parkinson's disease [J]. Neurology, 2003, 61 (9): 1222-1228.

[2] CAROD-ARTAL F J, MARTINEZ-MARTIN P, KUMMER W, et al. Psychometric attributes of the SCOPA-COG Brazilian version [J]. Mov Disord, 2008, 23 (1): 81-87.

[3] SERRANO-DUENAS M, CALERO B, SERRANO S, et al. Metric properties of the mini-mental Parkinson and SCOPA-COG scales for rating cognitive deterioration in Parkinson's disease [J]. Mov Disord, 2010 (25): 2555-2562.

[4] ISELLA V M C, MORIELLI N, DE GASPARI D, et al. Psychometric properties of the Italian version of the Scales for Outcomes in Parkinson's disease Cognition (SCOPA-Cog)[J]. Functional Neurology, 2013, 28 (2): 121~125.

[5] ISELLA V, MAPELLI C, MORIELLI N, et al. Diagnosis of possible mild cognitive impairment in Parkinson's disease: validity of the SCOPA-Cog [J]. Parkinsonism Relat Disord, 2013, 19 (12): 1160-1163.

[6] DALRYMPLE-ALFORD J C, MACASKILL M R, NAKAS C T, et al. The MoCA: Well-suited screen for cognitive impairment in Parkinson disease [J]. Neurology, 2010, 75 (19): 1717-1725.

[7] MARRAS C, ARMSTRONG M J, MEANEY C A, et al. Measuring mild cognitive impairment in patients with Parkinson's disease [J]. Mov Disord, 2013, 28 (5): 626-633.

[8] SKORVANEK M, GOLDMAN J G, JAHANSHAHI M, et al. Global scales for cognitive screening in Parkinson's disease: Critique and recommendations [J]. Mov Disord, 2018, 33 (2): 208-218.

第八节 帕金森病认知评定量表

帕金森病认知评定量表（Parkinson disease-cognitive rating scale，PD-CRS）是由西班牙学者 Javier Pagonabarraga 等于 2008 年编制，主要用于筛查和检测帕金森病（PD）患者的认知功能及其改变[1]。

一、概述

该量表包括 2 个与后皮质和 7 个与额叶 - 皮质下有关的认知功能的评估项目。7 个评估额叶 - 皮质下功能的项目包括：①即刻词语自由回忆（记忆 12 张卡片上的单词）；②持续注意力（向受试者朗读数字组合，让受试者回答其中有几个单数）；③工作记忆（倒背数字）；④自由画钟；⑤延迟词语自由回忆；⑥交替词语流畅性（交替说出衣物名称和以"发"开头的单词）；⑦动作性言语流畅性（列举"人的动作"的词语）。2 个评估后皮质功能的项目包括：①命名；②临摹画钟。该量表随后翻译成意大利版本等多个版本，目前尚未见正式中文版发表。

为了更好地应用于临床研究，2017 年该中心发表 PD-CRS 的替代版本（alternative form，AF）即 PD-CRS/AF。其中，视觉词语记忆测试中的单词和命名中的图形均替换为在西班牙语和英语中使用频率相同的词语和图形。同样的规则和方法也用于选择持续注意和工作记忆任务的字母和数字以及替代言语流畅性的字母和语义类别，但动作性言语流畅性的条目没有变。

二、评分方法

PD-CRS 以正确总分数来反映认知功能损害程度，分数越低，说明患者认知功能的损害越严重。PD-CRS 的分数范围为 0~134 分，其中额叶 - 皮质下功能分数为 104 分，后皮质功能分数为 30 分。

三、操作要求

这项测验需由专业人员经过培训来完成，测验形式为面对面直接交谈。PD-CRS 测验操作在认知正常的 PD 患者中耗时约 17 分钟，在痴呆的 PD 患者中约 26 分钟。对该测验的项目介绍以及操作方式等主要发表在 2009 年的英文版中。PD-CRS 测验量表和使用说明并没有通过商业途径提供。

四、信度和效度

（一）信度

几项研究发现 PD-CRS 量表总分、额叶 - 皮质下项目及后皮质项目重测信度均高于

0.90,评分者间信度均高于 0.93；内部一致性信度 Cronbach's α 在 0.82 以上[1-3]。PD-CRS/AF 的 Cronbach's α 为 0.80。综上,PD-CRS 量表具有较好的信度。

（二）效度

多项研究探讨了 PD-CRS 和其他一些评估认知功能损害的评定量表在 PD 患者中的应用,结果发现 PD-CRS 和 Mattis 痴呆评定量表之间的相关系数为 0.86,与 MMSE 的相关系数为 0.76[1,3]。一些更为具体的相关研究表明,PD-CRS 中即刻和延迟词语自由回忆条目与 Rey 听觉词语学习记忆的相关系数分别为 0.86 和 0.65；交替词语流畅性、音素及语义流畅性条目与韦克斯勒量表中言语流畅性相关条目的相关系数分别为 0.80、0.86 和 0.87；注意力和工作记忆条目与韦克斯勒量表中顺背和倒背数字条目的相关系数分别为 0.80 和 0.64；命名条目与波士顿命名测试的相关系数为 0.71；画钟和临摹画钟条目与线条角度判断测试的相关系数分别为 0.71 和 0.73[1]。除工作记忆与上述效标的相关性在中等水平外,其余条目与效标均呈高度相关。

此外,有多项研究表明,临床诊断为伴痴呆的 PD 患者、伴轻度认知损害的 PD 患者和认知正常 PD 患者在 PD-CRS 总分、额叶 - 皮质下得分和后皮质的得分上均有显著差异[1-3]。在一项西班牙 PD 患者的研究中,将 PD-CRS 总分小于或等于 64 分作为筛选认知功能损害的分界值,结果表明该分数区分痴呆和认知正常的 PD 患者的敏感性达 94%,特异性达 94%,曲线下面积为 0.98；区分轻度认知损害和认知正常的 PD 患者的敏感性为 73%,特异性为 84%[1]。另一项美国 PD 患者的研究中,将 PD-CRS 总分小于或等于 62 分作为筛选认知功能损害的分界值,结果表明该量表区分痴呆和认知正常的 PD 患者的敏感性达 94%,特异性达 99%,曲线下面积为 0.89[3]。一项西班牙的研究发现将 PD-CRS 总分小于或等于 81 分作为筛选 PD 伴轻度认知损害的分界值,其区分轻度认知损害和认知正常的 PD 患者的敏感性为 79%,特异性为 80%,曲线下面积达 0.85[2]。另一项荷兰的研究发现把 PD-CRS 总分小于或等于 101 分作为筛选 PD 伴轻度认知损害的分界值,其区分轻度认知损害和认知正常的 PD 患者的敏感性为 88%,特异性为 64%,曲线下面积达 0.83[4]。

PD-CRS/AF 与 PD-CRS 的相关性为 0.96,同样 PD-CRS/AF 也能较好地区分轻度认知损害的 PD 患者和认知正常 PD 患者,将 PD-CRS 总分小于或等于 81 分作为筛选 PD 伴轻度认知损害的分界值,其区分轻度认知损害和认知正常的 PD 患者的敏感性为 92%,特异性为 73%,曲线下面积达 0.88[5]。以上结果表明该量表具有较好的区分效度。

五、临床应用

经实践检验,PD-CRS 是一项全面而可靠的评估 PD 患者认知功能的检测工具,同时也可作为筛查 PD 患者伴痴呆或轻度认知损害的工具。该测试能有效区分痴呆、轻度认知损害和认知正常的 PD 患者,尤其是后皮质功能相关项目可较好地区分痴呆和认知正常的 PD 患者,但不能区分认知正常的 PD 患者和正常人群。同时该量表对认知的纵向改变较为敏感,降低10~13分提示临床显著的认知降低[6]。因此该量表也可应用于PD相关临床试验和研究中[7]。PD-CRS和PD-CRS/AF的联合使用,可以防止临床试验中的练习效应,能够更好地评估认知改变。运动障碍协会对该量表的推荐等级为推荐,适用于各种类型的研究,包括PD伴认知障碍的筛查、严重程度评估和相关性研究及临床试验[6]。目前国内暂无相关量表的研究资料。

六、总结

PD-CRS测验作为专门针对PD患者的认知功能筛查和评估量表,可较好地区分伴痴呆的PD患者、伴轻度认知损害的PD患者和认知正常PD患者,具有良好的信度和效度。此外,该工具与其替代版本的交替使用可以很好地揭示PD伴痴呆或伴轻度认知损害的认知功能的纵向变化。

（崔诗爽　王　刚）

参 考 文 献

[1] PAGONABARRAGA J, KULISEVSKY J, LLEBARIA G, et al. Parkinson's disease-cognitive rating scale: a new cognitive scale specific for Parkinson's disease [J]. Mov Disord, 2008, 23 (7): 998-1005.

[2] FERNÁNDEZ DE BOBADILLA R, PAGONABARRAGA J, MARTÍNEZ-HORTA S, et al. Parkinson's disease-cognitive rating scale: Psychometrics for mild cognitive impairment [J]. Movement Disorders, 2013, 28 (10): 1376-1783.

[3] SERRANO-DUEÑAS M, SERRANO M, VILLENA D, et al. Validation of the Parkinson's disease-cognitive rating scale applying the movement disorder society task force criteria for dementia associated with Parkinson's disease [J]. Movement Disorders Clinical Practice, 2017, 4 (1): 51-57.

[4] KOEVOETS E W, SCHMAND B, GEURTSEN G J. Accuracy of two cognitive screening tools to detect mild cognitive impairment in Parkinson's disease [J]. Movement Disorders Clinical Practice, 2018, 5 (3): 259-264.

[5] FERNANDEZ-BOBADILLA R, MARTINEZ-HORTA S, MARIN-LAHOZ J, et al. Development and validation of an alternative version of the Parkinson's Disease-Cognitive Rating Scale (PD-CRS)[J]. Parkinsonism Relat Disord, 2017 (43): 73-77.

[6] SKORVANEK M, GOLDMAN J G, JAHANSHAHI M, et al. Global scales for cognitive screening in Parkinson's disease: Critique and recommendations [J]. Mov Disord, 2018, 33 (2): 208-218.

[7] KULISEVSKY J, PAGONABARRAGA J. Cognitive impairment in Parkinson's disease: Tools for diagnosis and assessment [J]. Movement Disorders, 2009, 24 (8): 1103-1110.

致　谢

感谢成稿过程中,张彩迪、李惠、朱怡康、魏凯、赵旭东、刘勇、杨竣杰、顾楠楠、杨璧西、罗金晶等人日以继夜地在文字和格式修改方面的辛勤付出。感谢所有参与的同事以及我们的家人,在本书出版过程中的所有支持和帮助。

中英文名词对照索引

L

M

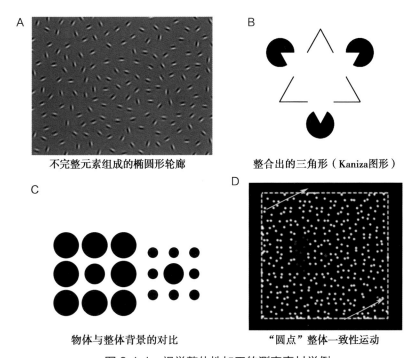

图 3-1-1　视觉整体性加工的测查素材举例

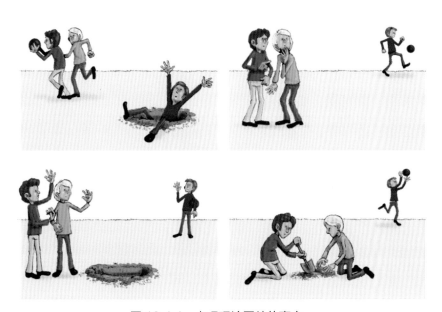

图 12-4-1　心理理论图片故事之一

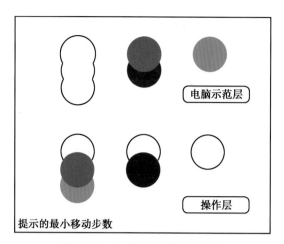

图 14-8-1　SOC 测验示意图

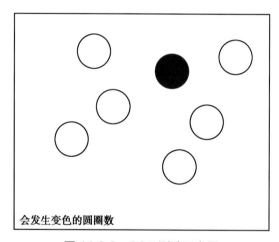

图 14-8-2　SSP 测验示意图

82检